U0335962

现代护理技术与疾病护理

主编 宁尚娟 孔艳伟 邱玉萍 王俊梅
邓佩琳 李 云 徐 晶

黑龙江科学技术出版社

图书在版编目(CIP)数据

现代护理技术与疾病护理 / 宁尚娟等主编. -- 哈尔
滨：黑龙江科学技术出版社，2021.7
ISBN 978-7-5719-1047-1

Ⅰ．①现… Ⅱ．①宁… Ⅲ．①护理学 Ⅳ．①R47

中国版本图书馆CIP数据核字（2021）第149320号

现代护理技术与疾病护理
XIANDAI HULI JISHU YU JIBING HULI

主　　编	宁尚娟　孔艳伟　邱玉萍　王俊梅　邓佩琳　李　云　徐　晶
责任编辑	关士军
封面设计	宗　宁
出　　版	黑龙江科学技术出版社
	地址：哈尔滨市南岗区公安街70-2号　邮编：150007
	电话：（0451）53642106　传真：（0451）53642143
	网址：www.lkcbs.cn
发　　行	全国新华书店
印　　刷	山东麦德森文化传媒有限公司
开　　本	787 mm×1092 mm　1/16
印　　张	24
字　　数	768千字
版　　次	2021年7月第1版
印　　次	2021年7月第1次印刷
书　　号	ISBN 978-7-5719-1047-1
定　　价	208.00元

前 言
FOREWORD

临床医学的高速发展,推动着护理事业以前所未有的速度向前迈进,护理发展模式实现了从全科护理到专科护理的转变,护理工作内容逐步细化,这要求临床护理人员需要进行更加专业化、系统化、规范化的学习和培训。同时,社会经济的发展和医疗卫生的进步导致现代疾病谱也随之发生了不小的改变。如何抓住各类疾病的临床特点、及时准确地评估和观察患者病情、有序地落实护理措施和健康指导,是临床护理工作者需要重点掌握的技能。考虑到临床护理工作内容繁重,学习时间较少,因此特编写《现代护理技术与疾病护理》一书,旨在通过分享护理领域专业知识和临床实践经验,将临床护理工作中最重要、最具特色的内容展现出来,达到提高临床护理人员素质,培养其综合能力,适应现阶段临床工作模式的目的。

本书共分十二章,系统地介绍了现代护理技术与疾病护理的相关内容。首先,本书详细介绍了临床常用护理技术、护理管理及医院感染与防控的内容;随后,以临床科室为划分标准,介绍了手术室、口腔科、心内科、内分泌科、心外科等科室常见疾病的护理要点。在内容方面,本书展现了临床护理发展的前沿内容,反映了护理学的发展新趋势,介绍了现阶段临床常用方法,展示了相关疾病在诊疗、护理过程中使用的新技术、新方法,尽力做到贴近临床,内容科学严谨,所有操作规程均符合国家规范和标准;在结构方面,本书从基础内容入手,由浅入深,循序渐进地阐述了临床常见疾病所需的护理知识和技术,可供全国广大临床护理工作者、护理教育工作者、在校学生和其他医务工作者阅读及参考。

由于护理专业发展迅速,编者水平有限,加之时间仓促,本书难免存在不足之处,恳请读者提出宝贵意见,以期再版时补充更正。

《现代护理技术与疾病护理》编委会
2021 年 3 月

目 录
CONTENTS

第 一 章

临床常用护理技术

第一节 氧 疗 法

一、目的

提高动脉血氧分压和动脉血氧饱和度,增加动脉血氧含量,纠正各种因素导致的缺氧状态,促进组织的新陈代谢,维持机体正常生命活动。

根据呼吸衰竭的类型及缺氧的严重程度,选择给氧方法和吸入氧分数。Ⅰ型呼吸衰竭:PaO_2 在6.7~8.0 kPa,$PaCO_2 <6.7$ kPa,应给予中流量(2~4 L/min)吸氧,吸入氧浓度>35%。Ⅱ型呼吸衰竭:PaO_2 在 5.3~6.7 kPa,$PaCO_2$ 正常,间断给予高流量(4~6 L/min)高浓度(>50%),若$PaO_2 >9.3$ kPa,应逐渐降低吸氧浓度,防止长期吸入高浓度氧引起中毒。

供氧装置分氧气筒和管道氧气装置两种。

给氧方法分鼻导管给氧、氧气面罩给氧及高压给氧。

氧气面罩给氧适于长期使用氧气,患者严重缺氧、神志不清,病情较重者,氧气面罩吸入氧分数最高可达 90%,但由于气流及无法及时喝水,常会造成口腔干燥、沟通及谈话受限。而鼻导管给氧则没有这些问题。鼻导管给氧方法又分单侧鼻导管给氧法和双侧鼻导管给氧法。

吸氧方式的选择:严重缺氧但无二氧化碳潴留者,宜采用面罩吸氧(吸入氧分数最高可达90%);缺氧伴有二氧化碳潴留者可用双侧鼻导管吸氧方法。

二、准备

(一)用物准备

1.治疗盘外

氧气装置一套包括氧气筒(管道氧气装置无)、氧气流量表装置、扳手、用氧记录单、笔、安全别针。

2.治疗盘内

橡胶管、湿化瓶、无菌容器内盛一次性双侧鼻导管或一次性吸氧面罩、消毒玻璃接管、无菌持物镊、无菌纱布缸、治疗碗内盛蒸馏水、弯盘、棉签、胶布、松节油。

1

3.氧气筒

氧气筒顶部有一总开关,控制氧气的进出。氧气筒颈部的侧面,有一气门与氧气表相连,是氧气自氧气瓶中输出的途径。

4.氧气流量表装置

由压力表、减压阀、安全阀、流量表和湿化瓶组成。压力表测量氧气筒内的压力。减压阀是一种自动弹簧装置,将氧气筒流出的氧压力减至 $2\sim3$ kg/cm^2(0.2～0.3 MPa),使流量平稳安全。当氧流量过大、压力过高时,安全阀内部活塞自行上推,过多的氧气由四周小孔流出,确保安全。流量表是测量每分钟氧气的流量,流量表内有浮标上端平面所指的刻度,可知氧气每分钟的流出量。湿化瓶内盛 1/3～1/2 蒸馏水或 20％～30％乙醇(急性肺水肿患者吸氧时用,可降低肺泡内泡沫的表面张力,使泡沫破裂,扩大气体和肺泡壁接触面积使气体易于弥散,改善气体交换功能),通气管浸入水中,湿化瓶出口与鼻导管或面罩相连,湿化氧气。

5.装表

把氧气放在氧气架上,打开总开关放出少量氧气,快速关上总开关,此为吹尘(为防止氧气瓶上灰尘吹入氧气表内)。然后将氧气表向后稍微倾斜置于气阀上,用手初步旋紧固定然后再用扳手旋紧螺帽,使氧气表立于氧气筒旁,按湿化瓶,打开氧气检查氧气装置是否漏气,氧气输出是否通畅后,关闭流量表开关,推至病床旁备用。

(二)患者、护理人员及环境准备

患者了解吸氧目的、方法、注意事项及配合要点。取舒适体位,调整情绪。护理人员应衣帽整齐,修剪指甲,洗手,戴口罩。环境安静、整洁、光线、温湿度适宜,远离火源。

三、操作步骤

(1)携用物至病床旁,再次核对患者。

(2)用湿棉签清洁患者双侧鼻腔,清除鼻腔分泌物。

(3)连接鼻导管及湿化瓶的出口。调节氧流量,轻度缺氧 1～2 L/min,中度缺氧 2～4 L/min,重度缺氧 4～6 L/min,氧气筒内的氧气流量＝氧气筒容积(L)×压力表指示的压力(kg/cm)。

(4)鼻导管插入患者双侧鼻腔约 1 cm,鼻导管环绕患者耳部向下放置,动作要轻柔,避免损伤黏膜、根据情况调整长度。

(5)停止用氧时,首先取下鼻导管(避免误操作引起肺组织损伤),安置患者于舒适体位。

(6)关流量表开关,关氧气筒总阀,再开流量表开关,放出余气,再关流量表开关,最后卸表(中心供氧装置,取下鼻导管后,直接关闭流量表开关)。

(7)处理用物,预防交叉感染。

(8)记录停止用氧时间及效果。

四、注意事项

(1)用氧时认真做好四防:防火、防震、防热、防油。

(2)禁用带油的手进行操作,氧气和螺旋口禁止上油。

(3)氧气筒内氧气不能用完,压力表指针应＞5 kg/cm^2(0.5 MPa)。

(4)防止灰尘进入氧气瓶,避免充氧时引起爆炸。

(5)长期、高浓度吸氧者观察患者有无胸骨后烧热感、干咳、恶心呕吐、烦躁及进行性呼吸困难加重等氧中毒现象。

(6)长期吸氧,吸氧浓度应<40%。氧气浓度与氧流量的关系:吸氧浓度(%)=21+4×氧气流量(L/min)。

(徐 晶)

第二节 雾 化 吸 入

一、操作目的

(1)用于止咳平喘,帮助患者解除支气管痉挛。

(2)改善肺通气功能。

(3)湿化气道。

(4)预防和控制呼吸道感染。

二、操作流程

(一)评估

(1)患者的心理状态,合作程度。

(2)对氧气雾化吸入法的认识。

(3)环境整齐、安静,用氧安全的认识。

(二)准备

(1)按需备齐用物,根据医嘱备药。

(2)环境:四防(火、油、热、震)。

(3)查对、解释。

(三)雾化实施

(1)取坐位、半坐卧位。

(2)将氧气雾化吸入器与氧气连接,调节氧气流量(8~10 L/min),检查出雾情况。

(3)协助患者将喷气管含入口中并嘱其紧闭双唇作深慢呼吸。

(四)处理

(1)吸毕,取下雾化器,关闭氧气开关,擦净面部,询问感觉,采取舒适卧位。

(2)观察记录:雾化吸入的情况。

(3)用物:妥善清理,归原位。

三、操作关键环节提示

(1)每次雾化吸入时间不应超过 20 分钟,如用液体过多应计入液体总入量内。若盲目用量过大有引起肺水肿或水中毒的可能。

(2)有增加呼吸道阻力的可能。当雾化吸入完几小时后,呼吸困难反而加重,除警惕肺水肿外,还可能是由于气道分泌物液化膨胀阻塞加重的原因。

（3）预防呼吸道再感染。由于雾滴可带细菌入肺泡，故有可能继发革兰氏阴性杆菌感染，不但要加强口、鼻、咽的卫生护理，还要注意雾化器、室内空气和各种医疗器械的消毒。

（4）长期雾化吸入治疗的患者，所用雾化量必须适中。如果湿化过度，可致痰液增多，对危重患者神志不清或咳嗽反射减弱时，常可因痰不能及时咳出而使病情恶化甚至死亡。如果湿化不够，则很难达到治疗目的。

（5）注意防止药物吸收后引起的不良反应。

（6）过多长期使用生理盐水雾化吸入，会因过多的钠吸收而诱发或加重心力衰竭。

（7）雾化器应垂直拿，用面罩罩住口鼻或用口含嘴，在吸入的同时应作深吸气，使药液充分到达支气管和肺内。

（8）氧流量调至 4～5 L/min，请不要擅自调节氧流量，禁止在有氧环境附近吸烟或燃明火。

（9）雾化前半小时尽量不进食，避免雾化吸入过程中气雾刺激，引起呕吐。

（10）每次雾化完后要及时洗脸或用湿毛巾抹干净口鼻部留下的雾珠，防止残留雾滴刺激口鼻皮肤，以免引起皮肤过敏或受损。

（11）每次雾化完后要协助患者饮水或漱口，防止口腔黏膜二重感染。

（徐　晶）

第三节　口腔护理

一、目的

保持口腔清洁、湿润，预防口臭、口垢，保持口腔正常功能，促进患者食欲，防止口腔感染及并发症的发生。观察口腔黏膜、舌苔和特殊口腔气味，提供病情变化的动态信息。主要适用于昏迷、鼻饲、术后、高热、禁食、口腔疾病等生活不能自理的患者。

二、准备

（一）物品准备

1.治疗盘内

治疗碗一个（内盛浸湿漱口液的棉球）或备洗口海绵棒（较大，松头）、弯血管钳、镊子、压舌板和开口器各一个，纱布数块（或毛巾）、吸水管、漱口杯内盛温开水、弯盘、手电筒、pH 试纸、治疗巾、液状石蜡、小棉签，或一次性口腔护理包。

2.治疗盘外

常用药物西瓜霜、液状石蜡、冰硼散、新霉素、锡类散、维生素 B_2 粉末、珠黄散、口腔溃疡膏、锡类散等。根据不同的口腔情况可选择不同的漱口液。

（二）患者、操作人员及环境准备

患者了解口腔护理的目的，注意事项，取得合作。如有义齿的患者，应协助取下，妥善保管。取舒适体位，调整情绪。操作人员应衣帽整齐，修剪指甲，洗手，戴口罩。环境要安静、整洁、光线及温湿度适宜。

三、评估

（1）评估患者病情、了解治疗情况、意识、心理状态及合作度。

（2）评估患者口腔黏膜是否有炎症、溃疡、出血；龋齿、义齿、缺齿；牙齿的松动程度，咬合状态；牙龈的颜色，有无红肿，溢脓；口腔有无特殊气味；口腔内黏膜有无白色假膜；测试口腔pH等。

（3）患者口腔卫生习惯、口腔健康常识的认知程度及自理能力。

四、操作步骤

（1）根据医嘱，再次核对患者，解释操作目的、方法及配合要点，取得患者配合，消除紧张情绪。

（2）观察患者口唇是否干裂，干裂者要先用棉签湿润口唇，防止出血。

（3）嘱患者张口观察口腔有无黏膜出血、溃疡及测试口腔pH等，了解病情，选择合适的漱口液。

（4）协助患者侧卧，面向操作者，取治疗巾围在患者颌下及枕上，置弯盘于患者口角旁，湿润口唇及口角。有义牙者，取下活动义齿，用冷开水冲刷干净，浸于有标签的冷清水杯内（以防变形和老化），防止被丢弃。

（5）协助患者漱口，用吸水管吸温开水（或用注洗器沿口角将温开水缓缓注入）数次，吐至弯盘内。昏迷患者禁止注入漱口液，防止误吸。

（6）嘱患者张口，昏迷患者或牙关紧闭者用开口器（开口器应套橡皮套从臼齿处插入）打开并固定（若昏迷患者口腔内有分泌物应先进行吸痰），嘱患者咬合上下齿，用压舌板轻轻撑开一侧颊部，用弯血管钳夹漱口液棉球或用海绵棒蘸漱口水，依次由内向外沿磨牙牙缝纵向擦洗至门齿一侧牙齿的外侧面；同法擦另一侧牙齿的外侧面（侧卧位时一般先擦洗上侧，如右侧卧位先擦左侧，避免擦洗过程中污染已清洁侧）。擦洗时棉球不可太湿，以防溶液被患者误吸入呼吸道引起呛咳、窒息等。擦洗时应加紧棉球，防止棉球遗留在口腔内。每一个棉球只可擦洗一个部位，不可重复利用，擦洗时动作要轻柔，血管钳前端不得直接接触黏膜及牙龈，以免造成损伤。

（7）嘱患者张口，依次擦洗口腔内各个面，如：上侧牙齿内侧面、咬合面；同法擦洗另一侧。弧形擦洗两侧颊部，擦洗硬腭（注意勿触硬腭及咽部，以免引起恶心）、舌面、舌下。对口腔分泌物多，牙齿不洁部位可更换棉球重复擦洗，直至洁净为止。

（8）再次协助患者漱口（必要时用注洗器）用毛巾或纱布擦干嘴角，观察口腔状况，是否清洗干净。

（9）根据病情涂药于溃疡处，口腔黏膜溃疡、糜烂及出血时，可使用溃疡膏或锡类散、冰硼散、易可贴等药处理，口唇干裂可涂液状石蜡或润唇膏。

（10）撤去弯盘及治疗巾，协助患者取舒适卧位，整理床单。

（11）整理用物，分类清洁、消毒处理，防止病原菌传播。

（12）洗手，记录。

五、注意事项

（1）昏迷患者禁忌漱口，以免造成患者窒息。使用开口器应从臼齿处插入，擦洗时要夹紧棉球防止遗留在口腔。

(2)擦洗时动作要轻,棉球包住血管钳尖或镊尖,防止戳伤黏膜。

(3)棉球干湿度要适中。太湿,患者易发生呛咳,太干,会吸干唾液,令患者不适。根据口腔情况及 pH 测试选择合适的漱口液,对长期使用广谱抗生素的患者,注意观察口腔有无真菌感染。

(4)传染病患者注意隔离,用物需按消毒隔离原则处理。

六、口腔插管患者口腔护理

机械通气患者病情较危重,不能进食,机体免疫力低下,口腔处于长期张口状态,容易造成患者口腔黏膜干燥,会使口腔内大量细菌繁殖。气管插管阻挡了口腔护理的通道,实施口腔护理时,担心气管插管脱出或移位等,因此根据患者的个体情况,选择适宜的方法和口腔护理液,做好经口气管插管患者的口腔护理应添加冲洗法,此方法适宜双人操作,其步骤如下。

(1)~(3)同口腔护理。

(4)根据病情选择体位,病情许可患者,选择去枕平卧位或去枕头高 15°~30°,头稍后仰,充分暴露口腔,利于操作。

(5)一操作者检查气管导管气囊充气压力,充气不足者注入空气,以保证气囊与气管壁密封良好,测量和记录气管导管外露长度,吸净口腔及呼吸道分泌物。

(6)松开固定的系带与胶布,取出牙垫,将气管导管移至一侧口角,左手以小鱼肌及无名指、小指紧贴患者下颌部,示指、拇指、中指固定导管和牙垫(减轻导管对局部牙齿,口腔黏膜和舌的压迫),右手持手电筒检查口腔,评估舌苔,牙齿、牙龈、口腔黏膜有无出血、水肿、糜烂、溃疡、真菌感染及分泌物,如有义齿协助取下,妥善放置。

(7)另一操作者取用海绵棒浸湿口腔护理液,依次擦拭一侧牙齿各面、颊部、腭、舌面、舌下,及时更换海绵棒(注意观察患者机械通气及呼吸状况,防止导管脱出)。

(8)用注洗器抽取口腔护理液,对颊部、腭、舌面、舌、牙齿各面进行冲洗,不可过快,边洗边用吸引管将口腔内液体吸净(冲洗的量与吸出的量要平衡),防止滞留在口腔内引起误吸,防止分泌物、冲洗液误吸入呼吸道。

(9)冲洗完一侧擦拭干净后,将气管导管移至另一侧,同法进行对侧口腔擦洗及冲洗。

(10)更换清洁牙垫,确定插管长度后用胶布和系带重新固定,防止导管脱出。

(11)观察口腔是否清洗干净、口腔黏膜情况,如有溃疡、糜烂及出血时,可使用溃疡膏、锡类散,冰硼酸、易可贴、珠黄散等药处理,口唇干裂者涂液状石蜡或润唇膏。口腔污臭的患者,每天可增加数次含漱口液(每次约半分钟),漱口液可用茶叶水、藿香煎成的水等以除口臭。

(12)撤去弯盘及治疗巾,协助患者取舒适卧位,整理床单。

(13)整理用物,分类清洁、消毒处理,防止病原菌传播。

(14)洗手,记录口腔情况、擦洗过程及气管插管状况。

七、口腔常见并发症的预防及护理

(1)保持良好口腔卫生,避免使用引起口干的药物。

(2)每次餐前、餐后及睡前做好口腔护理。

(3)每 2 小时用漱口液漱口,对口腔有异味的患者除对病因治疗外,每次可用中药藿香煎成的汤、口洁净、茶叶水等含漱半分钟后吐掉,一日多次漱口可除口臭,预防口腔炎症湿润口腔。

（4）每天用油剂涂抹口腔 2～3 次。

（5）饮食上食用易消化含水量高食物。

（徐　晶）

第四节　皮 内 注 射

一、目的

（1）进行药物过敏试验,以观察有无变态反应。

（2）预防接种。

（3）局部麻醉的起始步骤。

二、评估

（一）评估患者

（1）双人核对医嘱。

（2）核对患者床号、姓名、住院号和腕带(请患者自己说出床号和姓名)。

（3）评估患者病情、意识状态、配合能力、用药史、药物过敏史、不良反应史。

（4）向患者解释操作目的和过程,取得患者配合。

（5）查看注射部位皮肤情况(皮肤颜色,有无皮疹、感染和皮肤划痕阳性)。

（6）协助患者取舒适坐位或卧位。

（二）评估环境

安静整洁,宽敞明亮,必要时遮挡。

三、操作前准备

（一）人员准备

仪表整洁,符合要求。洗手,戴口罩。

（二）按医嘱配制药液

（1）操作台(治疗室):注射盘、无菌治疗巾、无菌镊子、1 mL 注射器、药液、安尔碘、75％乙醇、无菌棉签等。

（2）双人核对药液标签,药名、浓度、剂量、有效期、给药途径。

（3）检查瓶口有无松动、瓶身有无破裂、药液有无浑浊、沉淀、絮状物和变质。

（4）检查注射器、安尔碘、75％乙醇、无菌棉签、包装无破裂、是否在有效期内。

（5）按正规操作抽吸药液,并贴好标识,置于无菌盘内。

（6）再次核对皮试液,并签名。

（三）物品准备

治疗车上层放置无菌盘(内置已抽吸好的药液)、治疗盘(75％乙醇、无菌棉签)、备用(1 mL 注射器1 支、0.1％盐酸肾上腺素 1 支,变态反应时用)、快速手消毒剂、注射单,以上物品符合要求,均在有效期内。治疗车下层放置生活垃圾桶、医疗废物桶、锐器盒。

四、操作程序

(1)携用物推车至患者床旁,核对床号、姓名、住院号、腕带和药物过敏史(请患者自己说出床号和姓名)。

(2)选择注射部位(过敏试验选择前臂掌侧下 1/3;预防接种选择上臂三角肌下缘;局部麻醉则选择麻醉处)。

(3)75％乙醇常规消毒皮肤。

(4)二次核对患者床号、姓名和药名。

(5)排尽空气,药液至所需刻度,且药液不能外溢。

(6)一手绷紧局部皮肤,一手持注射器,针头斜面向上,与皮肤呈 5°刺入皮内。

(7)待针头斜面完全进入皮内后,放平注射器,固定针栓并注入 0.1 mL 药液,使局部形成一个圆形隆起的皮丘(皮丘直径 5 mm,皮肤变白,毛孔变大)。

(8)迅速拔出针头,勿按揉和压迫注射部位。

(9)20 分钟后观察患者局部反应,做出判断。

(10)协助患者取舒适体位,整理床单。

(11)快速手消毒剂消毒双手,签名。

(12)推车回治疗室,按医疗废物处理原则处理用物。

五、20 分钟后判断结果

(1)核对患者床号、姓名、住院号和腕带(请患者自己说出床号和姓名)。

(2)须经两人判断皮试结果,并将结果告知患者和家属。

(3)洗手,皮试结果记录在病历、护理记录单和病员一览表等处。阳性用红笔标记"＋",阴性用蓝色或黑笔标记"－"。

(4)如对结果有怀疑,应在另一侧前臂皮内注入 0.1 mL 生理盐水作对照试验。

六、皮内试验结果判断

(一)阴性

皮丘无改变,周围无红肿,并无自觉症状。

(二)阳性

局部皮丘隆起,局部出现红晕、硬块,直径大于 1 cm 或周围有伪足;或局部出现红晕,伴有小水疱者;或局部发痒者为阳性。严重时可出现过敏性休克。观察反应的同时,应询问有无头晕、心慌、恶心、胸闷、气短、发麻等不适症状,如出现上述症状时不可使用青霉素。

七、注意事项

(1)皮试药液要现用现配,剂量准确。

(2)备好相应抢救设备与药物,及时处理变态反应。

(3)行皮试前,尤其行青霉素过敏试验前必须询问患者家族史、用药史和药物过敏史,如有药物过敏史者不可做试验。

（4）药物过敏试验时,患者体位要舒适,不可采取直立位。

（5）选择注射部位时应注意避开瘢痕和皮肤红晕处。

（6）皮肤试验时禁用碘剂消毒,对乙醇过敏者可用生理盐水消毒,避免反复用力涂擦局部皮肤。

（7）拔出针头后,注射部位不可用棉球按压揉擦,以免影响结果观察。

（8）进针角度以针尖斜面全部刺入皮内为宜,进针角度过大易将药液注入皮下,影响结果的观察和判断。

（9）如需做对照试验,应用另一注射器和针头,抽吸无菌生理盐水,在另一前臂相同部位皮内注射0.1 mL,观察20分钟进行对照。告知患者皮试后20分钟内不要离开病房。如对结果有怀疑,应在另一侧前臂皮内注入0.1 mL生理盐水做对照试验。

（10）正确判断试验结果,对皮试结果阳性者,应在病历、床头或腕带、门诊病历和病员一览表上醒目标记,并将结果告知医师、患者和家属。

（11）特殊药物皮试,按要求观察结果。

（徐　晶）

第五节　皮　下　注　射

一、目的

（1）注入小剂量药物,用于不宜口服给药而需在一定时间内发生药效时。

（2）预防接种。

（3）局部供药,如局部麻醉用药。

二、评估

（一）评估患者

（1）双人核对医嘱。

（2）核对患者床号、姓名、住院号和腕带（请患者自己说出床号和姓名）。

（3）评估患者病情、意识状态、配合能力、用药史、药物过敏史、不良反应史等。

（4）向患者解释操作目的和过程,取得患者配合。

（5）查看注射部位皮肤情况（皮肤颜色,有无皮疹、感染）。

（6）协助患者取舒适坐位或卧位。

（二）评估环境

安静整洁,宽敞明亮,必要时遮挡。

三、操作前准备

（一）人员准备

仪表整洁,符合要求。洗手,戴口罩。

（二）按医嘱配制药液

（1）操作台上放置注射盘、纸巾、无菌治疗巾、无菌镊子、2 mL 注射器、医嘱用药液、安尔碘、75％乙醇、无菌棉签。

（2）双人核对药液标签、药名、浓度、剂量、有效期、给药途径。

（3）检查瓶口有无松动、瓶身有无破裂、药液有无浑浊、沉淀、絮状物和变质。

（4）检查注射器、安尔碘、75％乙醇、无菌棉签等，包装无破裂，在有效期内。

（5）按正规操作抽吸药液，并贴好标识，置于无菌盘内。

（6）再次核对药液，记录时间并签名。

（三）物品准备

治疗车上层放置无菌盘（内置抽吸好的药液）、治疗盘（安尔碘、75％乙醇）、注射单、快速手消毒剂，以上物品符合要求，均在有效期内。治疗车下层放置生活垃圾桶、医疗废物桶、锐器盒。

四、操作程序

（1）携用物推车至患者床旁，核对床号、姓名、住院号和腕带（请患者自己说出床号和姓名）。

（2）根据注射目的选择注射部位（上臂三角肌下缘、两侧腹壁、后背、股前侧和外侧等）。

（3）常规消毒皮肤，待干。

（4）二次核对患者床号、姓名和药名。

（5）排尽空气；取干棉签夹于左手示指与中指之间。

（6）一手绷紧皮肤，另一手持注射器，示指固定针栓，针头斜面向上，与皮肤呈 30°～40°（过瘦患者可捏起注射部位皮肤，并减少穿刺角度）快速刺入皮下，深度为针梗的 1/2～2/3；松开紧绷皮肤的手，抽动活塞，如无回血，缓慢推注药液。

（7）注射毕用无菌干棉签轻压针刺处，快速拔针后按压片刻。

（8）再次核对患者床号、姓名和药名，注射器按要求放置。

（9）协助患者取舒适体位，整理床单，并告知患者注意事项。

（10）快速手消毒剂消毒双手，记录时间并签名。

（11）推车回治疗室，按医疗废物处理原则处理用物。

（12）洗手，根据病情书写护理记录单。

五、注意事项

（1）遵医嘱和药品说明书使用药品。

（2）长期注射者应注意更换注射部位。

（3）注射中、注射后观察患者不良反应和用药效果。

（4）注射＜1 mL 药液时须使用 1 mL 注射器，以保证注入药液剂量准确无误。

（5）持针时，右手示指固定针栓，但不可接触针梗，以免污染。

（6）针头刺入角度不宜超过 45°，以免刺入肌层。

（7）尽量避免应用对皮肤有刺激作用的药物作皮下注射。

（8）若注射胰岛素时，需告知患者进食时间。

（徐　晶）

第六节 肌 内 注 射

一、目的

注入药物,用于不宜或不能口服或静脉注射,且要求比皮下注射更快发生疗效时。

二、评估

（一）评估患者

(1)双人核对医嘱。

(2)核对患者床号、姓名、住院号和腕带（请患者自己说出床号和姓名）。

(3)评估患者病情、治疗情况、意识状态、用药史、药物过敏史、不良反应史、肢体活动能力和合作程度。

(4)向患者解释操作目的和过程,取得患者配合。

(5)查看注射部位皮肤情况（皮肤颜色,有无皮疹、感染和皮肤划痕阳性）。

(6)协助患者取舒适坐位或卧位。

（二）评估环境

安静整洁,宽敞明亮,必要时遮挡。

三、操作前准备

（一）人员准备

仪表整洁,符合要求。洗手,戴口罩。

（二）按医嘱配制药液

(1)操作台:注射盘、无菌盘、2 mL注射器、5 mL注射器、医嘱所用药液、安尔碘、无菌棉签。如注射用药为油剂或混悬液,需备较粗针头。

(2)双人核对药物标签、药名、浓度、剂量、有效期、给药途径。

(3)检查瓶口有无松动、瓶身有无破裂、药液有无浑浊、变质。

(4)检查无菌注射器、安尔碘、无菌棉签等,包装无破裂,在有效期内。

(5)按正规操作抽吸药液,并贴好标识,置于无菌盘内。

(6)再次核对药液,记录时间并签名。

（三）物品准备

治疗车上层放置无菌盘（内置抽吸好药液）、安尔碘、注射单、无菌棉签、快速手消毒剂,以上物品符合要求,均在有效期内。治疗车下层放置生活垃圾桶、医疗废物桶、锐器盒。

四、操作程序

(1)携用物推车至患者床旁,核对床号、姓名、住院号和腕带（请患者自己说出床号和姓名）。

(2)协助患者取舒适体位,暴露注射部位,注意保暖,保护患者隐私,必要时可遮挡。

（3）选择注射部位（臀大肌、臀中肌、臀小肌、股外侧和上臂三角肌）。

（4）常规消毒皮肤，待干。

（5）再次核对患者床号、姓名和药名。

（6）拿取药液并排尽空气，取干棉签，夹于左手示指与中指之间，以一手拇指和示指绷紧局部皮肤，另一手持注射器，中指固定针栓，将针头迅速垂直刺入，深度约为针梗的 2/3。

（7）松开紧绷皮肤的手，抽动活塞。如无回血，缓慢注入药液，同时观察反应。

（8）注射毕，用无菌干棉签轻按进针处，快速拔针，按压片刻。

（9）再次核对患者床号、姓名和药名。

（10）协助患者取舒适体位，整理床单，注射后观察用药反应。

（11）快速手消毒剂消毒双手，记录时间并签名。

（12）推车回治疗室，按医疗废物处理原则处理用物。

（13）洗手，根据病情书写护理记录单。

五、常用肌内注射定位方法

（一）臀大肌肌内注射定位法

注射时应避免损伤坐骨神经。

1.十字法

从臀裂顶点向左或右侧画一水平线，然后从髂嵴最高点作一垂线，将一侧臀部被划分为 4 个象限，其外上象限并避开内角为注射区。

2.连线法

从髂前上棘至尾骨作一连线，其外 1/3 处为注射部位。

（二）臀中肌、臀小肌肌内注射定位法

（1）以示指尖和中指尖分别置于髂前上棘和髂嵴下缘处，在髂嵴、示指、中指之间构成一个三角形区域，示指与中指构成的内角为注射部位。

（2）髂前上棘外侧三横指处（以患者手指的宽度为标准）。

（三）股外侧肌内注射定位法

在股中段外侧，一般成人可取髋关节下 10 cm 至膝关节的范围。此处大血管、神经干很少通过，且注射范围广，可供多次注射，尤适用于 2 岁以下的幼儿。

（四）上臂三角肌内注射定位法

取上臂外侧，肩峰下 2～3 横指处。此处肌肉较薄，只可作小剂量注射。

（五）体位准备

1.卧位

臀部肌内注射时，为使局部肌肉放松，减轻疼痛与不适，可采用以下姿势。

（1）侧卧位：上腿伸直，放松，下腿稍弯曲。

（2）俯卧位：足尖相对，足跟分开，头偏向一侧。

（3）仰卧位：常用于危重和不能翻身的患者，采用臀中肌、臀小肌肌内注射法较为方便。

2.坐位

为门诊患者接受注射时常用体位。可供上臂三角肌或臀部肌内注射时采用。

六、注意事项

（1）遵医嘱和药品说明书使用药品。

（2）药液要现用现配,在有效期内,剂量要准确。选择两种药物同时注射时,应注意配伍禁忌。

（3）注射时应做到"两快一慢"（进针、拔针快,推注药液慢）。

（4）选择合适的注射部位,避免刺伤神经和血管,无回血时方可注射。

（5）注射时切勿将针梗全部刺入,以防针梗从根部衔接处折断。若针头折断,应先稳定患者情绪,并嘱患者保持原位不动,固定局部组织,以防断针移位,同时尽快用无菌血管钳夹住断端取出;如断端全部埋入肌肉,应速请外科医师处理。

（6）对需长期注射者,应交替更换注射部位,并选择细长针头,以避免减少硬结的发生。如因长期多次注射出现局部硬结时,可采用热敷、理疗等方法予以处理。

（7）2岁以下婴幼儿不宜选用臀大肌内注射射,因其臀大肌尚未发育好,注射时有损伤坐骨神经的危险,最好选择臀中肌和臀小肌内注射。

（邓佩琳）

第七节　静　脉　注　射

一、目的

（1）所选用药物不宜口服、皮下、肌内注射,又需迅速发挥药效时。

（2）注入药物进行某些诊断性检查,如对肝、肾、胆囊等造影时需静脉注入造影剂。

二、评估

（一）评估患者

（1）双人核对医嘱。

（2）核对患者床号、姓名、住院号和腕带（请患者自己说出床号和姓名）。

（3）了解患者病情、意识状态、配合能力、药物过敏史、用药史。

（4）评估患者穿刺部位的皮肤状况、肢体活动能力、静脉充盈度和管壁弹性。选择合适静脉注射的部位,评估药物对血管的影响程度。

（5）向患者解释静脉注射的目的和方法,告知所注射药物的名称,取得患者配合。

（二）评估环境

安静整洁,宽敞明亮。

三、操作前准备

（一）人员准备

仪表整洁,符合要求。洗手,戴口罩。

(二)物品准备

1.操作台

治疗单、静脉注射所用药物、注射器。

2.按要求检查所需用物,符合要求方可使用

(1)双人核对药物名称、浓度、剂量、有效期、给药途径。

(2)检查药物的质量、标签,液体有无沉淀和变色,有无渗漏、浑浊和破损。

(3)检查注射器和无菌棉签的有效期、包装是否紧密无漏气,安尔碘的使用日期是否在有效期内。

3.配制药液

(1)安尔碘棉签消毒药物瓶口,掰开安瓿,瓿帽弃于锐器盒内。

(2)打开注射器,将外包装袋置于生活垃圾桶内,固定针头,回抽针栓,检查注射器,取下针帽置于生活垃圾桶内,抽取安瓿内药液,排气,置于无菌盘内。在注射器上贴上患者床号、姓名、药物名称、用药方法的标签。

(3)再次核对空安瓿和药物的名称、浓度、剂量、用药方法和时间。

4.备用物品

治疗车上层治疗盘内放置备用注射器一支、安尔碘、无菌棉签,无菌盘内放置配好的药液、垫巾。以上物品符合要求,均在有效期内。治疗车下层放置生活垃圾桶、医疗废物桶、锐器盒,含有效氯 250 mg/L 消毒液桶。

四、操作程序

(1)携用物推车至患者床旁,核对床号、姓名、住院号和腕带(请患者自己说出床号和姓名)。

(2)向患者说明静脉注射的方法、配合要点、注射药物的作用和不良反应。

(3)协助患者取舒适体位,充分暴露穿刺部位,放垫巾于穿刺部位下方。

(4)在穿刺部位上方 5~6 cm 处扎压脉带,末端向上,以防污染无菌区。

(5)安尔碘棉签消毒穿刺部位皮肤,以穿刺点为中心向外螺旋式旋转擦拭,直径>5 cm。

(6)再次核对患者床号、姓名和药名。

(7)嘱患者握拳,使静脉充盈,左手拇指固定静脉下端皮肤,右手持注射器与皮肤呈 15°~30°自静脉上方或侧方刺入,见回血可再沿静脉进针少许。

(8)保留静脉通路者安尔碘棉签消毒静脉注射部位三通接口,以接口处为中心向外螺旋式旋转擦拭。

(9)静脉注射过程中,观察局部组织有无肿胀,严防药液渗漏,如出现渗漏立即拔出针头,按压局部,另行穿刺。

(10)拔针后,指导患者按压穿刺点 3 分钟,勿揉,凝血功能差的患者适当延长按压时间。

(11)再次核对患者床号、姓名和药名。

(12)将压脉带与输液垫巾对折取出,输液垫巾置于生活垃圾桶内,压脉带放于含有效氯 250 mg/L 消毒液桶中。整理患者衣物和床单,观察有无不良反应,并向患者讲明注射后注意事项。快速手消毒剂消毒双手,推车回治疗室,按医疗废物处理原则整理用物。

(13)洗手,在治疗单上签名并记录时间。按护理级别书写护理记录单。

五、注意事项

(1)严格执行查对制度,需双人核对医嘱。

(2)严格遵守无菌操作原则。

(3)了解注射目的、药物对血管的影响程度、给药途径、给药时间和药物过敏史。

(4)选择粗直、弹性好、易固定的静脉,避开关节和静脉瓣。常用的穿刺静脉为肘部浅静脉:贵要静脉、肘正中静脉、头静脉。小儿多采用头皮静脉。

(5)根据患者年龄、病情和药物性质掌握注入药物的速度,并随时听取患者主诉,观察病情变化。必要时使用微量注射泵。

(6)对需要长期注射者,应有计划地由小到大、由远心端到近心端选择静脉。

(7)根据药物特性和患者肝肾或心脏功能,采用合适的注射速度。随时听取患者主诉,观察体征和其病情变化。

(王俊梅)

第八节 密闭式静脉输液

一、目的

(1)维持水和电解质、酸碱平衡,补充能量和水分。

(2)补充营养,维持热量。

(3)输入药物,达到治疗疾病的目的。

(4)抢救休克,增加循环血量,维持血压。

(5)输入脱水剂,提高血液渗透压,达到减轻脑水肿、降低颅内压、改善中枢神经系统的目的。

二、评估

(一)评估患者

(1)双人核对医嘱。

(2)核对床号、姓名、住院号和腕带(请患者自己说出床号和姓名)。

(3)评估患者穿刺部位皮肤和血管情况:选择合适静脉输注部位,评估药物对血管的影响程度。

(4)告知患者输液目的、方法和输注药物名称。

(5)询问患者是否需要去卫生间。

(6)调整输液架,或备好输液架于床旁,并告知患者下床时注意。

(二)评估环境

安静整洁,宽敞明亮,关闭门窗,室温适宜,隔离帘遮挡。

三、操作前准备

（一）人员准备

仪表整洁，符合要求。洗手，戴口罩。

（二）物品准备

操作台上放置输液卡、输液用药物、输液袋、输液器、注射器。治疗车上层放置治疗盘内放备用输液器和头皮针各1套、输液胶贴、配制好的输液、安尔碘、无菌棉签、盛排液用小碗、压脉带、输液垫巾、快速手消毒剂。以上物品符合要求，均在有效期内。治疗车下层放置生活垃圾桶、医疗废物桶、锐器盒、含有效氯250 mg/L消毒液桶。

（1）双人核对药物名称、浓度、剂量、有效期、给药途径。

（2）检查药物有无破损、沉淀，检查输液袋外包装名称、有效期，液体有无沉淀和变色、有无渗漏、浑浊和破损。

（3）检查注射器、输液器、输液胶贴、安尔碘和无菌棉签有效期，包装是否紧密无漏气。

（三）配制输液

（1）打开输液袋外包装，外包装置于车下生活垃圾桶内。安尔碘棉签消毒输液袋入液口（加药口），棉签置于医疗废物桶内。

（2）安尔碘棉签消毒药物安瓿，掰开安瓿，瓿帽弃于锐器盒内。

（3）打开注射器，将外包装置于生活垃圾桶内，固定针头，回抽针栓，检查注射器，取下针帽置于生活垃圾桶内，抽取安瓿内药液，将药液自入液口注入输液袋内，拔出注射器，将针头插入锐器盒专用卡槽，卸下针头，注射器置于医疗废物桶内。

（4）再次核对溶媒名称、药物名称、剂量，在输液单上签名，将安瓿置于锐器盒内，将打印有患者姓名、床号、药物名称、剂量、日期的输液单贴于输液袋无字面上。

（5）打开输液袋出液口，安尔碘棉签消毒输液袋出液口，关闭调速器，打开输液器外包装，将输液器顶端针头插入输液袋出液口内至针头根部。

（6）再次核对医嘱和输液单（药物名称、浓度、剂量、用药方法和途径）。

（7）若患者需输注＞1袋液体，配药流程如上，签名时加签配药时间。

四、操作程序

（1）核对患者床号、姓名、住院号和腕带（请患者自己说出床号和姓名）。

（2）将输液袋挂在输液架上，取出输液器，输液器外包装置于生活垃圾桶内，排气管不用时置于锐器盒内；将头皮针与输液器连接处拧紧，打开调速器，常规排气过过滤器至输液器头皮针上方，备好输液胶贴于治疗盘内。

（3）协助患者取舒适卧位，充分暴露穿刺部位，放输液垫巾于穿刺部位下方。

（4）取出压脉带放于穿刺部位下方，系好压脉带，压脉带位于穿刺点上方7.5～10 cm处。

（5）安尔碘棉签消毒穿刺部位皮肤，以穿刺点为中心向外螺旋式旋转擦拭，直径＞5 cm，撤去头皮针护帽，排净输液器下端气体。

（6）再次核对患者床号、姓名和药名。

（7）嘱患者握拳，使静脉充盈，绷紧皮肤进针5°～15°，见回血后将针头再沿静脉送入少许，松开压脉带，松开调速器，嘱患者松拳。

(8)护士用拇指固定头皮针翼,首先用胶贴固定头皮针翼,再取 1 条带无菌敷料的胶贴贴于穿刺点处,第 3 条胶贴固定过滤器上方的输液器,第 4 条胶贴固定盘好的头皮针导管。四条胶贴呈平行贴放,不得重叠。再次观察回血,根据患者年龄、病情、药物性质和心肺肾功能调节输液滴速。

(9)再次核对患者床号、姓名和药名。

(10)向患者和家属交代输液中的注意事项,将呼叫器置于患者易取处。

(11)将压脉带与输液垫巾对折取出,输液垫巾置于生活垃圾桶内,将压脉带浸泡于含有效氯 250 mg/L 消毒液中。整理患者衣物和床单,观察有无输液外渗、堵塞和不良反应,并向患者讲明输液期间的注意事项。

(12)快速手消毒剂消毒双手,推车回治疗室,按医疗废物处理原则处理用物。

(13)洗手,在输液卡上签名并记录时间。按护理级别书写护理记录单。

五、停止输液

(1)遵医嘱停止输液,再次核对患者床号、姓名、住院号和腕带(请患者自己说出床号和姓名)。

(2)协助暴露穿刺部位,依次摘去输液胶贴,贴于输液管上,关闭调速器,用带有无菌敷料的胶贴轻轻按压穿刺点上方,快速拔出针头,按压片刻至无出血,取下输液袋,将输液架归位。询问患者有无不适。

(3)携用物回治疗室,将输液袋置于生活垃圾桶内,剪掉输液器针头和头皮针置于锐器盒内,输液皮条置于医疗废物桶内。

(4)洗手,按护理级别书写护理记录单。

六、注意事项

(1)根据患者年龄、病情、药物性质调节输液滴速:成人 40～60 滴/分钟,儿童 20～40 滴/分钟。年老体弱、婴幼儿、心肺疾病患者速度宜慢;对脱水严重、血容量不足,心肺功能良好者速度可快;一般溶液滴速可稍快,而高渗盐水、含钾药物、升压药宜慢。

(2)对长期输液的患者,应当注意保护和合理使用静脉。

(3)观察患者输液反应,如有发生应及时处理。

(屈红卫)

第九节 导 尿 术

一、目的

(1)为尿潴留患者解除痛苦;使尿失禁患者保持会阴清洁干燥。

(2)收集无菌尿标本,作细菌培养。

(3)避免盆腔手术时误伤膀胱,为危重、休克患者正确记录尿量,测尿比重提供依据。

(4)检查膀胱功能,测膀胱容量、压力及残余尿量。

(5)鉴别尿闭和尿潴留,以明确肾功能不全或排尿功能障碍。

(6)诊断及治疗膀胱和尿道的疾病在医学教育网搜集整理,如进行膀胱造影或对膀胱肿瘤患者进行化疗等。

二、准备

(一)物品准备

1.治疗盘内

橡皮圈1个,别针1枚,备皮用物1套,一次性无菌导尿包一套(治疗碗两个、弯盘、双腔气囊导尿管根据年龄选不同型号尿管,弯血管钳一把、镊子一把、小药杯内置棉球若干个,液状石蜡棉球瓶一个,洞巾一块)。弯盘一个,一次性手套一双,治疗碗一个(内盛棉球若干个),弯血管钳一把、镊子两把、无菌手套一双,常用消毒溶液:0.1%苯扎溴铵(新洁尔灭)、0.1%氯己定等,无菌持物钳及容器一套,男患者导尿另备无菌纱布2块。

2.治疗盘外

小橡胶单和治疗巾一套(或一次性治疗巾),便盆及便盆巾。

(二)患者、护理人员及环境准备

患者了解导尿目的、方法、注意事项及配合要点。取仰卧屈膝位,调整情绪,指导或协助患者清洗外阴,备便盆。护理人员应衣帽整齐,修剪指甲,洗手,戴口罩。环境安静、整洁、光线、温湿度适宜,关闭门窗,备屏风或隔帘。

三、评估

(1)评估患者病情、治疗情况、意识、心理状态及合作度。

(2)患者排尿功能异常的程度,膀胱充盈度及会阴部皮肤、黏膜的完整性。

(3)向患者解释导尿的目的、方法、注意事项及配合要点。

四、操作步骤

将用物推至患者处,核对患者床号、姓名,向患者解释导尿的目的、方法、注意事项及配合要点。消除患者紧张和窘迫的心理,以取得合作。用屏风或隔帘遮挡患者,保护患者的隐私,使患者精神放松。帮助患者清洗外阴部,减少逆行尿路感染的机会。检查导尿包的日期,是否严密干燥,确保物品无菌性,防止尿路感染。根据男女性尿道解剖特点执行不同的导尿术。

(一)男性患者导尿术操作步骤

(1)操作者位于患者右侧,帮助患者取仰卧屈膝位,脱去对侧裤腿,盖在近侧腿上,对侧下肢和上身用盖被盖好,两腿略外展,暴露外阴部。

(2)将一次性橡胶单和治疗巾垫于患者臀下,弯盘放于患者臀部,治疗碗内盛棉球若干个。

(3)左手戴手套,用纱布裹住阴茎前1/3,将阴茎提起,另一手持镊子夹消毒棉球按顺序消毒,阴茎后2/3部-阴阜-阴囊暴露面。

(4)用无菌纱布包裹消毒过的阴茎后2/3部-阴阜-阴囊暴露面,消毒阴茎前1/3,并将包皮向后推,换另一把镊子夹消毒棉球消毒尿道口,向外螺旋式擦拭龟头—冠状沟—尿道口数次,包皮和冠状沟易藏污,应彻底消毒,预防感染。污棉球置于弯盘内移至床尾。

(5)在患者两腿间打开无菌导尿包,用持物钳夹浸消毒液的棉球于药杯内。

（6）戴无菌手套,铺洞巾,使洞巾与包布内面形成无菌区域。嘱患者勿移动肢体保持体位,以免污染无菌区。

（7）按操作顺序排列好用物,用镊子取液状石蜡棉球,润滑导尿管前端。

（8）左手用纱布裹住阴茎并提起,使之与腹壁呈60°,使耻骨前弯消失,便于插管。将包皮向后推,右手用镊子夹取浸消毒液的棉球,按顺序消毒尿道口、螺旋消毒龟头、冠状沟、尿道口数遍,每个棉球只可用一次,禁止重复使用,确保消毒部位不受污染,污棉球置于弯盘内,右手将弯盘移至靠近床尾无菌区域边沿,便于操作。

（9）左手固定阴茎,右手将治疗碗置于洞巾口旁,男性尿道长而且又有3个狭窄处,当插管受阻时,应稍停片刻嘱患者深呼吸,减轻尿道括约肌紧张,再徐徐插入导尿管,切忌用力过猛而损伤尿道。

（10）用另一只血管钳夹持导尿管前端,对准尿道口轻轻插入20～22 cm,见尿液流出后,再插入约2 cm,将尿液引流入治疗碗（第一次放尿不超过1 000 mL,防止大量放尿,腹腔内压力急剧下降,血液大量滞留腹腔血管内,血压下降虚脱及膀胱内压突然降低,导致膀胱黏膜急剧充血,发生血尿）。

（11）治疗碗内尿液盛2/3满后,可用血管钳夹住导尿管末端,将尿液导入便器内,再打开导尿管继续放尿。注意询问患者的感觉,观察患者的反应。

（12）导尿毕,夹住导尿管末端,轻轻拔出导尿管,避免损伤尿道黏膜。撤下洞巾,擦净外阴,脱去手套置弯盘内,撤出臀部一次性橡胶单和治疗巾置治疗车下层。协助患者穿好裤子,整理床单。

（13）整理用物。

（14）洗手,记录。

（二）女性患者导尿术操作步骤

（1）操作者位于患者右侧,帮助患者取仰卧屈膝位,脱去对侧裤腿,盖在近侧腿上,对侧下肢和上身用盖被盖好,两腿略外展,暴露外阴部。

（2）将一次性橡胶单和治疗巾垫于患者臀下,弯盘放于患者臀部,治疗碗内盛棉球若干个。

（3）左手戴手套,右手持血管钳夹取消毒棉球做外阴初步消毒,按由外向内,自上而下,依次消毒阴阜、两侧大阴唇。

（4）左手分开大阴唇,换另一把镊子按顺序消毒大小阴唇之间—小阴唇—尿道口—自尿道口至肛门,减少逆行感染的机会。污棉球置于弯盘内,消毒完毕,脱下手套置于治疗碗内,污物放置治疗车下层。

（5）在患者两腿间打开无菌导尿包,用持物钳夹浸消毒液的棉球于药杯内。

（6）戴无菌手套,铺洞巾,使洞巾与包布内面形成无菌区域。嘱患者勿移动肢体保持体位,以免污染无菌区。

（7）按操作顺序排列好用物,用镊子取液状石蜡棉球,润滑导尿管前端。

（8）左手拇指、食指分开并固定小阴唇,右手持弯持物钳夹取消毒棉球,按由内向外,自上而下顺序消毒尿道口、两侧小阴唇、尿道口,尿道口处要重复消毒一次,污棉球及弯血管钳置于弯盘内,右手将弯盘移至靠近床尾无菌区域边沿,便于操作。

（9）右手将无菌治疗碗移至洞巾旁,嘱患者张口呼吸,用另一只弯血管钳夹持导尿管对准导尿口轻轻插入尿道4～6 cm,见尿液后再插入1～2 cm。

（10）左手松开小阴唇,下移固定导尿管,将尿液引入治疗碗。注意询问患者的感觉,观察患者的反应。

（11）导尿毕,夹住导管末端,轻轻拔出导尿管,避免损伤尿道黏膜。撤下洞巾,擦净外阴,脱去手套置弯盘内,撤出臀部一次性橡胶单和治疗巾置治疗车下层。协助患者穿好裤子,整理床单。

（12）整理用物。

（13）洗手,记录。

五、注意事项

（1）向患者及其家属解释留置导尿管的目的和护理方法,使其认识到预防泌尿道感染的重要性,并主动参与护理。

（2）保持引流通畅,避免导尿管扭曲堵塞,造成引流不畅。

（3）防止泌尿系统逆行感染。

（4）患者每天摄入足够的液体,每天尿量维持在 2 000 mL 以上,达到自然冲洗尿路的目的,以减少尿路感染和结石的发生。

（5）保持尿道口清洁,女患者用消毒棉球擦拭外阴及尿道口,如分泌物过多,可用0.02%高锰酸钾溶液冲洗,再用消毒棉球擦拭外阴及尿道口。男患者用消毒棉球擦拭尿道口、阴茎头及包皮,1～2 次/天。

（6）每周定时更换集尿袋 1 次,定时排空集尿袋,并记录尿量。

（7）每月定时更换导尿管 1 次。

（8）采用间歇性夹管方式,训练膀胱反射功能。关闭导尿管,每 4 小时开放 1 次,使膀胱定时充盈和排空,促进膀胱功能的回复。

（9）离床活动时,应用胶布将导尿管远端固定在大腿上,集尿袋不得超过膀胱高度,防止尿液逆流。

（10）协助患者更换体位,倾听患者主诉,并观察尿液性状、颜色和量,尿常规每周检查一次,若发现尿液浑浊、沉淀、有结晶,应做膀胱冲洗。

（屈红卫）

第十节　膀胱冲洗术

一、目的

（1）对留置导尿管的患者,保持其尿液引流通畅。

（2）清除膀胱内的血凝块、黏液、细菌等异物,预防感染的发生。

（3）治疗某些膀胱疾病,如膀胱炎、膀胱肿瘤。

二、准备

(一)用物准备

治疗盘(消毒物品)1 套、无菌膀胱冲洗装置 1 套、冲洗液按医嘱备、弯血管钳 1 把、输液调节器 1 个、必要时备启瓶器、输液架各 1 个。

(二)患者、护理人员及环境准备

患者了解膀胱冲洗目的、方法、注意事项及配合要点。护理人员应衣帽整齐,修剪指甲,洗手,戴口罩。环境安静、整洁、光线、温湿度适宜,关闭门窗。

三、操作步骤

(1)准备物品和冲洗溶液,仔细检查冲洗液有无浑浊、沉淀或絮状物;备齐用物,携至患者床边。

(2)核对患者床号、姓名,向患者解释操作目的和过程。

(3)按医嘱取冲洗液,冬季冲洗液应加温至 38～40 ℃,以防低温刺激膀胱,常规消毒瓶塞,打开膀胱冲洗装置,将冲洗导管针头插入瓶塞,严格执行无菌操作技术,将冲洗液瓶倒挂于输液架上,瓶内液面距床面 60 cm,以便产生一定的压力使液体能够顺利滴入膀胱,排气后用弯血管钳夹导管。

(4)打开引流管夹子,排空膀胱,降低膀胱内压,便于冲洗液顺利滴入膀胱。

(5)夹毕引流管,开放冲洗管,使溶液滴入膀胱,调节滴速,滴速一般为 60～80 滴/分钟,以免患者尿意强烈,膀胱收缩,迫使冲洗液从导尿管侧溢出尿道外。

(6)待患者有尿意或滴入溶液 200～300 mL 后,夹毕冲洗管,放开引流管,将冲洗液全部引流出来后,再夹毕引流管。

(7)按需要量,如此反复冲洗,一般每天冲洗 2 次,每次 500～1 000 mL,冲洗过程中,经常询问患者感受,观察患者反应及引流液性状。

(8)冲洗完毕,取下冲洗管,清洁外阴部,固定好导尿管。

(9)协助患者取舒适卧位,整理床单,清理物品。

(10)洗手记录冲洗液名称、冲洗量、引流量、引流液性质,冲洗过程中患者的反应。

四、注意事项

(1)严格遵医嘱并根据病情准备冲洗液。

(2)根据膀胱冲洗"微温、低压、少量、多次"的原则进行冲洗。

(3)保持冲洗管及引流管的无菌,冲洗过程中注意无菌原则。

(4)冲洗过程若患者出现不适或有出血情况,应立即停止冲洗,并与医师联系。

(5)如滴入治疗用药,须在膀胱内保留 30 分钟后再引流出体外,有利于药液与膀胱内液充分接触,并保持有效浓度。

(6)冲洗时不宜按压膀胱。

(屈红卫)

第十一节 灌 肠 术

一、目的

(1)刺激肠蠕动,软化和清除粪便,排出肠内积气,减轻腹胀。

(2)清洁肠道,为手术、检查和分娩做准备。

(3)稀释和清除肠道内有害物质,减轻中毒。

(4)为高热患者降温。

根据灌肠的目的不同分为保留灌肠和不保留灌肠。不保留灌肠按灌入液体量不同,分大量不保留灌肠和小量不保留灌肠(小量不保留灌肠适用于危重患者、老年体弱、小儿、孕妇等)。

二、准备

(一)物品准备

治疗盘内备:通便剂按医嘱备、一次性手套一双、剪刀(用开塞露时)1 把,弯盘一个,卫生纸、纱布 1 块。

治疗盘外备:温开水(用肥皂栓时)适量、屏风、便盆、便盆布 1 个。

(二)患者、护理人员及环境准备

患者了解通便目的、方法、注意事项及配合要点。取侧卧屈膝位,调整情绪,指导或协助患者清洗肛周,备便盆。护理人员应衣帽整齐,修剪指甲,洗手,戴口罩。环境安静、整洁、光线、温湿度适宜,关闭门窗,备屏风或隔帘,保护患者隐私,消除紧张、恐惧心理,取得合作。

三、评估

(1)评估患者病情、治疗情况、意识、心理状态及合作度。

(2)评估患者的腹胀情况、肛周皮肤、黏膜的完整性。

四、操作步骤

(1)关闭门窗,用屏风遮挡患者,保护患者隐私。

(2)条件许可患者可帮助其取左侧卧位,双腿屈曲,背向操作者,暴露肛门,便于操作。

(3)患者臀部移至床沿,臀下铺一次性尿垫,保持床单清洁,便器放置在床旁。

(4)将弯盘置于臀部旁,用血管钳关闭灌肠筒胶管倒灌肠液于筒内,悬挂灌肠筒于输液架上,灌肠筒内液面与肛门距离不超过 30 cm。

(5)将玻璃接头一头连接肛管,另一头连接灌肠筒胶管。

(6)戴一次性手套,一手分开肛门,暴露肛门口,嘱患者张口呼吸,使患者放松便于插管,另一手将肛管轻轻旋转插入肛门,沿着直肠壁进入直肠 7～10 cm。

(7)固定肛管,打开血管钳,缓缓注入灌肠液,速度不可过快过猛,以防刺激肠黏膜,出现排便。

(8)用血管钳关闭灌肠筒胶管,一手持卫生纸紧贴肛周下沿,防止灌肠液流出,另一手将肛管轻轻拔出,置弯盘内。

(9)擦净肛周,协助患者取舒适卧位,灌肠液在体内保留10~20分钟后再排便。充分软化粪便,提高灌肠效果。

(10)清理用物。

(11)协助患者排便,整理床单。

(12)洗手、记录。

五、注意事项

(1)灌肠液温度控制在38 ℃,温度过高损伤肠黏膜,温度过低可引起肠痉挛。

(2)灌肠如遇患者有便意、腹胀时,嘱患者做深呼吸,让灌肠液在体内尽量保留10~20分钟后再排便。

(3)消化道出血、急腹症、妊娠、严重心血管疾病患者禁忌灌肠。

六、相关护理方法

(一)人工取便术

(1)条件许可患者可帮助其取左侧卧位,双腿屈曲,背向操作者,暴露肛门,便于操作。

(2)患者臀下铺一次性尿垫保持床单清洁,便器放置在床旁。

(3)戴一次性手套,在右手示指端倒1~2 mL的2%利多卡因,插入肛门停留5分钟,利多卡因对肛管和直肠起麻醉作用,能减少刺激,减轻疼痛。

(4)嘱患者张口呼吸,轻轻旋转插入肛门,沿着直肠壁进入直肠。

(5)手指轻轻摩擦,松弛粪块,取出粪块,放入便器,重复数次,直至取净,动作轻柔,避免损伤肠黏膜或引起肛周水肿。

(6)取便过程中注意观察患者的生命体征和反应,如发现面色苍白、出汗、疲惫等表现,应暂停,休息片刻,若患者心率明显改变,应立即停止操作。

(7)操作结束,清洗肛门和臀部并擦干,病情许可时可行热水坐浴,促进局部血液循环,减轻疼痛,防止病原微生物传播。

(8)整理消毒用物,洗手并进行记录。

(9)注意事项:有肛门黏膜溃疡、肛裂及肛门剧烈疼痛者禁用此法。

(二)便秘的护理

(1)正确引导,安排合理膳食结构。

(2)协助患者适当增加运动量。

(3)养成良好的排便习惯。

(4)腹部进行环形按摩,通过按摩腹部,刺激肠蠕动,促进排便。方法:用右手或双手叠压稍微按压腹部,自右下腹盲肠部开始,依结肠蠕动方向,经升结肠、横结肠、降结肠、乙状结肠做环形按摩,或在乙状结肠部,由近心端向远心端进行环形按摩,每次5~10分钟,每天2次。可由护士操作或指导患者自己进行。

(5)遵医嘱给予口服缓泻药物,禁忌长期使用,产生依赖性而失去正常的排便功能。

(6)简便通便术包括通便剂通便术和人工取便术。是患者及家属经过护士指导,可自行完成的一种简单易行、经济有效的护理技术。常用剂通便剂有开塞露(由 50%的甘油或少量山梨醇制成,装于塑料胶壳内一种溶剂)、甘油栓(由甘油和硬脂酸制成,为无色透明或半透明栓剂,呈圆锥形,密封于塑料袋内一种溶剂,需冷藏储存)、肥皂栓(将普通肥皂削成底部直径 1 cm,长 3～4 cm圆锥形栓剂)。具有吸收水分、软化粪便、润滑肠壁刺激肠蠕动的作用。人工取便术是用手指插入直肠,破碎并取出嵌顿粪便的方法。常用于粪便嵌塞的患者采用灌肠等通便术无效时,以解除患者痛苦的方法。

(屈红卫)

第十二节 铺 床 技 术

病床是病室的主要设备,是患者睡眠与休息的必须用具。患者,尤其是卧床患者与病床朝夕相伴,因此,床铺的清洁、平整和舒适,可使患者心情舒畅,增强治愈疾病的自信心,并可预防并发症的发生。

铺床总的要求为舒适、平整、安全、实用、节时、节力。常用的病床有 3 种。①钢丝床:有的可通过支起床头、床尾(二截或三截摇床)而调节体位,有的床脚下装有小轮,便于移动。②木板床:为骨科患者所用。③电动控制多功能床:患者可自己控制升降或改变体位。

病床及被服类规格要求。①一般病床:高 60 cm,长 200 cm,宽 90 cm。②床垫:长宽与床规格同,厚9 cm。以棕丝作垫芯为好,也可用橡胶泡沫,塑料泡沫作垫芯,垫面选帆布制作。③床褥:长宽同床垫,一般以棉花作褥芯,棉布作褥面。④棉胎:长 210 cm,宽 160 cm。⑤大单:长 250 cm,宽 180 cm。⑥被套:长230 cm,宽 170 cm,尾端开口缝四对带。⑦枕芯:长 60 cm,宽 40 cm,内装木棉或高弹棉、锦纶丝棉,以棉布作枕面。⑧枕套:长 65 cm,宽 45 cm。⑨橡胶单:长85 cm,宽 65 cm,两端各加白布 40 cm。⑩中单:长85 cm,宽 170 cm。以上各类被服均以棉布制作。

一、备用床

(一)目的
铺备用床为准备接受新患者和保持病室整洁美观。

(二)用物准备
床、床垫、床褥、枕芯、棉胎或毛毯、大单、被套或衬单及罩单、枕套。

(三)操作方法

1.被套法

(1)将上述物品置于护理车上,推至床前。

(2)移开床旁桌,距床 20 cm,并移开床旁椅置床尾正中,距床 15 cm。

(3)将用物按铺床操作的顺序放于椅上。

(4)翻床垫,自床尾翻向床头或反之,上缘紧靠床头。床褥铺于床垫上。

(5)铺大单,取折叠好的大单放于床褥上,使中线与床的中线对齐,并展开拉平,先铺床头后铺床尾。①铺床头:一手托起床头的床垫,一手伸过床的中线将大单塞于床垫下,将大单边缘向上提起呈等边三角形,下半三角平整塞于床垫下,再将上半三角翻下塞于床垫下。②铺床尾:至床尾拉紧大单,一手托起床垫,一手握住大单,同法铺好床角。③铺中段:沿床沿边拉紧大单中部边沿,然后,双手掌心向上,将大单塞于床垫下。④至对侧:同法铺大单。

（6）套被套。①S形式套被套法（图1-1）:被套正面向外使被套中线与床中线对齐,平铺于床上,开口端的被套上层倒转向上约1/3。棉胎或毛毯竖向三折,再按S形横向三折。将折好的棉胎置于被套开口处,底边与被套开口边平齐。拉棉胎上边至被套封口处,并将竖折的棉胎两边展开与被套平齐（先近侧后对侧）。盖被上缘距床头15 cm,至床尾逐层拉平盖被,系好带子。边缘向内折叠与床沿平齐,尾端掖于床垫下。同上法将另一侧盖被理好。②卷筒式套被套法（图1-2）:被套正面向内平铺于床上,开口端向床尾,棉胎或毛毯平铺在被套上,上缘与被套封口边齐,将棉胎与被套上层一并由床尾卷至床头（也可由床头卷向床尾）,自开口处翻转,拉平各层,系带,余同S形式。

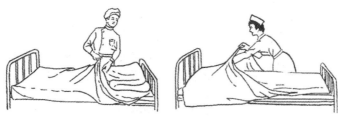

图1-1　S形式套被套法

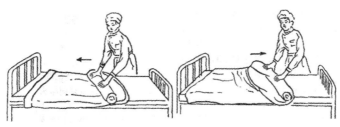

图1-2　卷筒式套被套法

（7）套枕套,于椅上套枕套,使四角充实,系带子,平放于床头,开口背门。

（8）移回桌椅,检查床单,保持整洁。

2.被单法

（1）移开床旁桌、椅,翻转床垫、铺大单,同被套法。

（2）将反折的大单（衬单）铺于床上,上端反折10 cm,与床头齐,床尾按铺大单法铺好床尾。

（3）棉胎或毛毯平铺于衬单上,上端距床头15 cm,将床头衬单反折于棉胎或毛毯上,床尾同大单铺法。

（4）铺罩单,正面向上对准床中线,上端与床头齐,床尾处则折成斜45°,沿床边垂下。转至对侧,先后将衬单、棉胎及罩单同上法铺好。

（5）余同被套法。

（四）注意事项

（1）铺床前先了解病室情况,若患者进餐或进行无菌治疗时暂不铺床。

（2）铺床前要检查床各部分有无损坏,若有则修理后再用。

（3）操作中要使身体靠近床边,上身保持直立,两腿前后分开稍屈膝以扩大支持面增加身体稳定性,既省力又能适应不同方向操作。同时手和臂的动作要协调配合,尽量用连续动作,以节省体力消耗,并缩短铺床时间。

(4)铺床后应整理床单及周围环境,以保持病室整齐。

二、暂空床

(一)目的

铺暂空床供新入院的患者或暂离床活动的患者使用,保持病室整洁美观。

(二)用物准备

同备用床,必要时备橡胶中单、中单。

(三)操作方法

(1)将备用床的盖被四折叠于床尾。若被单式,在床头将罩单向下包过棉胎上端,再翻上衬单做25 cm的反折,包在棉胎及罩单外面。然后将罩单、棉胎、衬单一并四折,叠于床尾。

(2)根据病情需要铺橡胶中单、中单。中单上缘距床头 50 cm,中线与床中线对齐,床缘的下垂部分一并塞床垫下。至对侧同上法铺好。

三、麻醉床

(一)目的

(1)铺麻醉床便于接受和护理手术后患者。

(2)使患者安全、舒适和预防并发症。

(3)防止被褥被污染,并便于更换。

(二)用物准备

1.被服类

同备用床,另加橡胶中单、中单二条。弯盘、纱布数块、血压计、听诊器、护理记录单、笔。根据手术情况备麻醉护理盘或急救车上备麻醉护理用物。

2.麻醉护理盘用物

治疗巾内置张口器、压舌板、舌钳、牙垫、通气导管、治疗碗、镊子、输氧导管、吸痰导管、纱布数块。治疗巾外放电筒、胶布等。必要时备输液架、吸痰器、氧气筒、胃肠减压器等。天冷时无空调设备应备热水袋及布套各2只、毯子。

(三)操作方法

(1)拆去原有枕套、被套、大单等。

(2)按使用顺序备齐用物至床边,放于床尾。

(3)移开床旁桌椅等同备用床。

(4)同暂空床铺好一侧大单、中段橡胶中单、中单及上段橡胶中单、中单,上段中单与床头齐。转至对侧,按上法铺大单、橡胶中单、中单。

(5)铺盖被。①被套式:盖被头端两侧同备用床,尾端系带后向内或向上折叠与床尾齐,将向门口一侧的盖被三折叠于对侧床边。②被单式:头端铺法同暂空床,下端向上反折和床尾齐,两侧边缘向上反折同床沿齐,然后将盖被折叠于一侧床边。

(6)套枕套后将枕头横立于床头,以防患者躁动时头部碰撞床栏而受伤(图1-3)。

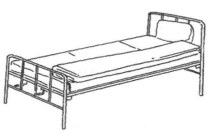

图 1-3　麻醉床

（7）移回床旁桌,椅子放于接受患者对侧床尾。

（8）麻醉护理盘置于床旁桌上,其他用物放于妥善处。

（四）注意事项

（1）铺麻醉床时,必须更换各类清洁被服。

（2）床头一块橡胶中单、中单可根据病情和手术部位需要铺于床头或床尾。若下肢手术者将单铺于床尾,头胸部手术者铺于床头。全麻手术者为防止呕吐物污染床单则铺于床头。而一般手术者,可只铺床中部中单即可。

（3）患者的盖被根据医院条件增减。冬季必要时可置热水袋两只加布套,分别放于床中部及床尾的盖被内。

（4）输液架、胃肠减压器等物放于妥善处。

四、卧有患者床

（一）扫床法

1.目的

（1）使病床平整无皱褶,患者睡卧舒适,保持病室整洁美观。

（2）随扫床操作协助患者变换卧位,又可预防压疮及坠积性肺炎。

2.用物准备

护理车上置浸有消毒液的半湿扫床巾的盆,扫床巾每床一块。

3.操作方法

（1）备齐用物,推护理车至患者床旁,向患者解释,以取得合作。

（2）移开床旁桌椅,半卧位患者,若病情许可,暂将床头、床尾支架放平,以便操作。若床垫已下滑,须上移与床头齐。

（3）松开床尾盖被,助患者翻身侧卧背向护士,枕头随患者翻身移向对侧。松开近侧各层被单,取扫床巾分别扫净中单、橡胶中单后搭在患者身上。然后自床头至床尾扫净大单上碎屑,注意枕下及患者身下部分各层应彻底扫净,最后将各单逐层拉平铺好。

（4）助患者翻身侧卧于扫净一侧,枕头也随之移向近侧。转至对侧,以上法逐层扫净拉平铺好。

（5）助患者平卧,整理盖被,将棉胎与被套拉平,掖成被筒,为患者盖好。

（6）取出枕头,揉松,放于患者头下,支起床上支架。

（7）移回床旁桌椅,整理床单,保持病室整洁美观,向患者致谢意。

（8）清理用物,归回原处。

（二）更换床单法

1.目的

（1）使病床平整无皱褶，患者睡卧舒适，保持病室整洁美观。

（2）随扫床操作协助患者变换卧位，又可预防压疮及坠积性肺炎。

2.用物准备

清洁的大单、中单、被套、枕套，需要时备患者衣裤。护理车上置浸有消毒液的半湿扫床巾的盆，扫床巾每床一块。

3.操作方法

（1）适用于卧床不起，病情允许翻身者（图1-4）。①备齐用物推护理车至患者床旁，向患者解释，以取得合作。移开床旁桌椅，半卧位患者，若病情许可，暂将床头、床尾支架放平，以便操作。若床垫已下滑，须上移与床头齐。清洁的被服按更换顺序放于床尾椅上。②松开床尾盖被，助患者侧卧，背向护士，枕头随之移向对侧。③松开近侧各单，将中单卷入患者身下，用扫床巾扫净橡胶中单上的碎屑，搭在患者身上再将大单卷入患者身下，扫净床上碎屑。④取清洁大单，使中线与床中线对齐。将对侧半幅卷紧塞于患者身近侧，半幅自床头、床尾、中部先后展平拉紧铺好，放下橡胶中单，铺上中单（另一半卷紧塞于患者身下），两层一并塞入床垫下铺平。移枕头并助患者翻身面向护士。转至对侧，松开各单，将中单卷至床尾大单上，扫净橡胶中单上的碎屑后搭于患者身上，然后将污大单从床头卷至床尾与污中单一并丢入护理车污衣袋或护理车下层。⑤扫净床上碎屑，依次将清洁大单、橡胶中单、中单逐层拉平，同上法铺好。助患者平卧。⑥解开污被套尾端带子，取出棉胎盖在污被套上，并展平。将清洁被套铺于棉胎上（反面在外），两手伸入清洁被套内，抓住棉胎上端两角，翻转清洁被套，整理床头棉被，一手抓棉被下端，一手将清洁被套往下拉平，同时顺手将污棉套撤出放入护理车污衣袋或护理车下层。棉被上端可压在枕下或请患者抓住，然后至床尾逐层拉平后系好带子，掀成被筒为患者盖好。⑦一手托起头颈部，一手迅速取出枕头，更换枕套，助者枕好枕头。⑧清理用物，归回原处。

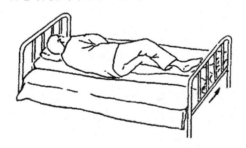

图1-4　卧有允许翻身患者床换单法

（2）适用于病情不允许翻身的侧卧患者（图1-5）。①备齐用物推护理车至患者床旁，向患者解释，以取得合作。移开床旁桌椅，半卧位患者，若病情许可，暂将床头、床尾支架放平，以便操作。若床垫已下滑，须上移与床头齐。清洁的被服按更换顺序放于床尾椅上。②两人操作。一人一手托起患者头颈部，另一人一手迅速取出枕头，放于床尾椅上。松开床尾盖被，大单、中单及橡胶中单。从床头将大单横卷成筒式至肩部。③将清洁大单横卷成筒式铺于床头，大单中线与床中线对齐，铺好床头大单。一人抬起患者上半身（骨科患者可利用牵引架上拉手，自己抬起身躯），将污大单、橡胶中单、中单一起从床头卷至患者臀下，同时另一人将清洁大单也随着污单拉至臀部。④放下上半身，一人托起臀部，一人迅速撤出污单，同时将清洁大单拉至床尾，橡胶中单放在床尾椅背上,污单丢入护理车污衣袋或护理车下层,展平大单铺好。⑤一人套枕套为患者枕好。一人备橡胶中单、中单,并先铺好一侧,余半幅塞患者身下至对侧,另一人展平铺好。⑥更换被套、枕套同方法一,两人合作更换。

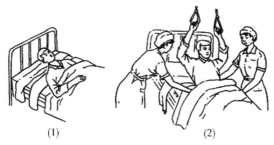

图 1-5　卧有不允许翻身患者床换单法

(3)盖被为被单式更换衬单和罩单的方法:①将床头污衬单反折部分翻至被下,取下污罩单丢入污衣袋或护理车下层。②铺大单(衬单)于棉胎上,反面向上,上端反折 10 cm,与床头齐。③将棉胎在衬单下由床尾退出,铺于衬单上,上端距床头 15 cm。④铺罩单,正面向上,对准中线,上端和床头齐。⑤在床头将罩单向下包过棉胎上端,再翻上衬单作 25 cm 的反折,包在棉胎和罩单的外面。⑥盖被上缘压于枕下或请患者抓住,在床尾撤出衬单,并逐层拉平铺好床尾,注意松紧,以防压迫足趾。

4.注意事项

(1)更换床单或扫床前,应先评估患者及病室环境是否适宜操作。需要时应关闭门窗。

(2)更换床单时注意保暖,动作敏捷,勿过多翻动和暴露患者,以免患者过劳和受凉。

(3)操作时要随时注意观察病情。

(4)患者若有输液管或引流管,更换床单时可从无管一侧开始,操作较为方便。

(5)撤下的污单切勿丢在地上或他人床上。

(石小玉)

第二章

护理管理

第一节 概 述

一、护理的各个历史阶段与护理的发展概况

(一)西方护理学的发展及形成过程

1.古代护理

(1)公元前的护理:自从有了人类便有了护理活动,在古代,人们以自我保护式、互助式、经验式、家庭式等爱抚手段与疾病和死亡作斗争,并无科学根据,医、药、护不分,这种情况持续了数千年。当时的护理记录主要存在于一些文明古国对医疗及护理发展的记录。在埃及,一名叫查脱的医师,提出了王室尸体的埋葬法即木乃伊制作。受此影响,当时的埃及人已经能够应用各种草药、动物及矿物质制成丸、膏等制剂来治疗疾病,同时也具备了伤口包扎、止血、催吐、灌肠等护理技术。在希腊,医学之父希波克拉底破除了宗教迷信,将医学引入科学发展的轨道,他创造了"体液学说",并教会了人们应用冷热泥等敷法。公元前 1600 年,古印度《吠陀经》即载有内科、外科、妇产科、小儿科等疾病的治疗与护理。

(2)公元初期的护理(公元 1—500 年):公元初年,基督教兴起后逐渐开始了教会对医护一千多年的影响,这个时期主要是以基督教会的宗教意识来安排及组织护理活动。主要从事护理工作的修女没有接受过正规的护理训练,是出于宗教的博爱、济世宗旨认真护理服务对象。当时,在基督教会的赞助下建立了许多医院、救济院、孤儿院、老人院等慈善机构。公元 400 年,基督教会组织修女建立了护理团体,从事护理工作,随后又有一些护理团体成立,使护理组织化、社会化。

(3)中世纪:中世纪的护理发展主要以宗教与战争为主题。当时的护理工作环境分为一般医疗机构和以修道院为中心的教会式医疗机构两种。教会式医疗机构遵循一定的护理原则,按照服务对象的病情轻重,将服务对象安排在不同的病房。中世纪后期,护理除重视医疗环境的改善外,还重视护理人员的训练、护理技术的发展、在岗教育、对服务对象的关怀、工作划分等,但护理培训和实践很不正规。

(4)文艺复兴时期:文艺复兴时期,医学领域有了长足的进步与发展,比利时医师维萨留斯写了第一部人体解剖学书,英国的威廉哈维发现了血液循环的原理。相比而言,护理工作仍然停留

在中世纪状态,由于护理教育缺乏、宗教改革及工业革命的影响,护理事业落入了长达200年的黑暗时期。直到1576年,法国天主教神父圣·文森保罗在巴黎成立慈善姊妹会,使得护理逐渐摆脱教会的束缚,成为一种独立的职业。

2.现代护理学的发展历程

19世纪后期,欧洲相继开设了一些护士训练班,护理的质量和地位有了一定的提高。1836年,德国牧师西奥多·弗里德尔在斯瓦茨建立了世界上第一个较为正规的护士训练班。但现代护理学的发展主要是从南丁格尔时代开始的。

(1)南丁格尔时期。南丁格尔对护理发展的贡献主要体现:①明确了护理学的概念和护士的任务,提出了公共卫生的护理思想,重视服务对象的生理及心理护理,为护理向正规的科学化方向发展提供了基础。②著书立说,分别写了"医院札记"及"护理札记"阐述其基本护理思想。③致力于创办护士学校,将护理作为一门科学的职业,采用了新的教育体制与方法,为正规的护理教育奠定了基础。④创立一整套护理制度,采用系统化的管理方式,在设立医院时先确定相应的政策,要求每个医院必须设立护理部,并由护理部主任来管理护理工作。⑤其他方面:强调了护理伦理及人道主义护理观念,要求平等对待每位护理对象,不分信仰、种族、贫富。

(2)现代护理的形成与发展。19世纪后,现代护理由职业向专业发展,主要表现:①建立完善的护理教育体制:以美国为例,1901年约翰霍普金斯大学开设了专门的护理课程。1924年耶鲁大学首先成立护理学院,学生毕业后取得护理学士学位,并于1929年开设硕士学位。1964年加州大学旧金山分校开设了第一个护理博士学位课程。1965年美国护士协会提出凡是专业护士都应该有学士学位。②护理向专业化方向发展:主要表现在护理理论的研究与探讨,对护理科研的重视与投入以及各种专业护理团体的形成。③护理管理体制的建立:世界各国相继应用南丁格尔的护理管理模式,并将管理学的原理与技巧应用到护理管理中,强调护理管理中的人性管理,同时指出护理管理的核心是质量管理。④临床护理分科:从1841年开始,随着科技的发展及现代治疗手段的进一步提高,护理专业化趋势越发明显,要求也越来越高。在美国,除了传统的内、外、妇、儿、急症等分科外,还有重症监护、职业病、社区及家庭等不同的护理分科。

(二)中国护理的发展概况

1.中国古代护理的产生及发展

中国传统医学的特点是将人看成一个整体,有自己独特的理论体系及治疗方法,医、护、药不分,强调护理及修养的重要性。在中国古代医学书籍中记载了许多护理知识及技术。如《黄帝内经》中提到疾病与饮食调节,心理因素、环境和气候改变的关系,并谈到了要扶正祛邪,即加强自身的抵抗力以防御疾病,同时也提出了"圣人不治已病而治未病"的预防观点。孙思邈《备急千金要方》中提出了凡衣服、巾、枕等不与别人通用的预防观点,并创造了以葱尖去叶,插入尿道的导尿疗法。当时的这些医学观点都没有将护理单独提出。

2.中国近代护理

(1)西方护理的传入及影响(1840—1919年):1840年以后,西方医学与护理学借助数量可观的传教士、医师及护士以前所未有的势头传入我国。当时的医院环境、护士教材、护理操作技术规程、护士的培训方法都承袭西方的观点和习惯,形成了欧美式的中国护理专业。1835年广东建立了第一所西医医院,两年后以短期训练班的方法培养护士。1884年,美国第一位来华护士兼传教士麦克尼奇在上海妇孺医院率先开办护士训练班。1888年,美国护士约翰逊女士在福州开办了中国第一所护士学校,开始了较为正规的中国近代护理教育。1912年,中国护士会在牯岭召开的第三次会议决定,统一中国护士学校的课程,规定全国护士统一考试时间并订立章程,同时成立护士教育委员会,促使我国近代护理向初步规范化迈出了开创性的一步。

(2)中国近代护理的发展(1920－1949年):1920年,北平协和医学院与燕京大学、金陵女子文理学院、东吴大学、岭南大学、齐鲁大学等五所大学合办了高等护士专科学校,成为我国第一所培养高等护理人才的学校。1933年政府开办的中央护士学校成立。1936年,教育部成立医学教育委员会,内设医、药、护、牙、助产及卫生等专门委员会,该委员会制订了护理教育课程设置标准、教材大纲等,并要求全国护士学校向教育部办理相关的登记手续。革命战争期间,许多医疗护理工作者满怀激情奔赴革命根据地,护理工作受到党中央的重视和关怀。1931年底在江西汀州开办了中央红色护士学校。1933年前后在延安开办了中央医院、和平医院、边区医院,这些医院造就了大批护理工作者。1941年延安成立了"中华护士学会延安分会"。到1949年全国共建立护士学校183所,有护士3万多人。

3.中国现代护理(1949年至今)

(1)护理教育:1950年在北京召开了全国第一届卫生工作会议,护理教育被列为中等专业教育之一,并纳入正规教育系统。招生对象为初中毕业生,同时停办高等护理教育。1966－1976年期间,护理教育形成断层,全国几乎所有的护士学校全部停办、或解散或被迁往边远地区,校舍及各种仪器设备遭到破坏,护理教育基本停滞。1977年,恢复高等院校招生,各医学院校纷纷创办起了护理大专教育。

1983年天津医学院率先在国内开设五年制本科护理专业,学生毕业后获得学士学位。1984年,原国家教育委员会和卫生部(现卫健委)联合召开高等护理专业教育座谈会,明确了高等护理教育的地位和作用,恢复了高等护理教育。1992年北京医科大学、1993年第二军医大学护理系被批准为护理硕士学位授予点。2003年第二军医大学护理系以二级学科独立申报护理博士点,开始培养护理博士生。近20多年来,护理教育有了长足的进步与发展,教育层次不断提高,规模不断扩大。截至2006年,全国开展护理本科教育的院校有190余所;2008年底开展护理硕士教育院校有60余所;2007年博士教育办学点4所,目前已超过20所。我国已形成了多层次、多渠道的护理学历教育体系。

(2)岗位教育及继续教育:自1979年始,各医疗单位陆续对护士进行了岗位教育,教育手段主要采用邀请国内外护理专家讲课,选派护理骨干到国内先进的医院进修学习,及组织编写有关材料供广大护理人员学习等。

自1987年始,国家教育委员会、国家科学技术委员会、国家经济委员会、国家劳动人事部、财政部及中国科学技术学会联合发布了《关于开展大学后继续教育的暂行规定》。以后国家人事部又颁发了相应的文件,规定了继续教育的要求。1996年,卫生部(现卫健委)继续医学教育委员会正式成立。1997年,卫生部(现卫健委)继续教育委员会护理学组成立,标志着我国的护理学继续教育正式纳入国家规范化的管理。1997年,中华护士学会在无锡召开了继续教育座谈会,制订了护理继续教育的规章制度及学分授予办法,使护理继续教育更加制度化、规范化、标准化。

(3)临床护理工作方面:自1950年以来,我国临床护理工作一直受传统医学模式的影响,实行的是以疾病为中心的护理服务。护理人员主要在医院从事护理工作,医护分工明确,护士为医师的助手,处于从属的地位,临床护理规范是以疾病的诊断及治疗为中心而制订的。1979年以后,由于加强了国内外的学术交流,加上医学模式的转变,护理人员积极探讨以人的健康为中心的整体护理。同时护理的范围也不断扩大,护理人员开始在社区及其他的卫生机构开展护理服务。

（4）国内外学术交流及其他方面：随着改革开放的不断深入，美国、加拿大、澳大利亚、日本、泰国、新加坡等国家的护理专家纷纷来华讲学或进行学术交流。各高等院校的护理系或学院也加强了与国外护理界的学术交流及访问，国家及各地每年选定一定数量的护理人员去国外进修或攻读学位。这些国际交流缩短了我国护理与国外护理之间的差距，提高了我国的护理教育水平及护理质量。

二、医院护理管理的发展

（一）鸦片战争至新中国成立前我国医院护理管理的发展

中国第一所护士学校成立后，教会创办的教会医院里开始有了专门的护士，护理管理也随着护理事业一起进入了现代化进程。1909 年，7 名外国护士和 2 名中国医师筹建了"中国中部看护联合会"随后更名为"中国看护组织联合会"，这便是中国护理协会的雏形。1914 年中华护士会第一次全国代表大会在上海召开，从此它成为护理行业的组织者和领导者，在护理发展史上发挥了巨大作用，其历史贡献主要表现为：第一，建立了护校注册制度；第二，成立了教育委员会统管护士统一考试；第三，加入了国际护士会；第四，指导组建了全国各地护士分会；第五，出版了护士专业期刊和书籍。

（二）1949－1986 年我国医院护理管理的发展

新中国成立初期，护理管理工作得到了一定发展，我国护理工者根据患者病情将患者分为轻、重、危三种情况并提出了与病情相适应的护理方案，形成了早期的分级护理思想。20 世纪 50 年代学习苏联，医院实行科主任负责制，取消护理部，把护理工作置于从属地位，削弱了护理工作的领导，护理工作减速发展。60 年代初期总结了经验教训，恢复了护理部，加强了领导和管理。到 1965 年，我国护理管理体系自上而下为：中央卫生部（现卫健委）医政处，省卫生厅医政处，县、市卫生科（局）。由此，护理行政管理机构初步理顺，加强了对护理工作的领导，为护理工作的全面发展奠定了良好的基础。

1966 年至 1976 年，护理部被彻底取消，护士长地位降低，护理工作几乎无人过问，护理工作质量下降，中国护理事业进入无序状态及历史低谷时期。1978 年重新恢复护理部，1979 年卫生部（现卫健委）颁发《卫生技术人员职称及晋升条例（试行）》，明确了护士的技术职称级别。1983 年中华护理学会和各省、自治区、直辖市的护理学会相继恢复。1985 年成立全国护理中心，1986 年第一次全国护理工作会议召开，制定了《关于护理队伍建设的五年规划（1986－1990 年）》并决定在医政司内成立护理处，护理管理工作开始走向正轨。

（三）1987－2005 年我国医院护理管理的发展

1985 年我国正式启动医疗卫生改革，医疗机构根据医疗任务需求，自行设置业务科室和人员数量，公开招聘，择优聘用，护理人员可以自由择业。这导致了公立医院对护理人员准入制度控制不严也不注重护理人才的后续培养，同时还产生优秀护理人员集中在个别待遇好的医疗机构中，无法开出高薪的、基层偏远地区的公立医院招不到优秀的护理人员的结构性问题。1993 年国家卫生部颁发了新中国成立以来第一个关于护士的执业和注册的部长令与《中华人民共和国护士管理办法（草案）》，对我国护理管理作出了进一步规范。

（四）2005 年至今我国医院护理管理的发展

2005 年医疗改革逐渐从市场主导回归到政府主导的道路上来，公立医院逐渐回归到公益性质上来。这一定程度上加强了对我国护理发展的管理与规范。2005 年起，我国每五年制定全国护理事业发展规划,2008年1月全国人大通过《护士条例》首次从法律层面明确提出维护护士的合法权益,我国护理事业在国家政策的引导下进入了快速发展的轨道。

三、护理管理的特点

(一)护理学的综合性与交叉性

1.综合性

护理学是以自然科学和社会科学理论为基础的一门综合性应用学科,包含了基础医学、临床医学、预防医学、康复医学以及管理学、经济学、社会学、美学、伦理学等,是一门以研究如何维护、促进、恢复人类健康,并为人们生老病死这一生命现象的全过程提供全面、系统、整体服务的一级学科。

护理管理学是管理学在护理管理工作中的具体应用,是结合护理工作特点研究护理管理活动的普遍规律、基本原理与方法的一门科学。它既属于专业领域管理学,是卫生事业管理中的重要部分,也是现代护理学的分支学科。护理管理学以护理管理专业知识为主,如护理安全、护理质量、护士长执行力、护士长角色、团队建设、绩效考核、培训教学、护理信息管理、护理科研、个人职业发展等,同时涉及其他管理相关知识如人际沟通、时间管理、品管圈应用、法律法规、心理咨询、经济学、人文伦理、计算机使用等内容,是一门综合性应用学科。

2.交叉性

护理学交叉性是指由护理学科体系中的一门或一门以上的学科与一门或一门以上的其他学科在研究对象、原理、方法和技术等某些学科要素上跨越原有的学科界限,在一定范围内彼此相交、结合而形成的新的综合理论或系统知识。随着科学技术的发展,护理学科之间表现出既高度细化又高度融合的趋势,通过不同学科之间的交叉渗透占领学术制高点和不断发掘科研创新点,如一方面形成并发展了静疗专科、造口专科、糖尿病专科等高度分化的临床专科;另一方面实践并完善了护理信息学、护理心理学、护理经济学等不同学科交流融合的护理交叉学科。不仅有助于融合不同学科之间的范式,整合学科资源,应对医疗卫生问题的复杂化,提升护理学科的社会服务能力;还有助于打破不同学科之间的壁垒,丰富学科内涵,实现护理学科的可持续性发展,培养高素质复合型护理人才。

护理管理学综合运用多种学科的理论和方法,研究在现有医疗条件下,如何通过各学科交叉融合,合理的组织和配置人、财、物、时间、信息等因素,提高护理服务的水平。护理管理学的交叉性,有利于学科的宽度和深度发展,能够提高护理管理人员的综合素质,培养新时代所需的护理管理人才。

(二)护理管理的二重性

专业的护理技术与科学的管理方法是提高护理质量的保障,两者相辅相成,缺一不可。不断革新的护理专业技术和方法让护理理念从"以疾病为中心"过渡到"以人为中心",不仅带来了护理学的历史性飞跃,同时创新和拓展了护理管理模式,最终提高了护理质量。因此,护理管理者必须具备相应的护理学专业技术。

护理管理是现代医院管理的重要组成部分,其管理水平也是医院管理水平的重要体现。在护理专业的历史发展进程中,无论是护理专业的创始人南丁格尔在克里米亚战争中通过环境管理有效降低患者的死亡率,还是近期某三甲大型医院因消毒隔离措施等过程管理环节缺失,导致ICU患者大面积感染甚至死亡的事件,都表明科学管理手段的应用及护理管理方法是发挥护理专业为人类健康服务的角色的重要基础。因此,护理专业是技术与管理的一个有机结合体。

(三)护理管理的实践性

护理服务的对象是人,包括基础护理和专科护理等多个层面。护理管理作为护理服务的一个重要方面,也必须在护理工作实践中进行。在护理管理的过程中,其实践范畴包括:运用管理学的基本理论和方法,护理工作的诸要素,如人、财、物、时间、信息等进行科学的管理,并通过管理职能即计划、组织、协调、控制、人力资源管理等以确保护理服务的科学、正确、及时、安全和有效。

(四)护理管理的广泛性

1.护理管理内容广泛

护理管理涉及护理服务的每一个方面、每一个环节,管理的内容包括护理质量管理、组织管理、护理安全管理、护理运营管理、护理人力资源管理、护理教学管理等多个方面。

2.护理管理所涉及的人员广泛

护理管理包括管理者以及各层级护理人员、护生、相关专业医护人员的管理。护理管理者要与医师、医技、后勤、行政管理等部门以及患者、家属、单位等多方面发生联系,形成以患者为中心、以护理工作为主体的工作关系,因此协调好这些关系是护理管理的重要内容。

在新的医疗形式和医改政策下,护理管理的职能还在不断拓展延伸。护理管理者有义务向各级管理部门提供最真实的临床数据和事实,参与到医疗改革的建设中,以帮助制订更加利于人民健康的政策和规范。因此,参政议政也是护理管理广泛性的重要体现。

(五)现代护理管理发展特点

1.管理创新

管理创新是指企业把新的管理要素(如新的管理方法、新的管理手段、新的管理模式等)或要素组合引入企业管理系统以更有效地实现组织目标的创新活动。在知识经济高速发展的今天,管理创新已成为医院发展的核心竞争力。如何在工作中制订切实可行的步骤改善流程、如何寻求新的方法提高服务质量、如何在员工工作范畴内进行创新活动、如何鼓励团队在日常工作中寻找创新等问题已经成为现代护理管理内容的重中之重。

护理管理者应从"大处着想,小处着手"出发,从护理管理理念、管理机制、流程、内容、方法等几个方面进行工作创新,及时找出存在问题,提出整改措施,提高管理及服务水平。在创新项目的实际开展过程中,要求护理管理者及项目负责人能采用多部门商讨,多学科交叉,多手段并用,多角度管理,多环节监控,多渠道推动,甚至多中心合作等综合管理模式,找到临床护理与护理创新项目管理的切入点,用有效的判断方法,确定创新的可行性,平衡风险和机会,逐步实现护理服务创新的长久化。

2.精细化管理

精细化管理是一种理念,一种文化。它是社会分工精细化、服务质量精细化对现代管理的必然要求。现代管理学认为,科学化管理有 3 个层次:第一个层次是规范化,第二层次是精细化,第三个层次是个性化。精细化管理也是近年来临床上积极探索的护理管理模式,其主题为"关爱患者、关爱生命",强调"以患者为中心"。精细化护理管理要求护士在护理过程中,充分关注每一项护理细节,具备预见能力,杜绝熟视无睹的危险,消除管理中的死角,及时控制和采取措施,及时发现护理工作中的细节问题,从细节上下功夫,提高护理质量;深入患者,真正了解患者的需要,为患者解决困难,从细节服务上下功夫,从细节上体现护理真情。最终能有效克服传统护理的经验性和盲目性,促使护理人员积极转变护理理念,从被动护理转变为主动护理,改善服务质量,为患者提供全面化、细节化、优质化的护理服务。

3.信息技术一体化

护理信息系统(nursing information system,NIS)是指一个由护士和计算机组成,能对护理管理和临床业务技术信息进行收集、存储和处理的系统,是医院信息系统的重要组成部分。包括临床护理信息系统和护理管理信息系统。

护理管理信息系统是医院护理信息系统的重要组成部分,其主要任务是实现对护理活动的规范化、科学化以及现代化管理,运用数据来实现对护理活动过程中的全对象、全过程、全方位的管理,其信息主要来源于临床护理信息系统、医院人力系统、财务系统、物资管理系统及医院其他业务管理信息系统。护理管理者利用信息技术手段,及时动态地掌控护理过程中所涉及的所有人、财、物、业务等信息流,利用数据对护理信息资源进行整合和优化配置,辅助临床护理决策,降低护理管理成本,提升护理质量。

随着健康中国上升为国家战略,"健康中国"的蓝图愈加清晰,"互联网＋医疗"模式逐步打开。"互联网＋医疗"是互联网在医疗行业的新应用,其包括了以互联网为载体和技术手段的健康教育、医疗信息查询、电子健康档案、疾病风险评估、在线疾病咨询、电子处方、远程会诊、远程治疗和康复等多种形式的健康医疗服务模式。互联网医疗代表了医疗行业新的发展方向,有利于解决中国医疗资源不平衡和人们日益增加的健康医疗需求之间的矛盾,是国家卫生健康委员会积极引导和支持的医疗发展模式。这对护理管理人员的管理能力提出了更高的要求。医院护理管理信息系统正在不断完善和普及,护理管理也逐步向数据化、精细化管理的方向迈进,加快护理管理信息化建设步伐是护理行业发展的必然趋势。

4.柔性管理

柔性管理是一种"以人为中心"的人性化管理模式,它是在研究人的心理和行为规律的基础上,采用非强制性方式,在员工心目中产生一种潜在说服力,从而把组织意志变为个人的自觉行动。柔性管理从本质上说是一种对"稳定和变化"进行管理的新方略。柔性管理的最大特点主要在于不是依靠权力影响力,而是依赖于员工的心理过程,依赖于每个员工内心深处激发的主动性、内在潜力和创造精神,因此具有明显的内在驱动性,柔性管理是面向未来护理管理发展趋势。

5.分级诊疗制度下的护理管理

"分级诊疗和双向转诊"医疗制度引导了患者合理分流,形成小病、慢性病在社区医院就诊,大病、疑难、危重症患者在城市医院或区域医疗中心诊疗的分布格局,逐步建立起"基层首诊,双向转诊,急慢分治,上下联动"的医疗服务模式。这一新模式使各医疗机构收治疾病种类以及疾病严重程度等局面发生改变,相应的对护理需求亦发生改变,护理管理者面临着新的局面和挑战。大型综合性医院护理以收治疑难、急、危、重症患者为主,开展高、精、尖技术的医疗服务,各科室专业、亚专业的发展日益细化和壮大,因此对重症监护、急诊急救和专科护理需求增加;相反,收治常见病、多发病、慢性病的科室将逐渐萎缩,这些专业的护理岗位将逐渐减少,出现护理人员培训转岗现象。与此同时,社区基层医院护理需求增加,医护人员严重缺编,基层医院资源和服务能力不足,如何提高基层护理人员的业务技能,以满足患者优质护理的需求,是护理管理者亟待解决的问题,这也是双向转诊顺利实施的基本保证。分级诊疗后,护理管理应从加强岗位培训、能力提升培训的投入、绩效考核、设备和人员配置等工作入手,避免问题出现后被动管理,制约分级诊疗的进展,制约护理学的发展。

6.变革管理

当组织成长迟缓,内部不良问题产生,无法适应经营环境的变化时,管理者必须做出组织变革策略,将内部层级、工作流程以及文化进行必要的调整与改善管理,以达到顺利转型。近几年护理在变革管理中进行了诸多转变,如从重视工作、操作实施过程管理向不同层次、多元化管理转变,从一维分散管理向系统管理转变,从重视硬件管理向重视软件信息管理转变,从经验决策向科学决策转变,从短期行为目标向长期目标转变,从守业管理向创新管理转变,从重视监督管理向重视激励因素转变,管理人才从技术型的"硬专家"向"软专家"转变等。以上转变促成新的医疗、护理格局,有助于护理专业迎接新的机遇和挑战。变革管理的模式是动态的,它包括PDCA模式、BPR模式和价值链模式。其中PDCA模式是一种循环模式,它包括四个循环往复的过程,即计划(plan)、执行(do)、检查(check)、行动(action),目前PDCA循环是护理质量管理最基本的方法,已经广泛应用于医疗和护理领域的各项工作中。

四、护理管理的主要内容

(一)护理管理理念与原理

护理管理是医院管理的重要组成部分,也是最基础和最贴近临床实践的管理行为。科学的护理管理理念对实现医院发展目标具有重要意义。无论是以泰勒的"科学管理理论"、法约尔的"管理过程理论"和韦伯的"行政组织理论"为代表的"古典管理科学理论",还是以"人际关系学说""人类需要层次理论"和"人性管理理论"为代表的"行为科学理论",到以"管理过程学派""系统管理学派""决策理论学派""管理科学学派"为代表的现代管理理论,都给护理管理者提供了诸多指引和经验参考。在现代医院的护理管理过程中,基于"系统原理""人本原理""动态原理""效益原理",护理管理者合理联合运用多种管理理论,以实现护理管理的最终目标,促进医院发展。

(二)护理管理对象

护理管理对象既遵循管理学的基本原则,也具有其管理的特殊性。护理管理者只有在明确管理对象的前提下,才能够科学运用管理技巧,发挥其管理职能。

1.人

人是管理的最主要因素,是管理的核心。传统人的管理包括人员的选择、聘任、培养、考核、晋升,现在延伸到人力资源的开发和利用。对于护理管理者而言,管理对象"人"不仅仅是护士,还包括相关专业从业者和患者及其家属。护理管理需要创造护士以及相关专业从业者之间的友好、融洽相处的氛围,这是促进团队合作和护理发展的重要保障。患者及其家属是管理对象"人"的其他重要组成,有效的管理措施和行为,能够有效提高临床护理行为的安全性,促进患者康复。

2.财

财的管理是指对资金的分配和使用,以保证有限的资金产生最大的效益。财的管理应遵守的原则是开源、节流、注重投资效益。护理管理的"财"还包括对患者费用的有效管理,要确保患者费用的准确,避免因费用管理而产生的纠纷隐患,影响医患、护患和谐。

3.物

物是指设备、材料、仪器、能源等。物的管理应遵循的原则是保证供应、合理配置、物尽其用、检验维修、监督使用、资源共享。护理管理中的"物"还包括药品、各种医疗护理用品等,需要重视对各种医疗用品有效期、安全性、测量仪器准确性等的管理,从而保障患者安全。

4.时间

时间是最珍贵的资源,它没有弹性,没有替代品。管理者要充分利用好组织系统的时间和自己的时间。在护理管理过程中,有效的"时间"管理不仅仅体现在个人工作统筹安排上,更多地体现在对护理排班模式探讨、护理工作流程再造、护理方法革新和改进等方面,从而提高对时间的有效利用。

5.信息

信息是管理活动的媒介。信息的管理包括广泛地收集信息,精确地加工和提取信息,快速准确地传递信息,利用和开发信息。信息管理在护理管理中具有显著的特殊性,即患者信息的隐私保护。基于伦理学的基本法则,患者信息务必处于严密保护中,护理管理作为医院管理的基本单元和一线执行者,具有重要的责任。

(三)护理管理职能

管理的五大职能由管理学家法约尔提出,主要是指计划、组织、指挥、协调和控制,而对于护理管理而言,作为医院最基本的管理单元,将从计划、组织、协调、控制、人力资源管理进行分析。

1.计划

计划是指护理管理者在没有采取行动之前可采用或可实施的方案。计划帮助护理管理者明确待解决的问题或实现已定的工作目标,何时去做、由谁去做、做什么、如何去做等问题。一个好的计划,应具有统一性、连续性、灵活性、精确性等特征。计划有不同的分类体系和方法:根据时间可分为长期计划、中期计划、短期计划;根据内容分为全面计划、单项计划;根据表现形式分为任务计划、目标计划,根据约束力程度分为指令性计划、指导性计划等。在护理管理活动中,护理管理者应根据不同的计划类型,选择适宜的制订计划的方法,包括滚动计划法、关键路径法、组合网络法、线性规划法等,以实现组织管理目标。

目标管理(management by objectives,MBO)亦称"成果管理"。是以目标为导向,以人为中心,以成果为标准,使组织和个人取得最佳业绩的现代管理方法。管理者在组织员工共同的积极参与下,制订具体的、可行的、能够客观衡量效果的工作目标,并在工作中实行"自我控制",自下而上地保证目标实现,并以共同制订的目标为依据进行检查和评价目标达成情况的管理办法。目标管理与传统管理模式不同,注重人的因素,是参与的、民主的、自我控制的管理制度,是把个人需求与组织目标结合起来的管理制度。在临床工作中,护理管理者应通过集思广益制订护理目标,将目标分解,权力下放,在实施目标管理的过程中,制订绩效考核制度和措施,通过检查、考核、反馈信息,加强对各层级护士目标达成的程度定期评价,并在反馈中强调自查自纠,促进护士更好地发挥自身作用,提高控制目标实现的能力,最终共同努力达成总目标。

项目管理是通过项目相关人的合作,把各种资源应用到项目中,实现项目目标并满足项目相关人的需求。项目管理是对一些成功地达成一系列目标的相关活动的整体检测和管控。包括项目的提出和选择、项目的确定和启动、项目的计划和制订、项目的执行和实施以及项目的追踪和控制等五个阶段,项目管理是一个较新的管理模式,为临床护理管理者提供了全新的思路和管理工具,在运用中应重点关注和把握关键问题和要点,以确保实现项目目标。

2.组织

管理学角度而言,组织有 2 层含义:一方面,组织为一种机构形式;另一方面,组织则作为一种活动过程。在护理管理职能阐述中,组织将作为一种活动过程而讨论,它指建立工作机构或框架,规定并明确职权范围和工作关系,并组织必要的资源力量去执行既定的计划,以实现管理目标而采取行动的全过程。组织应遵循统一指挥、能级对应、职权匹配、分工协作等基本原则。医院护理管理过程中,根据任务或计划类型建立组织框架,如三级护理管理体系(护理部-科护士长-护士长),并明确各层级人员的职责,然后基于明确、具体、可操作、可考核的原则分解管理目标,最后根据需要调用包括人力、财力、物力等各方资源合理分配和利用以实现医院发展目标。组织文化的建立是组织行为中的重要部分。组织文化对护理团队的发展具有重要意义,护理管理者应根据组织发展需要,制订适合的组织文化,以达到激励下属共同努力实力组织目标和愿景的目的。

从 20 世纪 90 年代末开始,我国学者已经着手对医院管理流程进行研究,尝试医院流程再造(hospital process reengineering,HPR)。近年来护理管理者也开始将流程再造应用于各种护理领域,在现代医院管理工作中,对护理流程进行优化,根据医疗市场和患者需求,重新整合护理服务资源,从患者、竞争、市场变化的顺应性上对服务流程、组织管理经营、文化等进行彻底变革,以达到优化护理工作流程、改善护理服务效果、效能和效益,使护理服务增值最佳化。具体来说护理流程再造(nurse process reengineering,NPR)是对原有护理工作流程的薄弱、隐患、不切合实际的环节业务进行流程再造,对不完善的工作流程实施重建;通过对原工作环节进行整合、重组、删减等,形成以提高整体护理效益、减少医疗意外为核心的护理过程。护理流程再造包括护理业务流程的优化、组织结构的调整、人力资源的重新配置和整合资源,遵循"规范-创新-再规范-再创新"的管理思路,用"扬弃"的观点,不断审核各自专业的工作护理流程再造,支撑着医院核心竞争力,改变护理管理者的观念,改进护理人员整体服务意识,提高护理工作效率,提升患者满意度,降低成本从而推动医院发展。实施护理流程再造是医院管理创新的具体体现,是对组织的资源进行有效整合以达成组织既定目标与责任的动态性创造活动。

3.协调

协调是护理管理者为有效实现组织既定目标,将各项管理活动进行调节,使之统一,保证各部门、各科室、各环节之间配合默契。协调的本质就是让事情和行动都有合适的比例,方法适应目的。有效协调的组织的特征包括每个部门都与其他部门保持一致、各部门都了解并理解自身的任务、各部门的计划可随情况而动态调整。协调按照执行范围可分为组织内部协调和组织外部协调,按照执行方向可分为平面协调、对下协调、对上协调,按照组织性质可分为正式组织协调和非正式组织协调,按照执行对象和内容可分为人际关系协调、资源协调、利益协调和环境协调。

护理管理者在协调各类事务的过程中,应遵循内部与外部的医护技患管全员参与、成员相互尊重、成员直接接触、正式并有效处理冲突、原则性与灵活性相结合、准确定位与心理调适等原则,以实现组织管理目标。建立相互信任的基础,增进信任感和亲切感,在管理中统一思想、认清目标、体会各自的责任和义务,柔性化管理,营造和谐的工作氛围。

在互联网信息技术高速普及的今天,如何协调信息平台下的医患沟通与冲突已成为护理管理者不可回避的问题。社交网络的出现为医患双方交流提供了一种全新的沟通渠道。广为人知的社交网络如 Facebook、Twitter、微信、微博、QQ 等,这些信息沟通平台一方面可以发挥巨大优势,但同时也存在一些劣势。网络的开放性和法律约束的缺失,网络信息的发布虽及时但却难以避免片面性和随意性。有些事件未经证实就被网络媒体或网友发布在社交平台上,尤其是一些关于医患关系的不实报道,一经发布,很快会被网友转载跟帖,激起大众的负面情绪。这种对医患关系负面的舆论导向与评价在潜移默化中会给大众留下负面印象,不利于医患关系的缓和。由于医学是一门专业性很强的学科,没有充分的理论知识,很难了解一个疾病的病情发展以及治

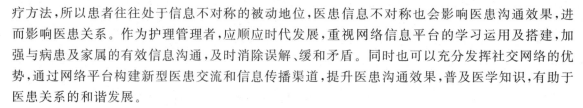

疗方法,所以患者往往处于信息不对称的被动地位,医患信息不对称也会影响医患沟通效果,进而影响医患关系。作为护理管理者,应顺应时代发展,重视网络信息平台的学习运用及搭建,加强与病患及家属的有效信息沟通,及时消除误解、缓和矛盾。同时也可以充分发挥社交网络的优势,通过网络平台构建新型医患交流和信息传播渠道,提升医患沟通效果,普及医学知识,有助于医患关系的和谐发展。

4.控制

控制是护理管理者按照计划标准衡量、检查实施工作是否与既定计划要求和标准相符,而采取的必要的纠正行动,以确保计划目标的实现。控制的对象可以是人,也可以是活动本身。护理管理活动涉及医院运行的各个方面,因此控制方法也有多种可运用。包括护理管理者在计划实施前,对将要实施过程中出现的各种可能风险、偏差进行纠正行动,以保证计划目标的实现的预先控制,即前馈控制;护理管理者到护理活动中指挥工作进行的现场控制,即同步控制;以及护理管理者根据结果与计划标准进行比较、分析,总结经验或失误的原因,指导下一步工作的结果控制,即反馈控制。

预算控制是组织中使用最为广泛和有效的控制手段,它通过制订各项工作的财务支持标准,对照该定量标准进行比较和衡量,并纠正偏差,以确保经营财务目标的实现。预算控制的优点表现在:能够把整个组织内所有部门的活动用可以考核的数量化方式表现出来,非常方便衡量、检查、考核和评价;能够帮助管理者对组织的各项活动进行统筹安排,有效的协调各种资源。但过多地根据预算数字来苛求计划会导致控制缺乏灵活性,过多的费用支出预算,可能会让管理者失去管理部门所有自由,有可能造成管理者仅忙于编制、分析,忽视非量化的信息。

成本控制是根据一定时期预先建立的成本管理目标,由成本控制主体在其职权范围内,在生产耗费发生以前和成本控制过程中,对各种影响成本的因素和条件采取的一系列预防和调节措施,以保证成本管理目标实现的管理行为。护理成本控制是指按照既定的成本目标,对构成护理成本的一切耗费进行严格的计算、考核和监督,及时揭示偏差,并采取有效措施,纠正偏差,使成本被限制在预订的目标范围之内的管理行为。我国护理成本核算组织管理体系、内容和核算方法都有待完善,目前缺乏合理的护理价格和收费标准,使护理服务价值难以得到真正的体现,从而影响人力资源配置。

护理质量管理是护理管理的核心,也是护理管理的重要职能和永恒的主题。其按照护理质量形成的过程和规律,对构成护理质量的各要素进行计划、组织、协调和控制,以保证护理工作达到规定的标准和满足服务对象需要的活动过程。常用的护理质量管理方法有 PDCA 循环、品管圈、追踪法、六西格玛和临床路径等。

5.人力资源管理

人力资源管理是指管理者根据组织内部的人力资源供需状况所进行的人员选择、培训、使用、评价的活动过程,目的是保证组织任务的顺利完成。护理人力资源管理是通过选聘、培训、考评、激励、提升等多种管理措施,对护理人员和相应的事件进行合理安排,以达到调动护士积极性,使其个人潜能得以发挥到最大限度,减低护理人员人力成本,提高组织工作效率,从而实现组织目标的工作过程。护理人力资源管理的目的是建立科学、具有识别筛选功能的护士招聘和选留体系,促进护理人力资源的开发,为医院的持续、健康发展提供动力。在护理人力资源管理过程中,应遵循职务要求明确、责权利一致、公平竞争、用人之长、系统管理等基本原则。

变革、引领、创新是当今世界的三大强音,随着我国经济水平的提高和社会发展的进步,人民

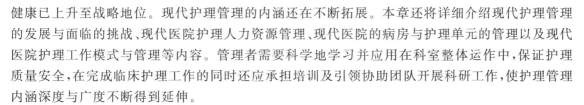

健康已上升至战略地位。现代护理管理的内涵还在不断拓展。本章还将详细介绍现代护理管理的发展与面临的挑战、现代医院护理人力资源管理、现代医院的病房与护理单元的管理以及现代医院护理工作模式与管理等内容。管理者需要科学地学习并应用在科室整体运作中,保证护理质量安全,在完成临床护理工作的同时还应承担培训及引领协助团队开展科研工作,使护理管理内涵深度与广度不断得到延伸。

护理管理队伍决定着整个护理专业的前途。护理改革任重而道远。在机遇与挑战面前,我们要敢于变革,善于引领,勤于创新,齐心协力,团结一心,使我国的护理事业再攀新的高峰。

五、护理管理面临的挑战

(一)国内外护理管理的比较

1.管理者的教育层次

发达国家的护理管理者均具有较高的护理教育层次,在护理专业基础上,进一步接受管理课程的教育,分别达到管理学硕士、博士学位,各种不同的职位均有其相应的最低管理学位。我国的护理管理者的教育层次偏低,且大多数没经过专业的管理课程培训。这是阻碍我们护理管理水平提高的一大因素。近些年来已引起了卫生管理部门的重视,并逐渐有了管理课程教育及学位教育。

2.护理管理者的管理地位

发达国家的护理管理者地位真正体现了护理学科的独立性。有些国家的医院的最高护理领导为护理院院长,医院内设有护理副院长,她(他)们直接参与医院整个行政管理的决策管理,具有相应的经济、物资和人事权。各级护士长也相应具有本部门的经济、物资和招聘、解聘权力,除了直接的上司外,极少有其他人员干预,真正做到了有职有权,并在总的原则基础上能充分发挥每个管理者自己的创造性和自主性,极少强求统一。另外,护理管理体系均属垂直领导,并直接向院长负责。

我国正规的护理管理体系起步较晚,而且没有在真正意义上承认护理是一门独立的学科,是与医师一起为患者的健康服务的合作伙伴。所以大多数医院护理均从属于医疗,护理部仅仅是一个职能部门,受医疗院长和科室主任的领导,这在很大程度上限制了护理专业的发展。

3.管理行为

国外的护理管理者均受过管理课程的教育,且在护理管理实践中能充分发挥其才干。他们的管理在某种意义上讲充分体现了科学管理和现代化管理,管理者的主要作用是协调各部门、各个个体之间的关系。而且花大量的时间来研究如何促进护理人员的积极性的发挥,如何使护理人员从内心深处喜欢本职工作,是一种非常民主化的管理方法。

我国的护理管理者是在经验式管理的基础上进行工作的,把大量时间花在检查、监督、反复训练基本功的工作中,强求许多统一,在很大程度上限制了广大护理人员的创造性思维,久而久之使我们的护理人员变得非常被动,不会自己思维和判断。目前的人事管理制度也大大增加了护理管理者的难度,因为他们没有进行招聘和解聘其职工的自主权。

4.管理内容

国外的护理高级管理者参与医院的整个规划、决策,在行政上有一定的地位,所以他的工作内容在很大程度上体现了他的管理方面的内容。当然对护理业务也要有一定的熟悉程度。各级护理管理者也一样,主要的管理内容是对本部门宏观上的控制和计划,包括本部门的预算(人员、物资、设备、消耗、工资)及如何创造一个促进员工职业发展的氛围,以便能把最优秀的护理人员留在自己周围,并促进个体的价值体现。

(二)我国护理管理面临的挑战

1.社会环境变迁的挑战

(1)疾病谱和人口结构变化的影响:随着社会经济和医疗技术的发展,现代医学模式由生物模式向生物、心理、社会和环境相结合模式的转变,疾病谱的变化,与生活方式、心理、社会因素密切相关的慢性非传染性疾病的发病率逐年增高,并成为影响社会人群健康和生活质量的重要因素。人口老龄化、家庭规模小型化和人口流动化等趋势越来越明显,护理服务需求日益突出。人民群众观念的不断提高,对健康的需求和期望不断增长,促使护理服务向高质量、人性化方向发展。因此,在国家卫生事业发展总目标下,制订与之相适应的互利战略目标,研究和发展与我国国情相符合的护理服务模式刻不容缓。

(2)全球经济化进程及人类活动全球化的影响:随着护理领域的国际交流与合作日益扩大,使我国护理事业的发展面临许多机遇与挑战。经济时代的到来,改变了护理工作模式、卫生服务保健形式以及护理教育的环境和方式。因此,加强护理行业的法制建设,提高科学管理水平,以适应国际间技术、服务、人才相互开放过程中管理方面的需要成为一项紧迫而重要的工作。

(3)医疗卫生保健体系的影响:完善公共医疗保险体系、增加医疗服务的可及性、满足社会公众的医疗健康服务需求,是政府推行医疗卫生体制改革的主要衡量指标。随着医疗卫生改革与发展,卫生服务由医疗卫生组织内扩展到医疗卫生组织外;健康服务由单纯的医疗性服务扩大到主动指导健康人群的生活方式的卫生保健性服务;医疗保险支付制度的改革对护理工作提出了新的要求。快速变化的服务保健体系要求护理人员具备更多的知识、技能、服务能力和独立的决策等综合能力。如何建立长效的护理服务体系运行机制,满足社会对护理服务的高品质化和多元化需求,成为护理管理者需要思考的问题。

2.医疗卫生体制改革的挑战

护理专业作为医疗卫生服务的重要组成部分,在医学科学的进步和市场经济的竞争中,护理工作的内涵及外延都有了新的拓展。

(1)护理专业人力资源:"十一五"期间,是我国历史上护士数量增长最快的时期,医院医护比例倒置的问题逐步扭转。但是相比广大人民群众日益提高的健康服务需求,能够适应社会需要的护理人力资源还处于相对缺乏的状况。另外,由于目前我国护理管理者大多来自基层护理人员,缺乏专门的护理管理培训,经验式管理模式还较为普遍,与国外护理已经形成了不同领域的专业特色的情况相比,我国在形成科学化和专业化的护理管理队伍方面还有较大差距。

(2)护理经营模式:护理作为不可替代的医疗服务项目,由其工作价值带来的经济效益一直未得到应有的体现。护理服务成本在很大程度上反映了护理服务的社会效益和经济效益,是反映医院工作质量的一个重要指标,因此护理经济作为一个概念逐渐被引入医疗机构。管理者要注重护理价值的研究,逐渐将经济学的经营管理理念和知识渗透到护理管理工作中。要站在护理发展的长远利益和全局高度来思考护理工作发展中面临的问题,利用现代化护理信息管理手段,构建我国的成本核算模型,真实体现护理人员的工作价值。

(3)护理管理体制:根据我国人口学特点及经济发展现状,护理工作重点从医院扩大到社区已成为发展趋势。但长期以来,我国各级医院护理服务管理体制一直是以临床护理管理为重点,这种模式下的护理管理机制只适用于医院护理管理,缺乏延伸至社区及家庭的护理管理,难以满足社会的广大需求,尤其在老年护理、慢性病护理、临终关怀等方面的服务存在的问题尤为突出。由此可见,改革护理行政管理体制已是摆在各级行政领导和护理管理者面前的一项紧迫的任务。

3.护理学科发展的挑战

护理学是一门综合性的应用学科,以人、环境、健康和护理作为学科的基本概念框架逐渐形成了自己的护理理论体系。在社会、经济、文化、科学和学科自身实践发展等综合因素的影响下,护理学在护理理念、工作性质和工作范畴方面发生了重大变化,护理实践的独立性和自主性大大提高。鉴于国内外"护理学"的发展需要,尤其国内本科护理学教育现状,经过中国学位与研究生教育学会医药科工作委员会专家反复论证,2011年初将"护理学"定位国家一级学科,为护理学科的发展提供了更广阔的发展空间,同时也向护理管理人员提出了新的挑战。

(1)护理教育改革:过去我国护理学科定位为临床医学的二级学科,护理教育呈"医学+护理"的两段式课程模式,学科主体意识不强,学科知识体系不完整,护理人才培养缺乏护理学科的专业特色。护理学科成为一级学科后,护理管理者应加快护理教育教学改革的步伐,致力于护理学科体系构建的研究,在护理学科建制规范、学科体系结构、学科的理论基础、研究方法、解决实际问题的思路等方面深入探讨。按照一级学科的培养目标,以实践为导向,以实践需求为先,发展具有护理专业特色的护理教育模式,设置相应的具有护理特色的专业,制订科研型和专业型的高层次人才培养方案,从而形成具有护理学科特色的人才队伍,促进护理事业的不断发展。

(2)临床护理实践:随着护理改革的不断深入,护理实践领域进一步扩大,实践形式也日趋多样化。一级学科的定位,可以使护理学进一步确立自己的研究和实践方向,在学科自主的条件下,按照专业性学位研究生的培养目标进行高级护理人才的培养,积极发展高级护理实践,提高护理质量和护理绩效,才能满足不断变化的健康护理服务需求。

(3)护理研究:护理服务是技术性强、内涵丰富、具有一定风险的专业服务,需要科学理论及研究作为基础指南。学科建设是科学研究的基础和推动力,科学研究是学科建设的前提和拉动力,而科研项目则是护理学科建设的载体。在护理学科的发展进程中,我国护理学科的研究相对滞后,研究问题、研究方法和研究对象缺乏学科领域特色,在深度和广度方面存在较大局限。在经济飞速发展和医疗技术快速进步的环境中,管理者要以此为契机,善于发现新的护理现象和护理问题,采用创新护理研究方法和手段进行研究,用循证护理方法指导临床实践,促进护理学知识体系的建立与完善,加快护理学科发展的进程。

(三)现代医院护理管理的发展趋势

随着科学技术的高度发展、知识经济的到来以及护理观念的更新和转变,我国护理事业取得了长足的发展与进步。与此同时,经广大护理工作者的不懈努力,积累了宝贵的护理经验,为加快护理事业发展提供了丰富的实践基础。目前,护理工作受到国家的高度重视,为加快护理事业发展提供了良好的社会基础。加强科学管理、提高管理效率,促进护理事业发展适应社会经济发展和人民群众健康服务需求不断提高的要求,是护理管理未来发展的方向。

1.护理管理队伍专业化

随着护理学的发展与进步,发达国家高级护理实践领域的实践与发展,推动了护理学科的专业化进程。在医院护理管理改革中,培养和建设一支政策水平较高、管理能力强、综合素质优的护理管理专业化队伍是未来的趋势。各级医疗服务机构应进一步顺护理管理的职能,按照"统一、精简、高效"的原则,建立完善的责权统一、职责明确、精简高效、领导有力的护理管理体制及运行机制,提高护理管理的科学化、专业化和精细化水平,以适应现代医院和临床护理工作发展的需要。

2.管理手段信息化

随着信息技术在护理管理中的广泛运用,加快了护理管理的现代化进程。护理信息系统的建立和完善改变了传统的护理工作模式,在护理质量管理、人力资源管理、物资管理、教育培训以及患者安全管理等方面取得了很大成效,对贯彻"以患者为中心"的护理理念,提高护理质量,促进护理管理的科学化、规范化具有重要意义。

管理者要在医院信息系统建设的基础上进一步发展护理信息系统,用科学管理的思想指导和设计护理信息管理系统,建立以护理管理为核心的数据库,实现包括患者识别、医嘱处理、病情观察、危机预警、护理绩效、考核评价、统计查询、质量控制等多功能、广覆盖的护理管理网络,为护理管理者科学决策提供客观准确的数据。

近年来全国大型综合医院建立了电子病历、移动查房系统、床旁护理移动系统等医疗信息化平台,加速了护理信息的共享和护理技术的优势互补,为护理信息在护理管理中的应用提供了广阔的空间,同时也为医院的发展和护理管理工作带来了新的挑战。如何充分利用护理信息系统的功能,合理设定管理指标,在护理绩效管理、岗位管理、人力资源管理、护理质量管理等方面更好地发挥护理管理的职能,为科学预测和正确决策提供客观依据,促进临床护理的变革,提高护理管理效能,成为护理管理者面临的新课题。

3.管理方法人性化

随着管理有效性研究的深入,制度管理时代开始进入人性化管理的时代。护理管理者需要不断更新管理理念和管理模式,树立人本观念,构建多元的护理组织文化,适应不同护理人员管理的需要,在人文理论的指导下,将科学、人性、和谐的思想用于管理之中,最大限度地发挥管理效益,提高护理专业的核心竞争力。在护理管理过程中,要关注护理人员的成长与发展,创造能够使护理人员得到发展的良好机制和环境,其中包括实行民主管理、参与管理,建立平等的竞争机制,合理配置护理人力资源,基于护理人员发展的绩效评估等制度和措施,提高护理人员职业满意度,激发护士的服务潜能,提升护理的服务品质。

4.管理研究科学化

当前国际护理科学研究水平逐渐提高,学科特征明显,呈现出研究范围扩大、研究问题深化和研究手段多样化的特点。护理管理的要素具体涉及护理人员、劳动生产率、护理成本核算、物资管理、时间分配等各方面,这些可变因素都会因医院内外环境的变化而变化,给护理管理和决策带来一系列问题和挑战。为了适应日益变革的护理管理体制和履行多元的护理管理者角色,护理管理者需要从经验型管理转向科学型管理,不仅应具备科研思维和技能,科学决策,还应具备管理技能,促进决策方案的有效实施。随着护理管理理念的不断发展,多学科知识的交叉与融合将成为研究的趋势。护理管理研究将突破学科间的传统界限,促进学科间的相互渗透,以获得创新性成果,最终实现管理的标准化、专业化、科学化、现代化。

5.管理工作多样化

随着护理事业的发展与进步以及社会环境的变化,护理工作的发展面临着新的机遇与挑战,增加了护理管理工作的多样性。在护理事业发展过程中,护理工作的国际化与市场化已成护理发展的新趋势。护理专业目标国际化、职能范围国际化、管理国际化、人才流动国际化、教育国际化以及跨国护理援助和护理合作的增多,为护理管理工作提出了新的要求。同时,随着市场经济的发展,市场竞争的日益激烈,医疗改革带来的护理体制变革和相应政策的推行,护理工作将被

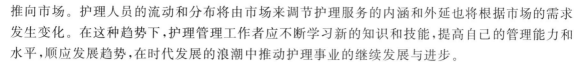

推向市场。护理人员的流动和分布将由市场来调节护理服务的内涵和外延也将根据市场的需求发生变化。在这种趋势下,护理管理工作者应不断学习新的知识和技能,提高自己的管理能力和水平,顺应发展趋势,在时代发展的浪潮中推动护理事业的继续发展与进步。

(邱玉萍)

第二节 现代医院护理人力资源管理

护理人力资源是医院人力资源的重要组成部分,指医院里具有专业学历、技术职称或某一专长的从事护理专业相关工作人员总称。分为护理专业技术人员和护理员两类。临床护士是各级医院一线护理人员,是医疗队伍中举足轻重的群体,其数量和质量与医疗安全高度相关。护理人力资源的科学化管理是医院管理的重要内容,良好的护理人力资源管理能有效地激发护士工作活力、提高护理工作效率、保证护理质量、提高患者满意度、促进护理学科发展。

一、护理人力资源管理的特点

(一)护理人力资源特点

1.护理人员数量多,群体大

护理人力资源是医疗系统中最重要的成分之一,是系统中最大的一个群体,其多于医疗系统中所有其他专业人数相加的总和。《2015 年我国卫生和计划生育事业发展统计公报》显示,截至2015 年底,中国注册护士总数达到 324.1 万人,较 2010 年的 205 万人增加了 119.1 万人,增长幅度为 58％,全国医护比从 1∶0.85 提高到 1∶1.07,每千人口护士数从 2012 年的 1.85 提高到了2015 年的 2.36。

2.护理人员层次结构复杂

我国新中国成立后以中等护理教育为主,1983 年才恢复高等护理教育,1992 年开始培养护理硕士研究生,造成护理队伍中低学历者所占比例较大。护理人员的素质和技术水平是提升护理质量、推进护理技术发展的重要基础,也是维护大众生命和促进健康必不可少的条件。随着医学的发展,社会的进步,护理专业得到大力发展,目前护理学历教育以大专为主,一部分中专起点的护理人员通过自学考试、电大函授等方式提高自身学历,截至 2015 年底,我国具有大专以上学历的护士占总数的 62.5％,其中,本科及以上学历占 14.6％。护理队伍学历的多元性(中专至博士乃至博士后),决定了护理队伍职称的多元性(护士至教授)。

3.护理人力资源总量不足,分布不均

一直以来护理人力资源相对不足是全球性的问题,据美国劳工部的统计数据显示,2010 年美国护士短缺人数达到 27.5 万人;我国则更为严重,根据原国家卫计委数据截至 2012 年底,中国注册护士总数为 249.7 万人,每千人口护士密度为 1.85,居世界排名倒数第三,排在许多经济欠发达国家之后。近年来,随着医改的进展,优质护理服务的开展,医院的数量和规模得到极大的发展,全国护理人力资源也得到较大改善。合同制护士的出现,使医院实现了用人自主,缓解了护理人员缺编的压力。部分公立医院的合同制护士比例已经超过固定编制护士比例,合同制护士逐渐成为医院护理工作的主力军。在分布方面,护理人力资源的城乡分布差距大,出现了重城

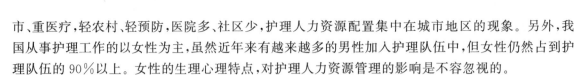

市、重医疗,轻农村、轻预防,医院多、社区少,护理人力资源配置集中在城市地区的现象。另外,我国从事护理工作的以女性为主,虽然近年来有越来越多的男性加入护理队伍中,但女性仍然占到护理队伍的90%以上。女性的生理心理特点,对护理人力资源管理的影响是不容忽视的。

(二)护理人力资源管理内容

医院护理人力资源管理是指医院对护士的有效管理和使用,包括护理人员的就业与录用,人力配置、激励、培训等内容。护理人力资源管理需要做好"三匹配":人与岗位的匹配、人与人的科学匹配、人的贡献与工作报酬匹配,实现吸引、开发、留住有效的护理人力。

1.护理人力资源规划

护理人力资源规划是指医院人力资源管理部门和护理职能部门根据医院总体发展目标与护理业务范围,对护理人力资源需求做出科学的计算和预测,做出人力资源发展策划的过程。其内容包括护理人力资源总体规划和护理人力资源业务规划。护理人力资源规划一般分为4个步骤:医院目前护理人力整体状况分析、护理人力需求预测、护理人力供给分析、制订护理人力规划。

2.护理人力资源配置

是以医院和护理组织目标为宗旨,对护理人员的数量与质量进行恰当有效的选择,以充实组织机构中各项职务与岗位,完成各项护理任务。主要包含两项活动:一是人员合理分配,二是人员的科学组合。护理人力配置是护理人力资源管理的重要环节,护理人力配置是否合理、人员结构是否恰当,直接影响护理工作效率与质量,甚至影响护理人员的流动与流失率。

3.护理人员招聘

护理人员招聘的依据是护理人力资源规划。护理人员招聘时需了解应聘者的价值取向、个性、情绪及心理健康。护理工作更需要心理健康、情绪稳定、沟通能力强、积极性高的从业者。

4.护理人员培训与考核

医院护理组织是一个特殊的组织体系,有自己的文化和管理风格,有特定的工作技能要求和协助方式。为了实现组织目标和个人发展,必须让护理人员通过学习获得有利于完成任务的知识、技能、观点、态度、动机、行为,并对这些知识技能的运用进行考核。

5.护理人员绩效评价与薪酬管理

由于绝大多数护理工作都是团队共同完成,即便是实施责任制护理、分床到人的护理管理模式,也存在夜间、周末轮班的情况,很难准确地将工作量及工作绩效与具体某一护士挂钩,护理人员的工作量计算与绩效评价一直是护理管理者探索的难点。合理的薪酬分配是调动护理人员工作积极性的重要手段,护理管理者需要将护理人员的学历、职称、岗位、工作绩效有机结合进行科学的绩效管理。

6.护理人员健康和劳动保护

由于长期的护理人力短缺以及护理专业的局限性,护理工作一直存在工作超负荷、社会地位低、收入低的状态。很多相关研究表明我国临床护士的工作满意度较低,职业倦怠发生率高,加之护理工作值夜班的负荷较大,护理人员的身心健康成为人力资源管理的重要内容。同时随着聘用合同护士的增加,劳动关系的管理成为护理人力资源管理的重要任务。

(三)护理人力资源管理的特点及存在的问题

1.护理人力资源培养周期长

护理事业是对生命负责的事业,一个合格的能独立胜任普通护理工作的护理人员,培养周期通常是毕业后还需规范化培训 2 年。

2.护理人力资源组合复杂

护理工作是团队配合性工作,一项护理工作的完成有赖于各成员的分工,需要协调任务、相互合作的护理人员完成。护理组织中不同学历、不同专业技术、不同岗位的成员比例如何设置,护理人力资源如何组合才能发挥最大效益,这些问题比其他资源的配置要困难。

3.护理人力资源管理可获得支持较少

由于护理工作长期以来都属于医疗的从属工作,就以目前的医疗收费体系为例,在整个医疗收费体系中护理劳动能收取的费用少之又少,甚至不足护理人力资源成本的 30%,作为自负盈亏的医院来讲只能尽可能压缩护理人员配置。这也是护理不受重视、护理人员短缺的原因之一。

二、以护士为主体的护理岗位管理实践

护理岗位管理是以医院护理岗位为对象,科学地进行岗位设置、岗位分析、岗位描述、岗位监控和岗位评估等一系列活动的管理过程。其中护理人力的配置、护理岗位的设置和评估,一直是护理管理者研究的热点。英国是最早建立规范的护理岗位管理制度的国家,并制订了岗位评价手册,作为英国卫生服务系统职工薪酬标准和岗位级别的主要依据。新加坡护士的岗位管理侧重于对各层级岗位护士业务能力及培训效果的评估。随着我国医药卫生事业的发展,医疗卫生改革工作的不断深化,优质护理服务和护士岗位管理工作逐渐得到广泛开展。

(一)医院护理人力配置

1.护理人力配置依据

护理人力资源配置包括护理人员数量、质量结构的合理配置,一般根据医院的性质、等级、护理工作特点、患者需求、学科发展、实际工作需求等配备。我国护理人力资源配置主要以卫生行政政策要求、相关法律法规为依据,如卫计委(现卫健委)颁布的《医疗机构专业技术人员岗位结构比例原则》《综合医院组织编制原则(试行)草案》《综合医院分级管理标准(试行)草案》等都对医院基本护理人力数量作了基本要求。

2.护理人力配置方法

医院护理人力配置方法主要包括比例配置法、工时测量法和患者分类法。比例配置法是按照医院规模、床位数(或病患数)和护理人员数量的比例确定护理人力配置的方法。如原卫计委《2011 年推广优质护理服务工作方案》中明确规定病房(病区)每张床至少配备 0.4 名护士。每名责任护士平均负责患者数量不超过 8 个。《中国护理事业发展规划纲要(2016-2020 年)》明确要求,到 2020 年全国三级综合医院全院护士总数与实际开放床位(实际收治病患数)比不低于0.8:1,病区护士总数与实际开放床位比不低于 0.6:1,比例配置法是目前国内医院常用的护理人力配置方法。工时测量法是通过科学测量完成某项护理工作全过程所消耗的时间来确定护理工作量,并据此配置护理人力。常用公式:护士人数=病房床位数×床位使用率×平均护理时数/每名护士每日工作时间+机动护士数。患者分类法是通过测量和标准化每类患者每天所需的直接和间接护理时间,得出总的护理工作量,作为护理人力配置的依据。

(二)护理岗位分类及职责

早在 2011 年的《中国护理事业发展规划纲要(2011-2015 年)》就提出,加强医院护士队伍的科学管理,实施护理岗位管理,将护理岗位分为护理管理岗位、临床护理岗位、其他护理岗位。有的医院还设置护理教学岗位。

1.护理管理岗

护理管理岗位是指从事医院护理管理的工作岗位。根据我国卫生健康委等级医院评审要求,护理管理层次根据不同等级医院分为两层或三层:三级医院实行三级护理管理,即护理部主任-科护士长-护士长;二级医院根据规模可以设两级护理管理,即护理部主任(总护士长)-护士长。护理管理岗位包括护士长、科护士长、护理部干事、护理部主任等岗位。护理部主任以决策者角色领导医院护理工作的目标和方向,推进护理服务目标的实现,对所在医院的临床护理、护理教学、护理研究与学科发展负责。科护士长又称片区护士长,通常负责多个护理单元的护理管理工作,是衔接护理部主任与护士长的中层护理管理者,负责将医院及护理部的宗旨、目标、规划等传达到本辖区护理人员;负责所辖护理单元的临床护理质量、护理人力资源管理、临床教学与科研、意外事件和特殊任务的协调处理等。护士长作为一线护理管理人员,在所管辖的护理单元内履行护理管理职能。对本护理单元的护理工作目标、任务、计划负责,管理和指导护理单元的护士以患者为中心提供全面整体的护理,保证本护理单元的护理质量与安全,促进专科护理发展与进步。

2.临床护理岗位

临床护理岗位是指护士为患者提供直接护理服务的岗位。临床护理岗位种类繁多,按部门分类可以分为病房、门诊、急诊、手术室、产房护士等多种岗位系统,若以具体分工可以分总务护士、责任护士、责任组长、临床护理教学老师、办公室护士、伤口护士等。临床护理岗位的分类和设置一直是护理人力资源管理的难点和热点。原国家卫计委关于实施医院护士岗位管理的指导意见指出,医院要根据功能、任务、规模和服务量,将护士从按身份管理逐步转变为按岗位管理,科学设置护理岗位,在此文件的指导下,各医院均积极进行岗位设置的探索与改革。如建立各类护理岗位和各层级护士规范化岗位培训制度;实施岗位绩效管理,将岗位风险、岗位工作强度、岗位工作量和工作质量与绩效直接挂钩;建立护士岗位说明书,明确岗位工作要求和岗位责任等。

3.其他护理岗位

指注册护士为患者提供间接护理服务的岗位,如医院消毒供应中心、医院感染管理护士等。

(三)护士层级划分与分层管理

1.护士层级划分

国内早期常用技术职称对护士进行层级划分,如护士-护师-主管护师-副主任护师-主任护师。国外则没有使用技术职称对护士分级,如英国将护士分为助理护士-注册护士-高级护士-临床护理专家,美国则根据护士受教育程度和临床经历将护士分为助理护士-职业护士-注册护士-开业护士。随着对外交流的增多,国内管理者积极探索除技术职称外的更合理的护士分级方法。一般是根据护士的工作能力、职称、学历和年资,继续教育,工作质量,培训、教学和带教,患者满意度,经验交流,论文,科研,新技术,新业务和科室轮转等项目将护士分为不同层级。如北京医院将病区护士按非行政职务分为7个层次,即见习护士、低年资护士、高年资护士、低年资护师、高年资护师、主管护师和副主任护师。四川大学华西医院把护士分N1~N5五个层次,12个级别。上海长宁区中心医院将所有护理人员分为6个层次,分别为基础护士、护士、技术护士、护师、主管护师、副主任护师。

2.护士分层管理

对护士进行分层管理实质是一种职业生涯进阶管理,每个层次均有明确的准入要求和岗位职责,有严格的考核晋升制度,确实实现各层级护士能胜任工作岗位。《三级综合医院评审标准实施细则(2013年版)》将护士层级划分及分层管理纳入等级医院评审中对护理岗位管理的考核标准,并沿用至今。我国各医院积极按要求制订符合我国国情的临床护士层级管理制度、各级护士任职资格和岗位职责、各层级护士晋级的方案等,并按照制度及方案的要求执行护士分层级选拔、考核等管理工作。

三、从功能制到责任制的护理人员的排班

护理人员排班是病区护理管理工作的重要内容。由于护理工作要求全天24小时,全年365天不间断保证工作连续性,护理人员排班成为护理管理者的重要工作内容。

（一）功能制护理模式及排班

功能制护理是以各项护理活动为中心的护理工作方法,每个护士从事相对固定的护理工作。一个护士只负责1~2个单项护理活动,简单重复,护理工作效率高,可以很好地缓解护理人力不足的情况。功能制护理类似于生产流水线,每一个护士负责同样的单项护理活动,护士长排班时按照作业方式对护理人员进行分工,如治疗护士负责病房的输液、注射等治疗任务,基础护理护士负责患者的生活护理等,一个患者的护理活动由多个护士共同分工协作完成。在很长一段时间我国大多数医院,都采用的功能制护理。由于功能制护理工作是分段式的,一个患者的护理活动由多个护士完成,每名护士只了解患者的某一项问题,对患者整体的生理心理缺乏了解,不能满足患者的整体需求,也不利于护患沟通,患者满意度低。

（二）责任制整体护理模式及排班

整体护理是将患者作为生理、心理、社会整体的人,并以患者为中心的健康照护方式,在一些国家或地区称为全人护理或以患者为中心的护理。整体护理工作模式的核心是用护理程序的方法解决患者的健康问题,即按照评估、诊断、计划、实施、评价的程序护理患者。责任制整体护理要求护士要对分管患者生理、心理、社会、精神、人文等方面进行全面的帮助和照顾。责任制整体护理要求护士长排班时,按照患者对护理人员分工,即一名护士负责几名患者,并对该患者的整个护理活动负责。责任制整体护理模式对护士的专业知识与技能要求较高,对护士沟通和人文关怀技能也提出更高要求,也相对需要更多的护理人力才能保证护理质量。责任制整体护理的推行,尤其是近年来优质护理服务的广泛开展,患者满意度显著增加,护士的职业生涯发展和职业成就得到提高,充分体现该模式的优点。目前责任制整体护理工作模式被纳入等级医院评审及考核标准中,是目前我国的主要护理工作模式。

四、护士培训与职业生涯规划

目前,世界各国普遍把医学教育分为院校教育、毕业后教育和继续教育三个阶段。我国护理教育从单一层次的中等护理教育逐步转向中专、大专、本科、研究生等中、高等多层次护理教育体系。因此,护士的年龄、学历层次、职称的跨度较大,年龄18~60岁,学历从中专至博士乃至博士后,职称从护士至教授。大多数护士的学历起点较低,护士的培训都是通过毕业后教育和继续教育完成的,毕业后教育在护士培训中占有极为重要的角色。通过工作指导、教育和业务技能训练,使其在职业素质、知识技能等方面得到不断提高和发展。

（一）护士培训形式与方法

继续教育作为提高护理人员自身和护理队伍素质的重要途径,近年来得到了较快发展,形成了多渠道、多层次、多形式的成人教育。学历成人教育有高等教育自学考试、函授、电大、夜大等

以及脱产进行学历教育。其中高等护理教育自学考试因为学习时间比较自由,这些年来得到了大力推广,为护理专业培养了很多高层次护理人才。脱产培训成本高,培训人员数量有限,护士培训中运用最多的为在职培训。通常医院护理部会建立一套规范的、针对不同层次和岗位护士的继续教育系列讲座、培训体系和考核系统。护士的在职培训通常分为 3 个层面:护理部-大科-护理单元,每个层面都有一套完整的培训体系,护士一边工作一边接受指导、教育或利用业余时间集中学习。护士工作岗位轮换也是护士在职培训的主要方法之一,通过轮转可以积累更多的临床护理经验,拓宽专业知识与技能,为今后职业生涯发展和岗位轮换打下基础。岗前培训在护士培训中占有不可或缺的地位,可以帮助新上岗护士尽快熟悉工作岗位及环境,学习医院的工作准则和工作流程,尽可能保证新上岗护士的工作质量与安全。

(二)护士规范化培训与专科护士培训

1.护士规范化培训

是指在完成护理专业院校基础教育后,在认定的培训基地医院接受系统化、规范化、专业化的护理专业培训。护士规范化培训是毕业后教育的重要组成部分,是护理人才梯队培养的重要环节。规范化培训的对象是护理专业院校刚毕业的护士。原国家卫计委《临床护士规范化培训试行办法》要求,本科毕业培训 1 年,专科毕业培训 2 年,中专毕业培训 5 年。而各级医院根据实际情况和护士学历层次,规范化培训时间一般为 1~5 年。护士规范化培训主要以临床实践为主,实行科室轮转制,纳入科室和护理部统一管理。

2.专科护士培训

专科护士是指在某一特殊或者专门的护理领域具有较高水平和专长的专家型临床护士。专科护士培训涉及临床的许多专业,包括 ICU 护理、急救护理、糖尿病护理、造口护理、癌症护理、老年护理、临终护理、感染控制等领域,其目的是为临床实践培养高质量的专科护士,提高临床护理实践水平,促进护理专业技术水平与诊疗技术、公众的健康需求相适应。这些高素质的护理人才在医院临床护理、家庭护理、社区保健以及护理科研等方面发挥着非常重要的作用。专科护士培训最早在美国提出并实施,继美国之后,加拿大、英国以及新加坡、日本等亚洲国家也开始实施专科护士培养制度。我国卫生部(现卫健委)于 2005 年 7 月颁布的《中国护理事业发展规划纲要(2005—2010 年)》在阐述护理事业发展的指导思想和基本策略时指出:"根据临床专科护理领域的工作需要,有计划地培养临床专业化护理骨干,建立和发展临床专业护士。"《中国护理事业发展规划纲要(2011—2015 年)》中提出卫计委(现卫健委)制订统一的培训大纲和培训标准,省级以上卫生行政部门负责实施专科护理岗位护士的规范化培训工作,制订具体培训计划,规范培训内容和要求。争取到 2015 年,在全国建立 10 个国家级重症监护培训基地,10 个国家级急诊急救护理技术培训基地,5 个国家级血液净化护理技术培训基地,5 个国家级肿瘤护理专业培训基地,5 个国家级手术室护理专业培训基地,5 个国家级精神护理专业培训基地。通过实践表明,专科护士在缩短患者住院时间,提供高质量和符合成本效益的护理服务方面发挥了显著作用。我国在等级医院评审标准中明确规定专科护士在护理队伍中需达到的比例。

(三)护理管理人员培训

护理管理人员培养在医院人才队伍建设中具有十分重要的地位。护理管理人员肩负着为患者提供安全护理服务,管理病房,实现医院组织目标等责任。优秀的护理管理人员是高质量护理的必要条件。《中国护理事业发展规划纲要 2011—2015 年》明确指出要建立护理管理岗位培训制度,加强医院管理人员的岗位培训。

欧美国家要求护理管理岗位人才需取得理学学士学位。日本等国对护理管理者也有严格的评估条件。我国目前没有统一的标准,护理管理人员绝大多数是由临床优秀护士中选拔而来,起始学历偏低,上任前没有经过系统的管理知识技能培训,管理经验多来源于实践,缺乏系统的学习,其管理理念、技能与现有的多元化医疗需求无法完全匹配。部分管理人员存在上任后适应不良、能力欠佳等情况。因而对护理管理人员开展系统规范的岗位培训十分必要。

《中国护理事业发展规划纲要(2011-2015年)》,明确要求以国家和区域的培训基地为支撑,使全国三级医院护理管理骨干、护理部主任和护士长获得培训。并在等级医院评审标准中明确指出,护士长必须经过护理管理岗位培训,并取得合格证。目前对护理管理人员的培训形式有脱产或在职攻读管理类学位、到管理先进单位进修学习等,更多的是参加国家或省级的短期管理岗位培训班。各个省市护理学会都积极组织各类国家级继续教育项目,对各级护理管理人员进行培训,涉及较多的课程为护理安全、护理质量、护士长执行力、绩效考核、团队建设、人际沟通、护理教学管理、护士长角色、护理信息管理、护理科研、时间管理、个人职业生涯发展等。

(四)护士职业生涯规划

职业生涯规划是指一个人对自己未来职业发展的历程的计划,职业生涯是个体获得职业能力、培养职业兴趣、进行职业选择、就职等一系列完整职业发展过程。员工的职业满足感对组织的生存和发展起促进作用。由于护理职业的特殊性,工作任务繁重,社会地位偏低,成就感低,护理人员容易流失。因而护士职业生涯管理,是减少护理人员流失的重要手段,人力资源管理的重要内容。科学的职业生涯规划和管理能让护士明确自己的追求和需要,促进其职业发展,满足其自我实现的需要。通过为护士制订公平晋升制度、提供发展性培训、建立护士电子档案系统与提供职业信息以及重视护士职业生涯组织管理等措施,有助于充分发挥护士的潜力,提高护士对护理工作的满意度,从而做好护理工作及提高护理服务质量。护理教育者和研究者。护理管理人员进行职业生涯管理时应采取各种方式促进护士进行继续教育的主动性,并为护士提供更多的继续教育机会。继续教育在护士的职业生涯中起着举足轻重的作用,继续教育可为护士提供多条职业生涯路径;其一是发展成临床专科护理专家;其二是成为护理管理者;其三是成为临床护理教师。

五、护理人力资源管理的发展趋势

(一)合理配置护理人力资源,逐步实施医院护理岗位管理

建立完善的医院护理岗位管理制度,科学设置护理岗位,建立护士岗位责任制,明确岗位职责和工作标准,合理配置护士人力,实现护士同岗同薪同待遇,激发护士工作热情。以护士临床护理服务能力和专业技术水平为主要指标,结合工作年限、职称和学历等,对护士进行合理分层。将护士分层管理与护士的薪酬分配、晋升晋级等有机结合,明确护士职业发展路径,拓宽护士职业发展空间。实现人事、财务、医务、护理、后勤等多部门联动,建立科学的护士绩效考核和薪酬分配制度,体现多劳多得、优劳优酬。

(二)加强护理信息化建设

借助大数据、云计算、物联网和移动通信等信息技术的快速发展,推进护理信息化建设,积极探索创新优化护理流程和护理服务形式,充分利用移动医疗设备等护理应用信息体系,提高护理服务效率和质量,减轻护士工作负荷。逐步实现护理资源共享、服务领域拓展,地区间护理工作水平共同提高。通过信息化科技实现护理质量持续改进、护理管理更加科学化、精细化等提供技

术支撑。

（三）护理服务领域向社区、老年护理发展

充分发挥专业技术和人才优势，逐步完善服务内容和方式，为出院患者提供形式多样的延续性护理服务，将护理服务延伸至社区、家庭，保障护理服务的连续性。增加社区护士人力配备和培训，使其在建设分级诊疗制度和推进家庭医师签约服务制度中，充分发挥作用。基层医疗卫生机构发展家庭病床和居家护理，积极应对人口老龄化，逐步建立以机构为支撑、社区为依托、居家为基础的老年护理服务体系。加强老年护理服务队伍建设，开展老年护理从业人员培训，不断提高服务能力。健全完善老年护理相关服务指南和规范，增加老年护理服务机构，为老年患者等人群提供健康管理、康复促进、长期护理等服务。

（邱玉萍）

第三节　现代医院病区管理

医院是向人们提供诊疗护理服务为主要目的医疗机构，是对特定人群进行防病治病的场所，一般是由门诊、急诊、住院、医技、后勤保障、行政办公及医院内生活等七大功能区组成。住院部分为若干病区，病区是住院患者接受诊疗、护理和生活的场所。病区环境、设施设备、人员配置以及管理等，将影响患者的诊疗护理、康复和休养。创造和维护一个有利于患者诊疗康复和医务人员工作的环境，在医院管理中占有重要的地位。

一、病区管理的基本原则

（一）病区与护理单元概述

1.病区与护理单元定义

（1）病区与病室：病区是由一个护士站统一管理的多个病室（房）组成的住院临床医疗区域，与住院部公用区域或公用通道由门分隔。一般包括病室（房）、护士站、医师办公室、医务人员值班室、治疗室、污物间等。病室（房）是病区内住院患者接受医学观察、诊疗、睡眠、休息和就餐的房间，一般配备床单元、隔离帘、座椅、呼叫系统、氧源、负压吸引系统、手卫生设施、卫生间、非医疗废物桶等。床单元是病室（房）内为每位住院患者配备的基本服务设施，一般包括病床及其床上用品、床头柜、床头设备带等。

病区内病室、治疗室等各功能区域类的房间应布局合理，洁污分区明确，收治传染病患者的医院应具备隔离条件，独立设区，病房内通风良好，利于诊疗工作的顺利开展和患者的康复。

不同医院的病区应该根据收治患者的特点、医院的管理效率、医护人员能力以及空间布局等设定床位数，一般设 40～50 张床位。病室床位数单排不应超过 3 床，双排不应超过 6 床，多人房的床间距不得小于 0.8 m，床单元之间可设置隔帘以便于患者休息和隐私保护，病区床位过少，不利于资源的合理使用；而床位数过多，不利于管理，可能会带来质量和效率的下降。每个病区收住一个病种或几个医疗专科的病种。在我国，病区的负责人是科主任和护士长，建立有病区党支部时党支部书记协同负责。

（2）护理单元：护理单元是特定的场所、设施、设备和实现护理职能的护理管理单位，管理单

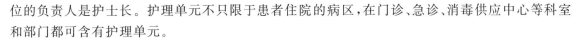

位的负责人是护士长。护理单元不只限于患者住院的病区,在门诊、急诊、消毒供应中心等科室和部门都可含有护理单元。

2.病区与护理单元组成

(1)空间:每个人都需要一个适合其成长、发展及活动的空间。医院在设置空间时,应综合考虑患者的需求和医务人员的工作需要。病区应设置病室、治疗室、抢救室、医师办公室、护士站、卫生间、配餐室。处置间、库房、配餐室、医护人员休息室和示教室等。护士站应设在病区的中央位置,与治疗室、抢救室邻近,便于掌控全病区情况,同时有利于危重患者病情观察和处置,有利于治疗护理操作。每个病室安置 2~6 张病床,或设置单人间,床间距不得小于 0.8 m,床间应有遮隔设备,便于保护患者隐私,有利于患者休息。

(2)设施设备:包括各种诊疗护理设施设备、办公设施设备、生活设施设备等。

(3)人员:病区人员包括患方人员,即患者、家属、陪伴探视人员;医方人员,即医师、护士、治疗师、工人等,还包含实习医师和实习护士、规范化培训医师学员和护士学员。

(二)病区与护理单元管理

医院环境是医务人员为患者提供诊疗和护理服务的场所,也是患者休养康复的地方,医院的环境直接影响患者的身心舒适和治疗效果,也影响医务人员工作的顺利开展。依据性质不同,医院环境可分为物理环境和社会文化环境;依据地点不同,可分为门诊环境、急诊环境、病区环境以及办公后勤环境等。

1.物理环境设置与管理

物理环境是指医院的建筑设计、基础设施以及院容院貌等为主的物质环境,是医院存在和发展的基础。物理环境营造应遵循整洁、安静、舒适、安全、美观的"十字"原则,做到管理制度化、陈设规范化、维护流程化。

(1)环境整洁:主要是指病区的空间环境及各类陈设的规格统一,布局整齐;各种设备和用物设置合理,清洁卫生。保持环境整洁的措施包括设施设备和物品定位定数存放,用后归位;地面及所有物品采用湿式清扫法,并随时保持清洁整齐;及时清除诊疗护理后的废弃物及患者的排泄物;非必需的患者生活用品及非必需的医疗护理用物一律不得带入和存放于病区。

(2)环境安静:能减轻患者的烦躁不安,使之身心闲适地充分休息和睡眠,同进也是患者(尤其是重症患者)康复、医护人员能够专注有序地投入工作的重要保证。根据国际噪声标准规定,白天病区的噪声不超过 38dB;为保持环境安静,医护人员自身应做到走路轻、说话轻、操作轻、关门轻;对易发出响声的椅脚应钉橡胶垫,推车的轮轴、门窗交合链应定期滴注润滑油;地面应采用防噪声的材料;积极开展保持环境安静的教育和管理。

(3)环境舒适:置身于恬静、温湿适宜、空气清新、阳光充足、清洁便捷的环境中,能使人感觉安宁、惬意。

温度与湿度:病室适宜的温度一般为 18~22 ℃,新生儿室、产房、手术室等以 22~24 ℃为宜,相对湿度介于 50%~60%。室温过高使神经系统易受抑制,干扰人体功能,影响人体散热;室温过低,使机体肌肉紧张、冷气袭人,导致患者容易受凉,也容易使人畏缩、缺乏动力。湿度过高,有利于病原微生物繁殖,且机体散热慢,使人感到湿闷不适;湿度过低,则空气干燥,人体水分蒸发快,易致呼吸道黏膜干燥。

通风:通风可以增加室内空气流动,调节室内温湿度,增加空气中的含氧量,降低二氧化碳浓度和微生物的密度,降低或消除异味,使患者感到舒适宜人,避免产生烦闷、倦怠、头晕、食欲缺乏等症状,有利于康复。通风效果受通风面积、室内外温差、通风时间及室外气流速度等因素的影响,一般每次通风30分钟左右即可达到置换室内空气的目的。

光线:病室内的光线来自自然光源和人工光源。适量的光线能保证日常工作和生活的正常进行。利用阳光中的紫外线,发挥其杀菌作用,可净化室内空气;适当的"阳光浴"还可以增进患者的体质,但必须注意阳光不宜直射眼睛,以免引起目眩;午睡时宜用窗帘遮挡阳光,有利于患者午休;室内的人工光源的亮度和位置,既要保证工作、生活照明,又不可影响患者睡眠。

(4)安全:病区管理工作中应全力消除一切妨碍患者安全的因素,避免各种因素所致的意外损伤。如卫生间地面潮湿,致使患者滑倒跌伤;意识不清患者未加床档、保护具而坠床或撞伤;不恰当的电器使用导致失火等。要高度重视安全管理工作,完善病区的安全设施,如卫生间、走廊设置扶手,电源插座远离神志不清的患者,夜间设有地灯照明,方便患者的生活;设置规范的流水洗手设备,加强手卫生管理,严格执行清洁、消毒和灭菌制度,遵循无菌技术原则,防止医院感染发生。

(5)美观:美的感受,好的体验,能调适医患心理距离,满足患者的精神心理需要。病区美化包括环境美和生活美两方面的内容。环境美主要指布局、设施、用品整洁美、色调美、和谐美。一般多采用浅蓝、浅绿等冷色,能给人以沉静、富有生气的感受;在病室和病区内走廊亦可摆设绿色盆景植物、花卉、壁画等,借以点缀美化环境,调节患者的精神生活,儿童病区应能体现儿童的特色;生活美主要指患者休养生活涉及的各个环节和器具,如护理工具、餐具等生活用品,美观适用;医务人员的仪表美、语言美、行为美;患者及医护人员的服饰美,医疗护理技术操作艺术设计美等。

2.社会文化环境管理

医院是社会的一部分,良好的医院社会文化环境作为医院文化的重要载体和外显形式,是保障医院工作顺利进行的基础。

(1)人际环境管理:医院是社会的组成部分,病区医护人员与患者及其亲属之间,医务人员之间,由于工作的需要,构成了一个特殊的社会人际环境,在这个特定的人际环境中,各项工作的开展,无不与人际交往发生密切联系。因此,做好病区人际环境的管理工作,对于贯彻落实医院的管理制度,维持病区的正常秩序,改善医患关系,增进同事沟通,促进各项工作的有效运行,具有积极的示范、协调和推动作用。

病区人际环境管理的重点是医护关系和医患关系。①医护关系:医疗、护理工作是医院工作中两个相对独立的系统,服务对象虽都是患者,但工作职责和侧重点不同。因此,协调的医护关系是取得优良医护质量的重要因素之一。理想的医护关系模式应是:交流-协作-互补型,既有分工,又有协作,实施医护一体化的工作模式,促进患者早日康复。②医患关系:良好的医患关系取决于医患双方的价值观、态度和行为。在医患关系中,医务人员占主导地位,因此,医务人员应做到以患者为中心,尊重患者、理解患者。把患者视为社会的、不同心理与感情的人,重视患者的主诉,关心、满足患者对诊疗护理的合理需求;加强医患沟通,充分发挥患者的主观能动性,邀请患者参与医疗安全活动,一切诊疗护理活动均应取得患者及其家属的理解并知情同意;以疏导、示范的方式帮助患者适应病区环境,积极配合治疗,遵守有关管理规定和制度;同时患者也应尊重、理解医务人员,团结协作共同对付疾病这一"敌人"。

(2)医院规章制度管理:医院规章制度是依据国家相关法律法规、行业标准等并结合医院的具体情况而制订的规则。首先要建立健全各类规章制度、流程和规范,并不断补充完善;其次要培训员工,使其熟悉并掌握内容,以利于正确执行和落实;第三要认真执行。在执行过程中,要注意提供支撑措施,保障规章制度能有效执行,同时要引导督促员工主动执行,发现问题,及时反馈,并定期总结分析,不断改进。

二、护理质量管理

护理质量是衡量医院服务质量的重要标志之一,是医疗质量的重要组成部分,它直接影响着医院的临床医疗质量、社会形象和经济效益等。在医疗市场竞争日益激烈及人们生活水平不断提高的今天,如何把握护理质量管理的重点,确保护理质量的稳步提升,提高患者的满意度,是护理管理者的中心任务,也是医院护理工作的主要目标。

(一)护理质量概述

1.护理质量

护理质量是指护理人员为患者提供护理技术服务和基础护理的效果及满足患者对护理服务一切合理需要的综合,是在护理过程中形成的客观表现,直接反映了护理工作的职业特色和工作内涵。护理质量包括三层含义,即规定质量、要求质量和魅力质量。

2.护理质量管理

护理质量管理是指按照护理质量形成过程和规律,对构成护理质量的各个要素进行计划、组织、协调和控制,以保证护理服务达到规定的标准和满足服务对象需要的活动过程。

护理质量管理首先必须确立护理质量标准,有了标准,管理才有依据,才能协调各项护理工作,用现代科学管理方法,以最佳的技术、最低的成本和时间,提供最优良的护理服务。

3.护理质量管理的组织架构与管理体系

护理工作是在主管院长的领导下实行护理分级管理。根据医院的规模和级别,采取护理部-科室二级管理或护理部-科室-护理单元三级管理。

4.护理质量与医疗质量的关系

护理质量是医疗质量的重要组成部分,护理质量的高低直接或间接影响医疗质量,如静脉输液治疗不规范,将影响药物的疗效的发挥,甚至出现严重的不良反应和后果。

(二)护理敏感质量指标

测量反映改善的程度,质量管理离不开"数据",离不开"指标",作为撬动质量管理与改善的重要工具,敏感性、实用性和可操作性是指标的核心特点。使用什么"指标"来衡量护理重量,并以此为导向引导护理进行系统改善,是护理界一直研究和探索的问题,特别是随着信息化,大数据和全球化时代的来临,护理质量量化管理更需要借助"指标"。从 2014 年起,原国家卫生计生委医院管理研究所护理中心组建了护理质量研究小组,在参考国际做法基础上结合我国实际情况,经过反复研究、应用、修改最终遴选出了 13 个指标,于 2016 年正式发布,作为现阶段护理敏感质量指标。

1.护理敏感质量指标

护理敏感质量指标是指用于定量评价和监测影响患者结果的护理管理、护理服务、组织促进等各项程序质量的标准。其结果能够敏感地反映护理质量的水平,是护理质量评价指标的核心、关键内容。当管理目标或管理结果发生微弱的变化,管理者会在某个指标的指标值上看到明显地反映,这个指标便是"敏感指标"。

2.护理敏感质量指标内容

国家卫生健康委医院管理研究所护理中心编制的护理敏感质量指标一共13项，其中床护比、护患比、每住院患者24小时平均护理时数、不同级别护士配置、护士自愿离职率、护士执业环境测评等六项指标属于结构指标；住院患者身体约束率属于过程指标；院内压疮发生率、插管患者非计划性拔管发生率、住院患者跌倒发生率、导管相关尿路感染发生率、中心导管相关血流感染发生率、呼吸机相关性肺炎发生率等为结果指标，它们能敏感地反映护理质量的变化。

（1）护理人力配备与护理时数：护理人力配备与护理质量密切相关，是护理质量的基本保证因素。护理人力配备应关注三个方面的内容，即护士的数量、护士的能力和护理工作意愿。一定的数量保证一定的质量，一定的能力保证一定的品质，护士工作意愿能反映护士工作投入。因此，要关注床护比、护患比、护理时数、不同层级护士配备情况和护士的离职率，以及如何为护士创造一个良好的执业环境，以激发护士工作积极性，提供高质量的护理服务。

（2）患者相关护理质量指标：患者相关护理质量指标能直接反映护理工作的质量和效果，包括住院患者身体约束率、院内压疮发生率、插管患者非计划性拔管发生率、住院患者跌倒发生率、导管相关尿路感染发生率、中心导管相关血流感染发生率、呼吸机相关性肺炎发生率等。

（3）特殊科室护理敏感质量指标：手术室、急诊科、血液透析中心、重症监护室等，由于收治的患者不同，采取的治疗方式不同等，具有不同的护理工作内容和特点。因此，在通用指标的基础上，应有各专科的特殊护理敏感质量指标。如急诊科的敏感质量指标包括预检分诊准确率、急救车、急救药（物品）及药物的完好率、院前急救/急诊院内/外运送患者意外发生率、急诊护士急救技术考核合格率等；血液透析中心护理敏感质量指标包括患者血压控制合格率，患者营养状况合格率，透析充分性达标率。患者血管通路感染发生率。患者内瘘或人造血管堵塞发生率；新生儿/NICU护理敏感质量指标包括新生儿身份识别项目不齐全/不清楚发生率、住院新生儿烧伤、烫伤例次数（例）、新生儿呛奶、误吸发生率、气管插管脱出例数、鹅口疮发生率、鼻中隔压伤发生率等。

3.护理敏感质量指标与医疗质量的关系

护理质量是医疗质量的重要组成部分，护理质量指标在一定程度上和一定侧面上反映医疗指标，如医疗指标中呼吸机相关性肺炎发生率的高低，与使用呼吸机患者的卧位正确率、患者口腔清洁合格率以及人工气道意外脱出发生率等护理指标密切相关，因此，关注护理质量敏感指标，对促进医疗质量提高有密切的关系。

PDCA是护理质量持续改进的重要管理工具，临床护理工作中出现的高频率、高风险或严重后果/重大影响的事件，都应当进行运用PDCA来改善，并做好记录。

三、特殊科室护理管理

医院内的临床科室，既包括普通住院病区，也包括特殊科室或护理单元，如急诊科、手术室、血液透析室、重症监护病房、新生儿室、消毒供应中心等，这些科室既具有与普通病区相同的护理管理要求，又因其专科特点，有其特殊的要求。

（一）重症监护病房

重症监护病房是医院集中监护和救治危重患者的专业病房，为因各种原因导致一个或多个器官与系统功能障碍危及生命或具有潜在高危因素的患者，及时提供系统的、高质量的医学监护和救治技术。独立设置，床位向全院开放。为保证医疗服务质量，应根据《中华人民共和国执业医师法》《医疗机构管理条例》《护士条例》和《重症医学科建设与管理指南》等有关法律法规,对重症医学科进行管理。

1.重症监护病房设置

具备与其功能和任务相适应的场所、设备、设施和人员条件。病床数量应根据医院功能任务和实际收治重症患者的需要设置,三级综合医院重症医学科床位数为医院病床总数的 2%～8%,床位使用率以 75% 为宜,全年床位使用率平均超过 85% 时,应适度扩大规模。重症医学科每天至少应保留 1 张空床以备应急使用。

2.空间管理

重症医学科每床使用面积不少于 15 m²,床间距大于 1 m;每个病区至少配备一个单间病房且使用面积不少于 18 m²,用于收治隔离患者。重症医学科位于方便患者转运、检查和治疗的区域,并宜接近手术室、医学影像学科、检验科和输血科(血库)等。

3.人员配备

重症医学科必须配备足够数量、受过专门训练、掌握重症医学的基本理念、基础知识和基本操作技术,具备独立工作能力的医护人员。其中医师人数与床位数之比应≥0.8∶1,护士人数与床位数之比应≥3∶1;应根据需要配备适当数量的医疗辅助人员,有条件的医院还可配备相关的设备技术与维修人员。至少配备一名具有副高以上专业技术职务任职资格的医师担任主任,全面负责医疗护理工作和质量建设;护士长应当具有中级以上专业技术职务任职资格,在重症监护领域工作 3 年以上,具备一定管理能力。

重症监护室护士应具备的业务能力如下。

(1)经过严格的专业理论和技术培训并考核合格。

(2)掌握重症监护的专业技术:输液泵的临床应用和护理,外科各类导管的护理,给氧治疗、气道管理和人工呼吸机监护技术,循环系统血流动力学监测,心电监测及除颤技术,血液净化技术,水、电解质及酸碱平衡监测技术,胸部物理治疗技术,重症患者营养支持技术,危重症患者抢救配合技术等。

(3)除掌握重症监护的专业技术外,应具备以下能力:各系统疾病重症患者的护理、重症医学科的医院感染预防与控制、重症患者的疼痛管理、重症监护的心理护理等。

4.配置必要的监测和治疗设备,以保证危重症患者的救治需要

医院相关科室应具备足够的技术支持能力,能随时为重症医学科提供床旁 B 超、血液净化仪、X 线摄片等影像学,以及生化和细菌学等实验室检查。

(1)每床配备完善的功能设备带或功能架,提供电、氧气、压缩空气和负压吸引等功能支持。每张监护病床装配电源插座 12 个以上,氧气接口 2 个以上,压缩空气接口 2 个和负压吸引接口 2 个以上。医疗用电和生活照明用电线路分开。每个床位的电源应该是独立的反馈电路供应。重症医学科应有备用的不间断电力系统(UPS)和漏电保护装置;每个电路插座都应在主面板上有独立的电路短路器。

(2)应配备适合的病床,配备防压疮床垫。

(3)每床配备床旁监护系统,进行心电、血压、脉搏血氧饱和度、有创压力监测等基本生命体征监护。为便于安全转运患者,每个重症加强治疗单元至少配备 1 台便携式监护仪。

(4)三级综合医院的重症医学科原则上应该每床配备 1 台呼吸机,二级综合医院可根据实际需要配备适当数量的呼吸机;每床配备简易呼吸器(复苏呼吸气囊)。为便于安全转运患者,每个

重症加强治疗单元至少应有 1 台便携式呼吸机。

(5)每床均应配备输液泵和微量注射泵,其中微量注射泵原则上每床 4 台以上。另配备一定数量的肠内营养输注泵。

(6)其他必配设备:心电图机、血气分析仪、除颤仪、心肺复苏抢救装备车(车上备有喉镜、气管导管、各种管道接头、急救药品以及其他抢救用具等)、纤维支气管镜、升降温设备等。三级医院必须配置血液净化装置、血流动力学与氧代谢监测设备。

5.重症医学科护理质量管理

建立健全各项规章制度、岗位职责和相关技术规范、操作规程,并严格遵守执行,保证医疗服务质量;指定专(兼)职人员负责医疗质量和安全管理;医院应加强对重症医学科的医疗质量管理与评价,医疗、护理、医院感染等管理部门应履行日常监管职能。

6.重症医学科收治患者

急性、可逆、已经危及生命的器官或系统功能衰竭,经过严密监护和加强治疗短期内可能得到恢复的患者;存在各种高危因素,具有潜在生命危险,经过严密的监护和有效治疗可减少死亡风险的患者;在慢性器官或者系统功能不全的基础上,出现急性加重且危及生命,经过严密监护和治疗可能恢复到原来或接近原来状态的患者;其他适合在重症医学科进行监护和治疗的患者。慢性消耗性疾病及肿瘤的终末状态、不可逆性疾病和不能从加强监护治疗中获得益处的患者,一般不是重症医学科的收治范围。

当患者处于下列病理状态时应当转出重症医学科,包括急性器官或系统功能衰竭已基本纠正,需要其他专科进一步诊断治疗;病情转入慢性状态;患者不能从继续加强监护治疗中获益。

7.医院感染管理

(1)加强医院感染管理,严格执行手卫生规范及对特殊感染患者的隔离。严格执行预防、控制呼吸机相关性肺炎、血管内导管所致血行感染、留置导尿管所致感染的各项措施,加强耐药菌感染管理,对感染及其高危因素实行监控。

(2)整体布局应该使放置病床的医疗区域、医疗辅助用房区域、污物处理区域和医务人员生活辅助用房区域等有相对的独立性,以减少彼此之间的干扰和控制医院感染。

(3)应具备良好的通风、采光条件。医疗区域内的温度应维持在(24 ± 1.5)℃左右。具备足够的非接触性洗手设施和手部消毒装置,单间每床 1 套,开放式病床至少每 2 床 1 套。

(4)对感染患者应当依据其传染途径实施相应的隔离措施,对经空气感染的患者应当安置负压病房进行隔离治疗。

(5)要有合理的包括人员流动和物流在内的医疗流向,有条件的医院可以设置不同的进出通道。

(6)应当严格限制非医务人员的探访;确需探访的,应穿隔离衣,并遵循有关医院感染预防控制的规定。

(7)建筑应该满足提供医护人员便利的观察条件和在必要时尽快接触患者的通道。装饰必须遵循不产尘、不积尘、耐腐蚀、防潮防霉、防静电、容易清洁和符合防火要求的原则。

(二)手术部(室)

手术部室(operating room,OR)是医院的重要技术部门,是为患者提供手术及抢救的场所,为加强医院手术安全管理,应根据《医疗机构管理条例》《护士条例》《医院感染管理办法》和《手术部(室)建设与管理指南》等有关法规、规章进行规范管理。

1.手术部(室)的设置

应具备与医院等级、功能和任务相适应的场所、设施、仪器设备、药品、手术器械、相关医疗用品和技术力量,保障手术工作安全、及时、有效地开展。手术部(室)应当设在医院内便于接送手术患者的区域,宜邻近重症医学科、临床手术科室、病理科、输血科(血库)、消毒供应中心等部门,周围环境安静、清洁。医院应当设立急诊手术患者绿色通道。手术间的数量应当根据医院手术科室的床位数及手术量进行设置,满足医院日常手术工作的需要。

2.手术部(室)的建筑布局

应当遵循医院感染预防与控制的原则,做到布局合理、分区明确、标识清楚,符合功能流程合理和洁污区域分开的基本原则。应设有工作人员出入通道、患者出入通道,物流做到洁污分开,流向合理。

洁净手术部的建筑布局、基本配备、净化标准和用房分级等应当符合《医院洁净手术部建筑技术规范》的标准,辅助用房应当按规定分洁净和非洁净辅助用房,并设置在洁净和非洁净手术部的不同区域内。

3.手术间内配备常规用药

基本设施、仪器、设备、器械等物品配备齐全,功能完好并处于备用状态。

手术间内部设施、温控、湿控要求应当符合环境卫生学管理和医院感染控制的基本要求。

4.人员配备与管理

根据手术量配备足够数量的手术室护士,人员梯队结构合理。手术室护理人员与手术间之比不低于3:1,手术室工作经历2年以内护理人员数占总数≤20%。三级医院手术部(室)护士长应当具备主管护师及以上专业技术职务任职资格和≥5年手术室工作经验,具备一定管理能力。二级医院手术部(室)护士长应当具备护师及以上专业技术职务任职资格和≥3年手术室工作经验,具备一定管理能力。应当接受岗位培训并定期接受手术室护理知识与技术的再培训并按照《专科护理领域护士培训大纲》等要求有计划进行专科护士培训。

根据工作需要,手术室应当配备适当数量的辅助工作人员和设备技术人员。应当根据手术分级管理制度安排手术及工作人员。

5.手术安全管理

手术部(室)应当与临床科室等有关部门加强联系,密切合作,以患者为中心,保证患者围手术期各项工作的顺利进行。

(1)建立手术标本管理制度,规范标本的保存、登记、送检等流程,有效防止标本差错。

(2)建立手术安全核查制度,与临床科室等有关部门共同实施,确保手术患者、部位、术式和用物的正确。

(3)加强手术患者体位安全管理,安置合适体位,防止因体位不当造成手术患者的皮肤、神经、肢体等损伤。

(4)建立并实施手术中安全用药制度,加强特殊药品的管理,指定专人负责,防止用药差错。

(5)建立并实施手术物品清点制度,有效预防患者在手术过程中的意外伤害,保证患者安全。

(6)加强手术安全管理,妥善保管和安全使用易燃易爆设备、设施及气体等,有效预防患者在手术过程中的意外灼伤。

(7)制订并完善各类突发事件应急预案和处置流程,快速有效应对意外事件,并加强消防安全管理,提高防范风险的能力。

6.医院感染预防与控制

严格按照《医院感染管理办法》及有关文件的要求加强医院感染管理工作,建立并落实医院感染预防与控制相关规章制度和工作规范,并按照医院感染控制原则设置工作流程,降低发生医院感染的风险。通过有效的医院感染监测、空气质量控制、环境清洁管理、医疗设备和手术器械的清洗消毒灭菌等措施,降低发生感染的危险;严格限制非手术人员的进入;使用手术器械、器具及物品,保证医疗安全;医务人员在实施手术过程中,必须遵守无菌技术原则,严格执行手卫生规范,实施标准预防;每 24 小时清洁消毒工作区域一次。连台手术之间、当天手术全部完毕后,对手术间及时进行清洁消毒处理。实施感染手术的手术间应当严格按照医院感染控制的要求进行清洁消毒处理。

应当与临床科室等有关部门共同实施患者手术部位感染的预防措施,包括正确准备皮肤、有效控制血糖、合理使用抗菌药物以及预防患者在手术过程中发生低体温等。

手术部(室)应当加强医务人员的职业安全防护工作,制订具体措施,提供必要的防护用品,保障医务人员的职业安全;医疗废物管理应当按照《医疗废物管理条例》及有关规定进行分类、处理。

(三)急诊科

急诊科是医院急症诊疗的首诊场所,也是社会医疗服务体系的重要组成部分。是医院中重症患者最集中、病种最多、抢救和管理任务最重的科室,急诊科实行 24 小时开放,承担来院急诊患者的紧急诊疗服务,为患者及时获得后续的专科诊疗服务提供支持和保障。为保证急诊科医疗质量和医疗安全,根据《中华人民共和国执业医师法》《医疗机构管理条例》《护士条例》和《急诊科建设与管理指南(试行)》等有关法律法规,规范进行急诊科管理。

1.急诊科的设置

应当具备与医院级别、功能和任务相适应的场所、设施、设备、药品和技术力量,以保障急诊工作及时有效开展;设在医院内便于患者迅速到达的区域,并邻近大型影像检查等急诊医疗依赖较强的部门;入口应当通畅,设有无障碍通道,方便轮椅、平车出入,并设有救护车通道和专用停靠处;有条件的可分设普通急诊患者、危重伤病患者和救护车出入通道。

2.急诊科布局与分区管理

合理布局,有利于缩短急诊检查和抢救距离半径,设医疗区和支持区。医疗区包括分诊处、就诊室、治疗室、处置室、抢救室和观察室,三级综合医院和有条件的二级综合医院应当设急诊手术室和急诊重症监护室;支持区包括挂号、各类辅助检查部门、药房、收费等部门;急诊科医疗急救应当与院前急救有效衔接,并与紧急诊疗相关科室的服务保持连续与畅通,保障患者获得连贯医疗的可及性。应当有醒目的路标和标识,以方便和引导患者就诊,与手术室、重症医学科等相连接的院内紧急救治绿色通道标识应当清楚明显。在医院挂号、化验、药房、收费等窗口应有抢救患者优先的措施;急诊科应当明亮,通风良好,候诊区宽敞,就诊流程便捷通畅,建筑格局和设施应当符合医院感染管理的要求。儿科急诊应当根据儿童的特点,提供适合患儿的就诊环境;抢救室应当邻近急诊分诊处,根据需要设置相应数量的抢救床,每床净使用面积不少于 12 m²。抢救室内应当备有急救药品、器械及心肺复苏、监护等抢救设备,并应当具有必要时施行紧急外科处置的功能。

根据急诊患者流量和专业特点设置观察床,收住需要在急诊临时观察的患者,观察床数量应根据医院承担的医疗任务和急诊患者量确定。急诊患者留观时间原则上不超过 72 小时。

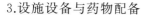

3.设施设备与药物配备

配备急诊通信装置(电话、传呼、对讲机)。有条件的医院可建立急诊临床信息系统,为医疗、护理、感染控制、医技、保障和保卫等部门及时提供信息,并逐步实现与卫生行政部门和院前急救信息系统的对接。仪器设备及药品配置基本标准如下。

(1)仪器设备:心电图机、心脏起搏/除颤仪、心脏复苏机、简易呼吸器、呼吸机、心电监护仪、负压吸引器(有中心负压吸引可不配备)、给氧设备(中心供氧的急诊科可配备便携式氧气瓶)、洗胃机。三级综合医院还应配备便携式超声仪和床旁 X 线机。有需求的医院还可以配备血液净化设备和快速床旁检验设备。

(2)急救器械:一般急救搬动、转运器械,各种基本手术器械。

(3)抢救室急救药品:心脏复苏药物、呼吸兴奋药、血管活性药、利尿及脱水药、抗心律失常药、镇静药、止痛药、解热药、止血药、常见中毒的解毒药、平喘药、纠正水电解质酸碱失衡类药、各种静脉补液液体、局部麻醉药、激素类药物等。

对抢救设备进行定期检查和维护,保证设备完好率达到100%,并合理摆放,有序管理;常备的抢救药品应当定期检查和更换,保证药品在使用有效期内。麻醉药品和精神药品等特殊药品,应按照国家有关规定管理。

4.人员配备

根据每日就诊人次、病种和医疗和教学功能等配备医护人员。应当配备足够数量,受过专门训练,掌握急诊医学的基本理论、基础知识和基本操作技能,具备独立工作能力的医护人员。固定的急诊医师不少于在岗医师的75%,医师梯队结构合理。

急诊科护士配备应注意数量适宜,结构梯队合理。固定的急诊护士不少于在岗护士的75%,具有 3 年以上临床护理工作经验,经规范化培训合格,掌握急诊、危重症患者的急救护理技能,常见急救操作技术的配合及急诊护理工作内涵与流程,并定期接受急救技能的再培训,再培训间隔时间原则上不超过 2 年;护士长负责本科的护理管理工作,是本科护理质量的第一责任人。三级综合医院急诊科护士长应当由具备主管护师以上任职资格和 2 年以上急诊临床护理工作经验的护士担任。二级综合医院的急诊科护士长应当由具备护师以上任职资格和 1 年以上急诊临床护理工作经验的护士担任。

急诊科可根据实际需要配置行政管理和其他辅助人员。

急诊医师应掌握的技术和技能:①独立处理各种急症(如高热、胸痛、呼吸困难、咯血、休克、急腹症、消化道大出血、黄疸、血尿、抽搐、晕厥、头痛等)的初步诊断和处理原则。②掌握下列心脏病和心律失常心电图诊断:室颤、宽 QRS 心动过速、房室传导阻滞、严重的心动过缓等。③掌握创伤的初步诊断、处理原则和基本技能。④掌握急性中毒的诊断和救治原则。⑤掌握暂时未明确诊断急危重症的抢救治疗技能。⑥能掌握心肺脑复苏术,气道开放技术,电除颤,溶栓术,动、静脉穿刺置管术,心、胸、腹腔穿刺术,腰椎穿刺术,胸腔闭式引流术,三腔管放置术等。⑦熟练使用呼吸机,多种生理监护仪,快速床旁检验(POCT)技术、血糖、血气快速检测和分析等。

急诊护士应掌握的技术和技能:①掌握急诊护理工作内涵及流程,急诊分诊。②掌握急诊科内的医院感染预防与控制原则。③掌握常见危重症的急救护理。④掌握创伤患者的急救护理。⑤掌握急诊危重症患者的监护技术及急救护理操作技术。⑥掌握急诊各种抢救设备、物品及药品的应用和管理。⑦掌握急诊患者心理护理要点及沟通技巧。⑧掌握突发事件和群体伤的急诊急救配合、协调和管理。

5.科室管理

(1)建立健全并严格遵守执行各项规章制度、岗位职责和相关诊疗技术规范、操作规程,保证医疗服务质量及医疗安全。

(2)根据急诊医疗工作制度与诊疗规范的要求,在规定时间内完成急救诊疗工作。急诊实行首诊负责制,不得以任何理由拒绝或推诿急诊患者,对危重急诊患者按照"先及时救治,后补交费用"的原则救治,确保急诊救治及时有效。

(3)制订并严格执行分诊程序及分诊原则,按患者的疾病危险程度进行分诊,对可能危及生命安全的患者应当立即实施抢救。

(4)设立针对不同病情急诊患者的停留区域,保证抢救室危重患者生命体征稳定后能及时转出,使其保持足够空间便于应对突来的其他危重患者急救。

(5)应当遵循《医院感染管理办法》及相关法律法规的要求,加强医院感染管理,严格执行标准预防及手卫生规范,并对特殊感染患者进行隔离。

(6)在实施重大抢救时,特别是在应对突发公共卫生事件或群体灾害事件时,应当按规定及时报告医院相关部门,医院根据情况启动相应的处置程序。

医院及医务管理部门应当指定专(兼)职人员负责急诊科管理,帮助协调紧急情况下各科室、部门的协作,指挥与协调重大抢救和急诊患者分流问题。

(四)新生儿病室

新生儿病室是设置在医疗机构内,收治胎龄 32 周以上或出生体重 1 500g 以上,病情相对稳定不需重症监护治疗新生儿的房间,可以设一间或多间。

1.新生儿室设置

应当具备与其功能和任务相适应的场所、设施、设备和技术力量。床位数应当满足患儿医疗救治的需要。二级以上综合医院应当在儿科病房内设置新生儿病室。有条件的综合医院以及儿童医院、妇产医院和二级以上妇幼保健院可以设置独立的新生儿病房。

2.新生儿病室的建筑布局

设置在相对独立的区域,接近新生儿重症监护病房。符合医院感染预防与控制的有关规定,做到洁污区域分开,功能流程合理。新生儿科病房分医疗区和辅助区,医疗区包括普通病室、隔离病室和治疗室等,有条件的可设置早产儿病室。辅助区包括清洗消毒间、接待室、配奶间、新生儿洗澡间(区)等,有条件的可以设置哺乳室。

无陪护病室每床净使用面积不少于 3 m²,床间距不小于 1 m。有陪护病室应当一患一房,净使用面积不低于 12 m²。

3.设施设备与药品

应当配备负压吸引装置、新生儿监护仪、吸氧装置、氧浓度监护仪、暖箱、辐射式抢救台、蓝光治疗仪、输液泵、静脉推注泵、微量血糖仪、新生儿专用复苏囊与面罩、喉镜和气管导管等基本设备。有条件的可配备吸氧浓度监护仪和供新生儿使用的无创呼吸机。

新生儿病室使用器械、器具及物品,应当遵循以下原则。

(1)手术使用的医疗器械、器具及物品必须达到灭菌标准。

(2)一次性使用的医疗器械、器具应当符合国家有关规定,不得重复使用。

(3)呼吸机湿化瓶、氧气湿化瓶、吸痰瓶应当每日更换清洗消毒,呼吸机管路消毒按照有关规定执行。

（4）蓝光箱和暖箱应当每日清洁并更换湿化液,一人用后一消毒。同一患儿长期连续使用暖箱和蓝光箱时,应当每周消毒一次,用后终末消毒。

（5）接触患儿皮肤、黏膜的器械、器具及物品应当一人一用一消毒。如雾化吸入器、面罩、氧气管、体温表、吸痰管、浴巾、浴垫等。

（6）患儿使用后的奶嘴用清水清洗干净,高温或微波消毒;奶瓶由配奶室统一回收清洗、高温或高压消毒;盛放奶瓶的容器每日必须清洁消毒;保存奶制品的冰箱要定期清洁与消毒。

（7）新生儿使用的被服、衣物等应当保持清洁,每日至少更换一次,污染后及时更换。患儿出院后床单元要进行终末消毒。

4.根据床位设置配备足够数量的医师和护士,人员梯队结构合理

其中医师人数与床位数之比应当为 0.3∶1 以上,护士人数与床位数之比应当为 0.6∶1 以上。医师应当有 1 年以上儿科工作经验,并经过新生儿专业培训 6 个月以上,熟练掌握新生儿窒息复苏等基本技能和新生儿病室医院感染控制技术,具备独立处置新生儿常见疾病的基本能力。

三级医院和妇幼保健院新生儿病室负责人应当由具有 3 年以上新生儿专业工作经验并具备儿科副高以上专业技术职务任职资格的医师担任;二级医院和妇幼保健院新生儿病室负责人应当由具有 3 年以上新生儿专业工作经验并具备儿科中级以上专业技术职务任职资格的医师担任。

护士要相对固定,经过新生儿专业培训并考核合格,掌握新生儿常见疾病的护理技能、新生儿急救操作技术和新生儿病室医院感染控制技术。三级医院和妇幼保健院新生儿病室护理组负责人应当由具备主管护师以上专业技术职务任职资格且有 2 年以上新生儿护理工作经验的护士担任;二级医院和妇幼保健院新生儿病室护理组负责人应当由具备护师以上专业技术职务任职资格且有 2 年以上新生儿护理工作经验的护士担任。

新生儿病室可根据实际需要配置其他辅助人员,经过培训并考核合格。

5.科室管理

（1）建立健全并严格执行各项规章制度、岗位职责和相关诊疗技术规范、操作流程,保证医疗质量及医疗安全。

（2）医护人员在进行诊疗、护理过程中应当严格执行查对制度,实施预防和控制感染的措施,确保医疗安全。

（3）新生儿如出现病情变化需要重症监护者,应当在进行必要的抢救后,及时转入重症监护病房,在转运过程中应当给予患儿基础生命支持。

6.医院感染管理

加强医院感染管理,建立并落实医院感染预防与控制相关规章制度和工作规范,并按照医院感染控制原则设置工作流程,降低医院感染危险。配备必要的清洁和消毒设施,每个房间内至少设置 1 套洗手设施、干手设施或干手物品,洗手设施应当为非手触式;对有感染高危因素的新生儿进行相关病原学检测,采取针对性措施,避免造成医院感染;严格限制非工作人员进入,患感染性疾病者严禁入室;配奶间环境设施应当符合国家相关规定,工作人员应当经过消毒技术培训且符合国家相关规定;通过有效的环境卫生学监测和医疗设备消毒灭菌等措施,减少发生感染的危险;针对监测结果,应当进行分析并进行整改。存在严重医院感染隐患时,应当立即停止接收新患儿,并将在院患儿转出。

对患具有传播可能的感染性疾病、有多重耐药菌感染的新生儿应当采取隔离措施并作标识;

发现特殊或不明原因感染患儿,要按照传染病管理有关规定实施单间隔离、专人护理,并采取相应消毒措施。所用物品优先选择一次性物品,非一次性物品必须专人专用专消毒,不得交叉使用。

医务人员在接触患儿前后均应当认真实施手卫生。诊疗和护理操作应当以先早产儿后足月儿、先非感染性患儿后感染性患儿的原则进行。接触血液、体液、分泌物、排泄物等操作时应当戴手套,操作结束后应当立即脱掉手套并洗手。

（五）血液透析室

血液透析室是利用血液透析（hemodialysis,HD）的方式,对因相关疾病导致慢性肾功能衰竭或急性肾功能衰竭的患者进行肾脏替代治疗的场所。通过血液透析治疗达到清除体内代谢废物,排出体内多余的水分,纠正电解质和酸碱失衡,部分或完全恢复肾功能。

1.设置肾病内科的二级以上医院可以设置血液透析室

并按照《医疗机构血液透析室管理规范》《医疗机构血液透析室基本标准（试行）》进行建设和管理。血液透析室应当具备与其功能和任务相适应的场所、设施、设备和人员等条件。建立血液透析患者登记及病历管理制度。透析病历包括首次病历、透析记录、化验记录、用药记录等。

2.血液透析室布局

血液透析室由透析治疗区、水处理区、治疗区、候诊区、接诊区、库房和患者更衣室等基本功能区域组成。各功能区域合理布局,区分清洁区与污染区,清洁区包括透析治疗区、治疗区、水处理区和库房等。透析治疗区由若干透析单元组成。每个透析单元由一台透析机和一张透析床（椅）组成,每个透析单元面积不少于 $3.2 m^2$,床（椅）间距不小于 $0.8 m$。血液透析室应当设置 4 个以上透析单元;水处理区面积应为水处理机占地面积的 1.5 倍以上,地面承重应符合设备要求,水处理设备应避免日光直射。

3.设施设备管理

血液透析室配备符合规定的透析机、水处理装置、抢救基本设备、供氧装置、中心负压接口或可移动负压抽吸装置、双路供电系统和通风设备。建立透析设备档案,对透析设备进行日常维护,保证透析机及其他相关设备正常运行。

4.人员配备

根据透析需要,配备足够数量、经过卫生行政部门指定机构不少于 6 个月的透析专业培训并考核合格的医护人员。根据工作需要,还应配备工程师（技师）和其他工作人员。

（1）医师配备:独立建制的血液透析室应当至少配备 3 名执业医师,并实行三级医师负责制;设置在相关科室内的血液透析室,其医师可由相关科室统一安排,应当有至少 1 名主治医师负责血液透析室的日常工作;三级医院血液透析室负责人应当由具备副高以上专业技术职务任职资格,并具有丰富透析专业知识和工作经验的执业医师担任。二级医院血液透析室负责人应当具有中级以上专业技术职务任职资格,并具有一定血液透析工作经验的执业医师担任。

（2）护士配备:血液透析室护士的配备应当根据透析机和患者的数量以及透析环境等合理安排,每名护士负责操作及观察的患者应相对集中且数量不得超过 5 个。护士应当熟练掌握血液透析机及各种血液透析通路的护理、操作,严格执行各项操作规程,定期巡视患者及机器运作情况,做好相关护理记录;三级医院血液透析室护士长或护理组长应由具备一定透析护理工作经验的主管护师担任,二级医院血液透析室护士长或护理组长应由具备一定透析护理工作经验的护师担任。

（3）工程师（技师）配备：设置10台以上透析机的血液透析室应当配备1名具备机械和电子学知识及一定的医疗知识、熟悉透析机和水处理设备的性能结构、工作原理和维修技术、具有技师或工程师资质的专职技师。技师负责透析设备日常维护，保证正常运转，定期进行透析用水及透析液的检测，确保其符合质量要求。

5.科室管理

（1）建立并严格执行消毒隔离制度、透析液及透析用水质量检测制度、相关诊疗技术规范和操作规程、设备运行记录与检修制度等制度。

（2）保持空气清新，光线充足，环境安静，符合医院感染控制的要求。清洁区应达到《医院消毒卫生标准》中规定Ⅲ类环境的要求；清洁区应当每日进行有效的空气消毒；每次透析结束应更换床单、被单，对透析间内所有的物品表面及地面进行消毒擦拭。

（3）建立医院感染控制监测制度，包括环境卫生学监测和感染病例监测，分析原因并进行整改，如存在严重隐患，应当立即停止收治患者，并将在院患者转出。

（4）设立隔离治疗间或隔离区域，配备专门的透析操作用品车，对乙型肝炎患者进行隔离透析，工作人员相对固定。

（5）医务人员和患者更衣区应当分开设置，根据实际情况建立医务人员通道和患者通道。医务人员进入清洁区应当穿工作服、换工作鞋，对患者进行治疗或者护理操作时应当遵循医疗护理常规和诊疗规范。

（6）根据设备的要求定期对水处理系统进行冲洗、消毒，定期进行水质检测，确保符合质量要求。每次消毒和冲洗后测定管路中消毒液残留量，确定在安全范围。建立透析液和透析用水质量监测制度，透析用水每月进行1次细菌培养，在水进入血液透析机的位置收集标本，细菌数不能超出200 cfu/mL；透析液每月进行1次细菌培养，在透析液进入透析器的位置收集标本，细菌数不能超过200 cfu/mL；透析液每3个月进行1次内毒素检测，留取标本方法同细菌培养，内毒素不能超过2 eu/mL；自行配制透析液的单位应定期进行透析液溶质浓度的检测，留取标本方法同细菌培养，结果应当符合规定；透析用水的化学污染物情况至少每年测定一次，软水硬度及游离氯检测至少每周进行1次，结果应当符合规定。

（7）严格执行一次性使用物品的规章制度。经国家食品药品监督管理总局批准的可以重复使用的血液透析器应当遵照原卫生部委托中华医学会制定的《血液透析器复用操作规范》进行操作。

（六）消毒供应中心

消毒供应中心（central sterile supply department，CSSD）是医院内承担各科室所有重复使用诊疗器械、器具和物品清洗、消毒、灭菌以及无菌物品供应的部门。供应物品的质量是医疗安全与质量的基础，为保证物品供应质量和效率，应按照相关的法律法规及《医院消毒供应中心第1部分：管理规范》《消毒供应中心第2部分：清洗消毒及灭菌技术操作规范》《消毒供应中心第3部分：清洗消毒及灭菌效果监测标准》进行规范管理。

为保证物品质量，全院采取集中管理的方式，对所有需要消毒或灭菌后重复使用的诊疗器械、器具和物品由消毒供应中心回收，集中清洗、消毒、灭菌和供应。

1.消毒供应中心设置

消毒供应中心相对独立，周围环境清洁，无污染源；内部环境整洁，通风、采光良好，分区明确并有间隔。总体分为辅助区域和工作区域，辅助区域包括工作人员更衣室、值班室、办公室、休息

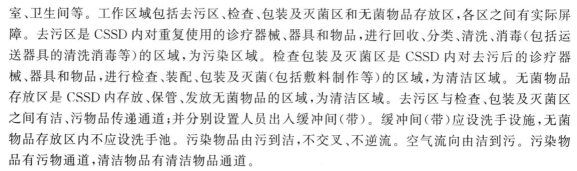

室、卫生间等。工作区域包括去污区、检查、包装及灭菌区和无菌物品存放区,各区之间有实际屏障。去污区是 CSSD 内对重复使用的诊疗器械、器具和物品,进行回收、分类、清洗、消毒(包括运送器具的清洗消毒等)的区域,为污染区域。检查包装及灭菌区是 CSSD 内对去污后的诊疗器械、器具和物品,进行检查、装配、包装及灭菌(包括敷料制作等)的区域,为清洁区域。无菌物品存放区是 CSSD 内存放、保管、发放无菌物品的区域,为清洁区域。去污区与检查、包装及灭菌区之间有洁、污物品传递通道;并分别设置人员出入缓冲间(带)。缓冲间(带)应设洗手设施,无菌物品存放区内不应设洗手池。污染物品由污到洁,不交叉、不逆流。空气流向由洁到污。污染物品有污物通道,清洁物品有清洁物品通道。

2.消毒灭菌设施

根据医院消毒供应中心的规模、任务及工作量,合理配置清洗消毒设备及配套设施,符合规范要求。配置有基本消毒灭菌设备设施。根据工作岗位的不同需要,配备相应的个人防护用品。

3.人员配备

根据 CSSD 的工作量和各岗位需求,科学、合理地配备人力,包括具有执业资格的护士、消毒员和其他工作人员。CSSD 的工作人员应正确掌握各类诊疗器械、器具和物品的清洗、消毒、灭菌的知识与技能;掌握相关清洗、消毒、灭菌设备的操作规程;掌握职业安全防护原则和方法;掌握医院感染预防与控制的相关知识;掌握相关的法律、法规、标准和规范。建立在职继续教育计划,根据专业进展,开展培训,更新知识。

4.质量监测

为保证物品质量,由专人负责对清洗质量、消毒质量和灭菌质量进行监测工作,建立清洗、消毒、灭菌操作的过程记录,记录应具有可追溯性,清洗、消毒监测资料和记录的保存期应≥6 个月,灭菌质量监测资料和记录的保存期应≥3 年,定期对监测资料进行分析和总结,做到持续质量改进。

四、医护一体化构建质量和安全屏障

长期以来,国内医护合作多体现为医师下达医嘱、护士执行,医护各行其是,缺乏高效的沟通与协作。责任护士不能更清晰地掌握患者的诊疗方案与思路,医师也不能更有效的了解患者昼夜病情变化,以至于有时医护口径不一致,从而造成患者困惑,甚至引发医疗纠纷。此现象在患者众多、工作繁忙、医护人员相对不足的大型医院尤为突出。医护之间的良好沟通与协作是多年来关注的重点,其重要性已在患者安全和健康保健的实施效果方面得到证实。有研究发现,医护沟通协作不良对患者护理效果的显著不同。根据美国护理协会的定义:医护合作是医师与护士之间的一种可靠合作过程,医护双方均能认可并接受各自的行为与责任范围,能保护双方利益,并达成共同实现的目标,同时医护之间有合理分工、密切联系、信息交换、相互协作、补充和促进,而非单纯的医护一起工作。通过全新的一体化合作模式使医护双方共同受益,能提升医疗护理质量,提高工作效率,提升患者满意度。

(一)医护一体化工作模式概述

1.医护一体化的定义

医护一体化是指以患者为中心,医师和护士形成相对固定的诊疗团队,以医护小组的形式为患者提供治疗、护理、康复一体化的责任制整体医疗服务。医护一体模式是以责任制整体服务模式为基础,以亚专业为核心,以患者及多方需求为导向发展而成的一种新型临床团队式服务模式。医护一体模式强调医师与护士应在平等自主、相互尊重的文化下协同合作。具体包括:①以亚专业为核心,重组医疗和护理团队的人力资源,构建医护一体亚专业团队;②护士长与医疗组长组成决策层,负责患者管理方案的决策和指导;责任护士与责任医师组成实施层,在决策层的指导下完成方案的实施;③护士与医师共同讨论、制订和实施以患者为中心的管理方案;④医护团队聚焦提高医疗安全和质量,减少无效、无益、甚至有害的医护干预,及时评估、预警和处理并发症;⑤强化护士的管理协调职能,承担团队合作中的协调与管理工作,包括联络多科会诊、培训和指导新进医师及实习医师等。

2.医护一体化工作模式的创新点

医护一体化工作模式打破了原有的医患、护患两条平行线的模式,重建医、护、患三位一体的崭新工作格局,护士参与诊疗计划的制订,共同讨论治疗护理方案,医护共同查房及病例讨论,在为患者提供整体护理的基础上提供整体医疗服务。

(二)医护一体化工作实施

1.提高对医护一体化工作模式的认识

在临床工作中,医护人员有各自的执业范围和工作内容,但在实际工作中,却密不可分,应该以患者为中心,多角度全方位保障患者的安全,提升医疗护理质量,改善患者体验,提升患者满意度。

2.构建医护一体化工作团队

医护一体化工作团队是由2人或2人以上医护人员组成,根据患者的需要和科室人员的情况,进行分工协作,开展工作。

3.团队成员分工与协作

团队中的每一位成员,都有其明确的工作职责和内容,制订工作路径和流程,明确每个环节中各自的任务,需要协作的内容,谁做?怎么做?做到什么程度?什么时候做?

4.沟通与协作是医护一体化工作成功的基础

在传统的工作中,存在各干各事,不清楚对方要干什么,也不理解为什么要这样做的问题。即使执行了医嘱,也是机械的、简单的执行,缺乏对患者的评估和观察,缺乏对执行措施的认知,导致发生严重的不良事件的可能。在某医院曾经发过这样的事故:患者因感冒到医院就医,医师诊断清楚,但把氨溴索注射液误写成了肌肉松弛剂维库溴铵,药剂师未按规定审方而发出药物,护士按照医嘱输注给患者,最后患者抢救无效死亡,在这个案例中,医师-护士-药剂师之间缺乏沟通是导致事件发生的重要原因之一。沟通时间、沟通方式、沟通内容等需要进一步的明确。

5.医护一体化工作的阶段总结与完善

医护一体化工作模式在实施的过程中,能促进质量和效率的提高,但在应用过程中,也可能存在一些问题,如同医疗护理质量要进行PDCA循环,医护一体化工作模式也需要不断总结,不断完善,以进一步优化流程,完善模式,实现提高质量、提高效率、提升医患满意度的目的。

(邱玉萍)

第三章

医院感染与防控

第一节　概　　述

　　医院感染是指住院患者在医院内获得的感染,包括在住院期间发生的感染和在医院内获得出院后发生的感染;但不包括入院前已开始或入院时已存在的感染。医院工作人员在医院内获得的感染也属医院感染。自有医院以来就存在着医院感染问题。医院感染不可能消灭,但通过有效的预防和控制,可以降低医院内感染的发生。

一、分类

　　(一)按感染部位分类

　　全身各器官、各部位都可能发生医院感染,可分为呼吸系统医院感染、手术部位医院感染、泌尿系统医院感染、血液系统医院感染、皮肤软组织医院感染等。

　　(二)按病原体分类

　　按病原体分类可将医院感染分为细菌感染、病毒感染、真菌感染、支原体感染、衣原体感染及原虫感染等,其中细菌感染最常见。每一类感染又可根据病原体的具体名称分类,如柯萨奇病毒感染、铜绿假单胞菌感染、金黄色葡萄球菌感染等。

　　(三)按病原体来源分类

　　1.内源性感染

　　内源性感染又称自身感染,是指各种原因引起的患者在医院内遭受自身固有病原体侵袭而发生的医院感染。病原体为寄居在患者体内的正常菌群,通常是不致病的,但当个体的免疫功能受损、健康状况不佳或抵抗力下降时则会成为条件致病菌发生感染。

　　2.外源性感染

　　外源性感染又称交叉感染,是指各种原因引起的患者在医院内遭受非自身固有的病原体侵袭而发生的感染。病原体来自患者身体以外的个体、环境等。包括从个体到个体的直接传播和通过物品、环境而引起的间接感染。

二、发病原因

　　任何感染都是致病微生物与宿主在一定条件下相互作用而发生的一种病理过程。医院感染也不例外,一方面,病原体寻找一切机会和途径侵入人体,并在其生长、繁殖过程中排出代谢产物,损害宿主的细胞和组织;另一方面,人体启动其各种免疫防御机制,力图将侵入的病原体杀灭,将其连同毒性产物排出体外。两者力量的强弱和增减,决定着整个感染过程的发展和结局。

医院内有各种疾病的患者,其免疫防御功能都存在不同程度的损害和缺陷。同时,患者在住院期间,又由于接受各种诊断和治疗措施,如气管插管、泌尿道插管、内镜、大手术及放射治疗、化疗等,又不同程度地损伤并降低了患者的免疫功能。加之医院中人员密集,有各种感染疾病的患者随时可能将病原体排入医院环境中。于是医院内的空气受到严重污染,成为微生物聚集的场所。细菌、病毒、真菌等微生物在医院的空气、物体表面、用具、器械等处皆可存在。这样,处于抵抗力低下的各种患者,又活动在微生物集中的环境里,时刻都有遭受医院感染的危险。

三、传播特点

医院感染的传播过程包括三个环节,即感染源、传播途径和易感人群,缺一不可。

(一)感染源

(1)已感染的患者。

(2)带菌者或自身感染者。

(3)环境中的病原体。

(4)动物感染源。

(二)传播途径

传播途径包括:①接触传播;②空气传播;③水和食物传播;④医源性传播,例如消毒不够、各种内镜检查、插管、呼吸治疗装置、输液器、血液透析等医疗器械操作;⑤生物媒介传播。

(三)易感人群

(1)机体免疫功能受损者。

(2)婴幼儿及老年人。

(3)营养不良者。

(4)接受免疫抑制剂治疗者。

(5)长期使用广谱抗菌药物者。

(6)住院时间长者。

(7)手术时间长者。

(8)接受各种介入性操作的患者。

四、预防与控制

(1)健全医疗机构医院感染管理体系,实行主要负责人负责制,配备医院感染管理专(兼)职人员,承担医院感染管理和业务技术咨询、指导工作。

(2)制定符合本单位实际的医院感染管理规章制度,内容包括清洁消毒与灭菌、隔离、手卫生、医源性感染预防与控制措施、医源性感染监测、医源性感染暴发报告制度、一次性使用无菌医疗器械管理、医务人员职业卫生安全防护、医疗废物管理等。

(3)医院感染管理专(兼)职人员负责对全体职员开展医院感染管理知识培训。

(4)布局流程应遵循洁污分开的原则,诊疗区、污物处理区、生活区等区域相对独立,布局合理,标识清楚,通风良好。

(5)环境与物体表面一般情况下先清洁再消毒。当其受到患者的血液、体液等污染时,先去除污染物,再清洁与消毒。清洁用具应分区使用,标志清楚,定位放置。

(6)医疗器械、器具、物品的消毒灭菌应达到如下要求:①进入人体组织、无菌器官的医疗器械、器具和物品必须灭菌;耐热、耐湿的手术器械,应首选压力蒸汽灭菌,不应采用化学消毒剂浸泡灭菌。②接触皮肤、黏膜的医疗器械、器具和物品必须消毒。③各种用于注射、穿刺、采血等有创操作的医疗器具必须一用一灭菌。④医疗机构使用的消毒药械、一次性医疗器械和器具应当符合国家有关规定。一次性使用的医疗器械、器具不得重复使用。⑤被朊病毒、气性坏疽及突发不明原因的传染病病原体污染的诊疗器械、器具和物品,应按照《医疗机构消毒技术规范》有关规定执行。

(7)基层医疗机构设消毒供应室的,应当严格按照《医院消毒供应中心第二部分:清洗消毒及灭菌技术操作规范》规定对可重复使用的医疗器械进行清洗,并使用压力蒸汽灭菌法灭菌。没有设置消毒供应室的基层医疗机构,可以委托经地级市以上卫生计生行政部门认定的医院消毒供应中心,对可重复使用的医疗器械进行清洗、消毒和灭菌。

(8)无菌物品、清洁物品、污染物品应当分区放置。无菌物品必须保持包装完整,注明物品名称、灭菌日期、失效日期,以及检查打包者姓名或编号、灭菌器编号、灭菌批次号等标识,按灭菌日期顺序置于无菌物品存放柜内,并保持存放柜清洁干燥。

(9)从无菌容器中取用无菌物品时应使用无菌持物钳(镊)。从无菌容器(包装)中取出的无菌物品,虽未使用也不可放入无菌容器(包装)内,应重新灭菌处理后方可使用。

(10)一次性使用无菌医疗用品应由医疗机构统一采购,购入时索要《医疗器械生产企业许可证》《医疗器械产品注册证》及附件、《医疗器械经营企业许可证》等证明文件,并进行质量验收,建立出入库登记账册。用前应检查小包装的密封性、灭菌日期及失效日期,进口产品应有相应的中文标识等,发现不合格产品或质量可疑产品时不得使用。使用中发生热原反应、感染或其他异常情况时,应当立即停止使用,并及时上报医疗机构主管部门。使用后的一次性使用医疗用品按医疗废物进行处置。

(11)应根据消毒对象选择消毒剂的种类,所用的消毒剂必须由医疗机构统一采购,购入时索要《消毒产品生产企业卫生许可证》《消毒产品卫生安全评价报告》等证明文件,建立进货验收和出入库登记账册。严格按照消毒剂使用说明书中的使用范围、方法、注意事项正确使用。医务人员应掌握消毒剂的使用浓度、配制方法、消毒对象、更换时间、影响因素等,保证消毒效果的可靠。具体选择原则和适用方法参照《医疗机构消毒技术规范(2012年版)》。

(12)严格掌握抗菌药物临床应用的基本原则,合理使用抗菌药物。规范抗菌药物的种类、剂量、给药时间和途径,严格遵循"能口服的不注射,能肌内注射的不静脉注射"的用药原则。

(13)提高医务人员手卫生依从性和正确率,特别是在诊断、治疗、护理等操作前后严格实施手卫生。有关要求参照《医务人员手卫生规范》。

(14)医护人员诊疗操作时严格遵守无菌操作原则。

(15)诊疗工作应当遵循《医院隔离技术规范》按照标准预防的原则做好防护工作。

(16)使用后的锐器应当立即弃置于符合规定的利器盒内。严禁用手直接接触使用后的针头、刀片等锐器,落实防止锐器伤的各项措施。

(17)医务人员应当参照《医院感染诊断标准(试行)》,掌握医院感染诊断标准。发生3例以上医院感染暴发或5例以上疑似医院感染暴发时,应当于12小时内向所在地县级卫生行政部门

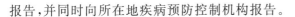

报告,并同时向所在地疾病预防控制机构报告。

五、发生后工作流程

(一)医院感染散发的报告与控制

(1)当出现医院感染散发病例时,经治医师应及时向本科室医院感染监控小组负责人报告,并于 24 小时内填表报告医院感染管理科。

(2)科室监控小组负责人应在医院感染控制科的指导下,及时组织经治医师、护士查找感染原因,采取有效控制措施。

(3)确诊为传染病的医院感染,按《传染病防治法》的有关规定报告和控制。

(二)医院感染流行、暴发的报告与控制

1.医院感染流行、暴发的报告

(1)出现医院感染流行趋势时,医院感染控制科应于 24 小时内报告主管院长和医务科,并通报相关部门。

(2)经调查证实出现医院感染流行时,医院应于 24 小时内报告当地卫生行政部门。

(3)当地卫生行政部门确定为医院感染流行或暴发时,应于 24 小时内逐级上报至省卫生行政部门;省卫生行政部门接到医院感染流行或暴发的报告后,应于 24 小时内上报国务院卫生行政部门。

(4)确诊为传染病的医院感染,按《传染病防治法》的有关规定进行报告。

2.出现医院感染流行或暴发趋势时,应采取下列控制措施

(1)临床科室及时查找原因,协助调查和执行控制措施。

(2)医院感染控制科及时进行流行病学调查处理。

(3)当其他医院发生医院感染流行或暴发时,应对本地区或本院同类潜在危险因素进行调查并采取相应控制措施。

(4)确诊为传染病的医院感染,按《传染病防治法》的相关防治指南的有关规定进行管理。

(彭思琪)

第二节　常见医院感染的防控

一、血流感染

败血症是由各种病原微生物(细菌或真菌)和毒素侵入血流所引起的血液感染。菌血症只是细菌一过性侵入血液循环,不久即被机体防御功能抑制或清除,虽可获阳性血培养结果却并没有相应的临床症状。目前把败血症和菌血症统称为血流感染。近年来,随着广谱抗菌药物、激素的广泛应用以及创伤性诊疗技术的广泛开展,血流感染的发病率有逐年增高趋势。随着静脉导管技术的广泛应用,导管相关性血流感染(CRBSI)的发病率也随之上升。由于 CRBSI 的发生,延长了患者住院时间,增加了住院费用,同时也增加了病死率。

（一）病因

1.引起血流感染的危险因素

（1）机体屏障功能的完整性受到破坏，如手术、创伤、动静脉置管、气管插管等。

（2）引起机体免疫力下降的因素，如激素、化疗、免疫抑制剂等的使用，人类免疫缺陷病毒（HIV）感染。

（3）昏迷、营养不良、高龄等也是血流感染的危险因素。

2.血流感染的病原学

引起血流感染的病原菌随着各种操作技术的开展及抗感染药物的应用而不断变化，近20年来，革兰氏阳性菌如凝固酶阴性葡萄球菌（CNS）、金黄色葡萄球菌（金葡菌）、肠球菌和真菌引起的血流感染发病率增加，而革兰氏阴性菌引起的血流感染相应减少。我国文献报道，革兰氏阳性菌57.19％，革兰氏阴性菌35.96％。革兰氏阳性菌中以CNS分离率最高（40.75％），已成为医院血流感染的第1～3位病原菌，并认为CNS是CRBSI的重要病原菌。引起血流感染病原菌的耐药性亦逐渐增加，甲氧西林耐药的金黄色葡萄球菌（MRSA）、万古霉素耐药的肠球菌（VRE），产ESBLs的革兰氏阴性菌及其他耐药菌株不断出现。据报道，在血流感染中MRSA约占30％，产ESBLs的革兰氏阴性菌约占2％，耐碳青霉烯类的铜绿假单胞菌约占12％。

CRBSI主要来源于皮肤污染的病原菌有表皮葡萄球菌、金葡菌、杆菌属及棒状杆菌属；来源于医务人员污染的病原菌有铜绿假单胞菌、不动杆菌、嗜麦芽窄食单胞菌、白色念珠菌及近平滑念珠菌。

（二）临床表现

血流感染并无特征性临床表现，主要有发热、寒战、皮疹、肝脾大、呼吸急促或过度通气、意识障碍，外周血白细胞总数增加、核左移、血小板减少等。病情严重者可有脏器灌注不足的表现，如低氧血症、高乳酸血症、少尿、低血压、甚至休克、DIC、MODS。不同病原菌的血流感染临床表现各有特点；而不同群体，如老年人、婴幼儿、孕妇，以及烧伤、AIDS患者等的血流感染也各有临床差异。

1.金葡菌血流感染

社区获得性金葡菌血流感染多为青壮年和体力劳动者，原发病灶常为疖、痈、伤口感染；医院获得性金葡菌血流感染多为机体防御功能低下者，常通过口腔黏膜及呼吸道入侵所致。临床表现常较典型，急性发病，寒战高热，皮疹可有瘀点、荨麻疹、猩红热样皮疹及脓疱疹等。关节症状较明显，大关节疼痛，有时红肿。金葡菌血流感染的另一特点有迁徙性损害，常见多发性肺部浸润，甚至形成脓肿；其次有肝脓肿、骨髓炎、关节炎、皮下脓肿等。

2.中枢神经系统血流感染

中枢神经系统（CNS）血流感染常为异物如人工瓣膜、人工关节、各种导管及起搏器等留置体内所致。中性粒细胞减少者尤易发生表皮葡萄球菌血流感染，常由静脉输液导管带入感染。通常CNS由于毒力较低，症状可能相对较轻，预后也较好。有时除发热外没有其他症状，诊断只能依赖血培养结果。但CNS又是血培养最可能污染的病原菌，故CNS血流感染的诊断应包括：①血培养至少有多次不同部位的阳性结果；②数次分离到的CNS的耐药菌应相同；③临床排除其他原因所致发热或病情恶化。

3.革兰氏阴性菌血流感染

以大肠埃希菌最为多见，其次是肺炎克雷伯菌和铜绿假单胞菌。革兰氏阴性菌血流感染以医院感染为多,起病多有发热,且发热可能是唯一症状,即缺乏感染定位症状。临床过程凶险,40%左右的患者可发生脓毒性休克,有低蛋白血症者更易发生休克,严重者出现 MODS、DIC 等。大肠埃希菌血流感染占医院血流感染的 10%左右,常见的原发病灶是静脉导管、气管插管、泌尿生殖道、胃肠道、胆道或呼吸道感染,以尿路感染尤其是有尿路梗阻者最为常见。肺炎克雷伯菌血流感染占医院血流感染的 8%左右,常见的原发病灶为静脉导管、尿道、下呼吸道、胆道、手术创面和气管插管。铜绿假单胞菌血流感染占医院血流感染的 13.6%,常见于免疫功能低下人群。危险因素有血液系统恶性肿瘤、粒细胞减少、糖尿病、器官移植、严重烧伤、大面积皮肤破损、应用肾上腺皮质激素、AIDS、化疗、泌尿道溃疡、静脉导管、尿道装置或导尿管、手术及早产儿等。

4.念珠菌属血流感染

真菌血流感染病原菌以念珠菌属占绝大多数,念珠菌属血流感染中以白念珠菌最多,占50%左右,非白念珠菌主要有光滑念珠菌、克柔念珠菌、近平滑念珠菌和热带念珠菌。近年来念珠菌属血流感染发病率明显增多,已占血流感染的第 4 位,而且非白念珠菌血流感染逐渐多于白念珠菌血流感染。近年来,光滑念珠菌已成为引发成年人念珠菌感染的第二大病原体,仅次于白念珠菌。虽然光滑念珠菌的致病性与毒性均不及白念珠菌,但由于它对唑类抗真菌药物存在先天性或获得性耐药,因此其危害性不亚于白念珠菌感染。念珠菌属血流感染大多数病例都是免疫功能低下的患者(肿瘤、白血病、慢性肝或肾病、AIDS 等),且多数发生在医院内,如长期接受皮质激素或(和)广谱抗菌药物治疗、静脉置管、透析疗法、肿瘤化疗、高能营养等,亦可伴有细菌性血流感染。一般发生在严重原发病的病程后期,病情进展缓慢,毒血症状可较轻,临床并无特征性表现,易被原发病和同时存在的细菌感染所掩盖。

(三)诊断

1.血流感染诊断标准

2001 年中华人民共和国卫生部(现国家卫健委)发布的医院感染诊断标准(试行)中血流感染临床诊断:发热>38 ℃或低体温<36 ℃,可伴有寒战,并合并下列情况之一。①有入侵门户或迁徙病灶;②有全身中毒症状而无明显感染灶;③有皮疹或出血点、肝脾大、外周血中性粒细胞增多伴核左移,且无其他原因可解释;④收缩压<90 mmHg,或较原收缩压下降>40 mmHg。

血流感染的病原学诊断:在临床诊断的基础上,符合下述两条之一即可诊断。①血培养分离出病原微生物。若为常见皮肤菌,如类白喉棒状杆菌、肠杆菌、CNS 等,需在不同时间采血 2 次或多次培养阳性;②血液中检测到病原体的抗原物质。

2.CRBSI 确诊标准

(1)有中心静脉置管史,插管>24 小时出现发热,体温>38.5 ℃,除外其他部位的感染,导管细菌培养阳性,拔管后,体温恢复正常。

(2)分别从导管和其他外周血管采血均培养出同种细菌。

血流感染中血培养最为重要,宜在抗菌药物应用前及寒战、高热时采血,应在不同部位采血 2 次以上送检,每次间隔约 1 小时。每次抽血量至少 5～10 mL,总血量需要 20～30 mL。两次血培养获同一菌株,或一次血培养结果的菌株与原发或继发感染灶脓液或胸腔液、腹水培养结果一致时则更有诊断价值。

(四)治疗

1.抗菌药物应用

(1)选择敏感的抗菌药物:必须让病原菌接触到超过 MIC 的敏感抗菌药物,力求感染部位抗菌药物浓度数倍于 MIC 值。一般而言血清药物浓度应超过 MIC 值的 3～10 倍,所以给药途径宜分次静脉推注或滴注。

金葡菌血流感染:研究表明社区获得性金葡菌血流感染中 MRSA 占 25%,而医院获得性金葡菌血流感染中 MRSA 占 40%。金葡菌血流感染的治疗首选苯唑西林或氯唑西林,青霉素过敏的患者可选用头孢拉定、头孢唑林等第一代头孢菌素,若怀疑病原菌为 MRSA,则首选万古霉素、去甲万古霉素,亦可选用替考拉宁、利奈唑胺。

CNS 血流感染:若血培养 CNS 阳性或怀疑为 CRBSI 时,应立即拔除静脉导管,并使用有效的抗感染药物。CNS 感染常为医院感染,因而甲氧西林耐药 CNS(MRCNS)约占 80%。治疗 MRCNS 所致血流感染,首选万古霉素或去甲万古霉素,并常需联合磷霉素或利福平,也可选用奎奴普丁-达福普汀等新抗菌药物。

革兰氏阴性菌血流感染:产 ESBLs 的革兰氏阴性菌主要是大肠埃希菌和肺炎克雷伯菌,约占 42.53%。第一、第二、第三代头孢菌素、庆大霉素、环丙沙星对大肠埃希菌均有良好的抗菌作用,但中国大肠埃希菌对喹诺酮类药物的耐药率高达 50% 以上。耐药的大肠埃希菌引起的血流感染应选用 β-内酰胺/β-内酰胺酶抑制剂和头孢吡肟,若产 ESBLs 的菌株所致感染应选用碳青霉烯类如亚胺培南、美罗培南等。肺炎克雷伯菌血流感染的治疗应根据药敏结果选用第三代头孢菌素、氟喹诺酮类、氨基糖苷类或 β-内酰胺/β-内酰胺酶抑制剂。若产 ESBLs 的肺炎克雷伯菌引起的血流感染可选用碳青霉烯类药物。铜绿假单胞菌引起的血流感染可选用头孢他啶或头孢哌酮/舒巴坦、氨曲南联合阿米卡星,也可选用碳青霉烯类。

念珠菌属血流感染:白念珠菌血流感染首选氟康唑,若无效或非白念珠菌血流感染可选伊曲康唑、伏立康唑、两性霉素 B 或两性霉素 B 脂质体。Brost 等进行的一项体外抗真菌药物敏感性试验中发现,光滑念珠菌在暴露于氟康唑 4 天以后,对氟康唑、伊曲康唑、伏立康唑均产生稳定的耐药性。因此,根据目前的临床用药指南推荐,对于病情不稳定、先前接受过唑类抗真菌药治疗,尤其是对氟康唑耐药的念珠菌血流感染(如光滑念珠菌)的患者,最好选用除氟康唑、伏立康唑之外其他的药物进行治疗。

(2)抗菌药物的药代动力学(PK)及临床药效学(PD):浓度依赖性抗菌药物(如氨基糖苷类和氟喹诺酮类)要保证每次药量达到足够高的血药浓度。氨基糖苷类药物的血药浓度,峰值/MIC 值为 8～10,则有效率＞90%;氟喹诺酮类药物的 AUC/MIC＞100 时疗效好。时间依赖性抗菌药物(如 β-内酰胺类)要注意药量与给药间隔时间,能让病原菌接触到超过 MIC 浓度的药物即可,但此药物必须维持足够长的时间才能取得临床疗效。应用 β-内酰胺类药物务必使其给药间隔时间的百分数(T＞MIC%)达到 40% 以上,即使使用了敏感的 β-内酰胺类药物,如果 T＞MIC% 不足 40% 则临床不会有效。

(3)联合用药:联合用药的理由如下。①扩大抗菌谱,覆盖各种可能的病原菌;②复数菌血流感染逐渐增多,联合用药可能获得最适当的抗菌范围;③单一抗菌药物较易诱导细菌产生耐药性,联合用药可获得"低诱导"和"低选择"的效果。

(4)何时停用抗菌药物:治疗后无迁徙性病灶,可在退热后 4～5 天考虑停药,若病原菌是难以清除的病灶(心瓣膜、骨关节),抗菌药物使用期必须适当延长,至少 3 周以上;或在体温下降正常,临床症状基本消失后继续用药 7～10 天。

2.CRBSI 的处理

在决定 CRBSI 的治疗时,是否需要拔除导管是最重要的决策,先要根据病原菌的毒力(CNS

属低度毒力,而金葡菌及念珠菌属中、高度毒力)及并发症(如低血压、静脉脓毒性血栓及栓塞性疾病、心内膜炎、放置导管局部感染等)将 CRBSI 的危险性分为低、中、高三类,再来决定是否需要拔管。由低度毒力病原菌引起的无并发症的 CRBSI 常不引起深部感染,属低危险性,对抗菌药物治疗有效者暂可不拔除导管;由中、高度毒力病原菌引起的 CRBSI 及有严重基础疾病或免疫障碍患者伴有导管相关并发症者都属高危患者,均应拔除导管,并且及时使用适宜的抗菌药物治疗。

3.肾上腺皮质激素应用

血流感染伴有明显的毒血症状,如重要器官心、脑、肺、肝、肾出现中毒性病变及脓毒性休克时,在有效抗菌药物治疗下,可静脉滴注地塞米松 5～10 mg/d 或氢化可的松 200～400 mg/d,治疗 2～3 天,毒血症状缓解或休克纠正后即可停用。

(五)预防

积极治疗原发病、控制感染扩散是预防血流感染的主要措施。注意补充营养,提高患者机体免疫力。医护人员加强无菌概念,严格按照操作常规,尤其注重手卫生。疮疖痈肿切忌挤弄或以针挑刺等,头面部尤为禁忌。

有报道先用 10% 碘伏准备皮肤,继之使用 10% 碘伏软膏保护穿刺部位皮肤,并盖以无菌纱布及透明胶膜固定,可以降低导管相关感染的发生,局部使用抗葡萄球菌软膏(如莫匹罗星软膏)亦可降低导管相关感染的发生。采用米诺环素联合依地酸(EDTA)封锁导管可以防治高危患者反复发作的导管感染。

(六)护理

1.置管前

(1)严格掌握使用血管导管的适应证,评估患者置管的必要性。

(2)选择合适的静脉置管穿刺点,应当充分考虑置管的安全性和适用性,最大限度地避免置管感染、损伤等相关并发症的发生。

2.置管时

(1)严格执行无菌技术操作规程。置管时应当遵守最大限度的无菌屏障要求。置管部位应当铺大无菌单(巾);置管人员应当戴帽子、口罩、无菌手套,穿无菌手术衣。

(2)严格按照《医务人员手卫生规范》,认真洗手并戴无菌手套,尽量避免接触穿刺点皮肤。置管过程中手套污染或破损应当立即更换。

(3)置管使用的医疗器械、器具等医疗用品和各种敷料必须达到灭菌水平。

(4)选择合适的静脉置管穿刺点。中心静脉置管时,应当首选锁骨下静脉,尽量避免使用颈静脉和股静脉。

(5)采用皮肤消毒剂消毒穿刺部位皮肤,宜选用浓度超过 0.5% 的氯己定醇类皮肤消毒液,也可选用 2% 碘酊或 75% 乙醇进行消毒。氯己定以其抗菌谱广、对皮肤刺激小而被推荐,但不宜用于<2 个月的婴儿。自穿刺点由内向外以同心圆方式消毒,消毒范围应当符合置管要求。消毒后皮肤穿刺点应当避免再次接触。皮肤消毒待干后,再进行置管操作。

(6)患疖肿、湿疹等皮肤病或患感冒、流感等呼吸道疾病,以及携带或感染多重耐药菌的医务人员,在未治愈前不应当进行置管操作。

3.置管后

(1)应当尽量使用无菌透明、透气性好的敷料覆盖穿刺点,对于高热、出汗、穿刺点出血、渗出的患者应当使用无菌纱布覆盖。

（2）应当定期更换置管穿刺点覆盖的敷料。更换间隔时间为：无菌纱布为 1 次/2 天，无菌透明敷料为 1～2 次/周，如果纱布或敷料出现潮湿、松动、可见污染时应当立即更换。

（3）医务人员接触置管穿刺点或更换敷料时，应当严格执行手卫生规范。

（4）保持导管连接端口的清洁，注射药物前，应当用 75％乙醇或含碘消毒剂进行消毒，待干后方可注射药物。如有血迹等污染时，应当立即更换。

（5）患者在沐浴或擦身时，应当注意保护导管，不要把导管淋湿或浸入水中。

（6）在输血、输入血制品、脂肪乳剂后的 24 小时内或者停止输液后，应当及时更换输液管路。外周及中心静脉置管后，应当用生理盐水或肝素盐水进行常规冲管，预防导管内血栓形成。

（7）严格保证输注液体的无菌。

（8）紧急状态下的置管，若不能保证有效的无菌原则，应当在 48 小时内尽快拔除导管，更换穿刺部位后重新进行置管，并做相应处理。

（9）患者出现高热、寒战，怀疑患者发生导管相关血流感染，或者出现静脉炎、导管堵塞时，应当及时拔除导管，并留取导管尖端进行微生物培养。

（10）医务人员应当每天对保留导管的必要性进行评估，不需要时应当尽早拔除导管。导管不宜常规更换，特别是不应当为预防感染而定期更换中心静脉导管和动脉导管。

二、医院获得性肺炎/呼吸机相关肺炎

呼吸机相关肺炎（ventilator-associated pneumonia，VAP）是指患者在建立人工气道（气管插管或切开）及机械通气（MV）48 小时以后或撤机拔管后 48 小时以内所发生的医院获得性肺炎（hospital acquired pneumonia，HAP），是一种严重的医院感染和并发症，尤其是 ICU 内常见感染之一，是导致医院感染患者病死率增加、住院时间延长及治疗费用增加的主要原因之一。国外报告的 VAP 发病率为 9.0％～69.0％，病死率为 24％～76％。国内报告的 VAP 发病率约为 60％，病死率为 32.0％～39.1％。

(一)病因

VAP 的病原学根据不同的地区、医院、病房及患者群体、诊断取材技术及抗菌药物使用等因素而有所差异。但细菌仍占优势，占 70％～87％，其中革兰氏阴性菌占 60％～70％，耐甲氧西林金葡菌（MRSA）在机械通气患者呼吸道分泌物中阳性率为 9.1％。影响 VAP 病原学变迁的两个最主要因素是 MV 时间和先前抗菌药物应用情况，约 96.1％的潜在多重耐药菌 VAP 有先前抗菌药物应用史。早发性 VAP（MV≤4 天）且先前未用抗菌药物的 VAP 病原类似于社区获得性肺炎，通常以肺炎链球菌、流感嗜血杆菌、甲氧西林敏感金葡菌（MSSA）和莫拉菌属等为核心致病菌，迟发性 VAP（MV＞4 天），尤其是有先前抗菌药物应用史者，则以铜绿假单胞菌、不动杆菌属、肠杆菌科及 MRSA 等为核心致病菌，其中多数致病菌表现出对抗菌药物的多重耐药，VAP 的暴发流行也主要由这些耐药病原菌引起。

(二)临床表现

（1）发热多为不规则热型，可伴有畏寒、寒战，免疫低下和老年患者可无发热或体温降低。

（2）气道分泌物明显增多，多呈黄绿色黏痰，有时为仅有的表现及怀疑 VAP 的线索。

（3）肺部广泛的湿啰音。

（4）X 线胸片显示肺部斑片状或片状阴影，双下肺或下垂部位多见。

（5）周围血白细胞计数增高或降低，中性粒细胞核左移。

（6）并发症多见，主要为呼吸衰竭和上消化道出血。

（7）临床反复发作，难治，致病原为多重耐药细菌疗效差，疗程长。

（三）诊断

MV48 小时以上或撤机拔管后 48 小时以内的患者，放射学胸片示肺部出现新的或进展性浸润病灶，同时具备以下两项或以上表现：①发热体温≥38 ℃或较基础体温升高 1 ℃；②外周血 WBC>10×10⁹/L 或<4.0×10⁹/L；③脓性呼吸道分泌物涂片见 WBC>25/LP，鳞状上皮细胞<10/LP，培养出潜在的呼吸道病原菌。以组织病理学或保护性标本刷（PSB）取材培养为参照，该标准的准确率为 30%～69%。目前临床尚无完全准确的诊断标准。

（四）预防

1.呼吸机管道管理

呼吸机回路管道是细菌定植的一个重要部位，通过连续同步多部位细菌培养证实，回路管道的污染源主要来自 MV 患者呼吸道定植菌的逆行扩散，频繁地更换（24～48 小时）增加了污染的机会，目前认为每 7 天更换一次为宜。消毒不严格的病房空气、呼吸机及气路管道、湿化器、串联雾化器和吸痰管等均为致病菌的来源，可通过气溶胶吸入或直接进入并定植于下呼吸道。呼吸机气路管道的冷凝液是高污染物质，收集瓶中的冷凝液反流进入湿化器储水罐或直接流入下呼吸道，也是重要的致病菌侵袭途径。

2.增强无菌操作概念

收集下呼吸道标本及吸痰，注意规范洗手，戴口罩、手套。每天严格做口腔护理。

（五）护理

人工气道的建立，机械通气治疗，气道内介入吸痰，加之病情危重，患者的正常呼吸道防御机能被破坏，均可导致 VAP 的发生。因此，监护人员必须严格遵守消毒隔离制度，加强气道湿化，及时清除呼吸道分泌物，定时更换和消毒呼吸机管道，以减少和避免肺部感染。

三、脓毒性休克

脓毒性休克是指脓毒症患者经足量液体复苏仍然持续低血压（收缩压<90 mmHg 或平均动脉压<65 mmHg 或较基础水平下降幅度超过 40 mmHg），伴有低灌注状态（乳酸性酸中毒、少尿或急性意识改变）或器官功能障碍。当应用血管活性药物后收缩压不低，但还存在低灌流和器官功能障碍，也应视为脓毒性休克。

（一）发病机制

脓毒性休克的常见致病菌主要是革兰氏阴性菌，它由革兰氏阴性菌释放内毒素引起，血中内毒素水平与病死率成正比。内毒素不能直接引起休克而需通过一系列炎症介质，包括白细胞介素类（IL-1、IL-2、IL-4、IL-6）、干扰素、TNF-α 和粒细胞/巨噬细胞集落刺激因子（GM-CSF）等。其中 TNF-α 在 IL-1 协同下，可使循环中的粒细胞和内皮细胞黏附性增加，还使内皮细胞前血凝素活性及血小板激活因子增加，这些效应可诱发粒细胞黏附、毛细血管渗漏、血管内血栓形成及局部出血性坏死，TNF-α 还可激活血管舒缓素-激肽系统，导致血管扩张及低血压。

内毒素除引起 TNF-α 释放外，还可以引起促肾上腺皮质激素（ACTH）和内啡肽的释放，导致血管扩张，内毒素可激活凝血系统和补体系统，导致 DIC，内毒素通过激活补体系统而激活多形核粒细胞，促使花生四烯酸、分子氧衍生物及溶酶体酶的释放，从而引起血管渗漏。其病理生理状态可随时间而发生变化,呈现一种序贯反应,最初表现为明显的炎症反应,产生大量的初始炎症因子如 TNF-α 和 IL-1,继之 IL-6、IL-8、IL-10 和转化生长因子-α(TGF-α),随着抗炎因子的增高而出现免疫抑制反应致免疫功能紊乱,其血液中可发现 T 细胞、B 细胞、巨噬细胞等免疫细胞数量及功能明显下降。

(二)病理改变

1.心功能与血压

脓毒性休克患者由于摄入减少、血管内的液体转移进入组织间隙、血管扩张剂对毛细血管床扩张,可导致有效循环血容量减少。而过量一氧化氮(NO)产生促使血管平滑肌松弛,加上对缩血管物质反应低下,使全身血管阻力(尤其在皮肤和骨骼肌)下降,虽然经过了充分液体复苏后还经常表现为低血压。细胞因子、酸中毒对心肌的抑制作用使心脏收缩力减退,双心室扩大、射血分数降低在脓毒性休克患者中十分常见,但心肌血流灌注却并不减少。

2.微循环

临床上脓毒性休克患者虽然充分增加全身氧供来纠正缺氧,但是胃黏膜 pH、血乳酸水平和酸碱失衡状况并没有恢复正常,上述指标更应该是反映细胞线粒体利用氧的情况,即所谓的细胞性缺氧。脓毒性休克患者由于凝血异常、血管功能异常、细胞因子及氧自由基产生、线粒体功能异常等共同作用下导致微循环自我调节功能减弱,它有不同的血液流变学特性,可通过小动静脉直接短路使氧气在相邻近的小动静脉直接弥散、微循环"窃血"以及氧合血红蛋白解离氧气能力减弱等因素造成功能性分流,血液进入无功能静脉床和塌陷的微循环单位中(分流学说)。分流的结果使局部微循环中的氧浓度反而比静脉血氧浓度低,血液中充分的氧并未使组织中的氧浓度明显增加,进而表现为组织缺氧。

3.内脏血流

由于低血压,机体通过减少内脏血供的代偿机制来保证重要脏器的血供,由此将导致内脏血供减少引起的系列问题。肠缺血造成肠黏膜屏障功能减弱,肠内细菌移位进入血液循环致肠源性感染。

(三)护理

1.即刻护理

(1)监测生命体征:连接心电监护,监测患者心率、心律、血压、呼吸和血氧饱和度。

(2)氧疗:保持呼吸道通畅,根据需要给予吸氧。

(3)静脉通路:建立 2 条以上静脉通路,保证及时给药,遵医嘱进行液体复苏及血管活性药物使用。

(4)体温:监测体温,高热患者行物理降温,体温不升者加强保暖。

(5)急救:备好急救药品及用物,如患者呼吸困难严重,随时做好建立人工气道、机械通气的准备与配合。

2.基础护理

执行 ICU 危重患者护理常规

3.专科护理

(1)器官功能监测:①中枢神经系统:严密观察意识并进行 GCS 评分,合理镇痛镇静,评估镇静水平,严密观察瞳孔变化,及时发现颅内病变征象。②呼吸系统:密切观察患者呼吸频率、节律、脉氧饱和度,听诊呼吸音,监测血气分析、X 线胸片等,及早发现呼吸衰竭或 ARDS。正确提供氧疗,呼吸机辅助通气患者做好呼吸机管理和气道管理;ARDS患者执行肺保护性通气策略。③循环系统:监测患者心率、血压及外周循环状况,根据需要监测 ABP、CVP 及 PICCO 等血流动力学指标变化,及时评价患者对液体复苏和血管活性药物的反应。④泌尿系统:留置尿管监测每小时尿量和尿液性状,遵医嘱留取化验标本监测血清肌酐及尿素氮变化,及时发现少尿及肾功能不全的表现,必要时行 CRRT 治疗,CRRT 治疗期间做好相应监测与护理。⑤消化系统:严密观察患者有无恶心、呕吐、腹胀等,留置胃管监测胃液的性质、量,早期发现有无应激性溃疡的发生。合理提供肠内营养并做好营养运行情况监测,遵医嘱留取化验标本监测肝功能及营养状况。⑥血液系统功能:严密观察患者有无出血倾向。观察患者皮肤黏膜有无瘀点、瘀斑等,穿刺点及伤口有无渗血,监测凝血功能。

(2)血管活性药物使用护理:熟悉所用血管活性药物的种类、药理作用、用法和注意事项,及时评估药物使用后循环功能改善情况、休克纠正情况。

(3)感染防治与护理:各项治疗与护理操作严格遵循无菌技术原则和手卫生原则。做好人工气道、各种动静脉置管及尿管的护理,预防相关并发症的发生。如疑有感染要正确留取标本及时送检并遵医嘱给予敏感抗生素输入。

(彭思琪)

第四章

手术室护理

第一节　手术室护理工作特点

手术室是患者外科手术诊疗和抢救的重要场所,也是医院重要技术及仪器装备部门。随着现代临床医学科学的快速发展及医学模式的转变,综合性大型医院手术室已经逐渐形成集临床、教学、科研为一体的具有专科特色的手术室护理。

一、手术室护理工作范畴

手术室的护理工作范畴也越来越广,包括临床(围术期护理、专科手术配合、感染控制)、教学、科研和管理等方面。

（一）具体内容

手术室基础护理技术、手术室感染与控制、患者的围术期护理、手术室物品供应与管理、手术室质量管理、手术室安全管理、手术室应急处理预案、手术室各专科手术的配合与护理、手术室人力资源分层培训与管理、手术室职业防护等。

（二）专业条件

手术室护士不仅应具有业务面广、技术性高、无菌操作严格的专业素质,更要具有灵敏、主动、娴熟、稳重、谦和的心理素质,以及健康的身体,才能保证手术的顺利进行。

二、手术室护理工作特点

手术室是通过外科手术进行疾病诊断、治疗的重要场所,手术室护理是手术室工作的重要组成部分。手术室护士不但要为患者服务,而且还要与手术医师、麻醉医师默契协作,共同完成高质量的手术,可谓身兼数职。手术室护理工作具有以下几个方面的特点。

（一）被动性

手术室护理工作性质被动、没有时间性、不能正常上下班。

（二）紧张性

手术室急诊患者、危重患者、疑难患者多,各种高危操作相对集中。护理工作紧张且繁忙、经常加班加点。

（三）风险性

手术室护理工作为高风险职业,具体表现在医疗护理差错、事故高风险、职业暴露高风险。

（四）慎独性

慎独是道德修养的一种较高境界,指人在独处时,仍能坚持自己的道德信念,自觉地遵循道德准则,小心谨慎,严格要求自己,使自己的言行符合医疗道德的要求。手术室护理人员应具有高度的责任心和"慎独"精神。

（五）奉献性

手术室护士的别名为奉献,它是一种爱,是对患者不求回报的爱和全身心的付出。

（六）知识性

手术室护士不仅要具备本专业知识,还必须具备广博的生理、心理、社会学、人文科学等方面的知识,"德、才、体、识、学"缺一不可。护士必须在工作岗位以饱满的工作热情、十足的干劲,迎接每一台手术。

（七）技能性

外科手术的实施是手术团队人员共同完成的,每个成员各自承担着一定的角色,并执行不同技能的任务,手术室护理操作技能专科性强,内容广泛。

（八）创新性

手术室新业务不断开展,新仪器不断改进,要求手术室护士具有创新性的进取精神,以不断提高护理质量。

（九）无菌性

患者术后感染与否是手术成败的关键,手术室护士必须具备很强的无菌观念,同时也是无菌操作的监督和管理者。

（十）协作性

手术专科分工越来越细致,需要一个团队的团结协作精神,每一个手术的完成都需要每位手术室护士的协作和配合。

（王俊梅）

第二节 手术室护理人员素质与人力资源配置

一、手术室护理人员素质

所谓护士素质,主要是指护士这一主体在先天的生理基础上通过环境、教育与主体交互作用而形成的比较稳定的身心特质,包括思想道德素质、业务素质、身体素质、心理素质、法律素质5个方面。手术室的护理目标是确保患者得到手术全期的优质护理服务,手术室护士应具备特殊的职业素质。

（一）思想素质

(1)手术室护士要具备热爱护理专业的思想和献身手术室护理事业的敬业精神,有实事求是、勇于钻研的科学精神和较高的科学理论水平与技术水平,处处培养自己举止文雅、端庄大方、文明礼貌,在工作中杜绝粗心大意、不拘小节的态度,给患者以信任感。

(2)应具备良好的医德和奉献精神,有自尊、自爱、自强的思想品质。在工作中必须做到忠于职守,任劳任怨,遵章守纪,严格执行无菌操作。良好的专业态度决定护士能在日常工作中严格自律、坚守岗位、勤奋工作。

（二）业务素质

应具有刻苦学习、不断进取、勇于实践、锐意改革的思想。由于外科领域手术学发展迅速,新技术、新仪器、新设备不断出现,所以要求手术室护士掌握各种物理、化学消毒、灭菌技术,及各化学消毒剂的配制和使用;掌握快速消毒锅和卡式消毒锅的使用和保养及注意事项;掌握无菌器械的保管和使用;掌握无菌操作技术和特殊感染的消毒隔离技术;熟练配合各种重大手术及新业务、新技术;熟练准备各种手术所用器械,不断更新专业知识;掌握患者在手术前、手术中和手术后的心理状态、情绪变化,满足患者的需求,为患者的手术及术后康复提供最优质的服务;掌握无菌操作技能;熟悉各种抢救技术、各种仪器设备的应用;精通各种手术的准备和配合操作技能,操作中做到稳、准、轻、快,医护配合默契,能高质量地协助完成手术治疗任务。

（三）身体素质

作为一名长期在临床一线工作的手术室护士,作息时间与一般正常人很不相同,生物钟相对紊乱。经常值夜班,对身体必然会产生许多不良影响,比如易患失眠、神经衰弱、胃病等。一个护士如果身体不健康,就难以适应繁忙复杂细致的手术室护理工作。如果身体状态不佳,遇上一些耗时很长的大手术,往往难以坚持到手术结束,有时甚至发生晕台的现象,严重者还易发生医疗事故。所以,手术室护士必须具有良好的身体素质。

（四）心理素质

心理素质是指在先天与后天共同作用下形成的人的心理倾向和心理发展水平。人的心理素质的类型按照它在心理活动中的不同作用,可分为智力性心理素质和非智力性心理素质。智力性心理素质是指个体在认识、改造客观事物过程中所形成的认识方面的稳定的心理特征和认识能力,主要包括观察力、注意力、记忆力、想象力、思维力;非智力性心理素质是指个体的认识和改造客观世界的过程中所形成的情意方面的稳定的心理特征,以及在意向活动中表现出来的能力,如兴趣、动机、情绪、意志、社会适应能力等要素。手术室护士应具有反应敏捷、灵活主动、适应能力和耐受能力强的心理素质。因为手术室工作任务性质特殊,护理人员在手术配合中需要精力高度集中,保持头脑灵活,忙而不乱的工作状态,对随时出现的意外情况,沉着稳定,有较强的控制和应变能力。另外,手术室的工作繁忙,常因各种急诊手术而打乱正常工作秩序,而且急诊手术患者病情千变万化,所以手术室护士必须有充分的组织能力和应激能力。要头脑清醒,沉着冷静,忙而不乱。良好的应激能力取决于勤观察、勤思考,并具有丰富的科学知识和丰富的实际经验,这样才能进行正确的分析和准确的科学判断。

手术室应建立良好的人际关系及和谐的工作氛围,使医师信赖,让患者放心。要求护士平时加强个性训练和心理素质的训练,以增强其适应能力和耐受能力,自觉克服职业性心理紧张,工作之余充分休息,适当参加必要的娱乐活动,及时调整好身体和心态,保持健康的心理素质,以适应和胜任长期紧张的工作。

（五）法律素质

法律素质是指人们知法、守法、用法、护法的素养和能力。掌握必备的法律知识,树立必需的法律观念,拥有必要的用法、护法能力,构成了法律素质的基本要素,是预防护理纠纷的重要保证。良好的法律素质对保证人们合法地实施行为,依法维护各种正当的权益、形成依法办事的社会风尚,推进社会主义法治国家建设,具有重要的意义。在临床护理实践过程中,事实上也存在一个法律问题,有些护士往往忽视这个问题,如有关患者的隐私问题事实上就是一个涉及法律的问题。作为护士要认识到保护患者隐私既是职业道德要求,又是法律的要求和应尽的义务。在为患者手术前消毒铺巾时,注意遮盖患者的隐私部位,手术完毕,为患者穿上衣裤。其目的就是为患者提供一个相对封闭的空间来更好地保护好其隐私部位,从而使患者的人格尊严受到尊重,让患者不尴尬。在患者接受各种护理操作前,也要向患者充分说明护理的目的、注意事项、危险性、可选择的方法,以及拒绝治疗护理可能对生命和健康造成的危险等情况。这既有利于建立和谐的护患关系,又能减少护患纠纷的发生。

（六）实事求是工作态度

消毒、灭菌、无菌技术是手术的关键,护士应有高度的责任心,都要标准规范实施每项操作。在工作中要实事求是,严格把关,一丝不苟,坚持原则。

（七）奉献精神

手术室的护士职责是协助手术医师顺利完成手术,是无影灯下默默奉献者,手术室护士应有甘当配角的无名英雄。

（八）其他

手术室护士长必须具备良好的组织能力、管理能力和协调沟通能力。

二、手术室人力资源配置

手术是智慧和劳动的集中体现,参与手术人员必须有明确的分工和职责,但又需要有团结协作和配合才能安全顺利地完成手术,形成手术团队的理念。配备包括手术医师、麻醉师、护士和其他技术工勤人员。

人力资源的配置,必须是选择"按需设岗、按岗定人"的用人最佳方案,使工作效率、潜能挖掘和个人满意度均达到最大值的管理过程。其目的是优化劳动力的结构,讲究成本效益,在保证医护质量的前提下,降低用人成本。手术室人力资源配置可分为4个组成部分。

（一）护士

护士主要负责手术室运营与安全管理,协助外科医师完成患者手术。根据工作职能不同分为巡回护士和器械护士。根据卫计委(现卫健委)三级综合医院评审标准中规定:手术室护士人力资源配置与开放手术床之比3:1,教学医院手术室护士与开放手术床之比3.5:1.0,不包括技术工勤人员。在此基础上,根据手术台利用率和手术间使用时间长度可适当调高人员比例。

（二）助理护士

助理护士主要负责手术患者的接送、手术患者送血取血、手术中标本快速送检、敷料折叠、清洗器械、管理门口、接传电话、物品配送等工作。人员配置较多,与开放手术床比可在(0.8～1.0):1。

（三）保洁人员

保洁人员主要负责手术部清洁、医疗垃圾、生活区清洁、生活垃圾、手术室拖鞋清洗等工作,人员配置可根据工作量大小定,至少每天配置2个班次人员。

（四）技术人员

技术人员主要负责手术室大型设备、大型仪器、网络系统等管理维护工作,如层流手术部技术参数监测和维护,显微镜、一体化手术间、电止血系统等管理维护工作,人员配置可根据承担的工作量而定。

（王俊梅）

第三节　手术室应急情况处理

一、心搏骤停

心搏骤停是指各种原因(如急性心肌缺血、电击、急性中毒等)所致的心脏突然停止搏动,有效泵血功能消失造成全身循环中断、呼吸停止和意识丧失引起全身严重缺血、缺氧。一旦发生手术患者心搏骤停,手术团队成员应第一时间进行快速判断,并实施心肺复苏术。

(一)术中发生心搏骤停的原因

1.各种心脏病

各种心脏病,如心肌梗死、心肌病、心肌炎、严重心律失常、严重瓣膜疾病。

2.麻醉意外

术中麻醉过深,或大量应用肌松剂,或气管插管引起迷走神经兴奋性增高,使原来有病变的心脏突然停跳。

3.药物中毒或过敏

常见的如局麻药(普鲁卡因胺)中毒,抗生素过敏、术中血液制品过敏等。

4.心脏压塞

心脏外科手术,如术中止血未完全或术中出血未及时引流出心包,易形成血块导致心脏压塞。

5.血压骤降

血压骤降,如快速大量失血、失液,或术中过量使用扩血管药物(如硝普钠),可使手术患者血压骤降至零,心搏骤停。

(二)心肺复苏术的实施

心肺复苏术(CPR)是针对呼吸心跳停止的急症危重患者所采取的抢救关键措施,即胸外按压形成暂时的人工循环并恢复自主搏动,采用人工呼吸代替自主呼吸,快速电除颤转复心室颤动,以及尽早使用血管活性药物重新恢复自主循环的急救技术。若手术患者因心脏压塞引起心脏呼吸骤停应当马上实行手术,清除心包血块。心跳呼吸骤停急救有效的指标:触及大动脉搏动,收缩压 8.00 kPa(60 mmHg)以上;皮肤、口唇、甲床颜色由紫转红;瞳孔缩小,对光反射恢复,睫毛反射恢复;自主呼吸恢复;心电图表现室颤波由细变粗。

1.迅速评估

如果为术中已实施麻醉监护的手术患者,可以通过监护仪实时监测数据和触摸颈动脉搏动,判断脉搏和呼吸;但不可反复观察心电示波,丧失抢救时机;如果为术中未实施麻醉监护的手术患者,则手术室护士或手术医师应迅速判断其意识反应、脉搏和呼吸情况,若手术患者意识丧失,深昏迷,呼之不应,医护人员用 2 个或 3 个手指触摸患者喉结再滑向一侧,于此平面的胸锁乳突肌前缘的凹陷处,触摸颈动脉搏动,检查至少 5 秒,但不要超过 10 秒,如果 10 秒内没有明确地感受到脉搏,应启动心肺复苏应急预案。

2.启动心肺复苏应急预案

如果麻醉师在场,手术室护士应配合麻醉师和手术医师一同进行心肺复苏术;如果为局麻手术患者,手术室巡回护士应当立刻呼叫麻醉师帮助,同时协助手术医师开始心肺复苏术。

3.胸外按压及呼吸复苏

(1)胸部按压:抢救者站于手术患者的一侧,使手术患者仰卧在坚固平坦的手术床上,如果手术患者为特殊体位如俯卧位、侧卧位,手术团队应将其翻转为仰卧位,翻转时应尽量使其头部、颈部和躯干保持在一条直线上。抢救者一手的掌根放在手术患者胸部中央,另一手的掌根置于第一只手上,伸直双臂,使双肩位于双手的正上方。按压时要求用力快速按压,胸骨下陷至少5 cm,按压频率至少 100 次/分钟,每次按压后让胸壁完全回弹,尽量减少按压中断。

(2)开放气道,进行呼吸支持:如果手术患者已置气管插管,则应使用呼吸机或简易人工呼吸器进行呼吸支持。如果手术患者未置气管插管,则手术室护士应协助麻醉师或手术医师用仰头提颏法和推举下颌法两种方法开放气道,同时给予简易人工呼吸面罩呼吸支持,同时应尽快实施气管内插管,连接呼吸器或麻醉机。

仰头提颏法是指抢救者一手置于手术患者的前额,用手掌推动,使其头部后仰,另一只手的手指置颏附近的下颌下方,提起下颌,使颏上抬。推举下颌法是指抢救者同时托起手术患者左右下颌,无须仰头,当手术患者存在脊柱损伤可能时,应选择推举下颌法开放气道。

(3)胸内心脏按压:在胸外心脏按压无效的情况下,可实施胸内心脏按压。应用无菌器械,局部消毒,左第 4 肋间前外侧切口进胸,膈神经前纵形剪开心包,正确地施行单手或双手心脏按压术。一般用单手按压时,拇指和大鱼际紧贴右心室的表面,其余 4 指紧贴左心室后面,均匀用力,有节奏地进行按压和放松,60～80 次/分钟;双手胸内心脏按压,用于心脏扩大、心室肥厚者,术者左手放在右心室面,右手放在左心室面,双手掌向心脏做对合按压,余同单手法。切勿用手指尖按压心脏,以防止心肌和冠状血管损伤。术后彻底止血,置胸腔引流管。

(三)电除颤

部分循环骤停的手术患者实际上是心室颤动,在心脏按压过程中,出现心室颤动者随时进行电击除颤才能恢复窦性节律。

1.胸外除颤

将除颤电极包上盐水纱布或涂上导电膏,一电极放在患者胸部右上方(锁骨正下方),另一电极放在左乳头下(心尖部),成人一般选用 200～400 J,儿童选用 50～200 J,第一次除颤无效时,可酌情加大能量再次除颤。

2.胸内除颤

术中或开胸抢救时使用胸内除颤电极板,电极板蘸以生理盐水,左右两侧夹紧心脏,成人用10～30 J,放电后立即观察心电监护波形,了解除颤效果。

二、外科休克

休克是一急性的综合征,是指各种强烈致病因素作用于机体,使循环功能急剧减退,组织器官微循环灌流严重不足,导致细胞缺氧和功能障碍,以致重要生命器官功能、代谢严重障碍的全身危重病理过程。休克分为低血容量性、感染性、心源性、神经性和过敏性休克五类。其中低血容量休克是手术患者最常见的休克类型,由于体内或血管内血液、血浆或体液等大量丢失,引起有效血容量急剧减少所致的血压降低和微循环障碍,如肝脾破裂出血、宫外孕出血、四肢外伤、术中大出血等均可造成低血容量性休克。

（一）低血容量性休克的临床表现

早期患者出现精神紧张或烦躁，面色苍白，出冷汗，肢端湿冷，心跳加快，血压稍高，晚期患者出现血压下降，收缩压＜10.67 kPa（80 mmHg），脉压＜2.67 kPa（20 mmHg），心率增快，脉搏细速，烦躁不安或表情淡漠，严重者出现昏迷；呼吸急促，发绀；尿少，甚至无尿。

（二）低血容量性休克的急救措施

休克的预后取决于病情的轻重程度、抢救是否及时、抢救措施是否得力。所以一旦手术患者发生低血容量性休克，手术室护士应采取以下护理措施，协助手术医师、麻醉师，共同对手术患者进行急救。

1.一般护理措施

休克的手术患者送入手术室后，首先应维持手术患者呼吸道通畅，同时使其仰卧于手术床并给予吸氧；选择留置针，迅速建立静脉通路，保证补液速度；调高手术间温度，为手术患者盖棉被，同时可使用变温毯等主动升温装置，维持手术患者正常体温。

2.补充血容量

低血容量休克治疗的首要措施是迅速补充血容量，短期内快速输入生理盐水、右旋糖酐、全血或血浆、清蛋白以维持有效回心血量。同时正确地评估失液量，失液量的评估可以凭借临床症状、中心静脉压、尿量和术中出血量等进行判断。因此休克患者术前必须常规留置导尿管，以备记录尿量；术中出血量包括引流瓶内血量及血纱布血量的总和，巡回护士应正确评估、计算后告知手术医师；在快速补液时，手术室护士应密切观察手术患者的心肺功能，防止急性心力衰竭；在给手术患者输注库血前，要适当加温库血，预防术中低体温的发生。

3.积极处理原发病

（1）术前大量出血引起休克：如术前因肝脾破裂出血、宫外孕出血而引起休克的患者，进入手术室后所有手术团队成员应分秒必争，立即实施手术进行止血。

（2）四肢外伤引起休克：手术室护士事先准备止血带，并协助手术医师及时环扎止血带，并记录使用的起止时间。

（3）术中大出血：洗手护士在无菌区内做好应急配合，密切关注手术野、协助手术医师采取各种止血措施，传递器械、缝针时应确保动作迅速、准确。巡回护士应及时向洗手护士提供各类止血物品和缝针，与麻醉师共同准备并核对血液制品。

（4）剖宫产术中发生大出血：手术医师可以通过按摩子宫、使用缩宫素、缝扎等方式进行止血，巡回护士应及时准备缩宫素等增强子宫收缩的药物。如遇胎盘滞留或胎盘胎膜残留情况，洗手护士应配合手术医师尽快徒手剥离胎盘控制出血，若出血未能有效控制，在输血、抗休克的同时，行子宫次全切除术或全子宫切除术，巡回护士应及时提供洗手护士手术器械、敷料及特殊用物，并准确进行添加器械和纱布的清点记录。

4.及时执行医嘱

在抢救手术患者的紧急情况下，巡回护士可以执行手术医师的口头医嘱，执行前必须复述，得到确认后方可执行。

5.做好病情观察及记录

注意观察手术患者的生命体征，包括出入量（输血、输液量、尿量、出血量、引流量等）；记录各类抢救措施、术中用药及病情变化。

三、输血反应

输血是临床抢救患者,治疗疾病的有效措施,在外科手术领域应用较广。一般情况下输血是安全的,但仍有部分患者在输血或输入某些血液制品后出现各种反应,可能由供、受者间血细胞表面同种异型抗原型别不同所致,常见的输血反应为红细胞 ABO 血型不符导致的溶血反应。除了溶血反应还有非溶血性反应即发热反应、变态反应。

(一)溶血反应

溶血反应是最严重的输血反应,死亡率高达 70%。发生溶血反应的患者,临床表现与发病时间、输血量、输血速度、血型、溶血程度密切相关且差异性大。术中全麻患者最早出现的征象是手术野出血、渗血和不明原因的低血压、无尿。

(二)发热反应

发热是最常见的非溶血性输血反应,发生率可达 40%。通常在输血后 1.5～2.0 小时内发生,症状可持续 0.5～2.0 小时,其主要表现为输血过程中手术患者出现发热、寒战。如遇发生发热反应的手术患者,立即终止输血,用解热镇痛药或糖皮质激素处理。造成该不良反应的原因有:①血液或血制品中有致热原;②受血者多次受血后产生同种白细胞和(或)血小板抗体。

(三)变态反应

变态反应是输血常见的并发症之一,发生在输血过程中或输血后数分钟,临床表现为受血者出现荨麻疹、血管神经性水肿,重者为全身皮疹、喉头水肿、支气管痉挛、血压下降等。造成该不良反应的原因有:①所输血液或血制品含变应原;②受血者本身为高过敏体质或因多次受血而致敏。

(四)输血反应急救措施

一旦发生输血反应,应立即停止输血,更换全部输液管路。遵医嘱进行抗过敏等治疗,紧急情况下,口头医嘱必须完整复述得到确认后方可执行。将未输完的血液制品及管道妥善保存送输血科。

四、火灾

手术室发生火灾虽然罕见,但如果手术室工作人员忽视防火安全管理,操作不规范,仍然可能发生。因此手术室人员要充分认识到火灾的危险性,提高手术室火灾防范意识,防止发生火灾,并制订火灾应急预案,一旦发生火灾将损失降至最低。

(一)手术室发生火灾的危险因素

1.火源

(1)手术室内各种仪器设备:如电刀、激光、光纤灯源、无影灯、电脑、消毒器等,当设备及线路老化、破损发生漏电、短路,接头接触不良,使用后忘记关闭电源等情况,均是手术室发生火灾的导火索。

(2)手术室相对封闭的空间:如果通风不良、湿度过低,特别是在秋冬季,物体间相互摩擦极易产生静电,遇可燃物或助燃剂即可能导致火灾。

(3)高危设备的使用不当:如高频电刀在使用时会产生很高的局部温度,输出功率越高,产生温度也越高,遇到高浓度氧和乙醇时就会诱发燃烧。

2.氧气

氧气是最常见的助燃剂,患者在手术过程中一般都需持续供养,故可造成手术室中局部高氧环境,特别在患者头部。而当术中面罩吸氧时,由于密闭不严造成无菌巾下腔隙中的氧达到较高的浓度,可燃物在此环境中很容易燃烧。

3.可燃物

手术室内可燃物种类很多,如乙醇、碘酊、无菌巾、纱布、棉球、胶布等,尤以乙醇燃烧最常见,特别是乙醇挥发和氧气浓度增大可造成一种极易燃烧的混合物,一旦有火源就能燃烧,严重者可引起爆炸。

(二)手术室火灾预防措施

1.加强手术室管理

改进手术室的通风设备,防止氧气和乙醇在空气中积聚浓度过高;定期对仪器设备、线路进行维护和检修;氧气瓶口、压力表上应防油、防火,不可缠绕胶布或存放在高温处,使用完毕立即关好阀门;制订手术室防火安全制度及火灾应急预案,手术室内放置灭火器材,保证消防通道通畅。

2.加强术中管理

使用电刀时严格控制输出功率,严禁超出电刀使用的安全值范围;使用乙醇或碘酊消毒时,不可过湿擦拭,待其挥发完全后再开始使用电刀;使用任何带电的仪器设备前,必须确定不处在高氧环境中,使用完毕后及时关闭电源;对需要面罩吸氧的手术患者,应尽量给予低流量吸氧。

3.加强手术室人员的消防安全意识

树立防患于未然的观念,杜绝火灾隐患,防止发生火灾。组织全体医务人员学习一些基本的防火灭火安全知识,掌握灭火器材的使用方法。灭火器材有干粉、泡沫、二氧化碳,手术室配备的灭火器主要是二氧化碳灭火器,适合扑灭易燃液体、可燃气体、带电物质引起的火灾。

(三)手术室火灾应急预案及处理

1.原则

早发现、早报警、早扑救,及时疏散人员,抢救物资,各方合作,迅速扑灭火灾。

2.现场人员应对火灾四步骤(按照国际通用的灭火程序"RACE")

(1)救援(rescue):组织患者及工作人员及时离开火灾现场;对于不能行走的患者,采用抬、背、抱等方式转移。

(2)报警(alarm):利用就近电话迅速向医院火灾应急部门及"119"报警,有条件者按响消防报警按钮,迅速向火灾监控中心报警;在向"119"报警时讲清单位、楼层/部门、起火部位、火势大小、燃烧物质和报警人姓名,并通知邻近部门关上门窗、熟悉灭火计划和随时准备接收患者;与此同时,即刻向保卫科、院办、主管副院长汇报,并派人在医院门口接应和引导消防车进入火灾现场。

(3)限制(confine):关上火灾区域的门窗、分区防火门,防止火势蔓延。

(4)灭火或疏散(extinguish or evacuate):如果火势不大,用灭火器材灭火;如果火势过猛,按疏散计划,及时组织患者和其他人员撤离现场。

3.救助人员灭火、疏散步骤

救助人员接到报警到达后,立即采取以下步骤展开灭火和疏散。

(1)报警通报:立即通知所有相关领导、部门以及可能殃及的区域,要求相关人员到位,启动相应流程,做好灭火和疏散准备。

(2)灭火:①明确火场状况,要做到"三查三看"。一查火场有没有人员被困火场,二查具体是什么物质在燃烧,三查通达火场最近的路径;一看火烟,定风向、定火势、定性质,二看建筑,定结构,定通路,三看环境,定重点、定人力、定路线。②扑救过程中,最高负责人总负责,所有参加人员必须严格服从现场、冷静、机智、正确使用灭火器材,应首先控制火情、然后扑灭。③一定要抓住起初灭火有利的时机,集中使用灭火器对存放精密仪器、昂贵物资的部位进行扑灭,力争在初起阶段就将火灾扑灭。④在燃烧过程中部分物品可产生有害有毒气体,应在扑救过程中采取防毒措施,如使用氧气呼吸面罩,用湿毛巾、口罩捂住口鼻等。

(3)疏散:积极抢救受火灾威胁的人员,应根据救人任务的大小和现有的灭火力量,首先组织人员救人,同时部署一定力量扑救火灾,在力量不足的情况下,应将主要力量投入救人工作。

4.疏散的原则和方法

(1)火场疏散先从着火房间开始,再从着火层以上各层开始疏散救人;本着患者优先的原则,医院员工有责任引导患者向安全的地方疏散。即先近后远,先上后下。要做好安抚工作,不要惊慌、随处乱跑,要服从指挥;对于被火围困的人员,应通过内线电话或手机等通讯工具,告知其自救办法,引导他们自救脱险。

(2)当烟雾阻塞疏散通道的时候,可以利用湿毛巾、口罩捂住口鼻,尽可能身体贴近地面,匍匐前行,通过消防楼梯实现转移,尽快脱离火场;火灾中如果出现受伤人员,可以利用担架、轮椅,将患者尽快地撤离出危险区域。

(3)电梯严禁使用,因为如果突然停电可导致人员被困电梯。指示方向的哨位必须设立在各个疏散通道口,确保通道畅通。人员必须尽快分流,如果大量人员涌向同一个出口会导致出现拥挤踩踏等造成伤亡。

(4)疏散与保护物资:必须根据现场的具体状况来判断对受火灾威胁物资的处置,尽快决定进行疏散或者就地保护,以使财产的损失降低到最低限度。通常做法是先疏散和保护贵重的、有爆炸和有毒害危险的以及处于下风方向的物资。不能让疏散出来的物资把通路堵塞,妥善放置在安全地点,由专人看护,避免丢失及毁坏。

五、停电

手术室停电通常可分为由人为原因造成的停电和意外情况引起的停电。如维修线路、错峰用电、拉闸限电或打雷时保护性的关闭电源等人为原因导致的停电,应事先告知手术室,做好停电准备,保证手术安全。若由恶劣天气、火灾、电路短路等意外情况引起的手术室停电,虽无法事先预料,但要提高警惕,完善应急工作。

(一)手术室停电预防措施

1.按手术室建筑标准做好配电规划

医院及手术室系统应建立两套供电系统,当其中一路发生故障时,自动切换至备用系统,保障手术室及其他重要部门的供电。同时,医院及手术室还应备有应急自供电源系统,当两套外供系统全部出现故障时,可紧急启动,维持短时间供电,为抢修赢得时间,为患者的安全提供保障。

2.加强手术室管理

每个手术间配备有足够的电插座,术中用电尽量使用吊塔与墙上的电源插座,少用接线板,避免地面拉线太多;电插座应加盖密封,防止进水,避免电路发生故障;每个手术间有独立的配电箱及带保险管的电源插座,以防一个手术间故障影响整个手术室运作。设备科相关人员必须定期对手术室的电器设备进行检测和维护;手术室严禁私自乱拉乱接电线;如发生断电应马上通知相关人员查明原因,防止再次发生。

3.加强手术室人员的用电安全意识

制订防止术中意外停电制度、停电应急预案,组织学习安全用电知识,术中合理使用电器设备,防止仪器短路。

(二)手术室停电应急预案及处理

1.手术间突发停电

(1)手术室人员立即报告科主任、护士长,电话报告医院相关部门。

(2)巡回护士使用应急灯照明,保证手术进行,清醒的患者做好安抚工作。

(3)断电后麻醉呼吸机、监护仪、微量输液泵等用电设备均停止工作,尽量使用手动装置替代动力装置,如呼吸机改手控呼吸,监护仪蓄电池失灵无法正常工作,应手动测量血压、脉搏和呼吸,以及时判断患者的生命体征,保证手术患者呼吸循环支持。

(4)防止手术野的出血,维持手术患者生命体征稳定,如为单间手术间停电可以先将电刀、超声刀等仪器接手术间外电源;如为整个手术室的停电应立即启动应急电源。

(5)关闭所有用电设备开关(除接房外电源的仪器),由专业人员查明断电原因,排除后恢复供电。

(6)做好停电记录包括时间及过程。

2.手术室内计划停电

(1)医院相关部门提前通知手术室停电时间,做好停电前准备。

(2)停电前相关部门再次与手术科室人员确认,以保证手术的安全。

(3)问题解除后及时恢复供电。

(王俊梅)

第四节　妇产科手术护理

妇产科是临床医学四大主要学科之一,主要研究女性生殖器官疾病的病因、病理、诊断及防治,妊娠、分娩的生理和病理变化,妇科手术主要包括治疗女性生殖系统的疾病即为妇科疾病,如外阴疾病、阴道疾病、子宫疾病、输卵管疾病、卵巢疾病等;产科包括高危妊娠及难产的预防和诊治,女性生殖内分泌,计划生育及妇女保健等。下面以几个经典的手术为例,介绍手术的护理配合。

一、剖宫产手术的护理配合

剖宫产是指妊娠28周后切开腹壁及子宫,取出胎儿及胎盘的手术。剖宫产术式有子宫下段剖宫产(横切口)、子宫体部剖宫产(纵切口)。由于某种原因,绝对不可能从阴道分娩时,如头盆不称、宫缩乏力、胎位异常、瘢痕子宫、胎儿窘迫等,应及时施行剖宫产手术以挽救母婴生命。如果施行选择性剖宫产,于宫缩尚未开始前就已施行手术,可以免去母亲遭受阵痛之苦。剖宫产是一种手术,有相应的危险性,如出血、膀胱损伤、损伤胎儿、宫腔感染、腹壁切开感染等,故施术前必须慎重考虑。

(一)主要手术步骤及护理配合

1.手术前准备

(1)手术患者接入手术室后,护士应在第一时间给予心理护理支持,缓解其紧张情绪以及可能因宫缩导致的疼痛。

(2)协助手术患者转移至手术床,并固定扎脚带予以解释,防止坠床意外的发生。

(3)核对缩宫素等子宫兴奋类药物以及剖宫产特殊用物,如产包、婴儿吸痰管等是否携带齐全。

(4)手术患者取侧卧位行腰麻即蛛网膜下腔麻醉或持续硬膜外腔阻滞麻醉,手术室护士站于患者身前,防止其坠床的同时,指导其正确放置麻醉体位。麻醉完毕起效后,患者改体位为仰卧位,巡回护士置导尿管并固定。

(5)手术切口周围皮肤消毒范围为:上至剑突、下至大腿上 1/3,两侧至腋中线。按照腹部正中切口手术铺巾法建立无菌区域。

2.主要手术步骤

(1)经下腹横切口开腹:传递 22 号大圆刀切开皮肤及皮下组织,传递中弯血管钳、组织剪剪开筋膜,钝性分离腹直肌,遇有血管应避开或用慕丝线做结扎。

(2)暴露子宫下段:传递解剖剪剪开腹膜,同时传递长平镊,配合剪开一小口,然后术者将左手中指或示指伸入切口,在左手的引导下剪开腹膜至适当长度;传递双头腹腔拉钩牵开,暴露子宫。

(3)切开子宫:传递新的一把 22 号大圆刀,于子宫下段切开一小口,递中弯血管钳刺破胎膜,吸引器吸净羊水,钝性撕开或传递子宫剪剪开切口 10～12 cm。

(4)娩出胎儿:移除切口周围的金属器械及电刀,防止意外损伤娩出的胎儿。手术医师一人手压宫底,一人手伸入宫腔将胎儿娩出。如胎儿过大无法娩出时,传递产钳协助娩出胎儿(图 4-21)。

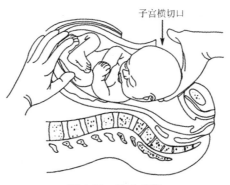

图 4-21 胎儿娩出

(5)胎儿脐带处理:传递中弯血管钳 2 把依次钳夹脐带,传递组织剪剪断,同时传递组织钳夹闭子宫壁静脉窦。

(6)胎盘娩出:传递抽配有 20 单位缩宫素的 10 mL 注射针筒,注射于子宫壁肌层;娩出胎盘,传递弯盘接取;传递纱垫清理宫腔。将置有胎盘的弯盘放于无菌桌,防止污染,以备手术医师检查胎盘的完整性。

(7)缝合子宫:子宫进行两层缝合,传递可吸收缝线,第一次全层连续缝合,第二次缝合浆膜肌层包埋缝合。

(8)缝合切口:首先缝合腹膜,间断缝合筋膜及肌肉,间断缝合皮下组织,最后用皮内缝线缝皮肤,缝皮肤时要将创缘内翻,否则会影响创口愈合,使疗程延长。

3.术后处置

术后注意保护患者的隐私,更换潮湿的床单,同时做好保暖工作。待手术患者情况稳定后,送入病房,对未使用的子宫兴奋类药物进行交接。

(二)围手术期中特殊情况及处理

1.防止子宫切口污染

胎儿如术前发生宫内窘迫,则会由于缺氧引起迷走神经兴奋,肠蠕动亢进,肛门括约肌松弛,导致娩出时会有胎粪排出。因此在切开子宫、吸净羊水、暴露胎儿后,洗手护士应准备一块无菌大布垫给手术医师备用,在胎儿娩出前将布垫覆盖胎儿臀部,防止胎粪排出污染。如术中怀疑有手术器械、纱布或无菌巾沾染到胎粪应立即更换,并更换手套,防止发生切口污染。

2.手术区域无菌和干燥的保持方法

巡回护士在术前物品准备时要检查负压吸引器的负压状况,保证吸引器正常工作。手术医师准备切开子宫时,巡回护士再次查看吸引器的连接是否良好,洗手护士查看负压吸引是否正常,如吸引器出现故障,应立即告知医师,暂缓切开子宫,并马上处理故障。切开子宫后,应尽量先将羊水吸净后再娩出胎儿,胎儿娩出时,洗手护士配合将残留的羊水吸净,如手术区域上无菌巾潮湿应加铺无菌巾,保证手术区域无菌和干燥。

3.剖宫产术中大出血

在剖宫产术中,产妇出现头晕,乏力,畏寒等症状时,极有可能是因为术中子宫大量出血所致。巡回护士应及时发现产妇体征,准确配合手术医师处理出血症状,具体步骤如下。

(1)观察手术患者情况:做好心理护理,注意保暖,室温应保持在 26～28 ℃,巡回护士做好各类手术用物如药品、器械、血制品的协调与供给。

(2)按摩子宫、进行热敷:备热盐水纱布(水温 60～70 ℃),覆盖在宫体上,手术医师均匀、有节律地按摩子宫,随时更换热盐水纱布,保持有效热敷。

(3)保持胎盘无菌:洗手护士将胎盘放于无菌手术台的弯盘内,以备医师检查胎盘的完整性。

(4)遵医嘱正确用药:巡回护士备好子宫兴奋药物如缩宫素、卡孕栓等,缩宫素为子宫壁肌层注射或静脉点滴,卡孕栓为舌下含服,巡回护士应指导手术患者正确服用卡孕栓。术中执行口头医嘱时,巡回护士应复述一遍,包括药名、浓度、剂量和用法,确认后执行,执行完后应告手术医师,以便查看疗效。

(5)及时提供所需手术物品:手术医师迅速缝合子宫切口,恢复子宫的完整性,有利于子宫收缩止血,护士必须积极主动地提供所需物品,保证吸引器的正常使用,吸引瓶满及时更换。

(6)积极配合抢救:对于难以控制并危及产妇生命的术中大出血,在积极输血,补充血容量同时施行子宫切除术或子宫次全切除术,巡回护士需及时准备各类抢救器械及物品。

(7)评估出血量:巡回护士必须准确评估出血量,及时告知医师。

(8)做好护理记录:认真清点物品,术中添加纱布、器械等须及时清点记录;术中输血应按流程核对并签名,同时记录在手术护理记录单上;术中遇口头医嘱,巡回护士应于术后第一时间要求手术医师补全医嘱。

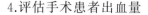

4.评估手术患者出血量

通常,手术过程中出血量包括负压吸引瓶内的血量及纱布所含血量,吸引瓶内的血量＝吸引瓶内总量－冲洗液量－其他液体量。剖宫产胎儿娩出时,大量的羊水被吸引器吸至吸引瓶内,而术中子宫出血多在胎儿娩出后,因此巡回护士应在胎儿娩出后开始计算负压吸引瓶内液体量。术中计算出血量时,应尽量使用干纱布,纱布所含血量＝使用后纱布的重量－干纱布的重量,重量单位为 g,1 mL 血液约以 1 g 计算。

二、全子宫切除术的护理配合

子宫是女性生殖器中的一个重要器官,其产生月经和孕育胎儿。子宫位于骨盆腔中央,在膀胱与直肠之间,宫腔呈倒置三角形,深约 6 cm,上方两角为"子宫角",通向输卵管和卵巢。全子宫切除术多用于子宫肌瘤、子宫恶性肿瘤及某些子宫出血和附件病变等。

(一)主要手术步骤及护理配合

1.手术前准备

患者行全身麻醉,取膀胱截石位。切口周围皮肤消毒范围为:上至剑突、下至大腿上 1/3,两侧至腋中线。手术铺巾,建立无菌区。

2.主要手术步骤

(1)切口:传递 22 号大圆刀,取下腹正中切口,从脐下至耻骨联合上缘。

(2)暴露子宫:传递两把中弯血管钳夹持宫角,上提子宫。

(3)切断子宫韧带及子宫动静脉:传递中弯血管钳 2 把钳夹,组织剪剪断,常规传递 7 号慕丝线缝扎或结扎子宫阔韧带及圆韧带。

(4)游离子宫体:传递解剖剪,剪开子宫膀胱腹膜反折,传递中弯血管钳 2 把钳夹,主韧带组织剪剪断,7 号慕丝线缝扎。

(5)环切阴道,移除子宫:传递条形纱布围绕子宫颈切口下方,传递 22 号大圆刀片切开阴道前壁,传递组织剪将阴道穹隆剪开,切除子宫。

(6)消毒阴道残端并缝合:递碘伏棉球消毒阴道残端,传递组织钳钳夹阴道边缘,传递可吸收缝线连续缝合阴道残端。

(7)关腹:递生理盐水冲洗盆腔,止血,关腹。

3.术后处置

手术结束巡回护士检查手术患者皮肤,待患者情况稳定后,送入病房,进行交接;处理术后器械及物品。

(二)围手术期特殊情况及处理

1.放置截石位

护士在术前协助医师,麻醉师摆放患者体位时,不仅需注意摆放的体位要利于手术区域的充分暴露,同时,也应注意保护患者的隐私及舒适度。具体操作步骤如下。

(1)术前手术患者准备:手术患者平卧于手术床,巡回护士协助脱去长裤,穿上腿套。向手术患者说明由于手术需要需放置截石位,为了保护皮肤及神经、关节,要脱去长裤,穿上腿套。同时护士应注意保护患者的隐私,及时为其盖好被子。

(2)放置搁脚架:在近髋关节平面放置搁脚架,支架高低角度调节关节和腿托倾斜角度调节关节要确保固定。

（3）放置体位：待手术患者麻醉后将其双手交叉放于胸前，注意不要压迫或牵拉输液皮条，麻醉医师保护好患者的头、颈部，固定好气管导管，防止移动时气管插管与氧气管脱离，手术医师站手术患者臀部位置，护士站床尾，一起将手术患者抬起并下移，使骶尾部平于背板下缘；将患者两腿曲髋、膝放在搁脚架上；要求腿托应托在小腿处，大腿与小腿纵轴应呈 $90°\sim100°$，两腿外展，放置呈 $60°\sim90°$。

（4）固定：约束带固定两侧膝关节，保持约束带平整，松紧适宜。

（5）铺巾：手术切口在腹部，切口铺巾的方法同腹部手术铺巾，洗手护士依次递 3 块无菌巾，折边朝向手术医师，分别铺盖切口的下方、对方、上方；第四块无菌巾折边朝向自己，铺盖切口同侧，4 把巾钳固定；患者会阴部不进行手术，铺巾时遮盖会阴；然后递中单垫臀下，双脚套无菌脚套，从脚遮盖到腹股沟；再铺整块大孔巾遮盖全身；巡回护士协助套托盘套，将托盘置于患者右膝上方。

2.防止术中感染

子宫残端与外界相通，视为污染区域。因此，洗手护士应配合手术医师做好管理工作，防止污染播散：①在切开阴道前壁前，先递条形纱布给手术医师，将其围绕子宫颈切口下方，以防止阴道分泌物污染创面。②备碘伏（含 $0.02\%\sim0.05\%$ 聚维酮碘）棉球，待子宫移除后，递给医师消毒宫颈残端。③接触宫颈残端的器械均视为污染器械，包括切开阴道前壁的 22 号大圆刀、剪开阴道穹隆组织剪、钳夹阴道边缘的组织钳及缝合残端的持针器，都必须与无菌器械分开放置、不再使用，但必须妥善放置以备清点。④宫颈残端缝合后，温生理盐水冲洗盆腔，手术医师、洗手护士更换手套，再行关腹。

（王俊梅）

第五节　神经外科手术护理

神经外科作为一门独立的学科是在 19 世纪末神经病学、麻醉术、无菌术发展的基础上诞生的。神经外科是医学中最年轻、最复杂而又发展最快的一门学科。神经外科是外科学的分支，包括颅脑损伤、脑肿瘤、脑血管畸形、脊髓病变。神经外科又可分出颅底外科、脑内镜、功能神经外科等。下面以几个经典神经外科手术为例，介绍手术的护理配合。

一、颅内动脉瘤夹闭术的护理配合

颅内动脉瘤是当今人类致死、致残最常见的脑血管病。颅内动脉瘤是脑动脉上的异常膨出部分，指血管壁上浆果样的或先天性的突起，可能是血管先天性的缺陷或血管壁变性引起，通常发生在脑底动脉环的大血管分叉处。颅内动脉瘤分类：颈内动脉瘤（$30\%\sim40\%$）、前交通动脉瘤（30%）、大脑中动脉瘤（20%）、大脑后动脉瘤（1%）、椎基底动脉瘤（10%）。颅内动脉瘤夹闭术手术治疗的原则是将动脉瘤排除于血循环之外，使之免于再破裂，同时保持载瘤动脉的通畅，防止发生脑缺血。

（一）主要手术步骤及护理配合

1.手术前准备

手术患者行全身麻醉，手术体位为仰卧位，患侧肩下垫一小枕，头向右倾斜 $30°\sim45°$，上半身略抬高,脑外科头架固定。双眼涂金霉素眼药膏并用眼贴膜覆盖保护,双耳塞干棉球保护,以免消毒液流入眼和耳内。头部手术皮肤消毒时,应由手术区中心部向四周涂擦,包括头部及前额。消毒范围包括手术切口周围 15～20 cm 的区域。按照神经外科手术铺巾法建立无菌区域。

2.主要手术步骤

(1)铺巾:按常规皮肤消毒铺巾。

(2)切开头皮:传递 22 号大圆刀切开皮肤,传递头皮夹,夹住皮肤切口止血。

(3)皮瓣形成:以锐性分离法将皮瓣沿帽状腱膜下游离,并向后翻开皮瓣。

(4)骨瓣形成:传递骨膜剥离器剥离骨膜,暴露颅骨,选择合适的钻孔部位,安装并传递气钻或电钻进行钻孔,并用铣刀铣开骨瓣。

(5)切开硬脑膜:打开硬脑膜前传递腰穿针行脑脊液引流;传递蚊氏钳提夹,11 号尖刀切开硬脑膜一小口,传递解剖剪(又称"脑膜剪")扩大切口,圆针 0 号慕丝线悬吊。

(6)游离载瘤动脉:传递显微弹簧剪刀切开蛛网膜,神经剥离子协助轻轻剥开;传递脑压板,其下垫脑棉牵开并保护脑组织;传递小号显微吸引器、双极电凝暴露肿瘤邻近的血管及神经组织,逐步游离载瘤动脉的近端和远端、瘤颈直至整个瘤体。

(7)确认和夹闭动脉瘤:夹闭动脉瘤,根据情况选择合适长短及角度的动脉瘤夹蘸水后,与施夹钳一同传递。

(8)切口缝合:逐层关闭切口,放置引流,骨瓣覆盖原处并使用连接片和螺钉固定,传递圆针慕丝线依次缝合颞肌筋膜、帽状腱膜,缝合皮下组织,角针慕丝线缝合皮肤。

3.术后处置

为手术患者包扎伤口,戴上弹力帽,注意保护耳郭避免受压。检查受压部位皮肤,固定引流管,护送手术患者入神经外科监护室进行交接。

(二)围手术期特殊情况及处理

1.急诊手术的术前准备

接到急诊手术通知单,立即选择安排特别洁净或标准洁净手术室,联系急诊室或者病房做好术前准备,安排人员转运患者(病情危重的手术患者必须由手术医师陪同送至手术室)。

(1)环境准备:手术室温度保持在 23～25 ℃,湿度保持在 40%～60%。严格根据手术间面积控制参观人员,1 台手术不得超过 3 名。

(2)特殊器械准备:显微持针器、显微弹簧剪刀、显微枪形镊、各种型号的显微吸引器、神经剥离子、各种型号动脉瘤夹及施夹钳、可调节吸引器、多普勒探头、多普勒血流测定仪。

(3)特殊物品准备:7～9 号的血管缝线、"纤丝速即纱"止血材料和 3% 罂粟碱溶液。

(4)辅助物品准备:准备带有腰穿针留置孔的手术床及两套负压吸引装置。

同时通知手术医师及麻醉医师及时到位,三方进行手术患者安全核查,保证在最短时间内开始手术。

2.腰椎穿刺术手术体位

如图 4-10。

术前腰穿留置针的操作应在全麻后进行,避免刺激患者诱发动脉瘤的破裂出血。具体配合方法如下。

(1)调整体位:手术患者行全身麻醉后,巡回护士与手术医师、麻醉师一同缓慢地将手术患者翻转呈侧卧位,背齐床沿,头部和两膝尽量向胸部屈膝,腰背部向后弓起,使棘突间的椎间隙变宽,利于腰穿针进入鞘膜囊内,巡回护士站立于手术患者前面,帮助固定体位并保护手术患者以防坠床,配合麻醉师行腰穿。

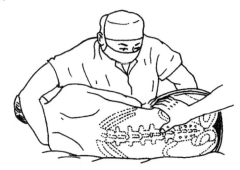

图 4-10　腰椎穿刺术

(2)保护腰穿针头:完成腰穿留置引流后,立即用无菌小纱布保护腰穿针头,胶布固定,避免针芯脱落。

(3)确认腰穿留置针位置:手术医师、麻醉师共同将手术患者向床中央稍稍移动,其中一人用手轻扶腰穿针,巡回护士负责观察、确认腰穿留置针与手术床中央留置孔的位置相吻合后,共同将手术患者安置成仰卧位。

(4)术中监测:地面与手术床上留置孔的相应部位放置药碗(当腰穿针开放时可存取脑脊液)。加强巡视和检查,并按照要求进行相应特殊检查。

3.动脉瘤手术过程中的药物管理

对于手术台上使用的各种药物,巡回护士必须与洗手护士严格核对;无菌台上的术中用药,洗手护士必须加强管理,以防混淆或错用。

(1)药物标识规范:手术台上所有的药物以及盛放药物的容器(包括注射器、药杯、药碗)必须有明确的标识,其上注明药物名称、浓度、剂量。

(2)杜绝混淆:无菌台上第一种药物未做好标识前,不可传递第二种药物至无菌台。

(3)特殊药物的配合:当需解除血管痉挛时,递显微枪形镊夹持含有 3%罂粟碱溶液的小脑棉湿敷载瘤动脉 5 分钟。

(4)严格区分放置:注射药、静脉输液、消毒液必须严格区分放置,标识清晰。外观相似或读音相近的药物必须严格区分放置。

4.颅内动脉瘤过早破裂

颅内动脉瘤破裂是手术中的危急情况,必须及时、恰当处理,主要方法包括以下几种。

(1)指压法:巡回护士或台下医师协助压迫颈动脉,手术医师在颅内暂时阻断载瘤动脉,制止出血,同时处理颅内动脉瘤。洗手护士传递两只大号吸引器,手术医师迅速清除手术视野内的血液,找到动脉瘤破口,立即用其中一只吸引器对准出血点,迅速游离和处理动脉瘤。

(2)吸引器游离法:洗手护士传递大号显微吸引器,手术医师将动脉瘤吸住后,迅速夹闭瘤颈,该法适用于瘤颈完全游离,如使用不当可引起动脉瘤破口再次扩大。

(3)压迫止血法:洗手护士根据要求传递比破口小的锥形吸收性明胶海绵,手术医师将起头端插入动脉瘤破口处,并传递小型脑棉,在其外覆盖,同时传递小型显微吸引器轻压片刻后,迅速游离动脉瘤。

(4)双极电凝法:仅适用于颅内动脉瘤破口小且边缘整齐的情况下。洗手护士准确快速传递双极电凝镊,手术医师用其夹住出血部位,启动电凝,帮助止血。

5.脑棉的使用和清点

神经外科手术风险大、难度高、手术时间长,脑棉的清点工作是神经外科手术护理的重点和难点,应按照以下方法进行。

(1)术前清点:术前洗手护士应提前洗手,保证充分的时间进行脑棉的清点和整理。由洗手护士和巡回护士两人共同清点脑棉,并记录于手术护理记录单上。清点脑棉时应特别注意,脑棉以10块为1包,每台手术以50块为基数。清点脑棉时需细致谨慎,应及时发现是否存在两块脑棉重叠放置的现象。此外必须检查每一块脑棉的完整性,确认每一块脑棉上带有牵引线。

(2)术中管理:传递脑棉时,需将脑棉平放于示指的指背上或手背上,光面向前,牵引线向后。术中添加脑棉也必须及时清点并记录。添加脑棉时,同样以10块的倍数进行添加。术中严禁手术医师破坏脑棉的形状,如修剪脑棉或撕扯脑棉。巡回护士应及时捡起手术中掉落的脑棉并放至指定位置。

(3)关闭脑膜前清点:必须确认脑棉的数量准确无误方可关闭并记录。关闭脑膜后必须再次确认脑棉的数量准确无误并记录。

二、后颅肿瘤切除手术的护理配合

后颅肿瘤是指小脑幕下的颅后窝肿瘤,常见有小脑、脑桥小脑角区、第四脑室、斜坡、脑干、枕大孔区肿瘤等。经临床和影像学检查证实的后颅肿瘤,除非有严重器质性病变不宜开颅者,一般均应手术治疗,根据手术部位常采用正中线直切口、钩状切口、倒钩形切口。此节以最典型和最常用的枕下正中切口后颅窝开颅术为例说明手术入路及手术配合。

(一)主要手术步骤及护理配合

1.术前准备

手术患者行全身麻醉,手术体位为俯卧位,上半身略抬高,头架固定。双眼涂金霉素眼药膏并用眼贴膜覆盖保护,双耳塞棉花球保护,以免消毒液流入眼和耳内。头部手术皮肤消毒时,应由手术区中心部向四周涂擦。消毒范围要包括手术切口周围15~20 cm的区域。按照神经外科手术铺巾法建立无菌区域。

2.手术步骤

(1)常规皮肤消毒铺巾。

(2)切开头皮:传递22号大圆刀切开皮肤,传递头皮夹,夹住皮肤切口止血。

(3)牵开肌层:传递骨膜剥离器分离两侧附着于枕骨的肌肉及肌腱,显露寰椎后结节和枢椎棘突,传递乳突拉钩或梳式拉钩用于牵开肌层。

(4)骨窗形成:传递气钻或电钻在枕骨鳞部钻一孔,并传递鼻甲咬骨钳扩大骨窗,向上至横窦,向下咬开枕骨大孔,必要时咬开寰椎后弓。

(5)切开并悬吊硬脑膜:传递蚊氏钳提夹,11号尖刀切开硬脑膜一小口,传递解剖剪扩大切口,圆针0号慕丝线悬吊。

(6)肿瘤切除并止血:传递取瘤钳分块切取肿瘤,传递止血纱布进行止血。

(7)清点脑棉,缝合硬脑膜。

(8)切口缝合:逐层关闭切口,放置引流,严密缝合枕下肌肉、筋膜,缝合皮下组织和皮肤。

3.术后处置

为手术患者包扎伤口,戴上弹力帽,注意保护耳郭,检查受压部位皮肤,固定引流管,护送患者入复苏室进行交接。处理术后器械及物品。

(二)围手术期特殊情况及处理

1.小脑肿瘤切除术的术前准备

小脑手术部位深,手术复杂,对护理的配合要求高,因此,手术室护士应尽最大可能做好充分的手术准备。具体包括以下几项。

(1)环境准备:安排入特别洁净或标准洁净手术室,手术室温度保持在 23～25 ℃,湿度保持在40%～60%。严格根据手术间面积控制参观人员,1 台手术不得超过 3 名。

(2)特殊器械及物品准备:头架、气钻、显微镜、一次性显微镜套、超声刀、吸收性明胶海绵、骨蜡、电刀、"纤丝速即纱"、双极电凝、负压球、医用化学胶水、脑棉、显微弹簧剪、显微枪形剪、枪形息肉钳等。

(3)常规用品准备:术前了解手术患者病情、手术部位,根据手术患者的体型、手术体位等实际情况准备手术所需常规用品。

(4)抢救用品准备:充分估计术中可能发生的意外,提前准备好各种抢救用品。对出血比较多的手术如巨大脑膜瘤等,应事先准备两路吸引器。

2.患者俯卧位的摆放

摆放体位之前,巡回护士应做好充分的准备;将体位垫 4～5 个呈三角形放于手术床上,体位垫的大小选择根据手术患者的体型确定,体位垫上的布单应保持平整,无皱褶、无潮湿。

手术患者在患者推床上接受全身麻醉后,巡回护士脱去患者衣服,双臂放于身体两旁,用中单加以固定,防止在翻身时肩关节、肘关节扭曲受伤。然后巡回护士与手术医师、麻醉师同时将患者抬起缓慢翻转到手术床上呈俯卧位;注意其中手术医师托住患者颈肩部和腰部,巡回护士托住患者臀部和窝部,麻醉师注意避免气管插管、输液管及导尿管脱落;同时应注意保持头、颈、胸椎在同一水平上旋转。翻转成功后巡回护士根据需要调整体位垫,保证胸腹悬空不受压,四肢处于功能位,全身各个部位得到妥善固定。

3.术中观察

术中还应巡逻护士要密切观察生命体征的变化,观察四肢有无受压、静脉回流是否畅通等。注意保持静脉通路和导尿管的通畅,特别是应手术需要在手术进行中挪动患者体位或疑似患者体位有变动时必须立即检查。常规状态下每 1～2 小时观察一次。

4.超声刀的连接和使用

脑外科专用超声刀设备较为昂贵,使用要求高,手术室护士应正确使用,以确保其发挥最大的效能。

(1)超声刀使用流程(图 4-11)。

(2)脑外科专用超声刀使用前的操作要点包括:①先插上电源,连接踏脚和机器,打开机器开关。检查仪器是否完好。②吸引瓶内采用一次性带止逆阀吸引袋,并连接机器。③洗手护士正确无误地衔接好超声刀手柄电线、吸引管、冲洗管并将三者合一,妥善固定,将其远端传递给辅助护士。巡回护士分别将超声刀插头、吸引管、冲洗管与机器相应插口及冲洗液连接。④巡回护士根据需要调节吸引力、超声频率、冲洗液流量至最合适的范围。

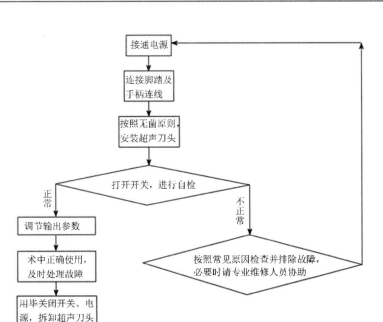

图 4-11 超声刀使用流程图

（3）脑外科专用超声刀仪使用时的注意事项：①超声刀头置于安全稳妥的地方，刀头不可触及任何物品。②及时擦净超声刀头上的血迹并吸取生理盐水保持吸引头通畅。③当仪器处于工作状态时，手远离转轴。

（4）脑外科专用超声刀使用后的注意事项：①脚踩踏脚开关，用超声刀头吸生理盐水 200 mL 冲洗超声刀头中的管腔，然后关闭电源开关。②超声刀头用湿纱布擦拭干净，禁止放在含酶的消毒液中，应送环氧乙烷灭菌。③收好电源电线、踏脚开关等物件，吸引袋按一次性医疗废弃物处理。④登记使用情况。

5.神经外科手术中显微镜的使用

显微镜是神经外科手术最为常用的仪器设备之一，护士应掌握正确的使用和维护保养方法，从而为患者提供安全的治疗，同时延长物品的使用寿命。

（1）使用前的注意事项：①接通电源，连接视频线至彩色监视器，打开电源开关。②根据手术部位调整好助手镜的位置，打开显微镜开关。检查显微镜的各项功能，如聚焦、调整平衡等。目镜的屈光度数，使图像清晰度与助手镜和监视器一样。③拉直显微镜臂，用无菌显微镜套将显微镜套好。

（2）使用中的注意事项：①洗手护士在手术显微镜下配合手术时，要特别注意显示屏上显示的手术操作及进展，主动与主刀医师配合。②传递器械动作幅度要小，做到轻、稳、准。做到一手递，一手接，保证医师在接后即能用。③传递脑棉时，根据需要将不同大小的脑棉传递到医师的视野内。④做各种操作时绝对不可倚靠及碰撞手术床及显微镜底座，以免影响手术区域及操作。

（3）使用后的注意事项：①关闭手术显微镜光源，打开固定器，将显微镜推离手术区。②将手术显微镜镜臂收起，缩至最短距离，注意保护镜头。③关闭总电源，收好电源线和视频线，将手术显微镜放置原位，固定底座开关。④取下手术显微镜套后，应检查手术显微镜上有无血迹，清洁擦拭干净。⑤按要求在专用登记本上记录显微镜使用状况。

（4）保养的注意事项：①手术显微镜的镜头是整个机器的心脏，非常娇贵，所以每次使用后，要用镜头专用纸清洁镜头,禁用粗糙的物品擦拭,防止出现划痕,影响镜头的清晰程度。②勿用乙醇、乙醚等有机溶剂擦拭镜身,可用软布蘸水擦拭;各个螺丝和旋钮不要拧得过紧或过松。③关闭显微镜时,要先将调节光源旋钮旋至最小,再将光源电源关闭,最后关闭显微镜电源开关,以延长灯泡的使用寿命。④随时记录手术显微镜的使用情况、性能、故障及解决方法。⑤手术显微镜应放置于干净、干燥通风的地方,注意避免碰撞。⑥显微镜通常处于平衡状态,无特殊要求,不要轻易调节。⑦专人负责检查,设专用登记本,每次使用后需登记情况并签名。⑧每3个月由专业人员做一次预防性维修和保养,每年进行1次安全性检查。

(吕　涛)

第五章
口腔科疾病护理

第一节 龋 病

一、概述

龋病是在以细菌为主的多因素的影响下,牙体硬组织发生的一种慢性进行性破坏的疾病。

（一）病因

引发龋病的因素有多种,主要包括细菌、食物以及牙所处的环境等,这些因素相互作用的结果导致了龋病的发生。

1.细菌因素

口腔内的细菌种类繁多,约有30余种。主要的致龋菌是变形链球菌,其次为某些乳酸杆菌和放线菌。

进食时一些食物黏附在牙齿上,吸引微生物菌落附着在牙面上,形成一层软垢。这种细菌和食物软垢在牙齿表面上的结合形成了一薄层致密的、非钙化的、胶质样的膜状细菌团,称为牙菌斑。菌斑多位于点隙、裂沟、邻接面和牙颈部等不易清洁的部位,且不易被唾液冲刷掉,也不易在咀嚼时被去除,可视为细菌的微生态环境。其中的产酸菌及其代谢产物可使菌斑内的pH下降到4.0～5.0,并将糖转化为酸,从而使牙体硬组织脱矿产生龋病。

2.食物因素

食物与龋病的关系十分密切,蔗糖和精密碳水化合物的摄入为细菌的生存提供了必需的营养,增加了龋病的发病机会。

3.宿主因素

主要包括牙体和唾液两方面。唾液对维护口腔正常pH,保持牙面完整性和促进已脱矿牙的再矿化有重要影响。牙体的形态、结构、排列和成分在龋病发病过程中起到重要作用,而这些又受到遗传、环境与生活习惯等因素的影响。

4.时间

龋病的发生需要一定时间。龋病的发生是一个相当缓慢的过程,据观察,一个临床龋洞的形成需要数月甚至数年的时间。

因此,保持口腔卫生、控制菌斑形成、减少糖类食品在口腔内的停留时间,都可以起到预防龋病发生的重要作用。

（二）分类

龋病的特征是牙体硬组织在色、形、质方面均发生变化。根据龋病的损害形式,可按下述基本原则进行分类。

1.按发病情况和进展速度分类

（1）急性龋:病变进展快,多见于儿童或青年,病变组织颜色较浅,质地软而湿润,易用挖器剔除,又称为湿性龋。急性龋中有一种类型,多见于颌面及颈部"放疗"的患者,其病程进展很快,多数牙在短期内同时患龋,称为猛性龋或猖獗龋,也称放射性龋。

（2）慢性龋:好发于成年人,一般龋病都属此类型,它进展慢,龋损组织染色深,呈黑褐色,病变组织较干硬,不易用挖器剔除。

（3）继发龋:往往见于龋病治疗后,由于充填物边缘或窝洞周围牙体组织破裂、修复材料与牙体组织不密合以及治疗时未将病变组织除净等因素形成菌斑滞留区,而后再发展成新的龋损。

2.按损害的解剖部位分类

（1）窝沟龋:指磨牙、前磨牙拾面、磨牙颊面沟和上颌前牙舌面窝的龋损。

（2）平滑面龋:指除窝沟外的牙面发生的龋病。

（3）根面龋:在根部牙骨质发生的龋损称为根面龋。多发于牙龈萎缩、牙根外露的老年人。

3.按病变程度分类

可分为浅龋、中龋、深龋,这一分类方法在临床上最为适用。

（1）浅龋:其龋坏程度仅限于牙釉质和牙骨质,尚未达到牙本质。患者常无自觉症状。

（2）中龋:损害进展到牙本质浅层时为中龋。由于牙釉质和牙本质层脱矿崩解而形成龋洞,洞内有腐质形成。

（3）深龋:龋病病损已达牙本质深层,接近髓腔。往往形成较深窝洞,受到冷、热、酸、甜刺激和食物压迫时会有疼痛反应。

（三）临床表现及诊断要点

龋病常因发病部位、损害程度、病变类型的不同而表现出不同的临床症状。

1.浅龋

浅龋位于牙冠部时,为釉质龋,可分为窝沟龋和平滑面龋。窝沟龋的早期表现为龋损部位色泽变黑,色素沉着区下方呈白垩色改变,为龋白斑,用探针检查时有粗糙感或能钩住探针尖端。平滑面龋早期一般呈白垩点或白垩斑,继续发展可变为黄褐色或褐色斑点。浅龋位于釉质内,患者一般无主观症状,当受到外界刺激时亦无明显反应。浅龋的诊断应与釉质钙化不全、釉质发育不全和氟牙症相鉴别。

2.中龋

龋病在此阶段进展较快,容易形成龋洞。而且由于牙本质小管中有一些神经细胞伸入,患者对酸、甜饮食敏感,过冷、过热的饮食也能产生酸痛感觉,其中冷刺激较为显著。

3.深龋

深龋的龋洞较深,易于查到患者的主观症状。遇冷、热及化学刺激时,产生的疼痛较中龋时更为剧烈,但去除刺激后症状很快消失。邻面深龋以及一些潜行性龋洞,外观仅有色泽改变,洞口很小而洞底较大,病变进展很深,临床上较难发现。此时应结合患者症状及 X 线检查,仔细探查进行诊断。

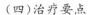

（四）治疗要点

针对不同程度的龋病，应采用不同的治疗方法，尽早终止病变的发展。一般来说，早期釉质龋可采用保守治疗，出现牙体组织缺损时，则采用修复性治疗的方法。

1.保守疗法

是采用药物或再矿化等保守方法使龋病病变终止或消除的治疗方法。

（1）药物疗法：即采用药物涂布的方法使龋病病变终止或消除。①适应证：恒牙早期釉质龋尚未形成龋洞者；乳前牙邻面浅龋及乳磨牙𬌗面广泛性浅龋，且1年内将被恒牙替换者。②药物：常用药物有10％硝酸银和氨硝酸银溶液、75％氟化钠甘油糊剂、0.1％双氟硅烷制剂、8％氟化亚锡溶液、酸性磷酸氟化钠溶液、含氟凝胶、含氟涂料等。③应用方法：磨除牙表面浅龋，暴露病变部位；清洁牙面，去除牙石和菌斑；隔湿，吹干牙面；涂布药物。

（2）再矿化疗法：用人工的方法使已经脱矿的釉质再矿化，恢复其硬度，使早期釉质龋终止的方法称为再矿化治疗。①适应证：光滑面早期釉质龋；龋易感者。②药物：再矿化液（氯化钙、氟化钾、磷酸二氢钾、氯化钾、蒸馏水）。③应用方法：配制成漱口液，每天含漱；局部应用时，先清洁干燥牙面，再将浸有药液的小棉球置于患处，每次放置几分钟，反复3～4次。

2.修复性治疗

除一些早期釉质龋可用保守方法治疗外，龋病治疗最常用的方法是修复充填，即用牙体手术的方法去除龋坏组织，制备成一定洞形，然后选用适宜的修复材料修复缺损部分，恢复其固有的解剖形态和生理功能。牙体修复必须遵循以下基本原则和步骤。

（1）窝洞预备：即用外科手术的方法，将龋损组织去净，并按要求备成一定形状，以容纳和支持修复材料。这一步骤称为窝洞预备，简称"备洞"。①窝洞预备的基本原则：去净龋坏组织，保护牙髓组织，尽可能保留健康牙体组织，制备抗力形和固位形。②窝洞的分类：目前国际上普遍采用的分类法是Black分类，是根据龋洞发生的部位将其分为5类：Ⅰ类洞，发生在所有牙面的点、隙、裂沟的龋损所制备的窝洞；Ⅱ类洞，发生在后牙邻面龋损所备成的窝洞；Ⅲ类洞，为前牙邻面未累及切角的龋损所制备的窝洞；Ⅳ类洞，为前牙邻面累及切角的龋损所制备的窝洞；Ⅴ类洞，所有牙的唇（颊）舌面颈1/3处的龋损所制备的窝洞。由于龋损部位的多样化，Black的分类法不能完全满足临床需要，有学者将前牙切嵴或后牙牙尖发生的龋损所制备的窝洞列为Ⅵ类洞。③窝洞预备的一般步骤：初期洞形预备：扩展洞形，提供进入龋损的通道，初步建立固位形和抗力形。后期洞形预备：去除残存的腐质，预备辅助的抗力形和固位形，完成洞缘，彻底清理洞内的碎片残屑。

（2）术区隔离：将修复牙与周围口腔环境隔离开来，使操作视野清晰，减少口腔环境污染，以免冷却水、唾液和其他组织液进入窝洞、污染洞壁、影响充填材料的性能及与洞壁的密合度。常用的术区隔离方法有以下几种。①简易隔离法：用吸唾器吸出口腔内唾液，消毒棉卷隔离患牙。把棉卷置于患牙颊侧前庭沟处和舌侧口底，达到隔湿的目的。②橡皮障隔离法：是用一块橡皮膜，经打孔后固定于牙上，使牙与口腔环境完全隔离开来。此法的优点是：提供一个干燥、清晰的术野；隔离唾液及其他液体，减少感染机会；保护口腔软组织；防止患者误吞细小的口腔器械、牙碎片等；节约时间，避免了患者在治疗期间的说话和多次漱口，节省操作时间（注：如应用橡皮障可于窝洞预备前进行术区隔离）。③选择性辅助隔离法：可将浸有收敛剂（如肾上腺素）的退缩绳压入龈沟内，使龈沟液减少，或必要时口服阿托品，减少唾液分泌。

（3）窝洞消毒：在充填前，要选择适宜的药物对预备好的窝洞进行消毒。目前应用于临床的常用消毒药物有下面几种:25%麝香草酚酊、丁香油、樟脑酚合剂(CP)、50%酚甘油、75%乙醇。

(4)窝洞的衬洞和垫底:衬洞是在洞底衬上一层能隔绝温度和化学刺激且有治疗作用的洞衬剂,常用的材料有氢氧化钙及其制剂、氧化锌丁香酚粘固剂和玻璃离子粘固剂,其厚度一般<0.5 mm。窝洞垫底的目的是隔绝外界和修复材料的刺激,保护牙髓,垫平窝洞底部,形成充填洞形。临床常用的垫底材料有磷酸锌粘固剂、聚丙烯酸锌粘固剂、氧化锌丁香酚粘固剂(丁氧膏)和玻璃离子粘固剂。

(5)充填:充填的目的是用适合的充填材料填入预备好的窝洞,恢复牙体的外形和功能。

银汞合金修复术:银汞合金是一种历史悠久的充填材料,在所有的充填材料中,银汞合金的抗压强度、硬度和耐磨性最大。其性能稳定,对牙髓无刺激,可塑性大,操作简便,是主要的后牙充填材料。适应于Ⅰ类洞、Ⅱ类洞、后牙Ⅴ类洞的充填;对美观要求不高的患者的尖牙远中邻面洞,且未累及唇面者的窝洞充填;大面积龋损配合附加固位钉的修复;冠修复前的牙体充填。操作步骤:窝洞预备→垫底(根据需要)→调制银汞合金→充填→调𬌗磨光。

玻璃离子粘固剂修复术:玻璃离子粘固剂是在聚羧酸锌粘固剂的基础上研制出来的一种垫底和修复材料。其优点是对牙髓刺激小,黏结性强,热膨胀系数与牙相近,封闭性能好,可释放氟等优点,目前临床应用广泛。适应于Ⅲ、Ⅴ类洞的充填;后牙邻面单面洞等不承担咀嚼压力的洞形的充填;根面龋的修复;预防性充填和牙颈部过敏症的脱敏治疗。操作步骤:牙体预备→牙面处理(一般多用10%聚丙烯酸或75%乙醇处理牙面10~20秒)→涂布黏结剂→充填玻璃离子粘固剂→涂隔水剂(以防产生龟裂,光固化型玻璃离子粘固剂不需涂隔水剂)→修整外形及打磨。

复合树脂修复术:复合树脂是一种新型修复材料,主要由树脂基质和无机填料组成。近年来,对其无机填料的粒度、含量、固化形式及色泽等进行了不断改进,使其性能得到了明显改善,被认为是目前较为理想的牙体修复材料。它最突出的优点是美观,能提供与牙最佳的颜色匹配。复合树脂通过黏结技术黏附到预备好的窝洞内,使其窝洞预备较银汞合金修复简单,能够保留更多的健康牙体组织。临床分为可见光固化复合树脂和化学固化复合树脂两种类型,其中可见光固化复合树脂较为常用。现以可见光固化复合树脂为例介绍复合树脂的应用:适应于用于Ⅰ、Ⅲ、Ⅳ、Ⅴ类洞的充填;无髓牙、变色牙的窝洞充填;釉质发育不全、氟斑牙、过小牙的美容修复;舌、腭侧错位的前牙;前牙无接触点、牙间隙在5 mm以下、不宜做活动修复体者;外伤牙未累及牙髓者,前牙冠折不超过2/3等情况的美容修复;桩冠修复。操作步骤:牙体预备→色度选择→洞衬、垫底→酸蚀(50%磷酸1分钟左右)→涂布釉质黏结剂→充填、雕刻外形→光照固化(分层照射,每层厚度不超过2 mm)→调𬌗、修整外形、打磨抛光。注意事项:酸蚀后的牙体不能接触唾液、血液和龈沟液;光照时要保护术者和患者的眼睛。

玻璃离子粘固剂与复合树脂的联合修复术:即用玻璃离子粘固剂作为垫底材料黏结于牙本质,再用复合树脂修复牙体缺损部分的方法。适应于同玻璃离子粘固剂修复术。操作步骤:牙体预备→玻璃离子粘固剂垫底→酸蚀、冲洗、干燥→涂布粘固剂→复合树脂充填。

3.深龋治疗

(1)治疗原则。①停止龋病发展,促进牙髓的防御反应:消除感染源是停止龋病发展的关键步骤。原则上应去尽龋坏组织而不穿通牙髓。但有些病例近牙髓处可保留洞底少量已经脱矿的牙本质,采用间接盖髓术,来抑菌和促进修复性牙本质形成,从而达到终止龋病的发展和促进牙髓防御性反应的目的。②正确判断牙髓的状况:正确判断牙髓的状况是深龋治疗成功的基础。临床上可通过详细询问病史,了解患牙有无激发痛、自发痛,以及刺激去除后有无延缓痛,结合临床检查,包括视诊、探诊、叩诊等,必要时可做温度刺激试验、牙髓电活力测验和 X 线检查,均可协助诊断。在检查时要注意与一些牙髓病变进行鉴别。③保护牙髓:在深龋治疗中必须注意减少机械、温度对牙髓的刺激,主张双层垫底,以隔绝来自充填材料和外界的刺激。

(2)治疗方法:在排除了不可复性牙髓炎和牙髓穿孔的情况后,根据患牙牙髓是否充血和龋坏组织能否去净,深龋的治疗应采取不同的治疗方法。

垫底充填:深龋在多数情况下可以一次完成充填,即预备好洞形后,即刻垫底充填。适应证:适用于无自发痛、激发痛不严重、刺激消失后无延缓痛、能去尽龋坏牙本质的一类牙髓基本正常的患牙。方法:深龋的窝洞较深,洞底接近髓腔,一般需要双层垫底后再充填。如用聚羧酸锌粘固剂或玻璃离子粘固剂垫底,则可以只垫一层。垫底后应留出足够的深度,以便能够容纳必须厚度的充填材料。最后选用适当的充填材料充填,以恢复牙的外形和功能。

安抚治疗:把具有安抚、镇痛、消炎作用的药物封入窝洞内,使牙髓充血状态恢复正常,消除临床症状的治疗方法。适应证:部分深龋患者无自发痛,但有明显的激发痛,在窝洞预备过程中非常敏感,应先作安抚治疗,待症状消除以后再做进一步处理。方法:窝洞干燥后,放大小合适的丁香酚棉球或抗生素小棉球,用氧化锌丁香酚粘固剂暂封窝洞,观察 1~2 周。复诊时,如无症状,牙髓活力正常,无叩痛,则可取出棉球,酌情做双层垫底永久充填,或做间接盖髓术治疗。如有症状,则应进一步作牙髓治疗。

间接盖髓术:适应用于龋坏牙本质不能一次去净,牙髓活力基本正常,无明显主观症状的深龋。用能够消炎和促进牙髓、牙本质修复反应的制剂覆盖于洞底,促进软化牙本质再矿化和修复性牙本质形成,从而保存全部活牙髓的方法叫间接盖髓术。用于盖髓的制剂叫盖髓剂,常用的是氢氧化钙制剂。①急性龋治疗:病程进展快,软化牙本质多,细菌侵入深度相对较浅,未进入深层脱矿层,如去尽龋坏牙本质则有穿髓的可能,这时可在洞底保留少量软化牙本质,用氢氧化钙制剂在洞底盖一薄层,然后垫底充填。如一次充填把握不大,可在间接盖髓后,用丁氧膏和磷酸锌粘固剂双层封洞垫底,观察 1~3 个月。复诊时如无症状,牙髓活力正常,则可去除部分粘固剂,做永久充填。②慢性龋治疗:病程进展慢,如一次去净软化牙本质有穿髓的可能时,第一次处理同急性龋,即在洞底保留少量软化牙本质,在洞底盖一薄层氢氧化钙制剂,封洞后观察 3~6 个月,待修复性牙本质的形成。复诊时,如无症状,牙髓活力正常,则应去除全部暂封物及残余的软化牙本质,因慢性龋时,软化牙本质内有细菌感染。去尽软化牙本质后,如无穿髓则可盖髓、垫底、永久充填。如穿髓或有自觉症状时则需作牙髓治疗。

二、龋病患者的护理

(一)护理评估

1.健康史

了解患者的口腔卫生情况及饮食习惯,如有疼痛询问疼痛性质及是否与进食和温度刺激有关。

2.身体状况

通过患者的临床表现及体征评估龋病的进展程度,以便诊断和治疗。

3.辅助检查

(1)X 线检查:通过 X 线摄片检查龋洞的深度和位置,特别对于邻面龋和颈部龋的诊断价值比较显著。

（2）温度刺激试验：医师可以通过观察患牙对冷热刺激的敏感或反应程度来进行诊断，也可以用牙髓电活力测试仪来进行。

4.社会-心理因素

由于龋病病程较长，一般不对机体造成较严重的影响，容易引起患者及家属的忽视，从而延误最佳的治疗时机而导致牙髓疾病、根尖疾病和牙周疾病等严重的口腔疾病的发生。因此，正确评估患者的年龄、文化层次、口腔卫生习惯、口腔保健知识以及患者对口腔治疗的意义、治疗方法、预后的了解程度、对治疗效果的期望值和自身的经济承受能力等至关重要。

（二）护理诊断

（1）疼痛：与牙本质及牙髓受刺激有关。

（2）知识缺乏：缺乏对于龋病的发生、发展、预防以及早期治疗的知识。

（3）牙齿异常：与不良的口腔卫生和饮食习惯造成的牙体硬组织损害有关。

（4）舒适改变：与对外界刺激过度敏感、牙体硬组织龋坏和牙本质暴露有关。

（5）误吞、误咽：与患者过度紧张和医护操作不慎有关。

（6）潜在并发症：牙髓炎、根尖炎等。

（7）焦虑与恐惧：与不了解龋病的治疗过程和医护与患者间的沟通不足有关。

（三）护理目标

（1）消除患者焦虑、恐惧心理，使患者能够积极配合医师完成治疗，恢复患牙正常的解剖形态和生理功能。

（2）在治疗过程中无感染及交叉感染发生，无口腔黏膜损伤，避免细小器械、碎屑、冲洗液等误入气管或食管。

（3）使患者了解治疗方法、治疗效果、预后及治疗费用。

（4）使患者了解口腔卫生保健常识，养成良好的口腔卫生习惯和饮食习惯。增强其防病意识，预防并发症的发生。

（四）护理措施

1.保守疗法的护理

（1）术前护理。①心理护理：在安排患者就诊时，以关心、理解、和蔼的态度接待患者，使患者感受到医务人员的关心，减轻焦虑及恐惧心理。②患者准备：请患者坐上牙椅，系好胸巾，漱口清洁口腔，询问病史及药物过敏史以及患牙自觉症状。③用物准备：让患者了解到所用物品是一用一灭菌或一次性物品，消除患者的顾虑。用物准备程序如下：铺一次性牙椅套或牙椅头套，一次性避污薄膜，备漱口杯、吸唾管及胸巾。根据需要装上高速、低速手机或洁牙机手机。调节椅位：为了便于检查，要先调好椅位。医护人员戴一次性手套。

（2）术中护理。①器材准备：治疗盘、口镜、探针、镊子、橡皮障或隔湿棉卷、蘸有 10% 硝酸银或氟化物的备用小棉球。②暴露病变部位：递手机，协助维护术野，及时吸唾，保持术野清晰、干燥。③清洁患牙：递清洁刷清洁牙面，必要时递洁牙机手机清除牙石及菌斑，并协助医师用三用枪冲洗干净。④术区隔离：递镊子夹棉卷隔湿或协助医师用橡皮障隔湿，清洁患牙表面。⑤涂布：递蘸有药物的棉球，操作时避免接触口腔软组织。

（3）术后护理：①清除面部污垢，递纸巾、镜子，让患者整理容貌。②将检查器械归类放置。③回收可高温灭菌器械。④清洗吸唾导管及痰盂，保持其通畅、清洁。⑤用消毒剂进行牙椅表面消毒。⑥弃去一次性物品，如胸巾、吸唾管、漱口杯、检查盘、牙椅套及避污薄膜，按要求进行分类处理。

2.修复性治疗的护理

(1)银汞合金修复的护理。①治疗辅助工作:去除腐质制备洞形过程中随时调节光源,及时吸唾,协助维护术野,保持术野清晰。②无痛治疗的护理:先递送1%碘酊棉签供医师局部黏膜消毒,后遵医嘱用注射器吸取局麻药物并套好针帽使活塞部分朝向医师递送,待医师接稳注射器后护士左手固定注射器体部,右手拔出针头帽,严防造成患者和医护人员的黏膜及皮肤损伤。③窝洞预备的护理:备洞时应根据龋洞的位置、大小、洞型分类,选用适合挖器、车针,去除残存的龋坏牙本质,然后递探针检查是否去净龋坏牙本质,注意操作轻巧,使用三用枪冲洗吹干窝洞时用力轻柔,注意吸唾时不要损伤软组织。④术区隔离的护理:简易隔离法的护理:递送消毒棉卷放置于患牙唇(颊)侧前庭沟处和舌侧口底。制作隔离棉卷方法:将纱布剪成边长为7~10 cm的方块,然后将脱脂棉撕成棉片铺在纱布的一边,由内向对侧面卷去,毛边塞在里边,搓成长3~5 cm,直径1.5 cm的圆条,消毒备用(制成的棉卷应松紧度适宜)。橡皮障隔离法的护理:选择橡皮布时大小应合适,选择与治疗牙相应的橡皮障夹使用;使用橡皮障夹持钳时,注意不要损伤患者的牙龈。选择性辅助隔离法的护理:递送退缩绳、开口器或相应药物(如阿托品)。⑤窝洞消毒的护理:递送蘸有窝洞消毒药品的小棉球给医师消毒窝洞,并协助医师用三用枪吹干。⑥垫底护理:调拌垫底材料:根据洞形需要选择相应的垫底材料和方法。垫底:递送粘固剂充填器、垫底材料给医师,同时注意吸唾和维护操作视野。修整:在垫底材料未干时,及时给医师递送挖器或雕刻刀修整外形,待固化后递送手机继续修整,使之成为充填洞形。⑦充填护理:银汞合金调制。充填:将调拌好的银汞合金用一次性橡皮片包好,搓成柔软条状,分次装进银汞合金输送器内递送给医师。如需放置成型片,则需选择适当的成型片和成型片夹先行递送。银汞充填时先递送小号的银汞合金充填器,将洞的点、线、角及倒凹、固位沟处压紧,再换用大号的充填器向洞底和洞壁层层加压,填满窝洞。最后递送镊子取出成型片,递雕刻刀雕刻外形。调𬌗及磨光:递送咬合纸,嘱患者轻轻咬合,检查有无高点,调整咬合后递磨光器做表面磨光。清除合金碎屑:递送镊子夹一小湿棉球清除充填体表面的合金碎屑,再递送探针彻底清除窝沟、点隙、缝的银汞合金碎屑,用三用枪冲洗清除碎屑及清洁口腔并吸去冲洗液。充填术后除去一次性用物,可回收器械清洗、消毒。剩余的银汞合金回收,放置在盛有甘油或饱和盐水的瓶子里,以防止汞的挥发造成环境污染。

(2)玻璃离子修复的护理。①治疗辅助工作、无痛治疗护理:同银汞合金修复的护理。②窝洞预备护理:同银汞合金修复的护理。③术区隔离的护理:同银汞合金修复的护理。④窝洞消毒的护理:同银汞合金修复的护理,注意不可用含酚消毒剂消毒。⑤垫底护理:同银汞合金修复的护理。⑥充填护理:涂黏结剂,准备并递送黏结剂小棉球供医师涂于窝洞,用三用枪协助轻轻将黏结剂吹均匀;调制玻璃离子,递送材料:视洞形大小递送适量玻璃离子粘固剂将窝洞填满;调𬌗,玻璃离子粘固剂在调制后3~5分钟达到临床固化,因此窝洞填满后应在未达到临床固化前雕刻外形及调𬌗;涂防水剂,递送蘸有防水剂的一次性干燥小毛刷,涂布防水剂于修复体表面;修整外形及抛光,递送咬合纸检查咬合高点,调𬌗,抛光;充填术后除去一次性用物,将可回收器械清洗、消毒。雕刻刀及调拌刀用完后应马上用乙醇棉球擦干净。

3.光固化复合树脂修复的护理

(1)术前护理:同保守疗法的护理。

(2)术中护理:①治疗辅助工作、无痛治疗护理,同银汞合金修复的护理。②窝洞预备护理,同银汞合金修复的护理。③术区隔离的护理,同银汞合金修复的护理。④色度选择的护理,在自然光下,用比色板对照邻牙牙色,选择适宜颜色的材料供医师使用。⑤窝洞消毒的护理,同玻璃离子修复的护理。⑥垫底护理,同银汞合金修复的护理。⑦充填护理,酸蚀,隔湿,及时吸唾,协助医师用三用枪吹干患牙,递送酸蚀剂处理牙面 1 分钟左右。然后用清水冲洗患牙,及时吸干冲洗液,此时注意冲洗后的牙面不能接触唾液,以免污染而降低固位能力,及时吸唾,保持干燥。此时吹干牙面可见酸蚀后的牙面呈白垩色,否则,可再酸蚀一次。涂黏结剂,用一次性小毛刷蘸适量黏结剂递给医师涂布于洞壁,厚约 0.2 mm,轻吹使其均匀涂布,递送光固化灯光照固化 20 秒。照射前光导纤维表面包一层一次性透光避污薄膜,每个患者更换,防止交叉感染。递送材料,用充填器一次取足量材料递送给医师,从窝洞的一侧填入,以排除空气,防止气泡形成。较深窝洞要分层充填、固化,每层厚度约为 2 mm,直至填满窝洞,恢复基本外形。每层光照时间一般为20~40 秒。修整外形,调𬌗:充填完毕递送咬合纸检查咬合情况,调𬌗。打磨抛光,慢速手机装上抛光砂片,顺序打磨抛光,或用橡皮轮和打磨膏抛光。清理,充填完毕后雕刻刀及调拌刀立即用乙醇棉球擦干净,除去一次性用物,将可回收器械清洗、消毒。

(3)术后护理:同保守疗法的护理。

4.深龋治疗的护理

(1)术前护理:同保守疗法的护理。

(2)术中护理:①应注意进行牙髓活力检查,即递送冰条做冷测验,或备乙醇灯、递送热牙胶条做热测验,或递送牙髓电活力测验器做电测验等。②治疗辅助工作、无痛治疗护理:同银汞合金修复的护理。③窝洞预备护理:同银汞合金修复的护理。④术区隔离的护理:同银汞合金修复的护理。⑤垫底护理:同银汞合金修复的护理。⑥充填或暂封护理。调拌材料:选用并调拌恰当的安抚或盖髓材料。递送材料:将调拌完成的安抚材料或盖髓材料迅速递给医师,进行安抚或盖髓,清洁患牙周围。暂封或充填:调拌暂封或充填材料递送给医师,进行暂封或充填。

(3)术后护理:同保守疗法的护理。

三、健康指导

(一)术前健康指导

术前健康指导可以使患者对治疗有较充分的心理准备,积极配合诊疗工作,使之能够顺利地进行。

(1)护士应根据医师制定的治疗计划向患者介绍有关疾病治疗的意义、时间、步骤、并发症、预后以及治疗费用等事项,并注意及时修正患者的过高要求。

(2)指导患者在诊疗过程中如何正确配合治疗,避免误吞、误咽等意外情况的发生。治疗过程中如有不适应举手示意,不能随意讲话及转动身体,以防导致口腔软组织损伤。

(二)术后健康指导

对患者进行有针对性的健康指导,向患者宣传正确刷牙方法等口腔保健知识及治疗后的注意事项,预约复诊时间及药物的使用方法。

(1)保守治疗:按时复诊,定期进行口腔检查,合理调整饮食,控制龋病发展。

(2)修复性治疗:银汞合金充填后 2 小时内不能进食,2~24 小时内可用健侧咀嚼,24 小时后可正常咀嚼;非光固化型玻璃离子修复后 24 小时内患牙不能咬硬物;光固化复合树脂充填治疗完毕即可进食,但患牙应避免咬坚硬食物。少饮浓茶,少吸烟,以免修复体着色。

(刘红梅)

第二节 牙 周 病

一、概述

牙周病是指发生在牙齿支持组织的疾病。根据所侵犯部位的不同,可分为牙龈病和牙周炎两大类。牙龈病是指病变局限于牙龈组织且以炎症为主的一组疾病。牙周炎是指病变除侵犯牙龈外,还破坏深层牙周组织,如牙周膜、牙槽骨和牙骨质。

(一)病因

牙周病是多因素疾病,其病因可分为局部因素和全身因素。菌斑是引起牙周病最主要的局部因素,也是引发牙周病必不可少的始动因子,同时它又受到其他局部因素的影响和全身因素的调控。全身因素可改变宿主对局部因素的反应,牙周病的发生和发展由细菌、宿主、环境三方面共同决定。

1.局部因素

(1)牙菌斑:牙菌斑是一种黏附在牙面、口腔黏膜或修复体表面的软而未矿化的细菌性薄膜,是细菌生存的微生态环境。菌斑与蛋白基质、脱落上皮细胞及食物残屑等混合在一起,不易被水或唾液漱刷掉。牙菌斑根据其所在部位,以龈缘为界,分为龈上菌斑和龈下菌斑。①龈上菌斑:位于龈缘以上,主要分布于近牙龈 1/3 的牙冠表面和其他不易清洁的部位,如窝沟、裂隙、牙邻面、龋洞表面等,主要由革兰氏阳性需氧菌和兼性厌氧菌组成。龈上菌斑与龋病的发生、龈上牙石形成有关,对牙周组织有危害的主要是龈缘附近的龈上菌斑。②龈下菌斑:位于龈缘以下,分布在龈沟或牙周袋内,主要为革兰氏阴性厌氧菌,与牙周组织的破坏有密切关系。

(2)软垢及食物碎屑:软垢又称白垢,是疏松附着在牙面、修复体表面和龈缘处的软而黏的沉积物。软垢呈灰黄或灰白色,一般在牙冠近龈缘 1/3 或错位牙不易清洁的区域,肉眼可见。食物碎屑是无结构疏松地堆积在牙颈部和牙间隙中的食物颗粒物质。食物碎屑在口腔卫生不良的情况下会有所增加,但易于去除,可被有压力的水冲洗掉。

(3)牙石:是一种沉积于牙齿表面或修复体表面的钙化或正在钙化的菌斑及软垢,由唾液或龈沟液中的钙盐逐渐沉积而形成,不易去除。其形成经过获得性薄膜形成、菌斑成熟和菌斑矿化 3 个步骤。牙石表面粗糙,对牙周组织造成不良刺激,同时也构成了菌斑附着滋生的良好条件,加速了菌斑的形成,因此去除牙石对有效控制菌斑意义重大。以龈缘为界根据牙石沉积的部位不同,可分为龈上牙石和龈下牙石。①龈上牙石:是沉积于龈缘以上的牙石,质地较松,易刮除。②龈下牙石:是沉积于龈缘以下,附着在龈袋或牙周袋内牙根面的牙石。质地坚硬,不易刮除。

(4)食物嵌塞:是指在咀嚼食物过程中,由于各种原因将食物碎块或纤维经咀嚼压力嵌入相邻两牙的牙间隙内,形成食物嵌塞,可导致牙龈炎症,甚至引起牙槽骨吸收。

(5)创伤:咬合关系不正常或咬合力量不协调,引起牙周组织损伤,称为𬌗创伤或牙周创伤。往往是个别牙或某几个牙的咬合力量超过其牙周组织的耐受力所致,如咬合时的早接触、牙尖干扰等。

(6)其他局部因素。①局部解剖因素:如牙位异常和错𬌗畸形等。②不良习惯:如磨牙症、单

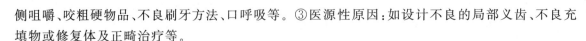

侧咀嚼、咬粗硬物品、不良刷牙方法、口呼吸等。③医源性原因:如设计不良的局部义齿、不良充填物或修复体及正畸治疗等。

2.全身因素

致病菌的存在是牙周病发生的必要条件,但仅有微生物并不足以引起病损,宿主易感性也是基本的致病因素。全身因素与牙周病的发生和发展有密切关系,它影响牙周组织对细菌及其产物致病的易感性。常见的全身易感因素有遗传因素、内分泌功能异常、吞噬细胞数量少或功能缺陷、精神压力、吸烟和某些全身性疾病(如艾滋病、糖尿病、骨质疏松等)。

(二)临床表现及诊断要点

1.常见牙龈病的临床表现与诊断要点

(1)边缘性龈炎:又称慢性龈缘炎、单纯性龈炎,在牙龈病中最为常见。

临床表现:边缘性龈炎病损部位主要是游离龈和龈乳头,严重时也可波及附着龈,通常以下前牙区最为显著。患者常因刷牙或咬硬物时出血,或者在咬过的食物上有血迹而就诊。还可有口臭、局部痒胀不适等自觉症状。检查:牙龈颜色深红或暗红,龈缘增厚,龈乳头圆钝肥大,点彩消失,牙龈表面光滑发亮,松软脆弱,缺乏弹性。轻触牙龈即出血;龈沟可加深达 3 mm,形成假性牙周袋;龈沟液增多,甚至有龈沟溢脓;牙颈部常可查见有龈上牙石堆积。

诊断要点:本病根据上述主要临床表现,结合局部有刺激因素存在即可诊断。其中探诊后出血是诊断牙龈有无炎症的客观指标。

(2)青春期龈炎:是发生于青春期少年的慢性非特异性牙龈炎,女性患者稍多。

临床表现:本病好发于前牙唇侧的龈乳头和龈缘,唇侧龈乳头肿胀如球状,牙龈呈暗红或鲜红色,光亮,质地松软,探诊易出血,肿胀明显,龈乳头常突起呈球状,牙龈质地软。刷牙或咬硬物时有出血,有口臭等。

诊断要点:患者年龄处于青春期,有上述临床表现,并有局部刺激因素,即可诊断。

(3)妊娠期龈炎:妊娠期妇女由于体内性激素水平升高,原有的牙龈炎症加重,使之肿胀或形成龈瘤样的改变,往往在分娩后可自行减轻或消退。口腔卫生良好者发病率较低。

临床表现:患者妊娠前已有龈缘炎,妊娠 2～3 个月时出现明显症状,8 个月时达高峰。妊娠期龈炎常发生于个别牙或全口牙龈,以前牙区为重。龈缘和龈乳头色鲜红或发绀,松软而光亮,触之极易出血。吮吸或进食时也易出血,常为就诊主要原因。一般无疼痛,严重者龈缘可有溃疡和假膜形成。妊娠期龈瘤一般出现于妊娠 4～6 个月,多发生于单个牙,可有蒂或无蒂,生长较快,易误诊为肿瘤。瘤体较大时可妨碍进食或被咬破而感染。

诊断要点:育龄期妇女出现上述临床表现,应询问月经情况,若怀孕便可诊断。

(4)急性坏死性龈炎:是指发生于龈缘和龈乳头的急性坏死和炎症。

临床表现:本病好发于青壮年男性,发病急,尤以下前牙较多见。患处极易出血,有自发痛和自发性出血,唾液多而黏稠,口腔内有腐败性口臭。患者疼痛剧烈,常影响正常口腔卫生及饮食,严重时,可出现低热、疲乏、颌下淋巴结肿大等全身不适症状。检查:前牙区龈乳头和边缘龈呈虫蚀状坏死或溃疡,龈乳头中央坏死缺失如火山口状,表面有灰白色假膜。

诊断要点:根据上述临床特征及病变区涂片检查较易确诊。

(5)药物性牙龈增生:药物性牙龈增生是指服用某些药物而引起的牙龈纤维增生和体积增大。

临床表现:多于服药(如苯妥英钠)1～6 个月后发生,初期为唇颊侧或舌腭侧龈乳头和边缘龈呈小球状凸起,继而逐渐增大,相连成片,覆盖牙面;龈乳头呈球状或结节状,质地坚韧,探之不易出血,无疼痛感。合并牙龈炎症时,牙龈呈深红色、松软、易出血。常发生于全口牙龈,但以上、下前牙区较重。增生牙龈往往挤压牙齿移位,甚至妨碍咀嚼,影响美观和口腔卫生。本病只发生于有牙区,拔牙后增生的牙龈组织可自行消退。

诊断要点:根据实质性增生的特点以及长期服用药物史即可诊断,应仔细询问全身病史。

2.常见牙周炎的临床表现与诊断要点

(1)成人牙周炎:是由于长期存在的慢性牙龈炎向深部牙周组织扩展破坏引起的临床上最常见的牙周炎,约占牙周炎的95%,又称慢性牙周炎或慢性成人牙周炎。其患病率在35岁以后明显增高,且随着年龄增长其严重程度也逐渐增加。

临床表现:成人牙周炎往往侵犯全口多数牙齿,少数发生于一组牙或个别牙,其病程长,进展慢,有四大典型症状:牙龈炎症、牙周袋形成、牙槽骨吸收和牙松动。晚期常可出现牙齿松动、移位,牙龈退缩、牙根暴露、根面龋,牙周脓肿、牙周溢脓、口臭,牙齿不均匀磨耗导致的继发性𬌗创伤;食物嵌塞和逆行性牙髓炎等。

诊断要点:中期以上的牙周炎不难诊断,但早期牙周炎与牙龈炎的区别不甚明显,须仔细检查,及时诊断并注意鉴别以免延误治疗。

(2)青少年牙周炎:是早发性牙周炎中主要的一种。

临床表现:本病主要发生于青春期至25岁的青少年,常于11~13岁开始发病,男女均可发病,但女性多于男性。早期患者的口腔卫生状况较好,牙周破坏程度与局部刺激物的量不成正比,炎症轻微,但已有深牙周袋。病变好发于第一恒磨牙和切牙,左右对称,一般不累及乳牙。X线牙片显示第一磨牙区呈"弧形吸收",切牙区呈水平型吸收。病程进展较快,早期即可出现牙松动移位,上前牙常移位呈扇形排列。20岁左右即可因牙齿松动,自行脱落或被拔除。该病有家族史。

诊断要点:结合上述临床特点,早期诊断和及时治疗对保留患牙极为重要。

(3)牙周炎的伴发病变:①牙周-牙髓联合病变。因牙周袋和感染牙髓内都存在以厌氧菌为主的混合感染,牙周组织与牙髓组织通过根尖孔、侧支根管、牙本质小管等途径相交通,两者的病变和感染可以互相影响和扩散,导致联合病变的发生。牙髓病及根尖周病引起牙周病变较常见于根尖周炎急性发作,脓液沿阻力较小的途径向牙周组织排出。也有部分病例属牙髓治疗过程中或治疗后造成的。牙周病引起牙髓病变,可形成逆行性牙髓炎。牙周病变与牙髓病变同时存在。②根分叉病变:牙周炎的病变可波及多根牙的根分叉区,以下颌第一磨牙发病率最高。菌斑是引发该病的主要因素,𬌗创伤是其病变的加重因素。患牙牙龈退缩,根分叉区可直接暴露于口腔,也可被牙周袋所遮盖。常伴发牙龈红肿、牙周溢脓,根面龋或因牙髓和根尖周组织受累而引发的激发痛、咀嚼痛、钝痛,甚至牙松动。③牙周脓肿:牙周脓肿并非独立的疾病,而是牙周炎晚期,出现深牙周袋后常见的伴发症状。常因深牙周袋中脓液引流不畅,洁治术或刮治术中动作粗暴,损伤牙周组织或将牙石碎片推入牙周袋深部组织,以及由牙髓治疗时髓室底穿、根管侧穿、牙根纵裂等情况引起,此外,抵抗力降低或患有全身疾病如糖尿病等,也易引发牙周脓肿。牙周脓肿一般为急性过程,早期炎症浸润广泛,组织张力大,疼痛剧烈,可有搏动性疼痛或跳痛,患牙有浮出感,松动明显。后期脓液局限,疼痛稍减轻,扪诊有波动感,指压牙龈可有脓液自牙周袋内流出,或脓肿自行破溃,肿胀消退。脓肿常发生在单个牙,也可同时发生于多个牙齿。如急性期未及时治疗或反复发作,可形成慢性牙周脓肿,牙龈表面出现瘘管,有咬合不适感。

（三）治疗要点

牙周病治疗的目的是消除炎症及其所导致的不适、出血、疼痛等症状，恢复牙周组织的形态和功能，维持疗效并防止复发。牙周病治疗应强调综合治疗，要针对其具体病情，制订治疗计划，有步骤地进行。

1.牙周基础治疗

基础治疗是牙周病患者最基本的治疗，治疗目的在于运用牙周病常规的治疗方法消除或控制炎症及致病因素。治疗方法如下。

（1）菌斑控制：是治疗和预防牙周病的必要措施，是牙周基础治疗的重点。其方法很多，包括机械、化学和生物等方法，例如正确的刷牙方法、牙线、口胶、漱口剂的正确使用，都是菌斑控制的主要措施。目的在于削弱或阻止菌斑的形成，控制牙周的炎症，从而维护牙周的健康和牙周治疗的效果。每天彻底清除菌斑，才能预防牙周病的发生、发展及治疗后复发，是牙周病基础治疗的关键。

（2）龈上洁治术：是指用洁治器械去除龈上牙石、菌斑和色素，并磨光牙面，从而延迟菌斑和牙石的再沉积。方法包括手用器械洁治和超声波洁牙机洁治。①手用器械洁治。器械：常用的洁治器有镰形洁治器、锄形洁治器和磨光器。方法及步骤：调整椅位和光源→0.2%氯己定液含漱→1%碘酊消毒→行洁治术→抛光→3%过氧化氢溶液及生理盐水牙周冲洗→局部用药（龈沟处上碘甘油）。技术要领：为避免操作中器械滑脱刺伤牙龈及黏膜，操作中要有良好支点，可采用改良握笔法握持器械；洁治器刃部应置于牙石的根方紧贴牙根面，与根面呈80°左右，以垂直、水平或斜向力量刮除牙石。应分区域洁治，避免遗漏或频繁更换器械，影响洁治术效率。洁治完成后检查有无牙石残留，并用杯状刷蘸磨光剂打磨牙面，再用橡皮杯抛光，抛光时稍加压力，使牙面光滑，菌斑不易堆积。最后做牙周冲洗，上药。②超声波洁牙机洁治术：超声波洁治术效率高，目前广泛应用于临床。器械：超声波洁牙机。方法及步骤：洁治术步骤同手用器械洁治法。技术要领：应以握笔式握持洁治器手机的前端；手机工作端以<15°接触牙石的下方来回移动；洁治时需轻轻用力并将工作头来回移动，利用超声振动击碎并振落牙石，切忌将工作头停留在一处振动或用力粗暴损伤牙体组织和器械；在去除大而坚硬的牙石时，可先用工作头将大块牙石分割成小块后振落；洁治后应用探针仔细探查，对于一些遗漏的细小或邻面的牙石应用手用器械来补充刮除。超声波洁治后牙面较粗糙或有划痕，因而必须抛光。注意事项：术前须含漱，并在术区涂1%碘酊，以减少喷雾中细菌数量，防止菌血症的发生。禁用于置有心脏起搏器的患者，以免因电磁辐射的干扰造成眩晕及心律失常。肝炎、肺结核等传染病患者也不宜用超声洁牙，以免病原菌随喷雾而污染整个诊室。过大功率会造成牙面划痕及牙髓损伤，因此在治疗中患者有明显酸痛感时应调低功率。超声波洁牙机手机及工作头的消毒极为重要，应做到每位患者更换消毒手机，以免引起交叉感染。

（3）龈下刮治术：即根面平整术，使用龈下刮治器刮除位于牙周袋内牙根面的牙石、菌斑以及病理性牙骨质的方法。适用于龈袋或牙周袋内探测有牙石者。

龈下刮治术操作步骤基本同龈上洁治术，龈下刮治器比洁治器精细，分为匙形刮治器、锄形刮治器、根面锉。其操作要领如下：①因为龈下刮治术是在牙周袋内操作，无法直视，所以应术前探明牙周袋的形态、深度以及牙石的数量和部位。②以改良握笔式持器械，支点要稳固，动作幅度要小，避免滑脱损伤软组织。③较深牙周袋进行刮治术时，应在局麻下进行，以达到根治的目的。④刮治完成后应仔细探查是否刮净，根面是否光滑，有无碎片、肉芽组织遗留等，完毕后冲洗牙周袋,并可轻压袋壁使之贴附牙根面,有利于止血和组织再生。

(4)殆治疗:殆治疗是通过多种手段达到建立平衡的功能性咬合关系的方法,有利于牙周组织的修复和健康。临床上多以调殆法为主,调殆应在牙周组织的炎症被控制后进行。

调殆的步骤主要分为两步:首先找出早接触或殆干扰的牙和部位,然后磨改以消除早接触点或殆干扰。

(5)松牙固定术:松牙固定是通过牙周夹板把松动牙连接,并固定于健康稳固的邻牙上,形成一个咀嚼群体。咀嚼时殆力会同时传递到被固定牙的牙周组织,从而分散了殆力,减轻了患牙的负担,为牙周组织的修复创造了条件。松牙固定术适用于牙周常规治疗后仍然松动的患牙和因外伤而松动的牙。

2.牙周病的药物治疗

菌斑是牙周病发生的始动因子,因此清除牙菌斑和防止牙菌斑的再堆积是防治牙周病的重要手段,目前最有效的方法是机械性清除菌斑和牙石。同时,合理地应用药物,在牙周病的防治中可以起到辅助作用。

牙周病药物治疗分为全身和局部药物治疗两种。全身治疗应用的药物主要有抗菌药物和非甾体抗炎药等。局部治疗应用的药物有牙周冲洗药物、局部应用缓释剂、含漱药物和局部涂布药物等。

3.牙周病的手术治疗

牙周病发展到一定阶段时,仅靠基础治疗难以取得较好的疗效,适时应用正确的手术治疗则可以彻底消除病因、清除病灶、建立良好的牙周环境以及维护牙列的完整、健康和功能。

牙周手术前,须经过良好的菌斑控制和综合性基础治疗,待牙周炎症消除及口腔卫生状况改善后才能进行。牙周手术包括切除性手术、重建性手术和再生性手术。

二、牙周病患者的护理

(一)护理评估

1.健康史

(1)全身状况:了解患者家族史、牙周病史,全身营养状况,有无全身系统性疾病或血液病。针对性询问妊娠或月经情况,用药史等。

(2)口腔状况:菌斑、牙石状况;牙列是否整齐,是否戴有矫治器;有无不良修复体、食物嵌塞;有无磨牙症、口呼吸、吸烟及不坚持刷牙等不良习惯。

2.身体状况

(1)牙龈病:牙龈有无炎症或形态异常,探诊是否易出血;有无牙龈坏死、牙龈乳头炎症或龈瘤;有无自发痛和自发性出血;有无口臭或腐败性口臭等。

(2)牙周炎:牙龈是否肿胀出血,炎症较牙龈炎更为明显;是否有牙周袋形成,有无牙周溢脓及牙周脓肿;有无牙周-牙髓联合病变和根分义病变;牙有无松动和移位,青少年牙周炎可早期出现牙松动及上前牙扇形移位。

3.辅助检查

X线片显示牙周炎患者牙槽骨吸收,牙周间隙变宽,硬骨板消失或模糊。血常规、出血及凝血功能检查,利于诊断和治疗,也有助于鉴别诊断和排除血液疾病。

4.社会-心理因素

牙周疾病早期一般无明显症状,易被患者忽视而延误治疗。中、晚期病症出现时会产生明显牙龈出血、口臭、牙松动、脱落,常影响患者咀嚼功能及面容,甚至因影响发音而阻碍患者的社交生活,使患者产生苦恼、焦虑的情绪甚至自卑感。

（二）护理诊断

（1）口腔组织受损:与牙龈色、形、质改变,牙槽骨吸收及牙周袋形成有关。

（2）舒适改变:与牙齿松动、牙周-牙髓联合病变有关。

（3）急性疼痛:与牙周脓肿、牙周-牙髓联合病变及急性坏死性龈炎有关。

（4）自卑和预感性悲哀:与牙龈出血、口臭、牙缺失及牙周炎不能短期根治有关。

（5）知识缺乏:缺乏口腔卫生保健知识,对牙周病的危害性认识不足。

（三）护理目标

（1）牙周炎症消退,受损牙周组织得到预期修复。

（2）恢复牙龈正常形态及色泽,消除口臭,修复缺失牙、改善口腔功能及美观,消除自卑心理,增强自信。

（3）患者了解牙周病特点、治疗的程序、意义及预后,认识到保持口腔卫生及定期复查的重要意义,并积极配合治疗。

（四）护理措施

1.洁治术及刮治术护理

（1）术前护理:①心理护理:热情接待患者,介绍牙周病有关知识及治疗程序及预后,消除患者心理压力,增加自信心,以良好的心态配合治疗。②患者准备:遵医嘱执行各项全身检查与药物治疗。调节椅位,便于医师操作。嘱患者用漱口液（如0.2%氯己定液）含漱1分钟,以便在超声波洁治时减少喷雾的细菌量,从而减少诊疗室的空气污染。③用物准备:让患者了解到所用物品是一用一灭菌或一次性物品,消除患者的顾虑。铺一次性牙椅套或牙椅头套,一次性避污薄膜,备漱口杯、吸唾管及胸巾。根据需要准备好消毒的洁治器、刮治器或超声波洁牙机。另备磨光用具、冲洗液、一次性注射器、低速手机、橡皮磨光杯、磨光膏或脱敏糊剂。医护人员戴一次性手套。遵医嘱备好局部麻醉药（如2%利多卡因）,以备必要时作局部麻醉用。

（2）术中护理:术中协助牵引唇、颊及舌体,及时吸唾,若出血较多,可用肾上腺素棉球止血,以保证术野清晰。洁治术过程中,护士应随时观察患者一般情况,如表情、面色、张口度、有无疼痛等。如果患者疲劳,可休息一下,再行洁治。洁治完毕后,应备好抛光膏,将橡皮杯安装于低速手机上,递送给医师抛光牙面。抛光后用3%过氧化氢溶液及生理盐水,进行龈袋或牙周袋的冲洗,并嘱患者漱口。最后备棉球拭干或用三用枪吹干牙龈表面水分,用镊子夹持碘甘油置于龈沟或牙周袋内。

（3）术后护理:①清除面部污垢,递纸巾、镜子,让患者整理容貌。②嘱患者30分钟内勿漱口、饮水和进食,以保证局部用药的疗效。③将器械归类放置,回收可高温灭菌器械。④清洗吸唾导管及痰盂,保持其通畅、清洁。⑤用消毒剂进行牙椅表面消毒。⑥弃去一次性物品,如胸巾、吸唾管、漱口杯、检查盘、牙椅套及避污薄膜,按要求进行分类处理。⑦每天用0.5%含氯消毒液拖地2次,紫外线空气消毒2次。

2.调牙合的护理

（1）术前护理:①心理护理:同洁治术及刮治术护理。②患者准备:调节椅位,便于医师操作;

指导患者做各种咬合运动。③用物准备:让患者了解到所用物品是一用一灭菌或一次性物品,消除患者的顾虑。铺一次性牙椅套或牙椅头套,一次性避污薄膜,备漱口杯、吸唾管及胸巾。准备好口腔基本检查器械一套、高速手机、低速手机、各种车针、咬合蜡片及咬合纸、橡皮抛光杯、抛光膏或脱敏糊剂等。医护人员戴一次性手套。

(2)术中护理:①确定调磨部位。递送咬合纸或蜡片,嘱患者做各种咬合运动,协助医师确定早接触或𬌗干扰的部位。②调磨。选用合适的车针安装于高速或低速手机上,递送给医师进行调磨。③抛光。待医师调磨完毕后将安装好的橡皮杯,蘸磨光膏或脱敏糊剂,递送给医师抛光调磨过的牙齿。

(3)术后护理:同洁治术及刮治术护理。

3.松牙固定术护理

(1)术前护理:①心理护理:同洁治术及刮治术护理。②患者准备:调节椅位,便于医师操作。③用物准备:让患者了解到所用物品是一用一灭菌或一次性物品,消除患者的顾虑。铺一次性牙椅套或牙椅头套,一次性避污薄膜,备漱口杯、吸唾管及胸巾。准备好口腔基本检查器械、牙线或尼龙线、线剪、结扎钢丝、钢丝剪、钢丝结扎钳、持针器、推压器、复合树脂、光固化机等。医护人员戴一次性手套。

(2)术中护理:①及时递送持针器、结扎钳、结扎丝、钢丝剪、推压器等。②术中及时吸唾,协助医师暴露操作区,维护术野清晰。③协助医师完成隔湿、酸蚀、冲洗、黏结、固化等操作。

(3)术后护理:清理、清洁、消毒,同洁治术护理。并嘱患者勿用患牙咬硬物,并预约复诊时间。

4.牙周病药物治疗的护理

(1)全身用药的护理:向患者详细介绍药物的使用时间、剂量、方法、相关知识、药物作用原理及毒副作用等。如四环素是青少年牙周炎的首选药物,服药年龄与四环素牙发生的关系,甲硝唑多有胃肠道反应,应饭后服等。

(2)局部用药的护理:①遵医嘱准备冲洗液、冲洗用具、局部涂擦液(如碘甘油)、牙周缓释抗菌膜、药膏或药棒(如甲硝唑棒)。②协助医师维护术野,完成冲洗及局部上药。③指导患者正确使用含漱剂。

5.牙周手术护理

牙周手术的护理应遵循一般外科手术的护理原则,根据牙周组织的特殊解剖位置,做好专科护理。

(1)术前护理:①心理护理:同洁治术及刮治术护理。②患者准备:术前一周完成牙周基础治疗。男性患者嘱刮胡子,女性患者嘱应避开月经期。调节椅位,便于医师操作。嘱患者含漱0.2%氯己定液1分钟,协助医师用蘸有消毒剂的棉球消毒手术区及口周。③用物准备:铺一次性牙椅套或牙椅头套,一次性避污薄膜,备漱口杯、吸唾管及胸巾。准备好局部麻醉药,0.2%氯己定,生理盐水,牙周塞治剂,遵医嘱备特殊材料如人工骨。为医师备好灭菌手术衣、一次性无菌手套、口罩、手术帽、牙周手术包,X线平片。

(2)术中护理:①打开无菌手术包,铺孔巾。②及时传递手术器械,递冲洗液给医师进行冲洗;及时清除术中刮除的结石及炎性组织;协助龈瓣复位,用湿纱布压迫使龈瓣与根面贴合。③术中及时吸引,协助止血,保持视野清晰。④协助医师缝合并剪线;调拌牙周塞治剂,置于创面,使其覆盖整个伤口,保护创面,操作完成后仔细检查渗血及黏附情况。

(3)术后护理:①清理、清洁、消毒,同洁治术护理。②嘱患者术后 24 小时进软食,勿过热,不要漱口刷牙;术后 1 周软食并避免用术区侧咀嚼,手术部位不能刷牙;遵医嘱含漱消毒液,保持口腔卫生,防止伤口感染。③术后 5～7 天复诊,若牙周塞治剂脱落或不适应随时就诊。

三、健康指导

(一)术前健康指导

(1)护士应耐心向患者介绍有关疾病的病因、病理过程、治疗的意义、时间、步骤、并发症、预后以及治疗费用等事项,消除患者的恐惧心理,并注意及时修正患者的过高要求。

(2)指导患者在诊疗过程中正确配合治疗,防止意外情况的发生。

(二)术后健康指导

(1)保持良好口腔卫生习惯及其重要性:坚持每天彻底清洁牙菌斑和良好的自我菌斑控制,是预防牙周病和保证牙周治疗顺利进行、防止其复发的重要环节,教会患者采用正确的刷牙方法,正确使用牙线。

(2)去除和改善与牙周病发病有关的因素:积极改善食物嵌塞,纠正口呼吸等不良习惯,戒烟及均衡饮食结构,预防和矫治错𬌗畸形,到正规医院进行牙及牙列的修复。

(3)疾病知识及巩固疗效的指导:告知患者牙周病可以治疗,但也可反复发作,需定期复查,预防复发。牙周病治疗完成后,一般 2～3 个月复查、复治;每 6～12 个月做一次洁治术,可以有效维护牙周健康并巩固疗效。

(刘红梅)

第三节 口腔颌面部囊肿、良性肿瘤

口腔颌面部囊肿包括软组织囊肿和颌骨囊肿。常见的软组织囊肿有皮脂腺囊肿、表皮样囊肿、甲状舌管囊肿等;颌骨囊肿有牙源性颌骨囊肿和非牙源性颌骨囊肿。

口腔颌面部良性肿瘤和瘤样病变根据病变的组织来源,大体可分为一般软组织肿瘤及瘤样病变(如牙龈瘤)、牙源性肿瘤(如成釉细胞瘤)、脉管畸形、神经源性肿瘤等。

一般的口腔颌面部囊肿及良性肿瘤局部手术切除即可,而口腔颌面部成釉细胞瘤因病变部位缺损面积大,手术需行颌骨截骨同期行游离骨组织瓣修复,移植组织瓣的成活对手术成败起关键作用。因此口腔颌面部成釉细胞瘤术后游离骨组织瓣的护理措施尤为重要。

一、术前护理常规

(一)口腔科一般术前护理常规

1.协助患者完善各种检查

(1)基础检查:血尿便检查、胸片、心电图。

(2)专科检查:颌面部软、硬组织 CT 及 X 线检查,颞下颌关节检查,张口度检查,涎腺检查。

2.观察患者口腔情况

有无张口受限、咀嚼及吞咽困难、吸吮进食困难等及全身症状,如有异常及时通知主管医师。

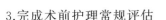

3.完成术前护理常规评估

(1)了解患者全身情况,有无心、肝、肾等器官功能不全及糖尿病,如有异常做好用药指导及各项指标检测。

(2)了解患者营养及进食情况,根据口腔局部情况及饮食医嘱指导患者选择相应质地的食物。

(3)了解各项辅助检查情况,评估患者对手术的耐受性。

4.术前检测体温变化

体温超过 38.5 ℃时应采取物理降温,或遵医嘱给予药物降温。

5.皮肤准备

检查手术区皮肤是否完整,有无破裂、皮疹、灼烧、感染等;面部手术应进行面部剃须、剃净患侧耳后 3～5 cm 毛发,并剪去鼻毛。涉及头皮或额瓣转移的手术需剃光头发。备皮范围应大于手术区 5～10 cm。根据手术需要,配合医师对手术部位做好标记。患者有口内切口时需在口外做好对应部位的皮肤标识。口腔颌面部成釉细胞瘤术后游离组织瓣修复患者,术前晚供皮区备皮,供皮区为下肢者备皮区域需包括腹股沟部及会阴部。

6.口腔清洁

术前 3 日开始用 1∶5 000 氯己定或 1%艾力克漱口。牙结石过多者应行牙周洁治,保持口腔清洁。

7.过敏试验

术前一日做抗生素过敏试验并记录结果。

8.睡眠护理

创造有利于休息的睡眠环境,减少或消除环境中影响睡眠的因素,如降低噪声、提供夜间照明避免强光刺激、集中治疗时间等。入睡困难的患者遵医嘱应用催眠药物,观察患者睡眠质量。

9.心理护理

评估患者焦虑的原因,了解患者对应激的应对及社会支持系统情况,及时发现消沉、抑郁等不良情绪。向患者讲解口腔疾病的治疗方法、预后,宣教疾病及手术相关知识,鼓励患者对治疗及预后提出问题并给予相应介绍。

10.用物准备

手术当日详细检查病历资料及术前准备工作是否完善,再次检查和除去患者身上的饰物、发卡、义齿、甲油、口红等,排空膀胱、更换手术衣。

11.术前用药

术前 0.5～2 小时,遵医嘱给予术前药物,并观察患者用药后反应。

12.病情交接

病房护士与手术护士认真交接患者的病情、病历和药品等,并在患者安全核查单上签名。

(二)麻醉前护理常规

(1)麻醉前对患者进行访视,了解患者病情、向患者及家属介绍麻醉方法、术中的不适感、术中可能出现的意外、急救准备情况、麻醉后常见并发症的原因、临床表现及护理措施,解答患者对麻醉的疑问,消除恐惧心理。

(2)评估患者一般情况、现病史及既往病史、麻醉史、用药史及药物过敏史,判断患者对手术和麻醉的耐受力。同时评估患者的身体状况、手术部位皮肤及黏膜状况、有无出血及水肿征象,初步了解患者的各种常规检查和各疾病专科检查结果。评估患者是否存在部分呼吸道梗阻,有无气管内插管的困难等。

(3)患者准备:麻醉前尽量纠正潜在的生理功能紊乱和内科疾病,使机体各项指标处于良好状态。成年人择期手术前禁食 8~12 小时,禁饮 4 小时;小儿术前禁食(奶)4~8 小时,禁水 2~3 小时;急诊手术也应充分考虑胃排空问题。

(4)指导有需要的患者进行适应性训练,如床上排便、排尿训练及术中和术后所需特殊体位训练。

(5)手术前护士核对患者身份信息,检查询问麻醉前用药的实施情况及禁食禁水的执行情况,取下义齿、发夹等饰品,协助长发患者梳理头发,于头部两侧扎紧,嘱排空膀胱。手术当日护士应协助患者清洁口腔、鼻孔和外耳道。

(三)体位训练

对于需进行组织瓣修复患者,为防止皮瓣吻合后的血管受压、扭曲,保证皮瓣血运通畅,须使头颈稍侧向患侧,取平卧位,限制头颈部活动。术前应向患者讲解特殊体位的意义,并于术前3 天开始训练被动体位和卧床排便,以便顺利度过卧床期。

(四)沟通方式指导

术后行气管切开或因口内切口限制发声的,应在术前教会患者用手势、眼神、书写表达意愿进行交流。

(五)心理护理

成釉细胞瘤手术需同期行游离骨组织瓣修复的患者,因手术创伤大,术后患者存在需严格被迫平卧体位制动、治疗性管道较多等护理问题,患者心理上难以接受,应协助医师做好疾病、手术知识的宣教工作,使患者能充分理解手术的目的及必要性,并以平和的心态接受手术。疾病导致的面部畸形及功能障碍术中会尽最大可能地给予面容及功能的恢复,可能部分患者因要求过高术后难以达到期望的理想值。术前要详细了解患者的要求并将术后预期结果给予充分告知,鼓励患者表达自我感受,帮助患者做好充分的思想准备以面对预后。

二、术后护理常规

(一)口腔科一般术后护理常规

(1)麻醉清醒后,保持患者半坐卧位或头高脚低位,有利于颌面部伤口引流,减轻肿胀和疼痛。

(2)呼吸道的护理:口腔颌面部手术多涉及口底、咽部、舌、颈部等紧邻上呼吸道上端区域,术后常有窒息发生,直接危及患者生命。保持呼吸道通畅防止术后窒息,对于口腔颌面外科全麻术后患者尤为重要。①指导患者正确咳嗽:指导患者进行数次深而缓慢的腹式呼吸,在吸气末屏住呼吸 3~5 秒,身体前倾,进行两次短促有力的咳嗽,然后张口将痰咳出。②观察患者呼吸情况,若出现吸气性呼吸困难并存在"三凹征",呼吸时出现鸽哨音,则提示可能出现喉头水肿,应立即协助抢救,配合医师进行气管切开。③观察患者口底、咽部的术后肿胀情况,如出现水肿、血肿极易压迫呼吸道引起窒息。一旦发现异常应及时通知医师并协助抢救。④患者发生舌后坠时,应紧急托起下颌或用舌牵引线、舌钳将舌体牵出,也可以放置口咽或鼻咽通气道,同时用面罩加压给氧。⑤颌间结扎的患者,床旁备钢丝剪,有恶心或呕吐发生时应立即剪断结扎钢丝,防止呕吐物误吸。

(3)伤口护理。①观察伤口出血情况:全麻患者未醒时,若患者出现有规律的吞咽动作,应注意口内伤口是否有渗血、面部伤口外敷料是否有渗出。应及时吸出口内的分泌物,同时仔细观察口内伤口的缝合情况,如有伤口渗血迹象,可先用无菌敷料局部压迫止血,并立即通知医师。②观察伤口肿胀情况:术后局部伤口肿胀明显的患者,24 小时内可冷敷控制肿胀和血肿;24 小时后可热敷,促进肿胀和淤血消退。③应观察绷带的松紧度,以能伸入一指为宜,加压包扎者除外。如绷带包扎过紧,患者主诉憋气,应及时通知医师处理,严重影响呼吸时及时剪开绷带。绷带松脱时应通知医师重新包扎。④对于有加压包扎的伤口的患者,术后 2～6 天如出现持续性疼痛,张口受限,颌周肿胀或敷料有渗出、异味等感染迹象,应及时通知医师打开检查处置。⑤保持引流管的通畅,并注意观察引流物的量、颜色、性状,做好记录(一般术后 12 小时引流量不超过250 mL),密切监测患者生命体征的变化。妥善固定引流管,用胶布固定时须预留出足够长度,告知患者活动时不要牵拉引流管,防止引流管脱出。

(4)饮食护理:加强术后营养对颌面外科术后患者的恢复非常重要,术后遵医嘱给予治疗饮食。①因术式致张口受限或吞咽困难的患者,口内无伤口时可指导其使用吸管吸食流质或半流质饮食;口内有伤口的患者因吸食可在口腔内形成负压影响伤口愈合,护士应使用喂食器连接软管进行喂食。②不能经口进食的患者遵医嘱给予鼻饲饮食。少量多餐,观察患者进餐量及质量,及时给予饮食调整。

(5)遵医嘱用药,密切观察药物反应。合并颅脑或胸部损伤者禁用吗啡。

(6)评估患者语言沟通程度,尽量减少交流环境中的干扰因素,对语言沟通障碍的患者提供鼓励其用文字或手势进行表达和交流。

(7)对术后疼痛的患者应认真评估疼痛的部位、性质和程度。伤口引起的疼痛可采取松弛法或注意力转移法等护理措施,疼痛剧烈时遵医嘱给予镇痛剂。

(8)加强口腔护理:术后有口内切口的患者由于吞咽功能暂时受限、口腔禁食等原因,不能自行保持口腔清洁,需做好患者口腔护理,防止切口感染。①对于清醒及有一定吞咽功能、合作与具有耐受能力的患者,指导其使用含漱法清洁口腔,即用软吸管吸入漱口液 10～15 mL,轻轻鼓动颊部,使漱口液在口内流动,含漱 2～5 分钟后吐出,餐后、睡前使用;或遵医嘱给予口腔冲洗每日 2～3 次。②对吞咽功能不全的患者给予口腔擦拭清洁每日 3 次。口唇给予液状石蜡或金霉素眼膏涂抹,以防干裂。

(9)生活护理:保持患者皮肤、头发清洁,床单污染时及时更换。给予躯体被动活动,保持患者肢体的功能位,增加舒适感。

(10)加强心理护理,缓解患者焦虑和恐惧:加强护士巡视以及与患者的沟通、交流,鼓励患者说出自身感受和焦虑原因并分析,尽量帮助其解决问题;根据患者病情,提供相应的健康知识,帮助患者尽快恢复。

(二)麻醉后护理常规

(1)了解麻醉方式、麻醉用药种类和剂量。了解术中失血量、输血量及补液量和种类,了解术中有无麻醉意外发生。

(2)妥善搬运、安置患者,根据医嘱实施连续心电监护直至生命体征平稳,监护过程做好相关记录,发现异常及时报告医师。根据医嘱连接氧气、胃肠减压、引流袋、尿袋等,妥善固定并保持畅通,做好相应的观察与记录。

(3)保持呼吸道通畅,麻醉清醒前取平卧位、头偏向一侧,密切监测患者的生命体征及意识状态,注意及时清洁患者口腔内分泌物、呕吐物,防止误吸。麻醉清醒后,根据手术部位、各专科特点和特殊医嘱要求给予相应的体位。

(4)密切观察术后患者有无反流、误吸、气道梗阻、手术部位出血等并发症发生,发现异常及时报告医师。

(5)患者清醒后根据医嘱给予相应的饮食,密切观察进食患者有无恶心、呕吐、呛咳等不适,注意及时清理口腔内分泌物、呕吐物,防止误吸。

(6)做好安全护理,患者发生躁动时,加床档,防止患者坠床,同时积极寻找躁动原因。

(7)对术后使用自控镇痛泵的患者应教会患者及家属正确使用及护理方法。

(三)成釉细胞瘤颌骨缺损或截骨同期行游离骨组织瓣修复术的护理

(1)病室环境:移植组织瓣的血液循环对外界环境刺激的反应比较敏感,特别是寒冷的刺激可能使血管痉挛,导致吻合血管栓塞和组织瓣的坏死,室温一般可保持在 22～25 ℃,湿度为 60%～70%。病室定时开窗通风。

(2)体位护理:术后正确体位是保证组织瓣血液供应、促进静脉回流,确保组织瓣成活的重要措施之一。应取平卧位,头正中制动 5 天,前 3 天去枕,根据术中血管蒂的长短,术后遵医嘱头部可偏向患侧 15°～30°,避免血管蒂、组织瓣过度牵拉,利于组织瓣的血液循环。供区患肢垫枕抬高 15°～30°,以维持功能位、保持动脉血供,以利于静脉回流。制动期后患者应禁止患侧卧位,以防止组织瓣因受压或牵拉导致缺血坏死。夜间巡视时,注意熟睡患者体位,及时纠正不正确姿势。

(3)组织瓣的观察与护理:头颈部游离组织瓣移植术后的血供监测十分重要,对组织瓣颜色及形态的演变进行动态观察,是早期发现血管危象的可靠监测方法。一旦出现血管危象,尽早行手术探查是挽救游离组织瓣的唯一有效方法。血管危象最易发生在术后 72 小时内,可以通过移植组织瓣颜色、皮温、肿胀程度、毛细血管反应等方面进行全面观察,综合判断分析。

1)手术当日每 30 分钟观察并记录一次,术后 72 小时内每 1 小时观察并记录 1 次,72 小时后每 2 小时观察并记录 1 次,术后第 6 天每日观察 2～3 次。

2)组织瓣颜色观察:观察组织瓣颜色是判断血运是否正常的重要方法。正常时组织瓣颜色应与供区皮肤颜色相一致。如组织瓣颜色变浅或变白、皮纹增加、肿胀不明显,则表示有动脉供血不足的可能;如组织瓣颜色变暗、发花有瘀斑、皮纹消失、水肿明显,则表示有静脉回流障碍的可能。

3)组织瓣温度判断:移植组织瓣与缺损组织创面断缘间血液循环的建立是一个渐进的过程,通过对口外组织瓣表面温度的监测可直接了解组织瓣的血运情况。组织瓣的皮肤温度应稍低于邻近组织的皮温,温度相差为 0.5～2 ℃。可以对移植组织瓣进行保温处理,表面覆盖棉垫或多层纱布,以防受外界温度影响。若组织瓣皮温比正常邻近组织皮温低 2 ℃以上,则提示有可能发生血液循环障碍;若组织瓣皮温升高且超过正常范围,且局部有刺痛或疼痛持续加重,则提示有感染可能。

4)组织瓣肿胀监测:正常情况下,移植组织瓣表面应有正常的皮温及皱褶,组织瓣柔软或略有水肿,3～4 天后吻合静脉逐渐畅通,肿胀程度便可改善。如组织瓣塌陷,皮纹增多,多提示动脉供血不足;若皮纹变浅或消失、组织瓣肿胀、质地变硬,张力增大或组织瓣伤口缝线处渗血,常提示静脉回流受阻;当动静脉同时栓塞时,肿胀程度一般不发生变化。

5)组织瓣供血监测:可以通过针刺出血试验监测组织瓣供血情况。对颜色发生改变的组织瓣,若无法马上判断是否发生血管危象,可立即协助医师采取针刺组织瓣法判断移植组织瓣供血情况。具体方法:组织瓣表面皮肤消毒后,用 7 号针头刺入组织瓣深度约 0.5 cm,针头拔出后如有鲜红血液渗出,提示动脉血供正常;若反复针刺后未见血液渗出,说明可能存在动脉危象;如血液暗红,出血较快则提示可能有静脉栓塞。应注意观察患者的面色、血压等变化,伤口渗血等情况,以及时发现患者出血征象及血容量不足情况,以免因血容量不足影响组织瓣的血供。

6)防止组织瓣创伤:无论何种组织瓣移植后,组织瓣皮肤的痛觉和温度觉在短期内都是缺失的。在此阶段要注意防止创伤,特别是防止烫伤和冻伤。

7)当组织瓣颜色、皮温、肿胀程度、毛细血管反应等方面发现异常时及时通知医师协助给予相应处理。

(4)疼痛护理:疼痛时机体释放的 5-羟色胺具有强烈收缩血管作用,影响组织瓣血供,术后应及时给予镇痛措施。可安装患者自控镇痛泵或在患者发生疼痛时遵医嘱及时给予镇痛药物,评估患者疼痛程度及用药后缓解情况。

(5)供皮区伤口护理:协助医师早期合理应用抗生素,观察伤口愈合情况,保持敷料清洁干燥、加压包扎松紧适度,供区植皮伤口敷料 7～10 天内严禁打开。术后抬高供皮区患者 15°～30°,注意观察末梢血运,包括皮肤温度、色泽、感觉、肿胀及足背动脉搏动情况。密切观察患者体温变化。

(6)预防压疮发生:①因手术时头部正位体位时间较长,术后要求头部正位制动,应预防枕部发生压疮,枕下可垫干燥软毛巾,给予指压按摩头皮,促进局部血液循环。②平卧制动时肩胛部、肘部、骶尾部及足跟为压疮好发部位,护士可定时将手伸入受压部位和床垫之间,下压床垫以减轻局部压迫,骶尾部可两侧交替垫枕,防止受压时间过长。③应用气垫床、泡沫敷料等可有效减少压疮的发生。④保持床单的清洁、干燥、平整,发现床单污染或潮湿时,及时更换。

(7)沟通交流:患者术后多存在语言沟通交流障碍,护士应加强巡视,掌握患者的肢体语言信息,及时了解患者的需要及主诉。向患者询问时尽量使用闭合式问题,方便患者回答。鼓励患者使用手势、眼神、书写交流,并提供纸、笔,方便患者书写。

(8)预防便秘的护理:患者卧床后易发生便秘,如有鼻饲应多给予水果、蔬菜汁,多饮水。指导患者每日进行数次收缩腹肌运动及按摩腹部促进胃肠蠕动。如术后 3 天未排便,协助医师给予患者缓泻剂以促进排便。

(9)安全护理:①因麻醉、药物、精神压力大等原因术后部分患者可出现异常精神症状,表现为幻觉、多语、躁动、定向力障碍等,术后应加强患者精神症状护理,及时发现患者异常精神状况,采取预防保护措施,保证患者自身及他人安全。病床加床档,有专人看护,注意观察患者的异常举动及语言。躁动患者给予约束措施,水瓶、利器、茶杯等远离患者放置。遵医嘱给予镇静药物,观察用药后患者的精神症状改善情况及生命体征变化。②患者停止绝对卧床后初期,离床活动时应循序渐进,并有专人看护,防止跌伤等意外发生。

(10)功能训练。①前臂瓣供区患肢:术后除拇指外四指握拳活动,减轻手部水肿。术后 2 周内拇指避免活动,以避免影响供区植皮的成活。②腓骨瓣供区患肢:术后第 6 日起逐日完成床边双下肢下垂坐立、健侧下肢支撑身体,以患侧脚部轻踩地站立、扶床行走、挂拐行走活动,5～10 分钟/次,4～5 次/日,直至患者可完成独立行走。功能训练要循序渐进,训练后将患侧下肢抬高,促进静脉回流,减轻腿部伤口肿胀。如患者活动后伤口及脚部肿胀明显,应减少活动量或暂时停止活动,以避免影响伤口愈合。伤口拆线当日应减少活动。③髂骨瓣供区:护理要点为运动功能的恢复。通常在术后第 7 天开始作辅助行走,至渐进性的行走训练,术后第 3 周可进行爬楼梯练习。

6.健康指导

(1)一般手术 1 周后进食半流质饮食 4～5 天,逐渐过渡到普食。

(2)伴有脉管疾病的患者出院后注意不要磕碰供皮区肢体的伤口,结痂未完全脱落者不要撕、抠,避免出血。

(3)出院后积极治疗患牙,去除口腔内局部刺激因素,如不良义齿、残根、残冠等。成釉细胞瘤组织瓣修复术后,如有存在牙缺损,可在组织瓣存活 6 个月后根据情况适时进行赝复体修复。

(4)遵医嘱 3 个月、半年复诊,不适随时就诊。

(刘红梅)

第四节　口腔颌面部恶性肿瘤

口腔颌面部恶性肿瘤包括源自唇、口腔、鼻旁窦、涎腺(唾液腺)以及原发灶隐匿的肿瘤,病理类型中以鳞状细胞癌最为常见,其次为腺源性上皮癌、未分化癌、肉瘤及恶性淋巴瘤等。口腔颌面部恶性肿瘤的发病与烟、酒、槟榔等嗜好、慢性刺激和损伤(多为残根、锐利牙脊及不良修复体)、电离辐射、病毒感染、遗传因素等有关。患者可有局部疼痛、麻木、牙齿松动、语言不清、咀嚼困难、吞咽困难、呼吸困难、溃疡、出血等症状。早期患者以手术治疗为主,晚期患者提倡手术治疗、放疗、化疗及生物治疗等相结合的综合序列治疗。

一、术前护理常规

(一)术前一般护理常规

详见本章"口腔颌面部囊肿、良性肿瘤"。

(二)麻醉前护理

遵嘱根据不同麻醉方式选择相应麻醉前护理常规,详见本章"口腔颌面部囊肿、良性肿瘤"。

(三)术前检查

协助患者完善各项检查,如胸片、CT、MRI、放射性核素检查、ECT 及 PET 等。

(四)术前准备

(1)指导患者戒烟戒酒,行皮瓣修复患者如长期服用抗凝药物,术前需停药一周。

(2)口腔有疾患者需在术前治愈。

(3)使用赝复体修复口腔缺损者术前需备好赝复体,一侧下颌骨切除者可备好斜面导板。

(4)术前一日根据手术部位做好皮肤准备。行颈部淋巴结清扫患者备皮范围上至下唇、下至两乳头连线,两侧至腋前线,后至斜方肌前缘,同时剃除耳后四指毛发或剃全部头发,男性患者剃胡须。行皮瓣修复患者注意保护供皮区皮肤,避免注射、穿刺等损伤性操作,并在术前一日剃除供皮区的毛发。

(五)饮食指导

指导患者进食高蛋白、高热量、高维生素食物。对于张口咀嚼困难或吞咽困难不能经口进食的患者,可给予鼻饲饮食或静脉补充营养。

（六）心理护理

口腔颌面部恶性肿瘤本身及手术都会对患者的容貌、语言及饮食产生不良影响,因此护士应密切注意患者的心理变化,耐心向患者解释手术的必要性、方法和结果,向患者介绍成功的病例,使患者建立战胜疾病的信心,主动配合手术治疗。

二、术后护理常规

（一）术后一般护理常规

详见本章"口腔颌面部囊肿、良性肿瘤"。

（二）麻醉后护理常规

遵嘱根据不同麻醉方式选择相应麻醉后护理常规,详见本章"口腔颌面部囊肿、良性肿瘤"。

（三）体位

口腔癌患者全麻术后未清醒应去枕平卧,头偏向健侧。行皮瓣移植修复患者应取平卧位,保持适当头部制动,双侧沙袋固定,防止血管受压或张力过大,保证皮瓣供血,根据患者具体手术情况逐渐抬高头部。

（四）呼吸道护理

口腔皮瓣修复患者口内分泌物增多且渗血渗液较多,患者不能自行吐出时应及时清理或吸出,保持呼吸道通畅,防止伤口感染及误吸的发生。

（五）伤口护理

注意观察口内伤口分泌物的颜色、性质及量;伤口加压包扎时注意观察敷料包扎是否牢固,有无渗血渗液;伤口外露者遵医嘱行伤口清洁,预防感染。

（六）皮瓣护理

参照本章"口腔颌面部囊肿、良性肿瘤"。

（七）供皮区护理

皮瓣修复患者供皮区应用无菌敷料包扎,髂骨肌皮瓣制取后应使用沙袋局部压迫止血,注意观察伤口有无渗血。供皮区位于肢体时应注意观察肢体远侧血供及肿胀情况并给予抬高,避免注射、穿刺等有创操作,指导患者适当活动手部或脚部,以促进血液循环。胸部取皮后注意观察患者呼吸,以防术中意外所引发的气胸。

（八）特殊口腔护理

口腔内有伤口患者应指导其使用漱口液漱口,局部创面血性分泌物较多时,可使用 $1\% \sim 3\%$ 过氧化氢溶液冲洗口腔,再用生理盐水清洗干净,保持口腔清洁、无异味。口内皮瓣修复患者进行口腔护理时,需观察皮瓣颜色及缝线部位渗出情况,口腔护理动作要轻柔,避免误伤皮瓣。佩戴赝复体患者由口腔进食后,需摘下赝复体彻底清洗并漱口,再重新戴好赝复体,以清除食物残渣,预防口腔感染。

（九）并发症的观察及处理

1.感染

密切观察患者体温变化,如出现体温过高（38.5 ℃以上）,应及时通知医师给予处理。观察患者伤口有无红肿、疼痛、有无脓性液渗出或经引流管引出、伤口分泌物有无异味等,如有异常及时通知医师,遵医嘱行伤口分泌物细菌培养及药敏试验,根据检查结果合理使用抗生素。

2.出血

密切观察伤口渗液及引流液的颜色、性状及量。如引流管内引流出较多鲜红色液体,气管切开患者套管内持续咳出或吸出新鲜血液,皮瓣修复患者皮瓣周围有鲜血渗出,或皮瓣肿胀、隆起、疼痛,同时伴有血压下降、心率加快,则提示有活动性出血,应立即通知医师给予处理。及时吸出气管套管内渗血,保持呼吸道通畅,同时准备好抢救物品,必要时行手术探查止血。

3.皮瓣坏死

严格按时用正确的方法来观察与判断皮瓣的血运情况,发现异常时及时通知医师给予处理。皮瓣出现苍白或青紫,针刺无渗血或局部有少量暗红色血液渗出,皮温降低等,均提示皮瓣坏死。

(十)健康指导

1.康复训练

口腔癌术后患者可出现语言不清、张口及进食困难,应指导其在伤口愈合后进行张口、进食训练。舌癌患者指导其出院后做舌前伸、上翘、侧伸和下抵转动的训练。康复期可口含话梅、口香糖等练习舌的搅拌和吞咽功能,同时进行发声训练,先从简单的字母发声开始练习,逐渐增加练习的难度。

2.饮食指导

口腔癌术后患者经口进食时指导患者勿进食过硬、过辣、过烫及刺激性食物,进食后使用漱口液漱口,保持口腔清洁。口内伤口愈合可刷牙时应选用柔软的牙刷。

3.赝复体的护理

使用赝复体的患者伤口愈合后即开始佩戴。由口腔进食后,要摘下赝复体彻底清洗并漱口,再重新戴好赝复体,以清除食物残渣,预防感染。下颌骨切除后患者使用斜面导板应维持半年以上;上颌骨切除者预成赝复体应佩戴至口腔内情况良好、咬合关系恢复时(2~3个月),再制作永久性赝复体,以防止瘢痕挛缩,减轻面部畸形。

4.定期复查

指导患者定期复查,手术后1年内的复查时间一般为出院后第1、3、6、12个月,1年后每半年一次,至少复查5年。如出现颈部肿块、伤口红肿、硬结、疼痛等异常症状时及时就诊。

三、放射治疗的护理

放射治疗(放疗)是利用放射性核素产生的 α、β、γ 射线和各类 X 射线治疗机或加速器产生的 X 射线、电子线、质子束及其他粒子束等放射线治疗恶性肿瘤的一种方法。放疗是治疗肿瘤的重要手段,对于一些早期肿瘤,如鼻咽癌、喉癌等,放疗不仅可取得根治性治愈的效果,还能保留患者组织、器官解剖结构的完整性,提高患者的生活质量。对中晚期肿瘤患者,通过术前放疗、术后放疗或联合化疗,可明显降低肿瘤的远处转移率和复发率,提高局部控制率,延长患者的生存期。

(一)放疗前护理常规

(1)了解患者的治疗时间、方案(疗程、次数、射线种类、照射部位)、有无辅助装置等。多数患者对放疗缺乏正确的认识,治疗前应简明扼要地向患者及家属介绍有关放疗的知识、治疗中可能出现的副作用及放疗的预期效果,使患者消除恐惧心理,积极配合治疗。

(2)陪同患者到放射治疗室参观并讲解放射治疗流程,协助患者做好定位前准备,尤其 X 刀、射波刀定位及治疗时遵医嘱固定一套专用衣服,头颈部需理发以保证放疗的精确性。

（3）了解患者的身体情况及营养状况,予以高蛋白、高维生素饮食,以增强体质。一般情况较差者,及时纠正贫血以及水、电解质紊乱等。另外,需检查血象,一般情况下,如白细胞数$<4\times10^9/L$、血小板数$<10\times10^9/L$应停止治疗,待升高后再进行放疗,并行肝肾功能等各项检查。

（4）指导患者注意口腔卫生,如有龋齿或口腔疾病应于治疗前就医;照射部位有切口者需待愈合后再行放疗;有全身或局部感染者需先控制感染;年轻妇女放疗前需做好计划生育。

（二）放疗期间护理常规

（1）指导患者进入放射治疗室前必须摘除金属物品和饰品,如手表、钢笔等,穿原定位时的衣服,体位摆放与定位时的治疗体位一致,保证放疗效果精准性。

（2）指导患者保持放射野标识清晰,因洗澡、出汗、衣服摩擦等使定位标识模糊不清时,需及时请医师重新标记。

（3）每周检查一次血常规,如体温$>38\ ℃$、白细胞数$<4\times10^9/L$、血小板数$<10\times10^9/L$或放疗反应严重者,应遵医嘱停止放疗。

（4）严密观察患者各种放疗反应,及时采取相应的措施。常见的放疗反应如下。

1)全身性反应:放疗引起的全身反应表现为虚弱、疲乏、食欲下降、头晕等症状,应指导患者:①照射前进食少量食物,避免形成条件反射性厌食,放疗期间清淡饮食,指导患者大量饮水或输液增加尿量,使因放疗所致肿瘤细胞破裂坏死而释放的毒素迅速排出体外,减轻全身放疗反应。②照射后完全静卧休息30分钟,保证充足的休息与睡眠,放疗期间可进行练气功等适当的体育锻炼。患者思想紧张时会加重身体的不适症状,护士应鼓励和帮助患者,提高患者对放疗的适应性。

2)骨髓抑制:放疗可引起不同程度的骨髓抑制,临床中常以白细胞及血小板减少较为多见。放疗中应每周监测血常规指标,遵医嘱使用生血药物或输入血液制品,并根据检查结果实施相应的护理措施。①贫血患者应指导其适当休息;多进食红色肉类及绿色蔬菜,促进红细胞的生成;口服铁剂时指导患者于餐后使用,吸管服用,减少铁剂对胃的刺激和牙齿的附着,告知患者服用铁剂会引起黑便,避免患者恐慌。②患者白细胞计数降低时应指导患者注意保暖,密切观察患者有无发热等感染征象。当患者白细胞计数降至$(1\sim3)\times10^9/L$、中性粒细胞数降至$1.5\times10^9/L$时应给予一般性隔离:减少探视,定时对病室进行通风换气和空气消毒,有条件时使用空气净化器,人员进入病室时必须戴口罩,禁止患传染性疾病者与患者接触;患者白细胞数$<1\times10^9/L$、中性粒细胞数$<0.5\times10^9/L$时予以保护性隔离:将患者安置于无菌层流室或层流床内,所使用的物品均应先进行灭菌处理,医护人员进入时必须戴无菌口罩、手套,穿无菌隔离衣和鞋套等。③患者血小板减少时应指导患者注意维持皮肤和黏膜的完整性,活动时避免磕碰,避免使用刮胡刀和用手指挖鼻孔,刷牙时使用软毛牙刷,空气干燥时可涂液状石蜡防止口唇部和鼻黏膜干裂出血。护士进行注射时需延长压迫时间。患者血小板数$<50\times10^9/L$时需密切观察患者的出血倾向,检查患者全身皮肤有无瘀点或瘀斑、有无牙龈出血和黑便等。

3)放射性皮肤炎:放射性皮肤炎是由放射线照射引起的皮肤黏膜炎症性损害,照射前应向患者说明预防皮肤反应的重要性及保护照射野皮肤的方法。①颈部有照射野时穿质地柔软或低领开衫。②照射野皮肤可用温水和柔软毛巾轻轻沾洗,局部禁用肥皂擦洗或热水浸浴。③禁用刺激性消毒液和护肤品,避免冷热刺激如热敷、冰袋等。④照射区皮肤禁止剃毛发,宜用电动剃须刀,防止损伤皮肤造成感染。⑤照射区皮肤禁做注射点;外出时防止日光直接照晒,应予遮挡。⑥局部皮肤不要搔抓,皮肤脱屑切忌用手撕剥。⑦多汗区皮肤保持清洁干燥。指导患者局部照射野遵医嘱及早使用放疗皮肤保护剂如多磺酸黏多糖乳膏、三乙醇胺软膏和医用射线防护喷剂等。每日随时观察照射野皮肤反应的变化程度,倾听患者的主诉感觉,如干燥、瘙痒、疼痛等,出现干性反应不用特殊处理,按时使用皮肤保护剂,禁忌抓挠损坏放射区域皮肤以防破溃;出现湿性反应,可先用生理盐水清洁创面,待干后外涂三乙醇胺软膏,也可吹氧加速创面干燥,再涂软膏减少炎性渗出,加快创面愈合;出现皮肤湿性脱皮时使用湿性敷料更有利于皮肤破损愈合。

4)放射性口腔黏膜炎:放疗会使高度敏感的口腔黏膜细胞充血、水肿,继而出现疼痛、溃疡等。护士应密切观察和评估患者的口腔黏膜情况,实施相应的护理措施。①向患者及家属讲解口腔黏膜炎的预防和观察方法。②指导患者保持口腔清洁,使用软毛牙刷刷牙,遵医嘱使用漱口液含漱。③指导患者进食易于咀嚼和吞咽的温凉流质、半流质饮食,避免进食过热、过冷、过硬及辛辣粗糙食物,餐前餐后坚持用淡盐水漱口。口腔疼痛明显时,进食前含丁卡因或利多卡因可缓解疼痛,以便进食。如患者口腔反应较重,经口进食不能满足机体需要时,应给予静脉补充营养。④放疗期间指导患者口含冰块或使用含有复方茶多酚的口腔黏膜保护剂,可减少口腔黏膜炎的发生。⑤口干患者可大量饮水,多进食水分含量高的水果和蔬菜,咀嚼口香糖,避免吸烟等加重口干症状。

5)放射性颞颌关节障碍、颈部强直:头颈部根治性放疗会导致张口困难、颈部强直,因此放疗期间及放疗后应及时有效地进行早期预防性功能锻炼,具体如下。①叩齿:最大限度地张口和闭合。②咀嚼:口唇闭合,上下臼齿对合,用力咬合。③磨牙:口唇闭合,上下门齿交替侧向和前伸。④转头:旋转头部。进行功能锻炼时应向患者讲解训练的益处,使患者主动训练并坚持到出院后6个月至1年。

6)治疗期间应密切观察患者有无喉头水肿、痉挛等不良反应。当患者出现喉头水肿、痉挛进而引起呼吸困难时,应及时通知医师,遵医嘱给予吸氧、雾化吸入或静脉滴注地塞米松减轻症状。

7)鼻腔及鼻窦受到照射时,应教会患者鼻腔冲洗的方法,预防鼻腔粘连、鼻窦炎等并发症。具体方法:患者取坐位或站位,头稍前倾,胸前置小毛巾,清洁鼻孔,颌下放接水容器;患者将冲洗器一端放入温盐水或温开水内,连有冲洗头的另一端放入一侧鼻腔内,嘱患者一手缓慢挤压冲洗球,冲洗液及鼻腔分泌物由另一侧鼻腔流出,每侧鼻腔冲洗液量100~200 mL,鼻腔交替进行,每日1~2次。冲洗时勿吸气、讲话、咳嗽,以免呛咳。

(三)放疗后护理常规

(1)向患者讲解后期仍可能出现的放疗不良反应,并指导患者随时观察照射野局部及全身反应情况。

(2)告知患者照射野皮肤仍须继续保护至少1个月。在放疗后,照射野的标记应在医师的指导下拭去。

(3)告知患者放疗后3年内避免拔牙。在出现牙齿或牙龈疾病时,应积极保守治疗;若迫不得已拔牙,一定告知牙医既往接受放疗的病史;拔牙前后应使用抗生素,以减少口腔感染和放射性口腔炎及骨坏死的发生。

(4)指导患者放疗后应多服用滋阴生津、清热降火之品,如苦瓜、胡萝卜等,主食以半流质或软烂食物为宜。放疗可抑制骨髓造血功能,使红细胞、白细胞、血小板数量下降,故要加强营养,多吃鸡、鱼肉等,还可选择含铁较多的食物,如动物的肝、肾、心、瘦肉和蛋黄等。

(5)指导患者继续张口功能锻炼3~6个月,预防颞颌关节功能障碍。保持鼻腔清洁,勿用力挖鼻,防止出血。大部分患者几年内会口干,可用金银花、菊花泡茶饮用。

（6）嘱患者按医嘱定期复查。一般出院 1 个月复查,以后根据情况在治疗后第1～3年每3～6 个月复查一次,每年应做 3～4 次全面体格检查(包括实验室检查、颈腹 B 超、胸部 X 线、CT、MRI),第3～5年每 6 个月复查一次。

四、化学治疗的护理

化学治疗(化疗)是应用化学药物治疗肿瘤的方法,是治疗肿瘤的主要手段之一。对恶性淋巴瘤等 10 余种肿瘤的化疗已取得了相当高的治愈率。对不能手术切除的头颈部鳞癌和晚期口腔癌等,化疗与放疗相结合可以提高病变的控制率。此外,通过综合治疗可以保留患者的重要器官,如晚期喉癌的喉体等。

（一）化疗前护理常规

（1）了解患者病情及其化疗方案,协助患者完成各项检查,如 CT、MRI 等。

（2）向患者和家属提供化疗相关知识宣教,使患者及家属了解治疗的程序及可能出现的不良反应,缓解患者由于疾病及治疗而产生的焦虑、恐惧等不良情绪,指导其积极应对。鼓励家属给予患者充分的心理支持。

（3）指导患者充分休息,合理饮食。针对体质较弱的患者可遵医嘱经静脉补充营养,从而改善其全身状况,以便接受治疗。指导患者化疗前需控制糖尿病、高血压等基础疾病,口腔有疾患者需在化疗前进行检查和治疗。

（4）根据患者实际情况及治疗方法,选择合适的静脉通路如经外周静脉植入中心静脉导管(PICC)置管等。

（二）化疗期间护理常规

1.注意用药顺序

按照化疗药物作用机制,采取正确的给药方法及给药顺序。

2.观察用药后的不良反应

（1）局部不良反应:化疗药物对血管内膜刺激性较大,可引起化学性静脉炎,用药时应注意充分稀释药液,减少对血管的刺激,有条件者建议使用中心静脉置管。应用外周静脉输注化疗药时可使用硫酸镁或中药湿敷,预防静脉炎的发生,外周静脉输入化疗药后应使用生理盐水或葡萄糖溶液冲洗管路。疑有药物外渗或已发生外渗时,应立即停止给药。根据外渗的程度、范围和化疗药物的种类采取相应的措施:一般刺激性药物如氟尿嘧啶外渗,可拔除针头,局部使用硫酸镁湿敷;发疱性化疗药物如阿霉素外渗,应保留针头,尽量回抽渗于皮下的药液,从保留针头注入相应的拮抗剂后拔出针头,再使用相同拮抗剂进行局部皮下封闭注射,抬高患肢并根据药物性质给予局部冷敷或热敷。严重组织破坏者须及时通知医师进行清创、换药或植皮等外科治疗。

（2）骨髓抑制:参照“放射治疗护理常规中骨髓抑制的护理”。

（3）胃肠道反应:胃肠道反应是化疗最常见的不良反应,常见表现为恶心、呕吐、食欲减退、腹泻、便秘等,应及时评估患者情况并给予相应处理。①恶心、呕吐:化疗时应为患者创造良好的环境,减少不良刺激;化疗前遵医嘱给予镇吐药,持续评估镇吐药的效果及不良反应;密切观察恶心、呕吐高危人群的病情,包括使用高剂量或易引起恶心、呕吐化疗药物的患者,以及既往发生严重恶心、呕吐患者;化疗期间指导患者摄入清淡、易消化饮食,避免油腻及有刺激性味道的食物,少量多餐,多饮水,以加快化疗药物的排泄,减少不良反应;评估患者恶心、呕吐的严重程度,防止脱水和电解质失衡,必要时给予静脉补液。②食欲减退:对于食欲减退患者应积极控制恶心、呕吐程度,改善食欲;必要时遵医嘱给予甲地孕酮或甲羟孕酮,增进食欲;依据患者个人口味合理安排饮食,必要时可遵医嘱给予肠内或肠外营养。③腹泻:对于腹泻患者应指导其多饮水,进低纤维、高热量和高蛋白饮食;注意评估腹泻的次数,观察粪便的性质及颜色,必要时留取标本进行化验;观察患者是否有脱水或电解质失衡的症状,必要时可适当补充电解质;遵医嘱使用适当的止泻药或抗胆碱药物并评估其效果;指导患者做好肛门的清洁。④便秘:便秘患者应指导其多饮水,进食高纤维素食物;鼓励患者适当运动,养成定时排便的习惯;遵医嘱适当使用缓泻剂。

(4)疲乏:患者出现疲乏时应首先评估是否为病理因素如贫血引起,如为病理因素引起应积极治疗纠正。癌因性疲乏的缓解方法有睡觉、打盹、休息、静坐及进食,其中以低活动方式运用最多。活动与锻炼是干预癌因性疲乏的有效措施,护士应评估患者疲乏发作的高峰时间、持续时间及对患者的影响,根据患者情况制定详细的运动方案,指导患者进行合理的活动与锻炼。

(5)口腔黏膜炎:参照"放射治疗护理常规中口腔黏膜炎的护理"。

(6)皮肤毒性反应:皮肤毒性反应主要包括皮炎、色素沉着和脱发。化疗前应遵医嘱使用抗过敏药物或激素治疗,预防皮炎及色素沉着的发生。出现皮炎后应指导患者不可用手抓或用过热水洗,以免加重或破溃,造成感染,可用温水轻轻擦洗,严重时可停药。色素沉着患者应指导患者保持皮肤清洁,定时洗浴,但不可用过热的水洗或有刺激性的肥皂、浴液,病变处勿用手抓挠或乱用药物涂抹,避免紫外线直接照射。脱发患者应随时评估患者脱发的情况,及时为患者清理脱落的头发,减少不良刺激;指导患者使用柔软的梳子及性质温和的洗护用品;帮助患者选择合适的假发、头巾、帽子等,减少负性情绪。

(7)变态反应:化疗前应了解患者的过敏史,给药前做好预防措施,准备好抢救物品。给药前遵医嘱给予抗组胺药物,给药后严密观察患者病情,特别是用药后 15 分钟监测生命体征,做好记录,如出现轻度症状,如潮红、皮肤反应等,无须中断用药,如出现严重变态反应,应立即停药,就地抢救。

(8)神经系统毒性:包括周围神经病变和中枢神经病变,周围神经病变表现为肢体远端麻木、腱反射消失等;中枢神经病变表现为嗜睡、共济失调等。联合用药时需注意有无不良反应增加,药物剂量不宜过大。用药期间密切观察患者有无不良反应出现,一旦出现中枢神经病变应立即停药或改药。鼓励患者进食富含 B 族维生素饮食,遵医嘱给予神经营养药物治疗。周围神经病变患者避免冷刺激。做好安全护理,防止患者发生意外。

(9)心脏毒性:化疗前了解患者有无心脏病史,如有应慎用;阿霉素总剂量不应超过 500 mg/m²,以防出现严重的心脏毒性;用药期间需严密观察病情,给予心电监护监测病情;遵医嘱使用保护心脏药物。

(10)肝脏毒性:化疗前后对患者进行肝功能检查,化疗过程中密切观察患者情况,及时发现异常对症处理;遵医嘱使用保肝药物;指导患者饮食以清淡为主,适当增加蛋白质和维生素摄入量。

(11)肺毒性:化疗期间严密观察患者肺部症状及体征,定期行 X 线检查;博来霉素肺毒性与其剂量累积有关,因此总剂量应限制在 500 mg/m² 以下;因博来霉素在停药后 2～4 个月仍可发生肺纤维变,因此应嘱患者停药后定期复诊。

(12)泌尿系统毒性:泌尿系统毒性包括肾脏损伤和电解质的异常。患者使用可能引起肾损伤的化疗药物时,护士应注意评估患者是否存在发生药物性肾损伤的高危因素,如高龄、肾病病史等;定期监测患者的肾功能指数和电解质;观察患者是否有肾功能异常或电解质失调的相关症状;对于应用顺铂的患者应遵医嘱给予水化和利尿药物,在治疗期间应大量饮水,保证尿量在2500 mL 以上;对于应用甲氨蝶呤的患者,应遵医嘱应用碳酸氢钠以碱化尿液,必要时给予亚叶酸钙解救,监测尿 pH。

(三)化疗后护理常规

(1)化疗间歇期指导患者定期复查血常规、血生化及肝肾功能。

(2)指导患者注意安全,防止跌倒。避免到人群多的公共场所,防止医院感染。注意保暖,预防感冒。

(3)鼓励患者从事力所能及的日常事务及工作。

(刘红梅)

第 六 章

心内科疾病护理

第一节 原发性高血压

原发性高血压的病因复杂,不是单个因素引起,与遗传有密切关系,是环境因素与遗传相互作用的结果。要诊断高血压,必须根据患者与血压对照规定的高血压标准,在未服降压药的情况下,测两次或两次以上非同日多次重复的血压所得的平均值为依据,偶然测得一次血压增高不能诊断为高血压,必须重复和进一步观察。测得高血压时。要做相应的检查以排除继发性高血压,若患者是继发性高血压,未明确病因即当成原发性高血压而长期给予降压治疗,不但疗效差,而且原发性疾病严重发作常可危及生命。

一、一般表现

原发性高血压通常起病缓慢,早期常无症状,可以多年自觉良好而偶于体格检查时发现血压升高,少数患者则在发生心、脑、肾等并发症后才被发现。高血压患者可有头痛、眩晕、气急、疲劳、心悸、耳鸣等症状,但并不一定与血压水平呈正比。往往是在患者得知患有高血压后才注意到。

高血压病初期只是在精神紧张、情绪波动后血压暂时升高,随后可恢复正常,以后血压升高逐渐趋于明显而持久,但一天之内白昼与夜间血压水平仍可有明显的差异。

高血压病后期的临床表现常与心、脑、肾功能不全或器官并发症有关。

二、实验室检查

(1)为了原发性高血压的诊断、了解靶器官(主要指心、脑、肾、血管)的功能状态并指导正确选择药物治疗,必须进行下列实验室检查:血、尿常规、肾功能、血尿酸、脂质、糖、电解质、心电图、胸部 X 线和眼底检查。早期患者上述检查可无特殊异常,后期高血压患者可出现尿蛋白增多及尿常规异常,肾功能减退,胸部 X 线可见主动脉弓迂曲延长、左心室增大,心电图可见左心室肥大劳损。部分患者可伴有血清总胆固醇、甘油三酯、低密度脂蛋白胆固醇的增高和高密度脂蛋白胆固醇的降低,亦常有血糖或尿酸水平增高。目前认为,上述生化异常可能与原发性高血压的发病机制有一定的内在联系。

(2)眼底检查有助于对高血压严重程度的了解,眼底分级法;标准如下:Ⅰ级,视网膜动脉变细、反光增强；Ⅱ级，视网膜动脉狭窄、动静脉交叉压迫；Ⅲ级，上述血管病变基础上有眼底出血、棉絮状渗出；Ⅳ级，上述基础上出现视盘水肿。大多数患者仅为Ⅰ、Ⅱ级变化。

（3）动态血压监测（ABPM）与通常血压测量不同，动态血压监测是由仪器自动定时测量血压，可每隔 15～30 分钟自动测压（时间间隔可调节），连续 24 小时或更长。可测定白昼与夜间各时间段血压的平均值和离散度，能较敏感、客观地反映实际血压水平。

正常人血压呈明显的昼夜波动，动态血压曲线呈双峰一谷，即夜间血压最低，清晨起床活动后血压迅速升高，在上午 6～10 时及下午 4～8 时各有一高峰，继之缓慢下降。中、轻度高血压患者血压昼夜波动曲线与正常类似，但血压水平较高。早晨血压升高可伴有血儿茶酚胺浓度升高，血小板聚集增加及纤溶活性增高会变化，可能与早晨较多发生心脑血管急性事件有关。

血压变异性和血压昼夜节律与靶器官损害及预后有较密切的关系，即伴明显靶器官损害或严重高血压患者其血压的昼夜节律可消失。

目前尚无统一的动态血压正常值，但可参照采用以下正常上限标准：24 小时平均血压值＜17.33/10.66 kPa，白昼均值＜18/11.33 kPa，夜间＜16.66/10 kPa。夜间血压均值比白昼降低＞10%，如降低不及 10%，可认为血压昼夜节律消失。

动态血压监测可用于：诊断"白大衣性高血压"，即在诊所内血压升高，而诊所外血压正常；判断高血压的严重程度，了解其血压变异性和血压昼夜节律；指导降压治疗和评价降压药物疗效；诊断发作性高血压或低血压。

三、原发性高血压危险度的分层

原发性高血压的严重程度并不单纯与血压升高的水平有关，必须结合患者总的心血管疾病危险因素及合并的靶器官损害做全面的评价，治疗目标及预后判断也必须以此为基础。心血管疾病危险因素包括吸烟、高脂血症、糖尿病、年龄＞60 岁、男性或绝经后女性、心血管疾病家族史（发病年龄女性＜65 岁，男性＜55 岁）。靶器官损害及合并的临床疾病包括心脏疾病（左心室肥大、心绞痛、心肌梗死、既往曾接受冠状动脉旁路手术、心力衰竭），脑血管疾病（脑卒中或短暂性脑缺血发作），肾脏疾病（蛋白尿或血肌酐升高），周围动脉疾病，高血压视网膜病变（≥Ⅲ级）。危险度的分层是把血压水平及危险因素及合并的器官受损情况相结合分为低、中、高和极高危险组。治疗时不仅要考虑降压，还要考虑危险因素及靶器官损害的预防及逆转。

低度危险组：高血压 1 级，不伴有上列危险因素，治疗以改善生活方式为主，如 6 个月后无效，再给药物治疗。

中度危险组：高血压 1 级伴 12 个危险因素或高血压 2 级不伴有或伴有不超过 2 个危险因素者。治疗除改善生活方式外，给予药物治疗。

高度危险组：高血压 1～2 级伴至少 3 个危险因素者，必须药物治疗。

极高危险组：高血压 3 级或高血压 1～2 级伴靶器官损害及相关的临床疾病者（包括糖尿病），必须尽快给予强化治疗。

四、临床类型

原发性高血压大多起病及进展均缓慢，病程可长达十余年至数十年，症状轻微，逐渐导致靶器官损害。但少数患者可表现为急进重危，或具特殊表现而构成不同的临床类型。

（一）高血压急症

高血压急症是指高血压患者血压显著的或急剧的升高[收缩压>26.66 kPa(200 mmHg)，舒张压>17.33 kPa(130 mmHg)]，常同时伴有心、脑、肾及视网膜等靶器官功能损害的一种严重危及生命的临床综合征，其舒张压>20 kPa和(或)收缩压>29.33 kPa，无论有无症状，也应视为高血压急症。高血压急症包括高血压脑病、高血压危象、急进型高血压、恶性高血压，高血压合并颅内出血、急性冠状动脉功能不全、急性左心衰竭、主动脉夹层血肿以及子痫、嗜铬细胞瘤危象等。

（二）恶性高血压

1%～5%的中、重度高血压患者可发展为恶性高血压，其发病机制尚不清楚，可能与不及时治疗或治疗不当有关。病理上以肾小动脉纤维样坏死为突出特征。临床特点：①发病较急骤；多见于中、青年；②血压显著升高，舒张压持续>17.33 kPa。③头痛、视力模糊、眼底出血、渗出和乳头水肿。④肾脏损害突出，表现为持续蛋白尿、血尿及管型尿，并可伴肾功能不全。⑤进展迅速，如不给予及时治疗，预后不佳，可死于肾衰竭、脑卒中或心力衰竭。

（三）高血压危重症

1.高血压危象

在高血压病程中，由于周围血管阻力的突然上升，血压明显升高，出现头痛、烦躁、眩晕、恶心、呕吐、心悸、气急及视力模糊等症状。伴靶器官病变者可出现心绞痛、肺水肿或高血压脑病。血压以收缩压显著升高为主，也可伴舒张压升高。发作一般历时短暂、控制血压后病情可迅速好转；但易复发。危象发作时交感神经活动亢进，血中儿茶酚胺升高。

2.高血压脑病

高血压脑病是指在高血压病程中发生急性脑血液循环障碍，引起脑水肿和颅内压增高而产生的临床征象。发生机制可能为过高的血压突破了脑血管的自身调节机制，导致脑灌注过多，液体渗入脑血管周围组织，引起脑水肿。临床表现有严重头痛、呕吐、神志改变，较轻者可仅有烦躁、意识模糊，严重者可发生抽搐、昏迷。

（四）急进型高血压

占高血压患者中1%～8%，多见于年轻人，男性居多。临床特点：①收缩压，舒张压均持续升高，舒张压常持续≥17.33 kPa(130 mmHg)，很少有波动。②症状多而明显进行性加重，有一些患者高血压是缓慢病程，但后突然迅速发展，血压显著升高。③出现严重的内脏器官的损害，常在1～2年发生心、脑、肾损害和视网膜病变，出现脑卒中、心梗、心衰、尿毒症及视网膜病变（眼底Ⅲ级以上改变）。

（五）缓进型高血压

这种类型占95%以上，临床上又称之为良性高血压。因其起病隐匿，病情发展缓慢，病程较长，可达数十年，多见于中老年人。临床表现：①早期可无任何明显症状，仅有轻度头痛或不适，休息之后可自行缓解。偶测血压时才发现高血压。②逐渐发展，患者表现为头痛、头晕、失眠、乏力、记忆力减退症状，血压也随着病情发展是逐步升高并趋向持续性，波动幅度也随之减小并伴随着心、脑、肾等器官的器质性损害。

此型高血压病由于病程长，早期症状不明显所以患者容易忽视其治疗，思想上不重视，不能坚持服药，最终造成不可逆的器官损害，危及生命。

（六）老年人高血压

年龄超过 60 岁达高血压诊断标准者即为老年人高血压。临床特点：①半数以上以收缩压为主；即单纯收缩期高血压（收缩压＞18.66 kPa；舒张压＜12 kPa），此与老年人大动脉弹性减退、顺应性下降有关，使脉压增大。流行病资料显示，单纯收缩压的升高也是心血管病致死的重要危险因素。②部分老年人高血压是由中年原发性高血压延续而来，属收缩压和舒张压均增高的混合型。③老年人高血压患者心、脑、肾器官常有不同程度损害，靶器官并发症如脑卒中、心衰、心肌梗死和肾功能不全较为常见。④老年人压力感受路敏感性减退；对血压的调节功能降低、易造成血压波动及直立性低血压，尤其在使用降压药物治疗时要密切观察。老年人选用高血压药物时宜选用平和、缓慢的制剂，如利尿剂和长效钙通道阻滞剂及 ACEI 等；常规给予抗凝剂治疗；定期测量血压以予调整剂量。

（七）难治性高血压

难治性高血压又称顽固性或有抵抗性的高血压。临床特点：①治疗前血压≥24/15.32 kPa，经过充分的、合理的、联合应用 3 种药物（包括利尿剂），血压仍不能降至 21.33/7.5 kPa 以下。②治疗前血压＜24/15.33 kPa，而适当的三联药物治疗仍不能达到：＜18.66/12 kPa，则被认为是难治性高血压。③对于老年单纯收缩期高血压，如治疗前收缩压＞26.66 kPa，经三联治疗，收缩压不能降至 22.66 kPa 以下，或治疗前收缩压 21.33～26.66 kPa，而治疗后不能降至21.33 kPa 以下及至少低 1.33 kPa，亦称为难治性高血压。充分的合理的治疗应包括至少 3 种不同药理作用的药物，包括利尿剂并加之以下两种：β 受体阻滞剂，直接的血管扩张药，钙通道阻滞剂或血管紧张素转化酶抑制剂。应当说明的是，并不是所有严重的高血压都是难治性高血压，也不是难治性高血压都是严重高血压。

诊断难治性高血压应排除假性高血压及白大衣高血压，并排除继发性高血压，如嗜铬细胞瘤、原发性醛固酮增生症、肾血管性高血压等；中年或老年患者过去有效的治疗以后变得无效，则强烈提示肾动脉硬化及狭窄，肾动脉造影可确定诊断肾血管再建术可能是降低血压的唯一有效方法。

难治性高血压的主要原因可能有以下几种：①患者的依从性不好即患者没有按医师的医嘱服药，这可能是最主要的原因。依从性不好的原因可能药物方案复杂或服药次数频繁，患者未认识到控制好血压的重要性，药物费用及不良反应等。②患者食盐量过高（＞5 g/d），或继续饮酒，体重控制不理想。应特别注意来自加工食品中的盐，如咸菜、罐头、腊肉、香肠、酱油、酱制品、咸鱼、咸豆制品等，应劝说患者戒烟、减肥，肥胖者减少热量摄入量。③医师不愿使用利尿药或使用多种作用机制相同的药物。④药物相互作用，如阿司匹林或非甾体消炎药因抑制前列腺素合成而干扰高血压的控制，拟交感胺类可使血压升高，麻黄素、口服避孕药、雄性激素、过多的甲状腺素、糖皮质激素等可使血压升高或加剧原先的高血压；考来烯胺可妨碍抗高血压药物的经肠道吸收。三环类抗忧郁药，苯异丙胺、抗组胺、单胺氧化酶抑制剂及可卡因干扰胍乙啶的药理作用。

（八）儿童高血压

关于儿童高血压的诊断标准尚未统一。如 WHO 规定：13 岁以上正常上限为18.66/12 kPa，13 岁以下则为 18/11.33 kPa。《实用儿科学》中规定：8 岁以下舒张压＞10.66 kPa，8 岁以上＞12 kPa；或收缩压＞16 kPa 与舒张压＞10.66 kPa 为高血压。儿童血压测量方法与成年人有所不同：①舒张压以 Korotloff 第四音为难。②根据美国心脏病协会规定，使用袖带的宽度为：1 岁以下为 2.5 cm，1～4 岁为 5～6 cm，5～8 岁为 8～9 cm，成人为 12.5 cm，否则将会低估或高估血压的高度。诊断儿童高血压应十分慎重,特别是轻度高血压者应加强随访。一经确诊为儿童高血压后,首先除外继发性高血压。继发性高血压中最常见的病因是肾脏疾病,其次是肾动脉血栓、肾动脉狭窄、先天性肾动脉异常、主动脉缩窄、嗜铬细胞瘤等。

临床特点:①5%的患者有高血压的家族史。②早期一般无明显症状,部分患者可有头痛,尤在剧烈运动时易发生。③超体重肥胖者达50%。④平素心动过速,心前区搏动明显,呈现高动力循环状态。⑤尿儿茶酚胺水平升高,尿缓激肽水平降低,血浆肾素活性轻度升高,交感神经活性增高。⑥对高血压的耐受力强,一般不引起心、肾、脑及眼底的损害。

(九)青少年高血压

青少年时期高血压的研究已越来越被人们重视。大量调查发现,青少年原发性高血压起源于儿童期,并认为青少年高血压与成人高血压及并发症有密切关系,同儿童期高血压病因相似,常见于继发性高血压,在青春期继发性高血压病例中,肾脏疾病仍然是主要的病因。大量的调查发现青少年血压与年龄有直接相关,青少年高血压诊断标准在不同时间(每次间隔3个月以上)3次测量坐位血压,收缩压和(或)舒张压高于95百分位以上可诊断为高血压。见表6-1。

表 6-1　我国青少年年龄血压百分位值表

年龄	男性/P95	女性/P95
1~12	128/81	119/82
13~15	133/84	124/81
16~18	136/89	127/82

(十)精神紧张性高血压

交感神经系统在发病中起着重要作用。交感神经系统活性增强可导致:①血浆容量减少,血小板聚集,因而易诱发血栓形成。②激活肾素-血管紧张素系统,再加上儿茶酚胺的作用,引起左心室肥厚的血管肥厚,肥厚的血管更易引起血管痉挛。③副交感神经系统活性较低和交感神经系统活性增强,是易引起心律失常,心动过速的因素。④降低骨骼肌对胰岛素的敏感性,其主要机制为:在紧急情况下;交感神经系统活性增高引起血管收缩,导致运输至肌肉的葡萄糖减少;去甲肾上腺素刺激β受体也可引起胰岛素耐受,持续的交感神经系统还可以造成肌肉纤维类型由胰岛素耐受性慢收缩纤维转变成胰岛素耐受性快收缩纤维,这些变化可致血浆胰岛素浓度水平升高,并促进动脉粥样硬化。

(十一)白大衣性高血压

白大衣性高血压(WCH)是指在诊疗单位内血压升高,但在诊疗单位外血压正常。有人估计,在高血压患者中,约有20%~30%为白大衣高血压,故近年来提出患者自我血压监测(HBPM)。HBPM有下列好处:①能更全面更准确地反应患者的血压。②没有"白大衣效应"。③提高患者服药治疗和改变生活方式的顺从性。④无观察者的偏倚现象。自测血压可使用水银柱血压计,亦可使用动态血压监测(ABPM)的方法进行判断。有人认为白大衣性高血压也应予以重视,它可能是早期高血压的表现之一。我国目前的参考诊断标准为 WCH 患者诊室收缩压>21.33 kPa 和(或)舒张压>12 kPa 并且白昼动态血压收缩压<18 kPa,舒张压<10.66 kPa,这还需要经过临床的验证和评价。

白大衣性高血压多见于女性、年轻人、体型瘦以及诊所血压升高、病程较短者。在这类患者中,规律性的反复出现的应激方式,例如上班工作,不会引起血压升高。ABPM 有助于诊断白大衣性高血压。其确切的自然史与预后还不很清楚。

（十二）应激状态

偏快的心率是处于应激状态的一个标志,心动过速是交感神经活性增高的一个可靠指标,同时也是心血管病死亡率的一个独立危险因素。心率增快与血压升高、胆固醇升高、甘油三酯升高、血球压积升高、体重指数升高、胰岛素抵抗、血糖升高、高密度脂蛋白-胆固醇降低等密切相关。

（十三）夜间高血压

24 小时动态血压监测发现部分患者的血压正常节律消失,夜间收缩压或舒张压的降低小于日间血压平均值的 10%,甚至夜间血压反高于日间血压。夜间高血压常见于某些继发性高血压（如嗜铬细胞瘤、原发性醛固酮增多症、肾性高血压）、恶性高血压和合并心肌梗死、脑卒中的原发性高血压。夜间高血压的产生机制与神经内分泌正常节律障碍、夜间上呼吸道阻塞、换气过低和睡眠觉醒有关,其主要症状是响而不规则的打鼾、夜间呼吸暂停及日间疲乏和嗜睡。这种患者常伴有超重、易发生脑卒中、心肌梗死、心律失常和猝死。

（十四）肥胖型高血压

肥胖者易患高血压,其发病因素是多方面的,伴随的危险因素越多,则预后越差。本型高血压患者心、肾、脑、肺功能均较无肥胖者更易受损害,且合并糖尿病、高脂血症、高尿酸血症者多,患冠心病、心力衰竭、肾功能障碍者明显增加。

（十五）夜间低血压性高血压

是指日间为高血压（特别是老年收缩期性高血压）,夜间血压过度降低,即夜间较日间血压低超过 20%。其发病机制与血压调节异常、血压节律改变有关。该型高血压易发生腔隙性脑梗死,可能与夜间脑供血不足、高凝状态有关。治疗应注意避免睡前使用降压药（尤其是能使夜间血压明显降低的药物）。

（十六）顽固性高血压

顽固性高血压是指高血压患者服用 3 种以上的不同作用机制的全剂量降压药物,测量血压仍不能控制在 18.66/12.66 kPa 以下或舒张压（DBP）≥13.33 kPa,老年患者血压仍＞21.33/12 kPa,或收缩压（SBP）不能降至 18.66 kPa 以下。顽固性高血压的原因:①治疗不当。应采用不同机制的降压药物联合应用。②对药物的不能耐受。由于降压药物引起不良反应;而中断用药,常不服药或间断服药,造成顺应性差。③继发性高血压。当患者血压明显升高并对多种治疗药物呈抵抗状态的,应考虑排除继发因素。常见肾动脉狭窄、肾动脉粥样斑块形成、肾上腺疾病等。④精神因素。工作繁忙造成白天血压升高,夜间睡眠时血压正常。⑤过度摄钠。尤其对高血压人群中,约占 50%的盐敏感性高血压,例如老年患者和肾功能减退者,盐摄入量过高更易发生顽固性高血压,而低钠饮食可改善其对药物的抵抗性。

五、护理评估

（一）病史

应注意询问患者有无高血压家族史、个性特征、职业、人际关系、环境中有无引发本病的应激因素,生活与饮食习惯,烟酒嗜好,有无肥胖、心脏病、肾脏病、糖尿病、高脂血症、痛风、支气管哮喘等病史及用药情况。

（二）身体状况

高血压病根据起病和病情进展缓急分为缓进型和急进型两类,前者多见,后者占高血压病的1%～5%。

1.一般表现

缓进型原发性高血压起病隐匿,病程进展缓慢,早期多无症状,偶在体格检查时发现血压升高,少数患者在发生心、脑、肾等并发症后才被发现。高血压患者可在精神紧张、情绪激动或劳累后有头晕、头痛、眼花、耳鸣、失眠、乏力、注意力不集中等症状,但症状与血压增高程度并不一定一致。

患者血压随季节、昼夜、情绪等因素有较大波动,表现为冬季较夏季高、清晨较夜间高、激动时较平静时高等特点。体检时可听到主动脉瓣区第二心音亢进、主动脉瓣区收缩期杂音,少数患者在颈部或腹部可听到血管杂音。长期持续高血压可有左心室肥厚。

高血压病早期血压仅暂时升高,去除原因和休息后可恢复,称为波动性高血压阶段。随病情进展,血压呈持久增高,并有脏器受损表现。

2.并发症

主要表现心、脑、肾等重要器官发生器质性损害和功能性障碍。

（1）心脏:血压长期升高,增加了左心室的负担。左心室因代偿而心肌肥厚,继而扩张,形成高血压性心脏病。在心功能代偿期,除有劳累性心悸外,其他症状不明显。心功能失代偿时,则表现为心力衰竭。由于高血压后期可并发动脉粥样硬化,故部分患者可并发冠心病,发生心绞痛、心肌梗死。

（2）脑:重要的脑血管病变表现有,一时性（间歇性）脑血管痉挛:可使脑组织缺血,产生头痛、一时性失语、失明、肢体活动不灵或偏瘫。可持续数分钟至数天,一般在24小时内恢复。脑出血:一般在紧张的体力或脑力劳动时容易发生,例如情绪激动、搬重物等时突然发生。其临床表现因出血部位不同而异,最常见的部位在脑基底节豆状核,故常损及内囊,又称内囊出血。其主要表现为突然摔倒,迅速昏迷,头、眼转向出血病灶的同侧,出血病灶对侧的"三偏"症状,即偏瘫、偏身感觉障碍和同侧偏盲。呼吸深沉而有鼾声,大小便失禁。瘫痪肢体开始完全弛缓,腱反射常引不出。数天后瘫痪肢体肌张力增高,反射亢进,出现病理反射。脑动脉血栓形成:多在休息睡眠时发生,常先有头晕、失语、肢体麻木等症状,然后逐渐发生偏瘫,一般无昏迷。随病情进展,可发生昏迷甚至死亡。上述脑血管病变的表现,祖国医学统称为"中风"或"卒中",现代医学统称为"脑血管意外"。高血压脑病:是指脑小动脉发生持久而严重的痉挛、脑循环发生急性障碍,导致脑水肿和颅内压增高,可发生于急进型或严重的缓进型高血压病患者。表现血压持续升高,常超过26.7/16.0 kPa(200/120 mmHg),剧烈头痛、恶心、呕吐、眩晕、抽搐、视力模糊、意识障碍,直至昏迷。发作可短至数分钟,长者可达数小时或数天。

（3）肾的表现:长期高血压可致肾小动脉硬化,当肾功能代偿时,临床上无明显肾功能不全表现。当肾功能转入失代偿期时,可出现多尿、夜尿增多、口渴、多饮,提示肾浓缩功能减低,尿比重固定在1.010左右,称为等渗尿。当肾功能衰退时,可发展为尿毒症,血中肌酐、尿素氮增高。

（4）眼底视网膜血管改变:目前我国采用Keith-Wegener4级眼底分级法。Ⅰ级,视网膜动脉变细;Ⅱ级,视网膜动脉狭窄,动脉交叉压迫;Ⅲ级,眼底出血或棉絮状渗出;Ⅳ级,视盘水肿。眼底的改变可反映高血压的严重程度。

3.急进型高血压病

急进型高血压占高血压病的1%左右,可由缓进型突然转变而来,也可起病即为急进型。多见于青年和中年。基本的临床表现与缓进型高血压病相似,但各种症状更为突出,具有病情严重、发展迅速、肾功能急剧恶化和视网膜病变(眼底出血、渗出、乳头水肿)等特点。血压显著增高,舒张压持续在17.3~18.6 kPa(130~140 mmHg)或更高,常于数月或1~2年出现严重的心、脑、肾损害、最后常为尿毒症死亡,也可死于急性脑血管疾病或心力衰竭。经治疗后,少数病情亦可转稳定。

高血压危象:是指短期内血压急剧升高的严重临床表现。它是在高血压的基础上,交感神经亢进致周围小动脉强烈痉挛,这是血压进一步升高的结果,常表现为剧烈头痛、神志改变、恶心、呕吐、心悸、呼吸困难等。收缩压可高达34.7 kPa(260 mmHg),舒张压达16 kPa(120 mmHg)以上。

(三)实验室及其他检查

1.尿常规检查

可阴性或有少量蛋白和红细胞,急进型高血压患者尿中常有大量蛋白、红细胞和管型,肾功能减退时尿比重降低,尿浓缩和稀释功能减退,血中肌酐和尿素氮增高。

2.X线检查

轻者主动脉迂曲延长或扩张、并发高血压性心脏病时,左心室增大,心脏至靴形样改变。

3.超声波检查

心脏受累时,二维超声显示:早期左心室壁搏动增强,第Ⅱ期多见室间隔肥厚,继则左心室后型肥厚;左心房轻度扩大;超声多普勒于二尖瓣上可测出舒张期血流速度减慢,舒张末期速度增快。

4.心电图和心向量图检查

心脏受累的患者又可见左心室增厚或兼有劳损,P波可增宽或有切凹,P环振幅增大,特别终末向后电力更为明显。偶有心房颤动或其他心律失常。

5.血浆肾素活性和血管紧张素Ⅱ浓度测定

二者可增高,正常或降低。

6.血浆心钠素浓度测定

心钠素浓度降低。

六、护理目标

(1)头痛减轻或消失。

(2)焦虑减轻或消失。

(3)血压维持在正常水平,未发生意外伤害。

(4)能建立良好的生活方式,合理膳食。

七、护理措施

(一)一般护理

(1)头痛、眩晕、视力模糊的患者应卧床休息,抬高床头,保证充足的睡眠。指导患者使用放松技术,如缓慢呼吸、心理训练、音乐治疗等,避免精神紧张、情绪激动和焦虑,保持情绪平稳。保持病室安静,减少声光刺激和探视,护理操作动作要轻巧并集中进行,少打扰患者。对因焦虑而影响睡眠的患者遵医嘱应用镇静剂。

(2)有氧运动可降压减肥、改善脏器功能、提高活动耐力、减轻胰岛素抵抗,指导轻症患者选择适当的运动,如慢跑、健身操、骑自行车、游泳等(避免竞技性、力量型的运动),一般每周 3～5 次,每次 30～40 分钟,出现头晕、心慌、气短、极度疲乏等症状时应立即停止运动。

(3)合理膳食,每天摄钠量不超过 6 g,减少热量、胆固醇、脂肪摄入,适当增加蛋白质,多吃蔬菜、水果,摄入足量的钾、镁、钙,避免过饱,戒烟酒及刺激性的饮料,可以降低血压,减轻体重,防止高血脂和动脉硬化,防止便秘,减轻心脏负荷。

(二)病情观察与护理

(1)注意神志、血压、心率、尿量、呼吸频率等生命体征的变化,每天定时测量并记录血压。血压有持续升高时,密切注意有无剧烈头痛、呕吐、心动过速、抽搐等高血压脑病和高血压危象的征象。出现上述现象时应给予氧气吸入,建立静脉通路,通知病危,准备各种抢救物品及急救药物,详细书写特别护理记录单;配合医师采取紧急抢救措施,加快速降压、制止抽搐,以防脑血管疾病的发生。

(2)注意用药及观察:高血压患者服药后应注意观察服药反应,并根据病情轻重、血压的变化决定用药剂量与次数,详细做好记录。若有心、脑、肾严重并发症,则药物降压不宜过快,否则供血不足易发生危险。血压变化大时,要立即报告医师予以及时处理。要告诉患者按时服药及观察,忌乱用药或随意增减剂量与擅自停药。用降压药期间要经常测量血压并做好记录,以提供治疗参考,注意起床动作要缓慢,防止直立性低血压引起摔倒。用利尿剂降压时注意记出入量,排尿多的患者应注意补充含钾高的食物和饮料,如玉米面、海带、蘑菇、枣、桃、香蕉、橘子汁等。用普萘洛尔要逐渐减量、停药,避免突然停用引起心绞痛发作。

(3)患者如出现肢体麻木,活动欠灵,或言语含糊不清时,应警惕高血压并发脑血管疾病。对已有高血压心脏病者,要注意有无呼吸困难、水肿等心力衰竭表现;同时检查心率、心律有无心律失常的发生。观察尿量及尿的化验变化,以发现肾脏是否受累。发现上述并发症时,要协助医师相应的治疗及做好护理工作。

(4)高血压急症时,应迅速准确按医嘱给予降压药、脱水剂及镇痉药物,注意观察药物疗效及不良反应,严格按药物剂量调节滴速,以免血压骤降引起意外。

(5)出现脑血管意外、心力衰竭、肾衰竭者,给予相应抢救配合。

八、健康教育

(1)向患者提供有关本病的治疗知识,注意休息和睡眠,避免劳累。

(2)同患者共同讨论改变生活方式的重要性,低盐、低脂、低胆固醇、低热量饮食,禁烟、酒及刺激性饮料。肥胖者节制饮食。

(3)教会患者进行自我心理平衡调整,自我控制活动量,保持良好的情绪,掌握劳逸适度,懂得愤怒会使舒张压升高,恐惧焦虑会使收缩压升高的道理,并竭力避免之。

(4)定期、准确、及时服药,定期复查。

(5)保持排便通畅,规律的性生活,避免婚外性行为。

(6)教会患者怎样测量血压及记录。让患者掌握药物的作用及不良反应,告诉患者不能突然停药。

(7)指导患者适当地进行运动,可增加患者的健康感觉和松弛紧张的情绪,增高 HDL-C。推荐作渐进式的有氧运动,如散步、慢跑;也可打太极拳、练气功;避免举高重物及进行等长运动(如举重、哑铃)。

九、高血压合并常见病的护理

(一)高血压合并脑卒中的护理要点

1.生活起居护理

(1)外感风寒者,病室宜温暖,汗出时忌当风,恶风严重时,头部可用毛巾包裹或戴帽,以免复感外邪。

(2)阴虚阳亢者病室宜凉润通风,阳虚者病室宜温暖、阳光充足。

(3)眩晕发作时卧床休息,闭目养神,起坐下床动作要缓慢,尽量减少头部的活动,防止跌仆,协助其生活护理。座椅、床铺避免晃动、摇动。

(4)神昏或脑卒中患者加强口腔、眼睛、皮肤及会阴的护理,用盐水或中药漱口液清洗口腔;眼睑不能闭合者,覆盖生理盐水湿纱布,并按医嘱滴眼药水或眼药膏;保持床单清洁,定时为患者翻身拍背;尿失禁患者给予留置导尿。

2.情志护理

(1)脑卒中患者多心肝火盛,易心烦易怒,可安抚鼓励患者,使其舒神开心,指导患者适当看一些哀伤电影、小说和怡心悦目的金色、杏色或白色的图片,听大自然的轻音乐,对应中医学的音乐疗法,五音调试可选角调,如《碧叶烟云》,其音韵可清肝泻火、平肝清阳,可缓解头晕胀痛、烦躁易怒、失眠多梦等。

(2)合并郁证患者可用"喜疗法",所谓"喜则气和志达,营卫通利"。指导患者看笑话集、喜剧以及红色、紫色、绿色等色彩鲜艳的五行图片,多交友谈心,听一些喜庆的音乐,如徵调《雨后彩虹》、角调的《春江花月夜》与宫调的《青花瓷》。还可运用中医学芳香治疗法,如选择柠檬可以轻度兴奋,缓解压力,减轻消沉和抑郁。

3.饮食护理

(1)宜清淡、低盐低脂饮食,忌辛辣、肥甘厚味、咸食等,禁烟、浓茶、咖啡等。

(2)吞咽困难、饮水呛咳者,指导患者取平卧位喂食流质食物,取坐位或半卧位进食半流或固体食物。

(3)风痰上扰证应多食雪梨、橘子、杏仁、冰糖、萝卜等,忌食肥腻、公鸡肉等助痰生风的食物。

(4)肝阳上亢证宜食山楂、淡菜、紫菜、甲鱼、芹菜、海蜇、香菇等。

(5)痰湿中阻证可多食薏苡仁、红小豆、西瓜、冬瓜、玉米、竹笋等清热利湿的食物。

(6)气血两亏者应着重补益,如黑芝麻、胡桃肉、红枣、怀山药、羊肝、猪肾等。

4.用药护理

(1)外感风寒者,中药宜热服,服药后可饮热粥或热汤以助药力。其他中药宜温服。恶心呕吐较重者,可少量多次频服,或舌上滴姜汁数滴。

(2)长期服药者,不可擅自骤然停药,以免引起病情反复。若停药一定要遵医嘱缓慢逐步减量,直至停药。注意观察药物引起的不良反应及不良反应。

(3)服降压药、利尿脱水药时,应观察血压变化,防止头晕,注意安全。

5.病情观察

(1)严密观察神志、瞳孔、生命体征、汗出、肢体活动、大小便失禁、出入量等,防止脑疝及脱证的发生。

(2)观察疾病发作的时间、性质、程度、伴随症状、诱发因素等,做好实时记录。

6.脑卒中的急症处理

(1)应就地处理,予吸氧,针刺人中、十宣、涌泉穴等紧急救治,遵医嘱使用降压药、脱水药或镇静药。

(2)脑卒中患者取头高脚低位,尽量避免搬动。保持呼吸道通畅,头转向一侧,除去义齿,清除口咽部分泌物,解开其衣领、衣扣、腰带,及时吸痰。使用压舌板、舌钳和牙垫防止舌后坠、舌咬伤、颊部咬伤。

(3)严重者应专人守护,注意安全,卧床设床栏,防止坠床,必要时使用保护性约束,防止意外伤害。抽搐时切忌强拉、捆绑患者拘急挛缩的肢体,以免造成骨折。床旁备气管切开包、气管插管、呼吸机等急救用物。

(4)做好鼻饲、导尿的护理。

7.健康指导

(1)起居:有常,劳逸有节,适寒温,防外感,保证充足睡眠,避免用脑过度,不宜长时间看书学习等。

(2)饮食:辨证施食。可多食健脑的食物,如灵芝、桂圆、核桃、蚕豆、动物的骨髓等。忌辛辣、肥甘厚味、咸食等,禁烟、浓茶、咖啡等。

(3)情志:顺其自然,为所能为。

(4)用药:遵医嘱用药,不可擅自停药和减量。

(5)康复:脑卒中患者常有肢体瘫痪、语言不利、吞咽困难等功能障碍。应根据患者的具体情况,指导其做被动或主动的肢体功能活动、语言训练及吞咽功能训练。运用针灸、推拿、按摩、理疗等治疗方法,帮助患者恢复功能。预防或减少失用性萎缩、失语等并发症的发生。注意患肢保暖防寒,保持肢体功能位置。

(6)强身:散步、打太极拳、做脑或颈保健操,以疏通经脉,调畅气血,濡养脑髓。

(7)定期复查,不适随诊。

(二)高血压合并糖尿病的护理要点

1.生活起居护理

(1)病室要保持整洁安静、光线柔和,室温在 $18\sim22$ ℃,相对湿度 $50\%\sim70\%$ 为宜。

(2)根据患者具体情况选择运动疗法:如快步走、打太极拳、练八段锦、骑自行车等。时间安排在饭后 1 小时开始,每次持续 $20\sim30$ 分钟。以运动后脉搏在 120 次/分钟左右、不感到疲劳为宜。外出时携带糖果、饼干和水,以预防低血糖。

(3)指导患者注意个人卫生,保持全身和局部清洁,加强口腔、皮肤和阴部的清洁,做到勤换内衣。

(4)衣服鞋袜穿着要宽松,寒冷季节要注意四肢关节末端保暖。肢痛、肢麻者应避免局部刺激,可用乳香、当归、红花煎水熏洗,要注意温度,以免烫伤。

(5)注意保护足部,鞋袜不宜过紧,保持趾间干燥、清洁。经常检查有无外伤、鸡眼、水泡、趾甲异常等,并及时处理。剪趾甲时注意剪平,不要修剪过短。

(6)出现视物模糊者,应减少活动和外出时需有专人陪同。

2.情志护理

(1)消渴患者多为肝失调畅,气机紊乱,应多与患者沟通,正确对待疾病,针对每个患者的病情和心理、性格特点,循循善诱,耐心开导,让患者保持乐观情绪,积极配合治疗。

(2)源于《黄帝内经》"形神合一""天人合一""悲哀愁忧则心动,心动则五脏六腑皆摇"。用五行音乐疗法,根据病情辨证施治。①上消:肺热津伤型用金调音带。②中消:胃热炽盛型用宫调音带。③下消:肾虚型用羽调音带。

(3)嘱患者选用情调悠然、节奏徐缓、旋律清逸高雅、风格隽秀的古典乐曲与轻音乐,如《烛影摇红》《平湖秋月》《春江花月夜》《江南好》以及平静舒缓、朴实自然的牧曲等,优美悦耳的音乐可改善糖尿病患者孤独、忧郁、烦恼、沮丧等不良情绪。

(4)嘱患者在室外可选择花园、湖畔以及依山傍水、绿树成荫之处。选择的环境使人精神愉快,情绪稳定从而加强治疗的效果。

3.饮食护理

(1)计算标准体重,控制总热量。严格定时定量进餐,饮食搭配均匀。

(2)碳水化合物、蛋白质、脂肪分配比例占总热量的 $55\%\sim65\%$,$10\%\sim15\%$,$20\%\sim25\%$。

(3)宜选用的食物:粗、杂粮、燕麦、玉米面和黄豆及其制品、新鲜蔬菜等;少吃的食物:奶油、动物油及内脏、芋头、莲藕、葵花籽等。

(4)禁食糖、烟酒和高淀粉的食物,如薯类、香蕉等,少食煎炸食品。可适当增加蛋白质如瘦肉、鱼、牛奶、豆制品等。可食用洋葱、黄瓜、南瓜、茭白、怀山药等有治疗作用的蔬菜。按规定进食仍感饥饿者,应以增加水煮蔬菜充饥。

(5)在血糖和尿糖控制平稳后,可在两餐间限量吃一些梨、西瓜、橙子等。

4.用药护理

(1)中药宜饭后温服。

(2)了解各类降糖药物的作用、剂量、用法、掌握药物的不良反应和注意事项,指导患者正确服用,及时纠正不良反应。

(3)观察患者的血糖、尿糖、尿量和体重变化,评价药物疗效。

5.病情观察

(1)询问既往饮食习惯,饮食结构和进食情况及生活方式、休息状况、排泄状况、有无特殊嗜好、有无糖尿病家族史、有无泌尿道和皮肤等感染、有糖尿病慢性并发症的患者,注意观察有无血管、神经系统异常。

(2)定期检查空腹和饭后 2 小时的血糖变化。

(3)准确记录 24 小时出入量,每周定时测体重。

(4)观察患者饮水、进食量,尿量及尿的颜色和气味。观察患者的神志、视力、血压、舌象、脉象和皮肤情况,做好记录。如观察到以下情况应立即报告医师,医护协作处理:①患者突然心慌头晕、出虚汗、软弱无力等低血糖现象时。应该马上检查血糖情况,如果是低血糖,应按低血糖处理。②头痛头晕、食欲缺乏、恶心呕吐、烦躁不安,甚至呼吸有烂苹果气味的酮症酸中毒时。③出现神昏、呼吸深快、血压下降、肢冷脉微欲绝等症状。

6.健康指导

(1)饮食护理:①定时定量进餐,避免进食时间延迟或提早,没有低血糖时避免吃糖。②避免吃浓缩的碳水化合物,避免饮用乙醇饮料,避免食用高胆固醇、高脂肪食物。

(2)胰岛素使用:①向患者解释所使用胰岛素的作用时间及注意事项。②指导低血糖反应的表现和紧急处理措施。

(3)测血糖:指导患者掌握正确的血糖测试方法。

(4)足部护理:①定期检查足部皮肤,以早期发现病变。②促进足部血液循环,以温水浸泡双脚,时间不可过长,5分钟左右,冬季应注意保暖,避免长时间暴露于冷空气中。③以润滑剂按摩足部,避免穿过紧的长裤、袜、鞋。④避免穿拖鞋、凉鞋、赤脚走路,禁用暖水袋,以免因感觉迟钝而造成踢伤、烫伤。

(5)注意个人卫生:①勤洗澡,不可用过热的水,以免烫伤。②女患者阴部用温水清洗,以减轻不适。③阴部及脚趾皮肤避免潮湿,应随时保持干燥。

(6)休息:适当的休息,睡眠时间以能够恢复精神为原则。

(7)运动:运动可减少身体对胰岛素的需要量,依患者喜好和能力,共同计划规律运动,鼓励肥胖患者多运动。

(8)其他:保持情绪稳定,生活规律。按医嘱服用降糖药,定期复查,如有不适,随时就诊。

(三)高血压合并心力衰竭的护理要点

1.生活起居护理

(1)创造安静舒适的环境是本证护理工作的关键,避免一切不良刺激,特别要避免突然而来的噪声、高音。病室空气要清新,经常通气换气,温湿度适宜。注意保暖、避风寒、防外感,保证充足的睡眠。

(2)久病体弱、动则心悸怔忡、饮停心下、水邪泛滥水肿及重症卧床患者,一切活动应由护理人员协助,加强生活护理,预防压疮等并发症发生;取半卧位,两腿下垂,配合吸氧、强心、利尿等不同的治疗。

(3)指导患者排便时勿过于用力,养成每天定时排便习惯,平时饮食中可增加粗纤维食物或蜂蜜等润肠之物。便秘者适当应用缓泻剂。

(4)病症轻者适当进行锻炼:打太极拳、八段锦、气功等,以利脏腑气血的功能调节;但久病怔忡或心阳不足的患者应卧床休息为宜,以免劳力耗伤心气加重病情。

2.饮食护理

(1)本证以虚证多见,需注意加强营养补益气血:多用莲子、桂圆、大枣、怀山药、甲鱼等;水肿者要限制水盐的摄入,忌食肥甘厚味、生冷、辛辣、烈酒、烟、浓茶、咖啡等刺激性物品。

(2)体虚者可配以养血安神八宝粥(原料:芡实、薏苡仁、白扁豆、莲肉、怀山药、红枣、桂圆、百合各6 g,粳米150 g)。实证者则多配用重镇安神之物如:朱砂安神丸(朱砂、黄连、生地黄、当归、甘草)。

(3)饮食宜有节制,定时定量、少食多餐、不宜过饱。

(4)适当饮用低度红酒有温阳散寒,活血通痹的作用,可少量饮用。

(5)适当控制钠盐及液体摄入量,保持热量供应的正常,进食蛋白质含量多的食物,如:瘦肉、鸡蛋、鱼,蛋白质等。

3.用药护理

(1)补益药宜早晚温服;使用中成药或西药者,要严格按照医嘱的剂量和时间给药,不应发给患者自行掌握服用。

（2）服用洋地黄类药、扩冠药及抗心律失常药物等抢救药物时要注意观察药物不良反应。附子过量后出现乌头碱中毒表现:心律失常,久煎1～2小时可减毒;洋地黄中毒可出现心率减慢、恶心呕吐、头痛、黄视、绿视等毒性反应。

（3）安神定志药物宜在睡前0.5～1小时服用。

4.情志护理

（1）情志不遂是诱发本病的重要因素。故应做好情志护理,注重消除患者紧张、惧怕、焦虑等不良情绪,要使患者怡情悦志,避免思虑过度伤脾。

（2）当病症发作时,患者常自觉六神无主、心慌不宁、恐惧,此时应在旁守护患者以稳定情绪,使其感到放心,同时进行救治。

5.病情观察

（1）本病症常在夜间发作及加重,故夜间应加强巡视及观察。

（2）若见脉结代、呼吸不畅、面色苍白等心气衰微表现时,立即予吸氧,通知医师,可予口服红参粉或按医嘱给服救心丸、丹参滴丸同时针刺心俞、内关、神门、三阴交或耳针心、肾、副交感等穴。

（3）对阵发性心悸的患者,发作时脉搏明显加速而并无结代者,可试用憋气法、引吐法、压迫眼球法、压迫颈动脉窦法来控制心悸。

（4）中医适宜技术:根据不同辨证分型可给予中药泡脚、熏蒸、中频脉冲电刺激、穴位敷贴、耳穴埋豆、拔火罐、艾灸等方法进行辅助治疗。

6.健康指导

（1）起居:有序,居住环境安静,避免恶性刺激及突发而来的高音、噪声,忌恼怒、紧张。

（2）饮食:有节,食勿过饱,勿食肥甘厚味,戒烟慎酒,忌浓茶、咖啡及烈性酒;限制钠盐摄入。保持二便通畅,忌用力过大。

（3）情志:重视自我调节情志,保持乐观开朗的情绪,丰富生活内容,怡情悦志,使气机条达,心气和顺。

（4）用药:积极防治有关的疾病,如痰饮、肺胀、喘证、消渴等症。

（5）强身:注意锻炼身体,以增强心脏、肺脏的功能,预防外邪的侵袭,保持充足的睡眠。

（6）器质性心脏病的妇女不宜胎产,怀孕时应予终止妊娠。

（7）定期复查:指导患者按照医嘱定时服药,定时复诊,随身携带急救药如硝酸甘油、硝酸异山梨酯（消心痛）、速效救心丸等,以便发作时服用,及时缓解症状。

（四）高血压患者自我调护要点

自我调护与高血压的发生、发展及预后有密切的关系。正确的自我调护可以改善血压。

1.养成良好的生活习惯

如坚持起床三部曲:醒来睁开眼睛后,继续平卧半分钟,再在床上坐半分钟,然后双腿下垂床沿半分钟,最后才下地活动。

2.穿衣宜松

高血压患者穿衣宜松不宜紧,保持三松（衣领宜松、腰带宜松、穿鞋宜松）。

3.居住环境宜舒适

环境应保持舒适、安静、整洁,室内保持良好的通风。

4.正确洗漱

每天早晚坚持温水洗漱、漱口最为适宜,因水过热、过凉都会刺激皮肤感受器,引起周围血管的舒缩,影响血压;洗澡时间不能过长,特别要注意安全,防止跌倒。

5.正确作息

坚持午休 30～60 分钟/天,如无条件,可闭目养神或静坐,有利于降压。夜间睡前,可用温水浸泡双足或按摩脚底穴位,可促进血液循环,提高睡眠质量。老年人每天睡眠时间为 6～8 小时即可。

6.其他

(1)戒烟限酒,控制体重。

(2)预防便秘:增加粗纤维食物摄入、腹部穴位按摩促进肠蠕动,或晨起空腹喝一大杯白开水,必要时可在医师指导下于药物辅助通便。

(3)掌握血压监测的方法、预防和处理直立性低血压。

(4)自行进行耳穴、体穴按压,用指尖或指节按压所选的穴位,每次按压 5～10 分钟,以有酸胀感觉为宜,14 天 1 个疗程。

(5)自行足疗法:双足浸泡,尽量让水浸没过足踝(有足浴桶者可至膝以下),水温保持在40 ℃,每天可进行 2 次,下午与晚间各 1 次,每次 30～40 分钟。

随着医学的不断发展,人们已开始日益重视高血压的危害,护理人员及家庭应不断更新调护观念,拓宽知识面,学习心理学、教育学等其他学科知识,把握教学技巧,不断提高整体素质,为患者提供最佳的服务,最终达到降低高血压人群心脑血管病的目标。

(五)预防和处理直立性低血压

1.直立性低血压的表现

乏力、头晕、心悸、出汗、恶心、呕吐等临床表现,在联合用药、服首剂药物或加量时应特别注意。

2.指导患者预防直立性低血压的方法

(1)避免长时间站立,尤其在服药后最初几个小时。

(2)改变姿势,特别是从卧、坐位起立时动作宜缓慢。

(3)服药时间可选在平静休息时,服药后继续休息一段时间再下床活动,如在睡前服药,夜间起床排尿时应注意。

(4)避免用太热的水洗澡或蒸汽浴,更不宜大量饮酒。

(5)指导患者在直立性低血压发生时采取下肢抬高平卧,以促进下肢血液回流。

(孔艳伟)

第二节　心 律 失 常

正常心律起源于窦房结,并沿正常房室传导系统顺序激动心房和心室,频率为60～100 次/分钟(成人),节律整齐。心律失常是指心脏冲动的起源、频率、节律、传导速度和激动次序等异常。

一、分类

心律失常按其发生机制分为冲动形成异常和冲动传导异常两大类。

（一）冲动形成异常

1.窦性心律失常

包括窦性心动过速、窦性心动过缓、窦性心律不齐、窦性停搏。

2.异位心律

（1）主动性异位心律：①期前收缩（房性、房室交界区性、室性）。②阵发性心动过速（房性、房室交界区性、室性）。③心房扑动、心房颤动。④心室扑动、心室颤动。

（2）被动性异位心律：①逸搏（房性、房室交界区性、室性）。②逸搏心律（房性、房室交界区性、室性）。

（二）冲动传导异常

1.生理性

生理性包括干扰及房室分离。

2.病理性

包括窦房传导阻滞、房内传导阻滞、房室传导阻滞（一度、二度、三度）、束支或分支阻滞（左、右束支及左束支分支传导阻滞）或室性阻滞。

3.房室间传导途径异常

预激综合征。

此外，临床上依据心律失常发作时心率的快慢分为快速性心律失常和缓慢性心律失常。

二、病因及发病机制

（一）生理因素

健康人可发生暂时性心律失常，特别是窦性心律失常和期前收缩等。情绪激动、精神紧张、过度疲劳、大量吸烟、饮酒、喝浓茶或咖啡等常为诱发因素。

（二）器质性心脏病

各种器质性心脏病是引发心律失常的最常见原因，以冠心病、心肌炎、风湿性心脏病多见，尤其发生心力衰竭或心肌梗死时。

（三）非心源性疾病

除了心脏病外，其他系统的严重疾病，均可引发心律失常，如急性脑血管病、甲状腺功能亢进、慢性阻塞性肺病等。

（四）其他

电解质紊乱（低钾血症、低钙血症、高钾血症等）、药物作用（洋地黄、肾上腺素等）、心脏手术或心导管检查、中暑、电击伤等均可引发心律失常。

心律失常发生的基本原理是由于多种原因引起心肌细胞的自律性、兴奋性、传导性改变，导致心脏冲动形成异常、冲动传导异常，或两者兼而有之。

三、诊断要点

通过病史、体征可以做出初步判定。确定心律失常的类型主要依靠心电图，某些心律失常尚需做心电生理检查。

（一）病史

心律失常的诊断应从详尽采集病史入手，让患者客观描述发生心悸等症状时的感受。症状的严重程度取决于心律失常对血流动力学的影响，轻者可无症状或出现心悸、头晕；严重者可诱发心绞痛、心力衰竭、晕厥甚至猝死，增加心血管病死亡的危险性。

（二）体格检查

体格检查包括心脏视诊、触诊、叩诊、听诊的全面检查，并注意检查患者的神志、血压、脉搏频率及节律。

（三）辅助检查

心电图是诊断心律失常最重要的一项无创性检查技术。应记录多导联心电图，并记录能清楚显示P波导联的心电图长条以备分析，通常选择Ⅱ或V₁导联。其他辅助诊断的检查还有动态心电图、运动试验和食管心电图等。临床心电生理检查，如食管心房调搏检查、心室内心电生理检查对明确心律失常的发病机制、治疗、预后均有很大帮助。

四、各种心律失常的概念、临床意义及心电图特点

（一）窦性心律失常

正常心脏起搏点位于窦房结，由窦房结发出冲动引起的心律称窦性心律，成人频率为60～100次/分钟。正常窦性心律的心电图特点（图6-1）为：①P波在Ⅰ、Ⅱ、aVF导联直立，aVR导联倒置。②P-R间期0.12～0.20秒。③P-P间期之差＜0.12秒。窦性心律的频率可因年龄、性别、体力活动等不同有显著差异。

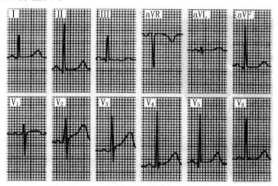

图 6-1　正常心电图

1.窦性心动过速

（1）成人窦性心律的频率超过100次/分钟，称为窦性心动过速，其心率的增快和减慢是逐渐改变的。

（2）心电图特点（图6-2）为窦性心律，P波正常，P-R间期正常，P-P间期＜0.60秒，成人频率大多在100～180次/分钟。

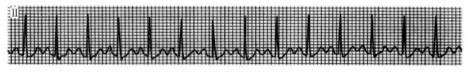

图 6-2　窦性心动过速

(3)窦性心动过速一般不需特殊治疗。治疗主要针对原发病和去除诱因,必要时可应用β受体阻滞剂(如普萘洛尔)或镇静剂(如地西泮)减慢心率。

2.窦性心动过缓

(1)成人窦性心律的频率低于60次/分钟,称为窦性心动过缓。

(2)心电图特点(图6-3)为窦性心律,频率40~60次/分钟,P-P间期>1.0秒。常伴窦性心律不齐,即P-P间期之差>0.12秒。

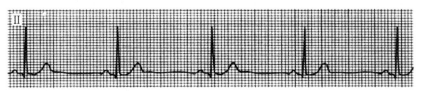

图 6-3　窦性心动过缓

(3)无症状的窦性心动过缓通常无须治疗。因心率过慢出现头晕、乏力等心排血量不足症状时,可用阿托品、异丙肾上腺素等药物,必要时需安置心脏起搏治疗。

3.窦性停搏

(1)窦性停搏是指窦房结冲动形成暂停或中断,导致心房及心室活动相应暂停的现象,又称窦性静止。

(2)心电图特点(图6-4)为一个或多个P-P间期显著延长,延长的间期内无P波,而长P-P间期与窦性心律的基本P-P间期之间无倍数关系,其后可出现交界性或室性逸搏或逸搏心律。

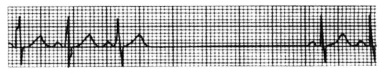

图 6-4　窦性停搏

(3)窦性停搏可由迷走神经张力增高或洋地黄、胺碘酮、钾盐、乙酰胆碱等药物,高钾血症、心肌炎、心肌病、冠心病等引起。临床症状轻重不一,轻者无症状或偶尔出现心搏暂停,重者可发生阿-斯综合征甚至死亡。

4.病态窦房结综合征

(1)病态窦房结综合征(SSS),简称病窦综合征。由窦房结及其邻近组织病变引起的窦房结起搏功能和(或)窦房结传导功能减退,从而产生多种心律失常的综合表现。

(2)病态窦综合征常见病因为冠心病、心肌病、心肌炎,也可见于结缔组织病、代谢性疾病及家族性遗传性疾病等,少数病因不明。主要临床表现为心动过缓所致脑、心、肾等脏器供血不足症状,尤以脑供血不足症状为主。轻者表现为头晕、心悸、乏力、记忆力减退等,重者可发生短暂晕厥或阿-斯综合征。部分患者合并短阵室上性快速性心律失常发作(慢-快综合征),进而可出现心悸、心绞痛或心力衰竭。

(3)心电图特点(图6-5)为:①持续而显著的窦性心动过缓(心率<50次/分钟)。②窦性停搏和(或)窦房传导阻滞。③窦房传导阻滞与房室传导阻滞并存。④心动过缓-心动过速综合征,又称慢-快综合征,是指心动过缓与房性快速性心律失常(如房性心动过速、心房扑动、心房颤动)交替发作,房室交界区性逸搏心律。

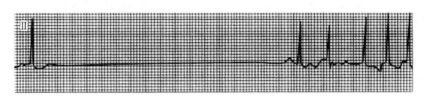

图 6-5　病态窦房结综合征(慢-快综合征)

（4）积极治疗原发疾病。无症状者，不必给予治疗，仅定期随访观察；反复出现严重症状及心电图大于3秒长间歇者宜首选安装人工心脏起搏器。慢-快综合征应用起搏器治疗后，患者仍有心动过速发作，则可同时用药物控制快速性心律失常发作。

（二）房性期前收缩

房性期前收缩又称过早搏动，简称早搏，是指窦房结以外的异位起搏点发出的过早冲动引起的心脏收缩搏动。根据异位起搏点的部位不同可分为房性、房室交界性和室性。早搏可偶发或频发，如每个窦性搏动后出现一个早搏，称为二联律；每两个窦性搏动后出现一个早搏，称三联律。在同一导联上如室性早搏的形态不同，称为多源性室性早搏。

房性期前收缩可见于健康人，其发生与情绪激动、过度疲劳、过量饮酒或吸烟、饮浓茶、咖啡等有关。病理性冠心病急性心肌梗死、风湿性心瓣膜病、心肌病、心肌炎等各种心脏病常可引起。此外，药物毒性作用，电解质紊乱，心脏手术或心导管检查均可引起期前收缩。

1.临床意义

偶发的房性期前收缩一般无症状，部分患者可有漏跳的感觉。频发的房性期前收缩由于影响心排血量，可引起头痛、乏力、晕厥等；原有心脏病者可诱发或加重心绞痛或心力衰竭。听诊心律不规则，期前收缩的第一心音增强，第二心音减弱或消失。脉搏触诊可发现脉搏脱落。

2.心电图特点

（1）房性期前收缩（图 6-6）：提前出现的房性异位 P′波，其形态与同导联窦性 P 波不同；P′-R 间期＞0.12 秒；P′波后的 QRS 波群有三种可能：①与窦性心律的 QRS 波群相同。②因室内差异性传导出现宽大畸形的 QRS 波群。③提前出现的 P′波后无 QRS 波群，称为未下传的房性期前收缩；多数为不完全性代偿间歇（即期前收缩前后窦性 P 波之间的时限常短于2个窦性 P-P 间期）。

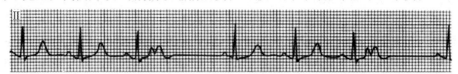

图 6-6　房性期前收缩

（2）房室交界区性期前收缩（图 6-7）：提前出现的 QRS 波群，其形态与同导联窦性心律 QRS 波群相同，或因室内差异性传导而变形；逆行 P 波（Ⅰ、Ⅱ、aVF 导联倒置，aVR 导联直立）有三种可能：①P′波位于 QRS 波群之前，P′R 间期＜0.12 秒。②P′波位于 QRS 波群之后，RP′间期＜0.20 秒。③P′波埋于 QRS 波群中，QRS 波群之前后均看不见 P′波；多数为完全性代偿间期（即期前收缩前后窦性 P 波之间的时限等于2个窦性 P-P 间期）。

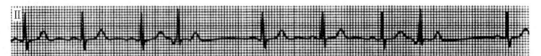

图 6-7　房室交界性期前收缩

(3)室性期前收缩(图6-8):①提前出现的 QRS 波群宽大畸形,时限>0.12 秒,其前无 P 波。②QRS 波群前无相关的 P 波。③T 波方向与 QRS 波群主波方向相反。④多数为完全性代偿间歇。

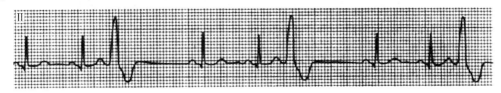

图 6-8 室性期前收缩

3.治疗要点

(1)病因治疗:积极治疗原发病,解除诱因。如改善心肌供血,控制心肌炎症,纠正电解质紊乱,避免情绪激动或过度疲劳等。

(2)药物治疗:无明显自觉症状或偶发的期前收缩者,一般无须抗心律失常药物治疗,可酌情使用镇静剂,如地西泮等。如频繁发作,症状明显或有器质性心脏病者,必须积极治疗。根据期前收缩的类型选用不同的药物。房性期前收缩、交界性期前收缩可选用维拉帕米、普罗帕酮、莫雷帕酮或 β 受体阻滞剂等药物。室性期前收缩选用 β 受体阻滞剂、美西律、普罗帕酮、莫雷帕酮等药物。

(3)其他:急性心肌梗死早期发生的室性期前收缩可选用利多卡因;洋地黄中毒引起的室性期前收缩者首选苯妥英钠。

(三)阵发性心动过速

阵发性心动过速是一种阵发性快速而规律的异位心律,是由三个或三个以上连续发生的期前收缩形成,根据异位起搏点的部位不同可分为房性、房室交界性和室性阵发性心动过速。由于房性、房室交界性阵发性心动过速在临床上难以区别,故统称为阵发性室上性心动过速(PSVT)。阵发性室上性心动过速常见于无器质性心脏病者,其发作与体位改变、情绪激动、过度疲劳、烟酒过量等有关。阵发性室性心动过速多见于心肌病变广泛而严重的患者,如冠心病发生急性心肌梗死时;其次是心肌病、心肌炎、二尖瓣脱垂、心瓣膜病等。

1.临床意义

(1)阵发性室上性心动过速突然发作、突然终止,持续时间长短不一。发作时患者常有心悸、焦虑、紧张、乏力,甚至诱发心绞痛、心功能不全、晕厥或休克。症状轻重取决于发作时的心率、持续时间和有无心脏病变等。听诊,心律规则,心率在 150～250 次/分钟,心尖部第一心音强度不变。

(2)阵发性室性心动过速症状轻重取决于室速发作的频率、持续时间、有无器质性心脏病及心功能状况。非持续性室速(发作时间<30 秒)患者通常无症状或仅有心悸;持续性室速患者常伴明显血流动力学障碍与心肌缺血,可出现低血压、晕厥、心绞痛、休克或急性肺水肿。听诊心律略不规则,心率常在 100～250 次/分钟。如发生完全性房室分离,则第一心音强度不一致。

2.心电图特点

(1)阵发性室上性心动过速(图6-9):①三个或三个以上连续而迅速的室上性早搏,频率范围在150～250 次/秒,节律规则。②P 波为逆行性,常埋藏于 QRS 波群内或位于其终末部位,与QRS 波群的关系恒定。③绝大多数患者 QRS 波群形态与时限正常。

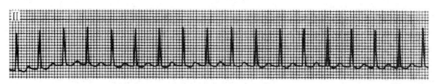

图 6-9　阵发性室上性心动过速

（2）阵发性室性心动过速（图 6-10）：①三个或三个以上连续而迅速的室性早搏，频率范围在100～250 次/分钟，节律较规则或稍有不齐。②QRS 波群形态畸形，时限＞0.12 秒，有继发 ST-T 改变。③如有 P 波，则 P 波与 QRS 波无关，且其频率比 QRS 频率缓慢。④常可见心室夺获与室性融合波。

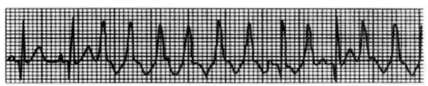

图 6-10　阵发性室性心动过速

3.治疗要点

（1）阵发性室上性心动过速。急性发作时治疗：①兴奋迷走神经。可起到减慢心率、终止发作的作用。方法包括刺激悬雍垂诱发恶心、呕吐；深吸气后屏气，再用力做呼气动作（Valsalva 动作）；颈动脉窦按摩等。上述方法可重复多次使用。②药物终止发作：当刺激迷走神经无效时，可采用维拉帕米或三磷酸腺苷（ATP）静脉注射。

预防复发：除避免诱因外，发作频繁者可选用地高辛、长效钙通道阻滞剂、长效普萘洛尔等药物。

对于反复发作或药物治疗无效者，可考虑施行射频消融术。该方法具有安全、迅速、有效且能治愈心动过速的优点，可作为预防反复发作的首选方法。

（2）阵发性室性心动过速：由于室速多发生于器质性心脏病者，往往导致血流动力学障碍，甚至发展为室颤，应严密观察予以紧急处理，终止其发作。

一般遵循的原则是：无器质性心脏病者发生的非持续性室速，如无症状，无须进行治疗；持续性室速发作，无论有无器质性心脏病，均应给予治疗；有器质性心脏病的非持续性室速亦应考虑治疗。药物首选利多卡因，静脉注射 100 mg，有效后可予静脉滴注维持。其他药物如普罗帕酮、胺碘酮也有疗效。如使用上述药物无法终止发作，且患者已出现低血压、休克、脑血流灌注不足等危险表现，应立即给予同步直流电复律。

（四）扑动与颤动

当自发性异位搏动的频率超过阵发性心动过速的范围时，形成扑动或颤动。根据异位起搏点的部位不同可分为心房扑动（简称房扑）与心房颤动（简称房颤）；心室扑动（简称室扑）与心室颤动（简称室颤）。房颤是成人最常见的心律失常之一，远较房扑多见，两者发病率之比为10∶1～20∶1，绝大多数见于各种器质性心脏病，其中以风湿性心瓣膜病最为常见。室扑与室颤是最严重的致命性心律失常，室扑多为室颤的前奏，而室颤则是导致心源性猝死的常见心律失常，也是心脏病或其他疾病临终前的常见表现。

1.临床意义

(1)心房扑动与心房颤动:房扑和房颤的症状取决于有无器质性心脏病、基础心功能以及心室率的快慢。如心室率不快且无器质性心脏病者可无症状;心室率快者可有心悸、胸闷、头晕、乏力等。房颤时心房有效收缩消失,心排血量减少25％～30％,加之心室率增快,对血流动力学影响较大,导致心排血量、冠状循环及脑部供血明显减少,引起心力衰竭、心绞痛或晕厥;还易引起心房内附壁血栓的形成,部分血栓脱落可引起体循环动脉栓塞,以脑栓塞最常见。体检时房扑的心室律可规则或不规则。房颤时,听诊第一心音强弱不等,心室律绝对不规则;心室率较快时,脉搏短绌(脉率慢于心率)明显。

(2)心室扑动与心室颤动:室扑和室颤对血流动力学的影响均等于心室停搏,其临床表现无差别,二者具有下列特点:意识突然丧失,常伴有全身抽搐,持续时间长短不一;心音消失,脉搏触不到,血压测不出;呼吸不规则或停止;瞳孔散大,对光反射消失。

2.心电图特点

(1)心房扑动心电图特征(图6-11):①正常窦性P波消失,代之以250～350次/分钟,间隔均匀,形状相似的锯齿状心房扑动波(F波)。②F波与QRS波群成某种固定的比例,最常见的比例为2∶1房室传导,有时比例关系不固定,则引起心室律不规则。③QRS波群形态一般正常,伴有室内差异性传导者QRS波群可增宽、变形。

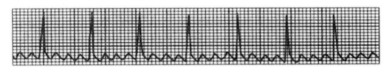

图6-11　心房扑动(2∶1房室传导)

(2)心房颤动心电图特征(图6-12):①P波消失,代之以大小不等、形态不一、间期不等的心房颤动波(f波),频率为150～500次/分钟。②R-R间期绝对不等。③QRS波群形态通常正常,当心室率过快,发生室内差异性传导时,QRS波群无法分辨或消失。

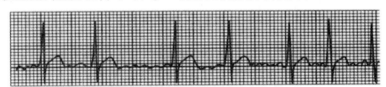

图6-12　心房颤动

(3)心室扑动的心电图特点(图6-13):P-QRS-T波群消失,代之以150～300次/分钟波幅大而较规则的正弦波(室扑波)图形。

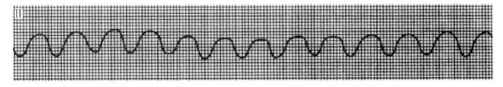

图6-13　心室扑动

(4)心室颤动的心电图特点(图6-14):P-QRS-T波群消失,代之以形态、振幅与间隔绝对不规则的心室颤动波(室颤波),频率为150～500次/分钟。

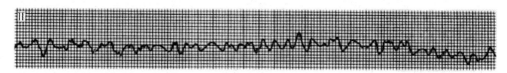

图 6-14　心室颤动

3.治疗要点

(1)心房扑动和颤动:房扑或房颤伴有较快心室率时,可使用洋地黄类药物减慢心室率,以保持血流动力学的稳定,此法可以使有些房扑或房颤转为窦性心律。其他药物如维拉帕米、地尔硫草等也能起到终止房扑、房颤的作用。对于持续性房颤的患者,符合条件者可采用药物如奎尼丁、胺碘酮等进行复律。无效时可使用电复律。

(2)心室扑动和颤动:室扑或室颤发生后,如果不迅速采取抢救措施,患者一般在 3～5 分钟内死亡,因此必须争分夺秒、尽快恢复有效心律。一旦心电监测确定为心室扑动或颤动时,立即采用除颤器进行非同步直流电除颤,同时配合胸部按压及人工呼吸等心肺复苏术,并经静脉注射利多卡因以及其他复苏药物如肾上腺素等。

(五)房室传导阻滞

房室传导阻滞(AVB)是指冲动从心房传到心室的过程中,冲动传导的延迟或中断。根据病因不同,其阻滞部位可发生在房室结、房室束以及束支系统内,按阻滞程度可分为3类。常见于器质性心脏病,偶尔一度和二度Ⅰ型房室传导阻滞可见于健康人,与迷走神经张力过高有关。

1.临床意义

(1)一度房室传导阻滞:指传导时间延长(P-R 间期延长);患者多无自觉症状,听诊时第一心音可略为减弱。

(2)二度房室传导阻滞:指心房冲动部分不能传入心室(心搏脱漏);心搏脱漏仅偶尔出现时,患者多无症状或偶有心悸,如心搏脱漏频繁心室率缓慢时,可有乏力、头晕甚至短暂晕厥;听诊有第一心音逐渐减弱并有心音脱漏,触诊脉搏脱落,若为 2∶1 传导阻滞,则可听到慢而规则的心室率。

(3)三度房室传导阻滞:指心房冲动全部不能传入心室;患者症状取决于心室率的快慢,如心室率过慢,心排血量减少,导致心脑供血不足,可出现头晕、疲乏、心绞痛、心力衰竭等,如心室搏动停顿超过 15 秒可引起晕厥、抽搐,即阿-斯综合征发生,严重者可猝死;听诊心律慢而规则,心室率多为 35～50 次/分钟,第一心音强弱不等,偶尔闻及心房音及响亮清晰的第一心音(大炮音)。

2.心电图特点

(1)一度房室传导阻滞心电图特征(图 6-15):①PR 间期延长,成人>0.20 秒(老年人>0.21 秒);②无QRS波群脱落。

(2)二度房室传导阻滞:按心电图表现可分为Ⅰ型和Ⅱ型。

二度Ⅰ型房室传导阻滞心电图特征(图 6-16):①PR 间期在相继的心搏中逐渐延长,直至发生心室脱漏,直至 QRS 波群脱落,脱漏后的第 1 个 P-R 间期缩短,如此周而复始。②相邻的 R-R 间期进行性缩短,直至 P 波后 QRS 波群脱漏。③心室脱漏造成的长 R-R 间期小于两个 P-P 间期之和。

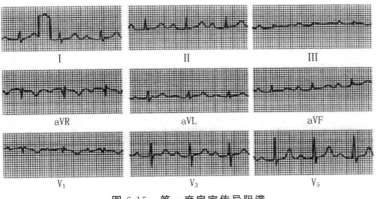

图 6-15 第一度房室传导阻滞

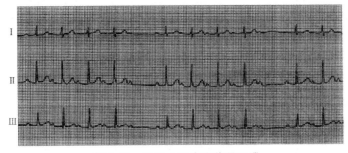

图 6-16 二度 I 型房室传导阻滞

二度 II 型房室传导阻滞心电图特征(图 6-17):①P-R 间期固定不变(可正常或延长);②数个 P 波之后有一个 QRS 波群脱漏,形成 2:1、3:1、3:2 等不同比例房室传导阻滞;③QRS 波群形态一般正常。

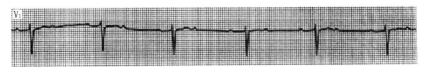

图 6-17 二度 II 型房室传导阻滞

如果二度 II 型房室传导阻滞下传比例≥3:1 时,称为高度房室传导阻滞。

(3)三度房室传导阻滞心电图特征(图 6-18):①P 波与 QRS 波群各有自己的规律,互不相关无固定关系,呈完全性房室分离。②心房率>心室率。③QRS 波群形态和时限取决于阻滞部位,如阻滞位于希氏束及其附近,心室率在 40~60 次/分钟,QRS 波群正常。④如阻滞部位在希氏束分叉以下,心室率可在 40 次/分钟以下,QRS 波群宽大畸形。

3.治疗要点

(1)病因治疗:积极治疗引起房室传导阻滞的各种心脏病,纠正电解质紊乱,停用有关药物,解除迷走神经过高张力等。一度或二度 I 型房室传导阻滞,心室率不太慢(>50 次/分钟)且无症状者,仅需病因治疗,心律失常本身无须进行治疗。

(2)药物治疗:二度 II 型或三度房室传导阻滞,心室率慢并影响血流动力学,应及时提高心室率以改善症状,防止发生阿-斯综合征。常用药物有:①异丙肾上腺素持续静脉滴注,使心室率维持在 60~70 次/分钟,对急性心肌梗死患者要慎用。②阿托品静脉注射,适用于阻滞部位位于房室结的患者。

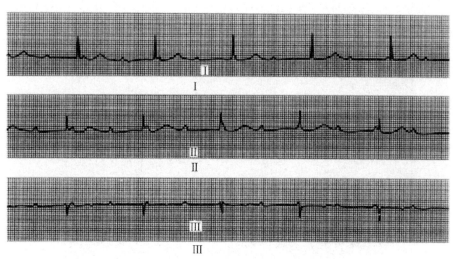

图 6-18　三度房室传导阻滞

（3）人工心脏起搏治疗：对心室率低于 40 次/分钟，症状严重者，特别是曾发生过阿-斯综合征者，应首选安装人工心脏起搏器。

五、常见护理诊断

（一）活动无耐力

与心律失常导致心排血量减少有关。

（二）焦虑

与心律失常致心跳不规则、停跳及反复发作、治疗效果不佳有关。

（三）潜在并发症

心力衰竭、猝死。

六、护理措施

（一）一般护理

1.体位与休息

当心律失常发作患者出现胸闷、心悸、头晕等不适时，应采取高枕卧位、半卧位或其他舒适体位，尽量避免左侧卧位。有头晕、晕厥发作或曾有跌倒病史者应卧床休息，加强生活护理。

2.饮食护理

给予清淡易消化、低脂和富于营养的饮食，且少量多餐，避免刺激性饮料及饱餐。有心力衰竭患者应限制钠盐摄入，对服用利尿剂者应鼓励多进食富含钾盐的食物，避免出现低钾血症而诱发心律失常。

（二）病情观察

（1）评估心律失常可能引起的临床症状，如心悸、乏力、胸闷、头晕、晕厥等，注意观察和询问这些症状的程度、持续时间以及给患者日常生活带来的影响。

（2）定期测量心率和心律，判断有无心动过速、心动过缓、期前收缩、房颤等心律失常发生。对于房颤患者，两名护士应同时测量患者心率和脉率 1 分钟，并记录，以观察脉短绌的变化发生情况。

（3）心电图检查是判断心律失常类型及检测心律失常病情变化的最重要的手段,护士应掌握心电图机的使用方法,在患者心律失常突然发作时及时描记心电图并表明日期和时间。行 24 小时动态心电图检查的患者,应嘱其保持平素的生活和活动,并记录症状出现的时间及当时所从事的活动,以利于发现病情及查找病因。

（4）对持续心电监测的患者,应注意观察是否出现心律失常及心律失常的类型、发作次数、持续时间、治疗效果等情况。当患者出现频发、多源性室性早搏、R-on-T 现象、阵发性室性心动过速、二度Ⅱ型及三度房室传导阻滞时,应及时通知医师。

（三）用药护理

严格遵医嘱按时按量应用抗心律失常药物,静脉注射抗心律失常药物时速度应缓慢,静脉滴注速度严格按医嘱执行。用药期间严密监测脉率、心律、心率、血压及患者的反应,及时发现因用药而引起的不良反应和药物中毒,做好相应的护理。

1.奎尼丁

毒性反映较重,可致心力衰竭、窦性停搏、房室传导阻滞、室性心动过速等心脏毒性反应,故在给药前要测量血压、心率、心律,如有血压低于 12.00/8.00 kPa（90/60 mmHg）,心率慢于 60 次/分钟,或心律不规则时需告知医师。

2.普罗帕酮

可引起恶心、呕吐、眩晕、视物模糊、房室传导阻滞,诱发和加重心力衰竭等。餐时或餐后服用可减少胃肠道刺激。

3.利多卡因

剂量过大时有中枢抑制作用和心血管系统不良反应,牵着可引起震颤、抽搐,甚至呼吸抑制和心脏停搏等;后者可有窦房结抑制,房室传导阻滞,见于少数患者,应注意给药的剂量和速度。对心力衰竭、肝肾功能不全、酸中毒和老年人应减少剂量。

4.普萘洛尔

心脏方面可引起低血压、心动过缓、心力衰竭,并可加重哮喘与慢性阻塞性肺部疾病。在给药前应测量患者的心率,当心率低于 50 次/分钟时应及时停药。糖尿病患者可能引起低血糖、乏力。

5.胺碘酮

可致胃肠道反应、肝功能损害、心动过缓、房室传导阻滞,久服可影响甲状腺功能和引起角膜碘沉着,少数患者可出现肺纤维化,是其最严重的不良反应。

6.维拉帕米

已用β受体阻滞剂者或有血流动力学障碍者,可出现低血压、心动过缓、房室传导阻滞等。严重心力衰竭、高度房室传导阻滞及低血压者禁用偶有肝毒性增加地高率血浓度。

7.腺苷

可出现面部潮红、胸闷、呼吸困难,心动过缓,房室传导阻滞等,通常持续时间小于 1 分钟。

（四）特殊护理

当患者发生较严重心律失常时应采取如下护理措施。

（1）嘱患者卧床休息,保持情绪稳定,以减少心肌耗氧量和对交感神经的刺激。

（2）给予鼻导管吸氧,改善因心律失常造成血流动力学改变而引起的机体缺氧。立即建立静脉通道,为用药、抢救做好准备。

（3）准备好纠正心律失常的药物、其他抢救药品及除颤器、临时起搏器等。对突然发生室扑或室颤的患者,应立即施行非同步直流电除颤。

(4)遵医嘱给予抗心律失常药物,注意药物的给药途径、剂量、给药速度,观察药物的作用效果和不良反应。用药期间严密监测心电图、血压,及时发现因用药而引起的新的心律失常。

(五)健康教育

1.疾病知识指导

向患者及家属讲解心律失常的常见病因、诱因及防治知识,使患者和家属能充分了解该疾病,而与医护人员配合共同控制疾病。

2.生活指导

快速心律失常患者应改变不良的生活习惯,如吸烟、饮酒、喝咖啡、浓茶等;避开造成精神紧张激动的环境,保持乐观稳定的情绪,分散注意力,不要过分注意心悸的感受。使患者和亲属明确无器质性心脏病的良性心律失常对人的影响主要是心理因素。帮助患者协调好活动与休息,根据心功能情况合理安排,注意劳逸结合。运动有诱发心律失常的危险,建议做较轻微的运动或最好在有家人陪同的条件下运动。心动过缓者应避免屏气用力的动作,以免兴奋迷走神经而加重心动过缓,保持大便通畅,避免排便用力而加重心律失常。

3.用药指导

让患者认识服药的重要性,按医嘱继续服用抗心律失常药物,不可自行减量或撤换药物。教会患者观察药物疗效和不良反应,必要时提供书面材料,嘱有异常时及时就医。对室上性阵发性心动过速的患者和家属,教会采用刺激迷走神经的方法,如刺激咽后壁诱发恶心;深吸气后屏气再用力呼气,上述方法可终止或缓解室上速。教会患者家属徒手心肺复苏的方法,以备紧急需要时应用。

4.自我监测指导

教会患者及家属测量脉搏的方法,每天至少一次,每次应在一分钟以上并做好记录。告诉患者和家属何时应来医院就诊:①脉搏过缓,少于60次/分钟,并有头晕、目眩、或黑矇。②脉搏过快,超过100次/分钟,休息及放松后仍不减慢。③脉搏节律不齐,出现漏搏、期前收缩超过5次/分钟。④原本整齐的脉搏出现脉搏忽强忽弱、忽快忽慢的现象。⑤应用抗心律失常药物后出现不良反应。出现上述情形应及时就诊,并能按时随诊复查。

(孔艳伟)

第三节 心 绞 痛

一、稳定型心绞痛

(一)概念和特点

稳定型心绞痛也称劳力性心绞痛,是在冠状动脉固定性严重狭窄基础上,由于心肌负荷的增加引起心肌急剧的、暂时的缺血缺氧的临床综合征。其特点为阵发性的前胸压榨性疼痛或憋闷感觉,主要位于胸骨后部,可放射至心前区和左上肢尺侧,常发生于劳力负荷增加时,持续数分钟,休息或用硝酸酯制剂后疼痛消失。疼痛发作的程度、频度、性质及诱发因素在数周至数月内无明显变化。

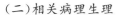

(二)相关病理生理

患者在心绞痛发作之前,常有血压增高、心律增快、肺动脉压和肺毛细血管楔压增高的变化,反映心脏和肺的顺应性减低。发作时可有左心室收缩力和收缩速度降低、射血速度减慢、左心室收缩压下降、心搏量和心排血量降低、左心室舒张末期压和血容量增加等左心室收缩和舒张功能障碍的病理生理变化。左心室壁可呈收缩不协调或部分心室壁有收缩减弱的现象。

(三)主要病因及诱因

本病的基本病因是冠脉粥样硬化。正常情况下,冠脉循环血流量具有很大的储备力量,其血流量可随身体的生理情况有显著的变化,休息时无症状。当劳累、激动、心力衰竭等使心脏负荷增加,心肌耗氧量增加时,对血液的需求增加,而冠脉的供血已不能相应增加,即可引起心绞痛。

(四)临床表现

1.症状

心绞痛以发作性胸痛为主要临床表现,典型疼痛的特点如下。

(1)部位:主要在胸骨体中、上段之后,可波及心前区,界限不很清楚。常放射至左肩、左臂尺侧达无名指和小指,偶有至颈、咽或下颌部。

(2)性质:胸痛常有压迫、憋闷或紧缩感,也可有烧灼感,偶尔伴有濒死感。

(3)持续时间:疼痛出现后常逐步加重,持续3~5分钟,休息或含服硝酸甘油可迅速缓解,很少超过半小时。可数天或数周发作1次,亦可一天内发作数次。

2.体征

心绞痛发作时,患者面色苍白、出冷汗、心率增快、血压升高、表情焦虑。心尖部听诊有时出现"奔马律",可有暂时性心尖部收缩期杂音,是乳头肌缺血以致功能失调引起二尖瓣关闭不全所致。

3.诱因

发作常由体力劳动、情绪激动、饱餐、寒冷、吸烟、心动过速、休克等。

(五)辅助检查

1.心电图

(1)静息时心电图:约有半数患者在正常范围,也可有陈旧性心肌梗死的改变或非特异性ST段和T波异常。有时出现心律失常。

(2)心绞痛发作时心电图:绝大多数患者可出现暂时性心肌缺血引起的ST段压低(≥0.1 mV),有时出现T波倒置,在平时有T波持续倒置的患者,发作时可变为直立(假性正常化)。

(3)心电图负荷试验:运动负荷试验及24小时动态心电图,可显著提高缺血性心电图的检出率。

2.X线检查

心脏检查可无异常,若已伴发缺血性心肌病可见心影增大、肺充血等。

3.放射性核素

利用放射性铊心肌显像所示灌注缺损,提示心肌供血不足或血供消失,对心肌缺血诊断较有价值。

4.超声心动图

多数稳定性心绞痛患者静息时超声心动图检查无异常,有陈旧性心肌梗死者或严重心肌缺血者二维超声心动图可探测到坏死区或缺血区心室壁的运动异常,运动或药物负荷超声心动图检查可以评价心肌灌注和存活性。

5.冠状动脉造影

选择性冠状动脉造影可使左、右冠状动脉及主要分支得到清楚的显影,具有确诊价值。

（六）治疗原则

治疗原则是改善冠脉血供和降低心肌耗氧量以改善患者症状,提高生活质量,同时治疗冠脉粥样硬化,预防心肌梗死和死亡,以延长生存期。

1.发作时的治疗

(1)休息:发作时立即休息,一般患者停止活动后症状即可消失。

(2)药物治疗:宜选用作用快的硝酸酯制剂,这类药物除可扩张冠脉增加冠脉血流量外,还可扩张外周血管,减轻心脏负荷,从而缓解心绞痛。如硝酸甘油 0.3～0.6 mg 或硝酸异山梨酯 3～10 mg 舌下含化。

2.缓解期的治疗

缓解期一般不需卧床休息,应避免各种已知的诱因。

(1)药物治疗:以改善预后的药物和减轻症状、改善缺血的药物为主,如阿司匹林、氯吡格雷、β 受体阻滞剂、他汀类药物、血管紧张素转换酶抑制剂、硝酸酯制剂,其他如代谢性药物、中医中药。

(2)非药物治疗:包括运动锻炼疗法、血管重建治疗、增强型体外反搏等。

二、不稳定型心绞痛

（一）概念和特点

目前已趋向将典型的稳定型劳力性心绞痛以外的缺血性胸痛统称为不稳定型心绞痛。不稳定型心绞痛根据临床表现可分为静息型心绞痛、初发型心绞痛、恶化型心绞痛 3 种类型。

（二）相关病理生理

与稳定型心绞痛的差别主要在于冠脉内不稳定的粥样斑块继发的病理改变,使局部的心肌血流量明显下降,如斑块内出血、斑块纤维帽出现裂隙、表面有血小板聚集和(或)刺激冠脉痉挛,导致缺血性心绞痛,虽然也可因劳力负荷诱发,但劳力负荷终止后胸痛并不能缓解。

（三）主要病因及诱因

少部分不稳定型心绞痛患者心绞痛发作有明显的诱因。

1.增加心肌氧耗

感染、甲状腺功能亢进或心律失常。

2.冠脉血流减少

低血压。

3.血液携氧能力下降

贫血和低氧血症。

（四）临床表现

1.症状

不稳定型心绞痛患者胸部不适的性质与典型的稳定型心绞痛相似,通常程度更重,持续时间更长,可达数十分钟,胸痛在休息时也可发生。

2.体征

体检可发现一过性第三心音或第四心音,以及由于二尖瓣反流引起的一过性收缩期杂音,这些非特异性体征也可出现在稳定性心绞痛和心肌梗死患者,但详细的体格检查可发现潜在的加重心肌缺血的因素,并成为判断预后非常重要的依据。

（五）辅助检查

1.心电图

（1）大多数患者胸痛发作时有一过性 ST 段（抬高或压低）和 T 波（低平或倒置）改变，其中 ST 段的动态改变（≥0.1 mV 的抬高或压低）是严重冠脉疾病的表现，可能会发生急性心肌梗死或猝死。

（2）连续心电监护：连续 24 小时心电监测发现，85%～90%的心肌缺血，可不伴有心绞痛症状。

2.冠脉造影剂其他侵入性检查

在长期稳定型心绞痛基础上出现的不稳定型心绞痛患者，常有多支冠脉病变，而新发作静息心绞痛患者，可能只有单支冠脉病变。在所有的不稳定型心绞痛患者中，3 支血管病变占 40%，2 支血管病变占 20%，左冠脉主干病变约占 20%，单支血管病变约占 10%，没有明显血管狭窄者占 10%。

3.心脏标志物检查

心脏肌钙蛋白（cTn）T 及心肌蛋白 I 较传统的肌酸激酶（CK）和肌酸激酶同工酶（CK-MB）更为敏感、更可靠。

4.其他

胸部 X 线、心脏超声和放射性核素检查的结果，与稳定型心绞痛患者的结果相似，但阳性发现率会更高。

（六）治疗原则

不稳定型心绞痛是严重、具有潜在危险的疾病，病情发展难以预料，应使患者处于监控之下，疼痛发作频繁或持续不缓解及高危组的患者应立即住院。其治疗包括抗缺血治疗、抗血栓治疗和根据危险度分层进行优创治疗。

1.一般治疗

发作时立即卧床休息，床边 24 小时心电监护，严密观察血压、脉搏、呼吸、心率、心律变化，有呼吸困难、发绀者应给氧吸入，维持血氧饱和度达到 95%以上。如有必要，重测心肌坏死标志物。

2.止痛

烦躁不安、疼痛剧烈者，可考虑应用镇静剂如吗啡 5～10 mg 皮下注射；硝酸甘油或硝酸异山梨酯持续静脉点滴或微量泵输注，以 10 μg/min 开始，每 3～5 分钟增加 10 μg/min，直至症状缓解或出现血压下降。

3.抗凝（栓）

抗血小板和抗凝治疗是不稳定型心绞痛治疗至关重要的措施，应尽早应用阿司匹林、氯吡格雷和肝素或低分子肝素，以有效防止血栓形成，阻止病情进展为心肌梗死。

4.其他

对于个别病情极严重患者，保守治疗效果不佳，心绞痛发作时 ST 段≥0.1 mV，持续时间＞20 分钟，或血肌钙蛋白升高者，在有条件的医院可行急诊冠脉造影，考虑经皮冠脉成形术。

三、护理评估

（一）一般评估

（1）患者有无面色苍白、出冷汗、心率加快、血压升高。

(2)患者主诉有无心绞痛发作症状。

（二）身体评估

(1)有无表情焦虑、皮肤湿冷、出冷汗。

(2)有无心律增快、血压升高。

(3)心尖区听诊是否闻及收缩期杂音，或听到第三心音或第四心音。

（三）心理-社会评估

患者能否控制情绪，避免激动或愤怒，以减少心悸耗氧量；家属能否做到给予患者安慰及细心的照顾，并督促定期复查。

（四）辅助检查结果的评估

(1)心电图有无 ST 段及 T 波异常改变。

(2)24 小时连续心电监测有无心肌缺血的改变。

(3)冠脉造影检查结果有无显示单支或多支病变。

(4)心脏标志物肌钙蛋白(cTn)T 的峰值是否超过正常对照值的百分位数。

（五）常用药物治疗效果的评估

1.硝酸酯类药物

心绞痛发作时，能及时舌下含化，迅速缓解疼痛。

2.他汀类药物

长期服用可以维持 LDL-C 的目标值＜70 mg/dL，且不出现肝酶和肌酶升高等不良反应。

四、主要护理诊断/问题

（一）胸痛

与心肌缺血、缺氧有关。

（二）活动无耐力

与心肌氧的供需失调有关。

（三）知识缺乏

缺乏控制诱发因素及预防心绞痛发作的知识。

（四）潜在并发症

心肌梗死。

四、护理措施

（一）休息与活动

1.适量运动

应以有氧运动为主，运动的强度和时间因病情和个体差异而不同，必要时在监测下进行。

2.心绞痛发作时

立即停止活动，就地休息。不稳定型心绞痛患者，应卧床休息，并密切观察。

（二）用药的指导

1.心绞痛发作时

立即舌下含化硝酸甘油，用药后注意观察患者胸痛变化情况，如 3～5 分钟后仍不缓解，隔 5 分钟后可重复使用。对于心绞痛发作频繁者，静脉滴注硝酸甘油时，患者及家属不要擅自调整滴速,以防低血压发生。部分患者用药后出现面部潮红、头部胀痛、头晕、心动过速、心悸等不适,应告知患者是药物的扩血管作用所致,不必有顾虑。

2.应用他汀类药物

应严密监测转氨酶及肌酸激酶等生化指标,及时发现药物可能引起的肝脏损害和肌病。采用强化降脂治疗时,应注意监测药物的安全性。

(三)心理护理

安慰患者,解除紧张不安情绪,改变急躁易怒性格,保持心理平衡。告知患者及家属过劳、情绪激动、饱餐、用力排便、寒冷刺激等都是心绞痛发作的诱因,应注意避免。

(四)健康教育

1.疾病知识指导

(1)合理膳食:宜摄入低热量、低脂、低胆固醇、低盐饮食,多食蔬菜、水果和粗纤维食物如芹菜、糙米等,避免暴饮暴食,应少食多餐。

(2)戒烟、限酒。

(3)适量运动:应以有氧运动为主,运动的强度和时间因病情和个体差异而不同,必要时在监测下进行。

(4)心理调适:保持心理平衡,可采取放松技术或与他人交流的方式缓解压力,避免心绞痛发作的诱因。

2.用药指导

指导患者出院后遵医嘱用药,不擅自增减药量,自我检测药物的不良反应。外出时随身携带硝酸甘油以备急用。硝酸甘油遇光易分解,应放在棕色瓶内存放于干燥处,以免潮解失效。药瓶开封后每 6 个月更换 1 次,以确保疗效。

3.病情检测指导

教会患者及家属心绞痛发作时的缓解方法,胸痛发作时应立即停止活动或舌下含服硝酸甘油。如连续含服 3 次仍不缓解,或心绞痛发作比以往频繁、程度加重、疼痛时间延长,应及时就医,警惕心肌梗死的发生。不典型心绞痛发作时,可能表现为牙痛、肩周炎、上腹痛等,为防治误诊,应尽快到医院做相关检查。

4.及时就诊的指标

(1)心绞痛发作时,舌下含化硝酸酯类药物无效或重复用药仍未缓解。

(2)心绞痛发作比以往频繁、程度加重、疼痛时间延长。

五、护理效果评估

(1)患者能坚持长期遵医嘱用药物治疗。

(2)心绞痛发作时,能立即停止活动,并舌下含服硝酸甘油。

(3)能预防和控制缺血症状,减低心肌梗死的发生。

(4)能戒烟、控制饮食和糖尿病治疗。

(5)能坚持定期门诊复查。

(徐 晶)

第七章
内分泌科疾病护理

第一节 糖 尿 病

糖尿病(diabetes mellitus,DM)是一组由多病因引起的以慢性高血糖为特征的代谢性疾病,是由胰岛素分泌和(或)作用缺陷所引起。糖尿病是常见病、多发病。据国际糖尿病联盟统计,2011 年全球有糖尿病患者 3.66 亿,比 2010 年的 2.85 亿增加近 30%。我国成年人糖尿病患病率达 9.7%,而糖尿病前期的比例更高达 15.5%。因此,糖尿病是严重威胁人类健康的世界性公共卫生问题。

一、分型

(一)1 型糖尿病

1 型糖尿病:胰岛 B 细胞破坏,常导致胰岛素绝对缺乏。

(二)2 型糖尿病

2 型糖尿病:从以胰岛素抵抗为主伴胰岛素分泌不足到以胰岛素分泌不足为主伴胰岛素抵抗。

(三)其他特殊类型糖尿病

其他特殊类型糖尿病指病因相对比较明确,如胰腺炎、库欣综合征等引起的一些高血糖状态。

(四)妊娠期糖尿病

妊娠期糖尿病指妊娠期间发生的不同程度的糖代谢异常。

二、病因与发病机制

糖尿病的病因和发病机制至今未完全阐明。总的来说,遗传因素及环境因素共同参与其发病过程。胰岛素由胰岛 B 细胞合成和分泌,经血液循环到达体内各组织器官的靶细胞,与特异受体结合并引发细胞内物质代谢效应。该过程中任何一个环节发生异常,均可导致糖尿病。

(一)1 型糖尿病

1.遗传因素

遗传因素在 1 型糖尿病发病中起重要作用。

2.环境因素

糖尿病可能与病毒感染、化学毒物和饮食因素有关。

3.自身免疫

有证据支持 1 型糖尿病为自身免疫性疾病。

4.1 型糖尿病的自然史

1 型糖尿病的发生发展经历以下阶段。

(1)个体具有遗传易感性,临床无任何异常。

(2)某些触发事件,如病毒感染引起少量 B 细胞破坏并启动自身免疫过程。

(3)出现免疫异常,可检测出各种胰岛细胞抗体。

(4)B 细胞数目开始减少,仍能维持糖耐量正常。

(5)B 细胞持续损伤达到一定程度时(通常只残存 10%～20% 的 B 细胞),胰岛素分泌不足,出现糖耐量降低或临床糖尿病,需用外源胰岛素治疗。

(6)B 细胞几乎完全消失,需依赖外源胰岛素维持生命。

(二)2 型糖尿病

1.遗传因素与环境因素

有资料显示遗传因素主要影响 B 细胞功能。环境因素包括年龄增加、现代生活方式改变、营养过剩、体力活动不足、子宫内环境以及应激、化学毒物等。

2.胰岛素抵抗和 B 细胞功能缺陷

胰岛素抵抗是指胰岛素作用的靶器官对胰岛素作用的敏感性降低。B 细胞功能缺陷主要表现为胰岛素分泌异常。

3.糖耐量减低和空腹血糖调节受损

糖耐量减低是葡萄糖不耐受的一种类型。空腹血糖调节受损是指一类非糖尿病性空腹血糖异常,其血糖浓度高于正常,但低于糖尿病的诊断值。目前认为两者均为糖尿病的危险因素,是发生心血管病的危险标志。

4.临床糖尿病

达到糖尿病的诊断标准(表 7-1)。

表 7-1 糖尿病诊断标准(WHO,1999)

诊断标准	静脉血浆葡萄糖水平
(1)糖尿病症状＋随机血糖或	≥11.1 mmol/L
(2)空腹血浆血糖(FPG)或	≥7.0 mmol/L
(3)葡萄糖负荷后两小时血糖(2 小时 PG)	≥11.1 mmol/L
无糖尿病症状者,需改天重复检查,但不做第 3 次 OGTT	

注:空腹的定义是至少 8 小时没有热量的摄入;随机是指一天当中的任意时间而不管上次进餐的时间及食物摄入量

三、临床表现

(一)代谢紊乱综合征

1."三多一少"

多饮、多食、多尿和体重减轻。

2.皮肤瘙痒

患者常有皮肤瘙痒,女性患者可出现外阴瘙痒。

3.其他症状

四肢酸痛、麻木、腰痛、性欲减退、月经失调、便秘和视物模糊等。

(二)并发症

1.糖尿病急性并发症

(1)糖尿病酮症酸中毒(diabetic ketoacidosis,DKA):为最常见的糖尿病急症,以高血糖、酮症和酸中毒为主要表现。DKA 最常见的诱因是感染,其他诱因有胰岛素治疗中断或不适当减量、饮食不当、各种应激及酗酒等。临床表现为早期三多一少,症状加重;随后出现食欲缺乏、恶心、呕吐,多尿、口干、头痛、嗜睡,呼吸深快,呼气中有烂苹果味(丙酮);后期严重失水、尿量减少、眼球下陷、皮肤黏膜干燥、血压下降、心率加快、四肢厥冷;晚期出现不同程度意识障碍。

(2)高渗高血糖综合征:是糖尿病急性代谢紊乱的另一临床类型,以严重高血糖、高血浆渗透压、脱水为特点,无明显酮症酸中毒,患者常有不同程度的意识障碍或昏迷。本病起病缓慢,最初表现为多尿、多饮,但多食不明显或反而食欲缺乏;随病情进展出现严重脱水和神经精神症状,患者反应迟钝、烦躁或淡漠、嗜睡,逐渐陷入昏迷、出现抽搐,晚期尿少甚至尿闭,但无酸中毒样深大呼吸。与 DKA 相比,失水更为严重、神经精神症状更为突出。

(3)感染性疾病:糖尿病容易并发各种感染,血糖控制差者更易发生,病情也更严重。

(4)低血糖:一般将血糖≤2.8 mmol/L 作为低血糖的诊断标准,而糖尿病患者血糖值≤3.9 mmol/L就属于低血糖范畴。低血糖有两种临床类型,即空腹低血糖和餐后(反应性)低血糖。低血糖的临床表现呈发作性,具体分为两类:①自主(交感)神经过度兴奋表现为多有出汗、颤抖、心悸、紧张、焦虑、饥饿、流涎、软弱无力、面色苍白、心率加快、四肢冰凉和收缩压轻度升高等。②脑功能障碍表现为初期表现为精神不集中、思维和语言迟钝、头晕、嗜睡、视物不清、步态不稳,后可有幻觉、躁动、易怒、性格改变、认知障碍,严重时发生抽搐和昏迷。

2.糖尿病慢性并发症

(1)微血管病变:这是糖尿病的特异性并发症。微血管病变主要发生在视网膜、肾、神经和心肌组织,尤其以肾脏和视网膜病变最为显著。

(2)大血管病变:这是糖尿病最严重、突出的并发症,主要表现为动脉粥样硬化。动脉粥样硬化主要侵犯主动脉、冠状动脉、脑动脉、肾动脉和肢体外周动脉等。

(3)神经系统并发症:以周围神经病变最常见,通常为对称性,下肢较上肢严重,病情进展缓慢。患者常先出现肢端感觉异常,如呈袜子或手套状分布,伴麻木、烧灼、针刺感或如踏棉垫感,可伴痛觉过敏、疼痛;后期可有运动神经受累,出现肌力减弱甚至肌萎缩和瘫痪。

(4)糖尿病足:指与下肢远端神经异常和不同程度周围血管病变相关的足部溃疡、感染和(或)深层组织破坏,主要表现为足部溃疡、坏疽。糖尿病足是糖尿病最严重且需治疗费用最多的慢性并发症之一,是糖尿病非外伤性截肢的最主要原因。

(5)其他:糖尿病还可引起黄斑病、白内障、青光眼、屈光改变和虹膜睫状体病变等。牙周病是最常见的糖尿病口腔并发症。

在我国,糖尿病是导致成人失明、非创伤性截肢的主要原因;心血管疾病是使糖尿病患者致残、致死的主要原因。

四、辅助检查

（一）尿糖测定

尿糖受肾糖阈的影响。尿糖呈阳性只提示血糖值超过肾糖阈（大约10 mmol/L），尿糖呈阴性不能排除糖尿病可能。

（二）血糖测定

血糖测定的方法有静脉血葡萄糖测定、毛细血管血葡萄糖测定和 24 小时动态血糖测定 3 种。前者用于诊断糖尿病，后两种仅用于糖尿病的监测。

（三）口服葡萄糖耐量试验

当血糖高于正常范围而又未达到诊断糖尿病标准时，须进行口服葡萄糖耐量试验（OGTT）。OGTT 应在无摄入任何热量 8 小时后，清晨空腹进行，75 g 无水葡萄糖，溶于 250～300 mL 水中，5～10 分钟内饮完，空腹及开始饮葡萄糖水后 2 小时测静脉血浆葡萄糖。儿童服糖量按 1.75 g/kg 计算，总量不超过 75 g。

（四）糖化血红蛋白 A_1 测定

糖化血红蛋白 A_1 测定：其测定值者取血前 8～12 周血糖的总水平，是糖尿病病情控制的监测指标之一，正常值是 3%～6%。

（五）血浆胰岛素和 C 肽测定

主要用于胰岛 B 细胞功能的评价。

（六）其他

根据病情需要选用血脂、肝肾功能等常规检查，急性严重代谢紊乱时的酮体、电解质、酸碱平衡检查，心、肝、肾、脑、眼科以及神经系统的各项辅助检查等。

五、治疗要点

糖尿病管理须遵循早期和长期、积极而理性、综合治疗和全面达标、治疗措施个体化等原则。国际糖尿病联盟（IDF）提出糖尿病综合管理 5 个要点（有"五驾马车"之称）：糖尿病健康教育、医学营养治疗、运动治疗、血糖监测和药物治疗。

（一）健康教育

健康教育是重要的基础管理措施，是决定糖尿病管理成败的关键。每位糖尿病患者均应接受全面的糖尿病教育，充分认识糖尿病并掌握自我管理技能。

（二）医学营养治疗

医学营养治疗是糖尿病基础管理措施，是综合管理的重要组成部分。详见饮食护理。

（三）运动疗法

在糖尿病的管理中占重要地位，尤其对肥胖的 2 型糖尿病患者，运动可增加胰岛素敏感性，有助于控制血糖和体重。运动的原则是适量、经常性和个体化。详见运动护理。

（四）药物治疗

1.口服药物治疗

(1)促胰岛素分泌剂。①磺脲类药物：其作用不依赖于血糖浓度。常用的有格列苯脲、格列吡嗪、格列齐特、格列喹酮和格列美脲等。②非磺脲类药物：降血糖作用快而短，主要用于控制餐后高血糖。如瑞格列奈和那格列奈。

(2)增加胰岛素敏感性药物。①双胍类:常用的药物有二甲双胍。二甲双胍通常每天剂量500～1 500 mg,分 2～3 次口服,最大剂量不超过每天2 g。②噻唑烷二酮类:也称格列酮类,有罗格列酮和吡格列酮两种制剂。

(3)α-葡萄糖苷酶抑制剂:作为 2 型糖尿病第一线药物,尤其适用于空腹血糖正常(或偏高)而餐后血糖明显升高者。常用药物有阿卡波糖和伏格列波糖。

2.胰岛素治疗

胰岛素治疗是控制高血糖的重要和有效手段。

(1)适应证:①1 型糖尿病。②合并各种严重的糖尿病急性或慢性并发症。③处于应激状态,如手术、妊娠和分娩等。④2 型糖尿病血糖控制不满意,B 细胞功能明显减退者。⑤某些特殊类型糖尿病。

(2)制剂类型:按作用快慢和维持作用时间长短,可分为速效、短效、中效、长效和预混胰岛素5 类。根据胰岛素的来源不同,可分为动物胰岛素、人胰岛素和胰岛素类似物。

(3)使用原则:①胰岛素治疗应在综合治疗基础上进行。②胰岛素治疗方案应力求模拟生理性胰岛素分泌模式。③从小剂量开始,根据血糖水平逐渐调整。

(五)人工胰

人工胰由血糖感受器、微型电子计算机和胰岛素泵组成。目前尚未广泛应用。

(六)胰腺和胰岛细胞移植

治疗对象主要为 1 型糖尿病患者,目前尚局限于伴终末期肾病的患者。

(七)手术治疗

部分国家已将减重手术(代谢手术)推荐为肥胖 2 型糖尿病患者的可选择的治疗方法之一,我国也已开展这方面的治疗。

(八)糖尿病急性并发症的治疗

1.糖尿病酮症酸中毒

对于早期酮症患者,仅需给予足量短效胰岛素和口服液体,严密观察病情,严密监测血糖、血酮变化,调节胰岛素剂量。对于出现昏迷的患者应立即抢救,具体方法如下。

(1)补液:是治疗的关键环节。基本原则是"先快后慢,先盐后糖"。在 1～2 小时内输入0.9％氯化钠溶液 1 000～2 000 mL,前 4 小时输入所计算失水量的 1/3。24 小时输液量应包括已失水量和部分继续失水量,一般为 4 000～6 000 mL,严重失水者可达 6 000～8 000 mL。

(2)小剂量胰岛素治疗:每小时 0.1 U/kg 的短效胰岛素加入生理盐水中持续静脉滴注或静脉泵入。根据血糖值调节胰岛素的泵入速度,血糖下降速度一般以每小时 3.9～6.1 mmol/L(70～110 mg/dL)为宜,每 1～2 小时复查血糖;病情稳定后过渡到胰岛素常规皮下注射。

(3)纠正电解质及酸碱平衡失调:①轻度酸中毒一般不必补碱。补碱指征为血 pH<7.1,HCO_3^-<5 mmol/L。应采用等渗碳酸氢钠(1.25％～1.4％)溶液。补碱不宜过多、过快,以避免诱发或加重脑水肿。②根据血钾和尿量补钾。

(4)防治诱因和处理并发症:如休克、严重感染、心力衰竭、心律失常、肾衰竭、脑水肿和急性胃扩张等。

2.高渗高血糖综合征

治疗原则同DKA。严重失水时,24 小时补液量可达 6 000～10 000 mL。

3.低血糖

对轻至中度的低血糖,口服糖水或含糖饮料,进食面包、饼干、水果等即可缓解。重者和疑似低血糖昏迷的患者,应及时测定毛细血管血糖,甚至无须血糖结果,及时给予50%葡萄糖60~100 mL 静脉注射,继以5%~10%葡萄糖液静脉滴注。另外,应积极寻找病因,对因治疗。

(九)糖尿病慢性并发症的治疗

1.糖尿病足

控制高血糖、血脂异常和高血压,改善全身营养状况和纠正水肿等;神经性足溃疡给予规范的伤口处理;给予扩血管和改善循环治疗;有感染出现时给予抗感染治疗;必要时行手术治疗。

2.糖尿病高血压

血脂紊乱和大血管病变,要控制糖尿病患者血压<130/80 mmHg;如尿蛋白排泄量达到1 g/24 h,血压应控制低于 125/75 mmHg。低密度脂蛋白胆固醇(LDL-C)的目标值为<2.6 mmol/L。

3.糖尿病肾病

早期筛查微量蛋白尿及评估 GFR。早期应用血管紧张素转化酶抑制剂或血管紧张素Ⅱ受体阻滞剂,除可降低血压外,还可减轻微量清蛋白尿和使 GFR 下降缓慢。

4.糖尿病视网膜病变

定期检查眼底,必要时尽早使用激光进行光凝治疗。

5.糖尿病周围神经病变

早期严格控制血糖并保持血糖稳定是糖尿病神经病变最重要和有效的防治方法。在综合治疗的基础上,采用多种维生素及对症治疗可改善症状。

六、护理措施

(一)一般护理

1.饮食护理

应帮助患者制订合理、个性化的饮食计划,并鼓励和督促患者坚持执行。

(1)制订总热量。①计算理想体重(简易公式法):理想体重(kg)=身高(cm)-105。②计算总热量:成年人休息状态下每天每千克理想体重给予热量 105~126 kJ,轻体力劳动 126~147 kJ,中度体力劳动 147~167 kJ,重体力劳动>167 kJ。儿童、孕妇、乳母、营养不良和消瘦以及伴有消耗性疾病者应酌情增加,肥胖者酌减,使体重逐渐恢复至理想体重的±5%左右。

(2)食物的组成和分配。①食物组成:总的原则是高碳水化合物、低脂肪、适量蛋白质和高纤维的膳食。碳水化合物所提供的热量占饮食总热量的 50%~60%,蛋白质的摄入量占供能比的10%~15%,脂肪所提供的热量不超过总热量的 30%,饱和脂肪酸不应超过总热量的 7%,每天胆固醇摄入量宜<300 mg。②确定每天饮食总热量和碳水化合物、脂肪、蛋白质的组成后,按每克碳水化合物、蛋白质产热 16.7 kJ,每克脂肪产热 37.7 kJ,将热量换算为食品后制订食谱,可按每天三餐分配为 1/5、2/5、2/5 或 1/3、1/3、1/3。

(3)注意事项。①超重者,禁食油炸、油煎食物,炒菜宜用植物油,少食动物内脏、蟹黄、蛋黄、鱼子、虾子等含胆固醇高的食物。②每天食盐摄入量应<6 g,限制摄入含盐高的食物,如加工食品、调味酱等。③严格限制各种甜食:包括各种糖果、饼干、含糖饮料、水果等。为满足患者口味,可使用甜味剂。对于血糖控制较好者,可在两餐之间或睡前加水果,例如,苹果、梨、橙子等。

④限制饮酒量,尽量不饮白酒,不宜空腹饮酒。每天饮酒量≤1份标准量(1份标准量为:啤酒350 mL或红酒150 mL或低度白酒45 mL,各约含乙醇15 g)。

2.运动护理

(1)糖尿病患者运动锻炼的原则:有氧运动、持之以恒和量力而行。

(2)运动方式的选择:有氧运动为主,如散步、慢跑、快走、骑自行车、做广播体操、打太极拳和球类活动等。

(3)运动量的选择:合适的运动强度为活动时患者的心率达到个体60%的最大氧耗量,简易计算方法为:心率=170-年龄。

(4)运动时间的选择:最佳运动时间是餐后1小时(以进食开始计时)。每天安排一定量的运动,至少每周3次。每次运动时间30~40分钟,包括运动前作准备活动和运动结束时的整理运动时间。

(5)运动的注意事项:①不宜空腹时进行,运动过程应补充水分,携带糖果,出现低血糖症状时,立即食用。②运动过程中出现胸闷、胸痛、视物模糊等应立即停止运动,并及时处理。③血糖>14 mmol/L,应减少活动,增加休息。④随身携带糖尿病卡以备急需。⑤运动时,穿宽松的衣服,棉质的袜子和舒适的鞋子,可以有效排汗和保护双脚。

(二)用药护理

1.口服用药的护理

指导患者正确服用口服降糖药,了解各类降糖药的作用、剂量、用法、不良反应和注意事项。

(1)口服磺脲类药物的护理:①协助患者于早餐前30分钟服用,每天多次服用的磺脲类药物应在餐前30分钟服用。②严密观察药物的不良反应。最主要的不良反应是低血糖,护士应教会患者正确识别低血糖的症状及如何及时应对和选择医疗支持。③注意药物之间的协同与拮抗。水杨酸类、磺胺类、保泰松、利血平、β受体阻滞剂等药物与磺脲类药物合用时会产生协同作用,增强后者的降糖作用;噻嗪类利尿剂、呋塞米、依他尼酸、糖皮质激素等药物与磺脲类药物合用时会产生拮抗作用,降低后者的降糖作用。

(2)口服双胍类药物的护理:①指导患者餐中或餐后服药。②如出现轻微胃肠道反应,给予患者讲解和指导,以减轻患者的紧张或恐惧心理。③用药期间限制饮酒。

(3)口服α-葡萄糖苷酶抑制剂类药物的护理:①应与第一口饭同时服用。②本药的不良反应有腹部胀气、排气增多或腹泻等症状,在继续使用或减量后消失。③服用该药时,如果饮食中淀粉类比例太低,而单糖或啤酒过多则疗效不佳。④出现低血糖时,应直接给予葡萄糖口服或静脉注射,进食淀粉类食物无效。

(4)口服噻唑烷二酮类药物的护理:①每天服用1次,可在餐前、餐中、餐后任何时间服用,但服药时间应尽可能固定。②密切观察有无水肿、体重增加等不良反应,缺血性心血管疾病的风险增加,一旦出现应立即停药。③如果发现食欲缺乏等情况,警惕肝功能损害。

2.使用胰岛素的护理

(1)胰岛素的保存:①未开封的胰岛素放于冰箱4~8℃冷藏保存,勿放在冰箱门上,以免震荡受损。②正在使用的胰岛素在常温下(≤28℃)可使用28天,无须放入冰箱。③运输过程尽量保持低温,避免受热、光照和剧烈晃动等,否则可因蛋白质凝固变性而失效。

(2)胰岛素的注射途径:包括静脉注射和皮下注射。注射工具有胰岛素专用注射器、胰岛素笔和胰岛素泵。

(3)胰岛素的注射部位:皮下注射胰岛素时,宜选择皮肤疏松部位,如上臂三角肌、臀大肌、大腿前侧、腹部等。进行运动锻炼时,不要选择大腿、臂部等要活动的部位注射。注射部位要经常更换,如在同一区域注射,必须与上次注射部位相距 1 cm 以上,选择无硬结的部位。

(4)胰岛素不良反应的观察与处理:①低血糖反应。②变态反应表现为注射部位瘙痒,继而出现荨麻疹样皮疹,全身性荨麻疹少见。处理措施包括更换高纯胰岛素,使用抗组胺药及脱敏疗法,严重反应者中断胰岛素治疗。③注射部位皮下脂肪萎缩或增生时,采用多点、多部位皮下注射和及时更换针头可预防其发生。若发生则停止注射该部位后可缓慢自然恢复。④胰岛素治疗初期可发生轻度水肿,以颜面和四肢多见,可自行缓解。⑤部分患者出现视物模糊,多为晶状体屈光改变,常于数周内自然恢复。⑥体重增加以老年 2 型糖尿病患者多见,多引起腹部肥胖。护士应指导患者配合饮食、运动治疗控制体重。

(5)使用胰岛素的注意事项:①准确执行医嘱,按时注射。对 40 U/mL 和 100 U/mL 两种规格的胰岛素,使用时应注意注射器与胰岛素浓度的匹配。②长、短效或中、短效胰岛素混合使用时,应先抽吸短效胰岛素,再抽吸长效胰岛素,然后混匀,禁忌反向操作。③注射胰岛素时应严格无菌操作,防止发生感染。④胰岛素治疗的患者,应每天监测血糖 2~4 次,出现血糖波动过大或过高,及时通知医师。⑤使用胰岛素笔时要注意笔与笔芯是否匹配,每次注射前确认笔内是否有足够的剂量,药液是否变质。每次注射前安置新针头,使用后丢弃。⑥用药期间定期检查血糖、尿常规、肝肾功能、视力、眼底视网膜血管、血压及心电图等,了解病情及糖尿病并发症的情况。⑦指导患者配合糖尿病饮食和运动治疗。

(三)并发症的护理

1.低血糖的护理

(1)加强预防:①指导患者应用胰岛素和胰岛素促分泌剂,从小剂量开始,逐渐增加剂量,谨慎调整剂量。②指导患者定时定量进餐,如果进餐量较少,应相应减少药物剂量。③指导患者运动量增加时,运动前应增加额外的碳水化合物的摄入。④乙醇能直接导致低血糖,应指导患者避免酗酒和空腹饮酒。⑤容易在后半夜及清晨发生低血糖的患者,晚餐适当增加主食或含蛋白质较高的食物。

(2)症状观察和血糖监测:观察患者有无低血糖的临床表现,尤其是服用胰岛素促分泌剂和注射胰岛素的患者。对老年患者的血糖不宜控制过严,一般空腹血糖≤7.8 mmol/L,餐后血糖≤11.1 mmol/L 即可。

(3)急救护理:一旦确定患者发生低血糖,应尽快给予糖分补充,解除脑细胞缺糖状态,并帮助患者寻找诱因,给予健康指导,避免再次发生。

2.高渗高血糖综合征的护理

(1)预防措施:定期监测血糖,应激状况时每天监测血糖。合理用药,不要随意减量或停药。保证充足的水分摄入。

(2)病情监测:严密观察患者的生命体征、意识和瞳孔的变化,记录 24 小时出入液量等。遵医嘱定时监测血糖、血钠和渗透压的变化。

(3)急救配合与护理:①立即开放两条静脉通路,准确执行医嘱,输入胰岛素,按照正确的顺序和速度输入液体。②绝对卧床休息,注意保暖,给予患者持续低流量吸氧。③加强生活护理,尤其是口腔护理、皮肤护理。④昏迷者按昏迷常规护理。

3.糖尿病足的预防与护理

(1)足部观察与检查:①每天检查双足1次,视力不佳者,亲友可代为检查。②了解足部有无感觉减退、麻木、刺痛感;观察足部的皮肤温度、颜色及足背动脉搏动情况。③注意检查趾甲、趾间、足底皮肤有无红肿、破溃、坏死等损伤。④定期做足部保护性感觉的测试,常用尼龙单丝测试。

(2)日常保护措施:保持足部清洁,避免感染,每天清洗足部1次,10分钟左右;水温适宜,不能烫脚;洗完后用柔软的浅色毛巾擦干,尤其是脚趾间;皮肤干燥者可涂护肤软膏,但不要太油,不能常用。

(3)预防外伤:①指导患者不能赤足走路,外出时不能穿拖鞋和凉鞋,不能光脚穿鞋,禁忌穿高跟鞋和尖头鞋,防止脚受伤。②应帮助视力不好的患者修剪趾甲,趾甲修剪与脚趾平齐,并锉圆边缘尖锐部分。③冬天不要使用热水袋、电热毯或烤灯保暖,防止烫伤,同时应注意预防冻伤。夏天注意避免蚊虫叮咬。④避免足部针灸、修脚等,防止意外感染。

(4)选择合适的鞋袜:①指导患者选择厚底、圆头、宽松、系鞋带的鞋子;鞋子的面料以软皮、帆布或布面等透气性好的面料为佳;购鞋时间最好是下午,需穿袜子试穿,新鞋第1次穿20～30分钟,之后再延长穿鞋时间。②袜子选择以浅色、弹性好、吸汗、透气及散热好的棉质袜子为佳,大小适中、无破洞和不粗糙。

(5)促进肢体血液循环:①指导患者步行和进行腿部运动(如提脚尖,即脚尖提起、放下,重复20次。试着以单脚承受全身力量来做)。②避免盘腿坐或跷二郎腿。

(6)积极控制血糖,说服患者戒烟:足溃疡的教育应从早期指导患者控制和监测血糖开始。同时告知患者戒烟,因吸烟会导致局部血管收缩而促进足溃疡的发生。

(7)及时就诊:如果伤口出现感染或久治不愈,应及时就医,进行专业处理。

(四)心理护理

糖尿病患者常见的心理特征有否定、怀疑、恐惧紧张、焦虑烦躁、悲观抑郁、轻视麻痹、愤怒拒绝和内疚混乱等。针对以上特征,护理人员应对患者进行有针对性的心理护理。糖尿病患者的心理护理因人而异,但对每一个患者,护士都要做到以和蔼可亲的态度进行耐心细致、科学专业的讲解。

(1)当患者拒绝承认患病事实时,护士应耐心主动地向患者讲解糖尿病相关的知识,使患者消除否定、怀疑、拒绝的心理,并积极主动地配合治疗。

(2)有轻视、麻痹心理的患者,应耐心地向患者讲解不重视治疗的后果及各种并发症的严重危害,使患者积极地配合治疗。

(3)指导患者学习糖尿病自我管理的知识,帮助患者树立战胜疾病的信心,使患者逐渐消除上述心理。

(4)寻求社会支持,动员糖尿病患者的亲友学习糖尿病相关知识,理解糖尿病患者的困境,全面支持患者。

(孔艳伟)

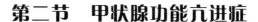

第二节 甲状腺功能亢进症

甲状腺功能亢进症(简称甲亢)指由多种病因导致的甲状腺激素(TH)分泌过多,引起各系统兴奋性增高和代谢亢进为主要表现的一组临床综合征。其中以毒性弥漫性甲状腺肿(Graves病)最多见。

一、病因

（一）遗传因素

弥漫性毒性甲状腺肿是器官特异性自身免疫病之一,有显著的遗传倾向。

（二）免疫因素

弥漫性毒性甲状腺肿的体液免疫研究较为深入。最明显的体液免疫特征为血清中存在甲状腺细胞促甲状腺激素(TSH)受体抗体。即甲状腺细胞增生,TH 合成及分泌增加。

（三）环境因素

环境因素对本病的发生、发展有重要影响,如细菌感染、性激素、应激等,可能是该病发生和恶化的重要诱因。

二、临床表现

（一）一般临床表现

1.甲状腺激素分泌过多综合征

(1)高代谢综合征:多汗怕热、疲乏无力、体重锐减、低热和皮肤温暖潮湿。

(2)精神神经系统:焦躁易怒、神经过敏、紧张忧虑、多言好动、失眠不安、思想不集中和记忆力减退等。

(3)心血管系统:心悸、胸闷、气短,严重者可发生甲亢性心脏病。

(4)消化系统:常表现为食欲亢进,多食消瘦。重者可有肝功能异常,偶有黄疸。

(5)肌肉骨骼系统:部分患者有甲亢性肌病、肌无力和周期性瘫痪。

(6)生殖系统:女性月经常有减少或闭经。男性有勃起功能障碍,偶有乳腺发育。

(7)内分泌系统:早期血促肾上腺皮质激素(ACTH)及 24 小时尿 17-羟皮质类固醇升高,继而受过高 T_3、T_4 抑制而下降。

(8)造血系统:血淋巴细胞升高,白细胞计数偏低,血容量增大,可伴紫癜或贫血,血小板寿命缩短。

2.甲状腺肿

(1)弥漫性、对称性甲状腺肿大。

(2)质地不等、无压痛。

(3)肿大程度与甲亢轻重无明显关系。

(4)甲状腺上下可触及震颤,闻及血管杂音,为诊断本病的重要体征。

3.眼征

(1)单纯性突眼:眼球轻度突出,瞬目减少,眼裂增宽。

(2)浸润性突眼:眼球突出明显,眼睑肿胀,眼球活动受限,结膜充血水肿,严重者眼睑闭合不全、眼球固定、角膜外露而形成角膜溃疡、全眼炎,甚至失明。

(二)特殊临床表现

(1)甲亢危象:①高热(40 ℃以上);②心率快(>140 次/分钟);③烦躁不安、呼吸急促、大汗、恶心、呕吐和腹泻等,严重者可出现心力衰竭、休克及昏迷。

(2)甲状腺毒症性心脏病主要表现为心排血量增加、心动过速、心房颤动和心力衰竭。

(3)淡漠型甲状腺功能亢进症:①多见于老年患者,起病隐袭;②明显消瘦、乏力、头晕、淡漠、昏厥等;③厌食、腹泻等消化系统症状。

(4)T_3型甲状腺毒症多见于碘缺乏地区和老年人,实验室检查:血清总三碘甲腺原氨酸(TT_3)与游离三碘甲腺原氨酸(FT_3)均增高,而血清总甲状腺素(TT_4)、血清游离甲状腺素(FT_4)正常。

(5)亚临床型甲状腺功能亢进症血清 FT_3、FT_4 正常,促甲状腺激素(TSH)降低。

(6)妊娠期甲状腺功能亢进症:①妊娠期甲状腺激素结合球蛋白增高,引起 TT_4 和 TT_3 增高。②一过性甲状腺毒症。③新生儿甲状腺功能亢进症。④产后由于免疫抑制的解除,弥漫性毒性甲状腺肿易于发生,称为产后弥漫性毒性甲状腺肿。

(7)胫前黏液性水肿多发生在胫骨前下 1/3 的部位,也见于足背、踝关节、肩部、手背或手术瘢痕处,偶见于面部,皮损大多为对称性。

(8)Graves 眼病(甲状腺相关性眼病)。

三、辅助检查

(一)实验室检查

检测血清游离甲状腺素(FT_4)、游离三碘甲腺原氨酸(FT_3)和促甲状腺激素(TSH)。

(二)影像学及其他检查

放射性核素扫描、CT 检查、B 超检查、MRI 检查等有助于甲状腺、异位甲状腺肿和球后病变性质的诊断,可根据需要选用。

四、处理原则和治疗要点

(一)抗甲状腺药物

口服抗甲状腺药物是治疗甲亢的基础措施,也是手术和[131]I 治疗前的准备阶段。常用的抗甲状腺药物包括硫脲类(丙硫氧嘧啶、甲硫氧嘧啶等)和咪唑类(甲巯咪唑、卡比马唑等)。

(二)[131]I 治疗甲亢

目的是破坏甲状腺组织,减少甲状腺激素产生。该方法简单、经济,治愈率高,尚无致畸、致癌、不良反应增加的报道。

(三)手术治疗

通常采取甲状腺次全切术,两侧各留下 2~3 g 甲状腺组织。

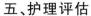

五、护理评估

(一)病史

详细询问过去健康情况,有无甲亢家族史,有无病毒感染,应激因素,诱发因素,生活方式,饮食习惯,排便情况;查询上次住院的情况,药物使用情况,以及出院后病情控制情况;询问最近有无疲乏无力、怕热多汗、大量进食却容易饥饿、甲状腺肿大、眼部不适、高热的症状。

(二)身体状况

评估生命体征的变化,包括体温是否升高,脉搏是否加快,脉压是否增大等;情绪是否发生变化;有无体重下降,是否贫血。观察和测量突眼度;观察甲状腺肿大的程度,是否对称,有无血管杂音等。

(三)心理-社会评估

询问对甲状腺疾病知识的了解情况,患病后对日常生活的影响,是否有情绪上的变化,如急躁易怒,易与身边的人发生冲突或矛盾;了解所在社区的医疗保健服务情况。

六、护理措施

(一)饮食护理

(1)给予高蛋白、高维生素、矿物质丰富、高热量饮食。

(2)适量增加奶类、蛋类、瘦肉类等优质蛋白以纠正体内的负氮平衡,多摄取新鲜蔬菜和水果。

(3)多饮水,保证每天 2 000~3 000 mL,以补充腹泻、出汗等所丢失的水分。若患者并发心脏疾病应避免大量饮水,以预防水肿和心力衰竭的发生。

(4)为避免引起患者精神兴奋,不宜摄入刺激性的食物及饮料,如浓茶、咖啡等。

(5)为减少排便次数,不宜摄入过多的粗纤维食物。

(6)限制含碘丰富的食物,不宜食海带、紫菜等海产品,慎食卷心菜、甘蓝等易致甲状腺肿的食物。

(二)用药护理

(1)指导患者正确用药,不可自行减量或停药。

(2)观察药物不良反应:①粒细胞缺乏症多发生在用药后 2~3 个月内。定期复查血常规,如血白细胞计数低于 $3 \times 10^9/L$ 或中性粒细胞计数低于 $1.5 \times 10^9/L$,应考虑停药,并给予升白药物。②如伴咽痛、发热、皮疹等症状须立即停药。③药疹较常见,可用抗组胺药控制,不必停药,发生严重皮疹时应立即停药,以免发生剥脱性皮炎。④发生肝坏死、中毒性肝炎、精神病、狼疮样综合征、胆汁淤滞综合征、味觉丧失等应立即停药进行治疗。

(三)休息与活动

评估患者目前的活动情况,与患者共同制订日常活动计划。不宜剧烈活动,活动时以不感疲劳为好,适当休息,保证充足睡眠,防止病情加重。如有心力衰竭或严重感染者应严格卧床休息。

(四)环境

保持病室安静,避免嘈杂,限制探视时间,告知家属不宜提供兴奋、刺激的信息,以减少患者激动、易怒的精神症状。甲亢患者因怕热多汗,应安排通风良好的环境,夏天使用空调,保持室温凉爽而恒定。

（五）生活护理

协助患者完成日常的生活护理,如洗漱、进餐、如厕等。对大量出汗的患者,加强皮肤护理,应随时更换浸湿的衣服及床单,防止受凉。

（六）心理护理

耐心细致地解释病情,提高患者对疾病的认知水平,让患者及其家属了解其情绪、性格改变是暂时的,可因治疗而得到改善,鼓励患者表达内心感受,理解和同情患者,建立互信关系。与患者共同探讨控制情绪和减轻压力的方法,指导和帮助患者正确处理生活中的突发事件。

（七）病情观察

观察患者精神状态和手指震颤情况,注意有无焦虑、烦躁、心悸等甲亢加重的表现,必要时使用镇静剂。

（八）眼部护理

采取保护措施,预防眼睛受到刺激和伤害。外出戴深色眼镜,减少光线、灰尘和异物的侵害。经常用眼药水湿润眼睛,避免过度干燥;睡前涂抗生素眼膏,眼睑不能闭合者用无菌纱布或眼罩覆盖双眼。指导患者当眼睛有异物感、刺痛或流泪时,勿用手直接揉眼睛。睡眠或休息时,抬高头部,使眶内液回流减少,减轻球后水肿。

七、健康指导

（一）疾病知识指导

为患者讲解有关甲亢的疾病知识,指导患者注意加强自我保护,上衣领宜宽松,避免压迫甲状腺,严禁用手挤压甲状腺以免 TH 分泌过多,加重病情。对有生育需要的女性患者,应告知其妊娠可加重甲亢,宜治愈后再妊娠。育龄女性在^{131}I 治疗后的 6 个月内应当避孕。妊娠期间监测胎儿发育。鼓励患者保持身心愉快,避免精神刺激或过度劳累,建立和谐的人际关系和良好的社会支持系统。

（二）患者用药指导

坚持遵医嘱按剂量、按疗程服药,不可随意减量或停药。对妊娠期甲亢患者,应指导其避免各种对母亲及胎儿造成影响的因素,宜选用抗甲状腺药物治疗,禁用^{131}I 治疗,慎用普萘洛尔。产后如需继续服药,则不宜哺乳。

（三）定期监测及复查

指导患者服用抗甲状腺药物,开始 3 个月,每周检查血常规 1 次,每隔 1～2 个月做甲状腺功能测定,每天清晨卧床时自测脉搏,定期测量体重。脉搏减慢、体重增加是治疗有效的标志。若出现高热、恶心、呕吐、不明原因腹泻、突眼加重等症状,警惕甲状腺危象可能,应及时就诊。指导患者出院后定期复查甲状腺功能、甲状腺彩超等。

（孔艳伟）

第三节　甲状腺功能减退症

甲状腺功能减退症(简称甲减)是由各种原因导致的甲状腺激素合成和分泌减少(低甲状腺

激素血症),或组织利用不足(甲状腺激素抵抗)而引起的全身性低代谢并伴各系统功能减退的综合征。其病理征表现为黏液性水肿。起病于胎儿或新生儿的甲减称为呆小病,常伴有智力障碍和发育迟缓。起病于成人者称成年型甲减。本节主要介绍成年型甲减。

一、病因

(一)自身免疫损伤

常见于自身免疫性甲状腺炎引起 TH 合成和分泌减少。

(二)甲状腺破坏

甲状腺切除术后、^{131}I 治疗后导致的甲状腺功能减退。

(三)中枢性甲减

由垂体外照射、垂体大腺瘤、颅咽管瘤及产后大出血引起的促甲状腺激素释放激素(TRH)和促甲状腺激素(TSH)产生和分泌减少所致。

(四)碘过量

可引起具有潜在性甲状腺疾病者发生甲减,也可诱发和加重自身免疫性甲状腺炎。

(五)抗甲状腺药物使用

硫脲类药物、锂盐等可抑制 TH 合成。

二、临床表现

甲减多病程较长、病情轻或早期可无症状,其临床表现与甲状腺激素缺乏的程度有关。

(一)一般表现

1.基础代谢率降低

体温偏低、怕冷,易疲倦、无力,水肿、体重增加,反应迟钝、健忘、嗜睡等。

2.黏液性水肿面容

面部虚肿、面色苍白或呈姜黄色,部分患者鼻唇增厚、表情淡漠、声音低哑、说话慢且发音不清。

3.皮肤及附属结构

皮肤苍白、干燥、粗糙少光泽,肢体凉。少数病例出现胫前黏液性水肿。指甲生长缓慢、厚脆,表面常有裂纹,毛发稀疏干燥、眉毛外 1/3 脱落。

(二)各系统表现

1.心血管系统

主要表现为心肌收缩力减弱、心动过缓、心排血量降低。久病者由于胆固醇增高,易并发冠心病,10%的患者伴发高血压。

2.消化系统

主要表现为便秘、腹胀、畏食等,严重者可出现麻痹性肠梗阻或黏液水肿性巨结肠。

3.内分泌生殖系统

主要表现为性欲减退,女性常有月经过多或闭经情况。

4.肌肉与关节

主要表现为肌肉乏力,暂时性肌强直、痉挛和疼痛等。

5.血液系统

主要表现为贫血。

6.黏液水肿性昏迷

主要表现为低体温（<35 ℃）、嗜睡、呼吸减慢、心动过缓、血压下降、四肢肌肉松弛、腱反射减弱或消失、血压明显降低，甚至发生昏迷、休克而危及生命。

三、辅助检查

（一）实验室检查

血常规检查、血生化检查、尿常规检查、甲状腺功能检查。

（二）影像学及其他检查

颈部 B 超检查、心电图检查、胸部 X 线检查、头 MRI 检查、头 CT 检查。

四、处理原则及治疗要点

（一）替代治疗

首选左甲状腺素钠片口服。替代治疗时，需从最小剂量开始用药，之后根据 TSH 目标调整剂量，逐渐纠正甲减而不产生明显不良反应，使血 TSH 和 TH 水平恒定在正常范围内。

（二）对症治疗

有贫血者补充铁剂、维生素 B_{12}、叶酸等。胃酸分泌过少者补充稀盐酸，与 TH 合用疗效好。

（三）亚临床甲减的处理

亚临床甲减引起的血脂异常可导致动脉粥样硬化，部分亚临床甲减也可发展为临床甲减。目前认为只要患者有高胆固醇血症、血清 TSH＞10 mU/L，就需要给予左甲状腺素钠片进行替代治疗。

（四）黏液性水肿昏迷的治疗

（1）立即静脉补充 TH，清醒后改口服维持治疗。

（2）保持呼吸道通畅，吸氧，同时给予保暖。

（3）糖皮质激素持续静脉滴注，待患者清醒后逐渐减量、停药。根据需要补液。

（4）祛除诱因，治疗原发病。

五、护理评估

（一）病史

（1）详细了解患者患病的起始时间，有无诱因，发病的缓急，主要症状及其特点。

（2）评估患者有无进食异常或营养异常，有无排泄功能异常和体力减退等。

（3）评估患者有无失眠、瞌睡、记忆力下降、注意力不集中、畏寒、手足搐搦、四肢感觉异常或麻痹等症状。

（4）评估患者既往检查情况，是否遵从医嘱治疗，用药及治疗效果。

（5）询问患者家族有无类似疾病发生。

（二）身体状况

（1）观察有无体温降低、脉搏减慢等体征。

（2）观察患者有无记忆力减退、反应迟钝和表情淡漠等表现。

（3）观察患者皮肤有无干燥发凉、粗糙脱屑、毛发脱落和黏液性水肿等表现。

（4）有无畏食、腹胀和便秘等。

（5）有无肌肉乏力、暂时性肌强直、痉挛、疼痛等表现，有无关节病变。

（6）有无心肌收缩力减弱、心动过缓、心排血量下降等表现。

（三）心理-社会状况

（1）评估患者患病后的精神、心理变化。

（2）评估疾病对患者日常生活、学习或工作、家庭的影响，是否适应角色的转变。

（3）评估患者对疾病的认知程度。

（4）评估社会支持系统，如家庭成员、经济状况等能否满足患者的医疗护理需求。

六、护理措施

（一）心理护理

多与患者接触交流，鼓励患者表达其感受，交谈时语言温和，耐心倾听，消除患者的陌生感和紧张感。耐心向患者解释病情，消除紧张和顾虑，保持一个健康的心态，积极面对疾病，使其积极配合治疗，树立信心。

（二）饮食护理

给予高维生素、高蛋白、低钠、低脂饮食。宜进食粗纤维食物，促进排便。桥本甲状腺炎所致的甲减应避免摄取含碘食物和药物，以免诱发严重的黏液性水肿。

（三）低体温护理

（1）保持室内空气新鲜，每天通风，调节室温在 22～24 ℃，注意保暖。可通过添加衣服，包裹毛毯，睡眠时加盖棉被，冬季外出时戴手套、穿棉鞋，以避免着凉。

（2）注意监测生命体征变化，观察有无体温过低、心律失常等表现，并给予及时处理。

（四）便秘护理

指导患者每天定时排便，养成规律的排便习惯。适当地按摩腹部，多进食富含粗纤维的蔬菜、水果、全麦制品。根据患者病情、年龄进行适度的运动，如慢走、慢跑，促进胃肠蠕动。

（五）用药护理

通常需要终身服药，从小剂量开始，逐渐加量至达到完全替代剂量。空腹或餐前 30 分钟口服，一般与其他药物分开服用。如用泻剂，观察排便的次数、量，有无腹痛、腹胀等麻痹性肠梗阻的表现。

（六）黏液水肿昏迷的护理

（1）应立即建立静脉通路，给予急救药物。

（2）保持呼吸道通畅，给予吸氧，必要时配合气管插管术或气管切开术。

（3）监测生命体征和动脉血气分析的变化，记录 24 小时出入液量。

（4）给予保暖，避免局部热敷，以免烫伤和加重循环不良。

七、健康指导

（一）疾病知识指导

讲解疾病发生原因及注意事项，如地方性缺碘者可采用碘化盐。药物引起者应调整剂量或停药。注意个人卫生，注意保暖，避免在人群集中的地方停留时间过长，预防感染和创伤。慎用催眠、镇静、止痛等药物。

（二）饮食原则

遵循高蛋白、高维生素、低钠、低脂肪的饮食原则。

（三）药物指导

向其解释终身坚持服药的必要性。不可随意停药或更改剂量，否则可能导致心血管疾病，如心肌缺血、心肌梗死或充血性心力衰竭。替代治疗效果最佳的指标为血 TSH 恒定在正常范围内，长期行替代治疗者宜每 6～12 个月检测 1 次。对有心脏病、高血压、肾炎的患者，注意剂量的调整。服用利尿药时，指导患者记录 24 小时出入量。

（四）病情观察

观察患者的症状和体征改善情况，如出现明显的药物不良反应或并发症，应及时给予处置。讲解黏液性水肿昏迷发生的原因及表现，若出现低血压、心动过缓、体温＜35 ℃等，应及时就医。指导患者自我监测甲状腺激素服用过量的症状，如出现多食消瘦、脉搏＞100 次/分钟、心律失常、体重减轻、发热、大汗、情绪激动等情况，及时报告医师。指导患者定期复查肝肾功能、甲状腺功能、血常规、心电图等。

（五）定期复查甲状腺功能

药物治疗开始后 4～8 周或剂量调整后检测 TSH，TSH 恢复正常后每 6～12 个月检查 1 次甲状腺功能。监测体重，以了解病情控制情况，及时调整用药剂量。

（孔艳伟）

第八章

心外科疾病护理

第一节 主动脉夹层

主动脉夹层(aortic dissection,AD)又叫主动脉夹层血肿,本病是主动脉内的血液经内膜撕裂口流入囊样变性的中层,形成夹层血肿,随血流压力的驱动,逐渐在主动脉中层内扩展,是主动脉中层的解离过程。主动脉夹层最常用的分型方法为 DeBakey 分型,根据夹层的起源及受累部位分为 3 型。Ⅰ型:夹层起源于升主动脉,扩展超过主动脉弓到降主动脉,甚至腹主动脉,此型最多见。Ⅱ型:夹层起源并局限于升主动脉。Ⅲ型:病变起源于降主动脉左锁骨下动脉开口远端,并向远端扩展,可直至腹主动脉。病变涉及升主动脉的约占夹层的 2/3,即 DeBakeyⅠ、Ⅱ型,又称 Stanford A 型,病变不涉及升主动脉的约占夹层的 1/3,即 DeBakeyⅢ型,又称 Stanford B 型。以升主动脉涉及与否的 Stanford 分型有利于治疗方法的选择。主动脉夹层凶险度远远超过任何肿瘤,破裂后引起猝死,24 小时内破裂者 50％的患者迅速死亡,1 周内死亡率 70％,1 个月内死亡率 90％,1 年内能够幸存患者不到 1％。因此,早发现、早治疗极其重要。

一、疾病特点

(一)病因

1.高血压

长期高血压可引起平滑肌细胞肥大、变性及中层坏死。

2.主动脉中层囊样退行性病变

即胶原和弹力组织退化变质,常伴囊性改变。

3.结缔组织遗传性疾病

如马方综合征。

4.医源性损伤

如安置主动脉内球囊泵,主动脉内造影剂注射误伤内膜,妊娠,严重外伤,重体力劳动也是常见原因。

5.外伤

直接外伤可引起主动脉夹层,钝挫伤可致主动脉局部撕裂、血肿而形成主动脉夹层。

（二）症状及体征

1.疼痛

为本病突出的特征性的症状，表现为突发、急起、剧烈而持续且不能耐受的疼痛，与心肌梗死不同的是疼痛逐渐加重但不如其剧烈。

2.高血压

患者因剧痛而有休克表现，焦虑不安、大汗淋漓、面色苍白、心率加速，但血压常不低或反而升高，有 80%～90% 以上的远端夹层和部分近端夹层有高血压。部分原有高血压患者起病后疼痛使血压更高。低血压多数是心脏压塞或急性重度主动脉瓣关闭不全所致。两侧肢体血压及脉搏明显不对称，通常高度提示主动脉夹层。

3.其他系统损害

由于夹层血肿的扩展可压迫邻近组织或波及主动脉大分支，从而出现不同的症状与体征，致使临床表现错综复杂。

（1）心血管系统：包括最常见主动脉瓣关闭不全和心力衰竭；心肌梗死；心脏压塞。

（2）其他：神经、呼吸、消化及泌尿系统均可受累，昏迷、瘫痪，声音嘶哑，胸腹腔积血，大量咯血或呕血，这种情况常在数分钟内死亡，肠坏死急腹症，急性腰痛、血尿，急性肾功能衰竭或肾高血压，下肢缺血以致坏死。

（三）辅助检查

1.胸片

普通胸片就可以提供诊断的线索，对于急性胸背部撕裂样疼痛，伴有高血压的患者，如果发现胸片中上纵隔影增宽，或主动脉影增宽，一定要进行进一步 CTA 等检查，明确诊断。

2.主动脉 CTA

是目前最常用的术前影像学评估方法，其敏感性达 90% 以上，其特异性接近 100%。CTA 断层扫描可观察到夹层隔膜将主动脉分割为真假两腔，重建图像可提供主动脉全程的二维和三维图像，其主要缺点是要注射造影剂，可能会出现相应的并发症，而主动脉搏动产生的伪影也会干扰图像和诊断。

3.主动脉 MRA

对主动脉夹层患者的诊断敏感性和特异性与 CTA 接近，磁共振所使用的增强剂无肾毒性；缺点是扫描时间较长，不适用于循环状态不稳定的急诊患者，而且也不适用于体内有磁性金属植入物的患者。

4.超声检查

无创，无须造影剂，可定位内膜裂口，显示真、假腔的状态及血流情况，还可显示并发的主动脉瓣关闭不全、心包积液及主动脉弓分支动脉的阻塞等情况。但同时也受患者的肥胖等情况限定。

（四）鉴别诊断

主动脉夹层急性期极易误诊，除与心绞痛、急性心肌梗死鉴别外，还需与急性心包炎、急性胸膜炎、肺动脉栓塞、急腹症以及急性下肢动脉栓塞鉴别。

（五）治疗

一旦疑为本病，应争分夺秒的明确诊断和治疗。主动脉夹层的治疗手段主要包括保守治疗、介入治疗和外科手术治疗。其中腔内介入修复技术丰富了主动脉夹层的治疗手段，并且使手术

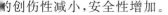

的创伤性减小,安全性增加。

1.非手术治疗

无论哪型 AD 均应首先进行相应的药物治疗,目的是控制疼痛、降低血压及心室收缩率,防止夹层进一步扩展或破裂及其他严重并发症的发生。通常需要应用强有力的药物,如降压药硝普钠、镇痛药吗啡等。

2.外科手术

目的是切除内膜撕裂口,防止夹层破裂所致大出血,重建因内膜片或假腔造成的血管阻塞区或的血流。孙氏手术是目前治疗 Stanford A 型夹层的主要方法。Stanford B 型急性期出现下列情况应紧急手术:动脉瘤破裂出血、进行性血胸及严重的内脏和肢体缺血、无法控制的疼痛和高血压、正规药物治疗后夹层动脉瘤进行性扩展等。手术方式包括:破口切除人工血管置换术、主动脉成形术、内膜开窗术和各种血管旁路手术等。

3.血管腔内治疗

主要针对 Stanford B 型夹层,目的是封堵主动脉内膜破口,从而消除假腔的血流,使假腔血全形成。腔内支架治疗 Stanford B 型夹层在国内开展较为广泛,作为微创治疗的方法,可以基本替代传统的外科手术方法,成为 Stanford B 型夹层治疗的首选方法,疗效满意。

二、主动脉夹层的护理

(一)一般护理

将患者安置在 CCU 病房,严密监测其血压、心电、呼吸、血氧饱和度;高流量吸氧 4～6 L/min;绝对卧床休息,保持病房安静。加强日常生活护理,如协助洗漱、进食、大小便等;做好口腔、皮肤等护理,翻身动作宜轻柔。给予清淡易消化的半流质或软食,嘱多食水果、蔬菜等高维生素、粗纤维的食物,禁食含咖啡因等刺激性食物。忌用力排便,必要时给予通便药以保持大便通畅。

(二)迅速建立静脉通道

对于血压升高患者应用降压药物,以降低血压、减低左心室收缩力及射血速度,减少血流搏动波对主动脉壁的冲击。常用硝普钠、艾司洛尔等静脉滴注,并根据血压、心率调整滴速;对于夹层血肿破裂出血导致休克者,给予抗休克治疗,并予以输血或血浆。

(三)用药的护理

疼痛时用镇痛剂,须注意用药后的疗效及不良反应和药物成瘾性的发生;用硝普钠降低心脏前后负荷时,采用输液泵控制静脉滴速,以避免血压忽高忽低,并随时根据血压调整滴速,使收缩压降至 13.3～14.6 kPa 以下,只要能满足脏器灌注即可。但发生休克时,应注意血压不宜降至过低,以免因有效循环血量不足引起生命危险。

(四)心理护理

由于发病突然,呈撕裂样胸痛,患者表现恐惧、焦虑,加上对监护环境及仪器的陌生及要求其绝对卧床,更增加了患者对预后的担忧。而不良的心理状态又不利于血压、心率的控制。因此,我们在抢救过程中要沉着、冷静,严禁高声喧哗。在配合有效止痛及降压治疗时加强巡视,注意观察患者的情绪变化及心理需求,并及时采取相应措施。如患者疼痛剧烈时,以亲切恰当的语言给予患者关怀和安慰,避免患者因情绪紧张而加重病情。

（五）病情观察及护理

1.疼痛的观察

突发剧烈疼痛是本病发病时最常见的症状,性质为搏动样、刀割样、撕裂样疼痛,常伴有血管迷走神经兴奋,表现为大汗淋漓、晕厥等,疼痛的部位有助于初步判断剥离的起始部位,如前胸剧痛,多发于胸主动脉近端夹层,而肩胛间区剧痛(后背痛),更多发于远端夹层。疼痛一般是沿着血管夹层分离的走向可放射至头颈、腹部、背部,累及肾动脉时常可引起腰痛。如果疼痛减轻后反复出现提示夹层分离继续扩展,疼痛突然加重则提示血肿有破溃趋势,血肿溃入血管腔,疼痛可骤然减轻,因此,护士应密切观察疼痛的强度、部位,性质等有无改变,并注意使用镇痛剂的效果。一般强效镇痛剂对主动脉夹层常常无效,但可以减轻患者的焦虑恐惧心理,使其配合治疗。

2.血压、心率的观察与护理

急性期,患者因剧痛常表现为面色苍白、四肢湿冷、脉搏快而弱、呼吸急促等休克表现,但此时血压不下降,反而升高,这种血压与休克呈不平行的关系为本病的特殊性。有效地降血压、适当抑制左心室收缩功能及镇痛是治疗的关键。为了稳定地降血压、心率,防止血压波动,静脉给药需要用输液泵控制,并根据血压、心率的变化调整药物的滴速,使收缩压维持在 $100 \sim 110 \text{ mmHg}$,心率控制在 $60 \sim 75$ 次/分钟。如果患者突然出现低血压,常因夹层分离导致心包压塞成血肿破溃入胸腔、腹腔。因此,严密观察患者的血压、心率等变化尤为重要。在测量血压时,应左右上肢、左右下肢同时测量,并详细记录,以早期发现由于动脉内膜撕裂血肿压迫致一侧血压降低,使患者双侧肢体血压不对称的现象。

3.动脉搏动的观察

由于动脉血肿使主动脉分支(包括颈动脉在内)阻塞,应密切观察颈、肱、桡、股、足背动脉搏动的变化。如有搏动减弱、消失或两侧强弱不等、两侧血压差别较大、上下肢血压差减小或消失等,应即刻报告医师。

4.尿量的观察

主动脉夹层的患者当肾动脉受累时,可引起尿量减少,严重时,致肾小球坏死而出现肾衰,护士应密切观察尿量的改变,准确记录 24 小时液体出入量,以协助诊治。

5.神经症状的观察

由于病变累及中枢神经系统的动脉和肢体动脉,或休克可造成肢体麻木、下肢无力、感觉异常、反射消失、偏瘫、截瘫、视觉改变、精神错乱、昏迷等;肾动脉受累时肾功能不全,使硝普钠的代谢产物在体内蓄积而中毒,也会出现神经系统症状。因而护士要密切观察患者的肢体活动及反射、意识、瞳孔、末梢循环等,发现异常,及时通知医师,及时处理。

（邓佩琳）

第二节　冠状动脉粥样硬化性心脏病

冠状动脉粥样硬化性心脏病,是指冠状动脉发生严重粥样硬化性狭窄或阻塞,或在此基础上合并痉挛,以及血栓形成,造成管腔阻塞,引起冠状动脉供血不足、心肌缺血或心肌梗死的一种心脏病,简称冠心病。其病变发展缓慢,阻塞性病变主要位于冠状动脉前降支的上、中 1/3,其次为

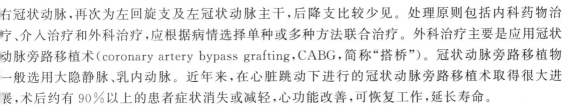

右冠状动脉,再次为左回旋支及左冠状动脉主干,后降支比较少见。处理原则包括内科药物治疗、介入治疗和外科治疗,应根据病情选择单种或多种方法联合治疗。外科治疗主要是应用冠状动脉旁路移植术(coronary artery bypass grafting,CABG,简称"搭桥")。冠状动脉旁路移植物一般选用大隐静脉、乳内动脉。近年来,在心脏跳动下进行的冠状动脉旁路移植术取得很大进展,术后约有90%以上的患者症状消失或减轻,心功能改善,可恢复工作,延长寿命。

一、疾病特点

(一)病因

1.可改变的危险因素

主要有高血压、吸烟、血脂异常、糖尿病、超重/肥胖,控制四大危险因素(高血压、吸烟、血脂异常、糖尿病)可使缺血性心血管病发病率减少80%,重点防治高血压和戒烟可使缺血性心血管发病的危险性降低2/3。

2.不可改变的危险因素

性别、年龄、家族史。冠心病的发作常常与季节变化、情绪激动、体力活动增加、饱食、大量吸烟和饮酒等有关。

(二)症状及体征

(1)阵发性的前胸压榨性疼痛感,主要位于胸骨后,可放射于心前区和左上肢尺侧,常发生于劳力负荷增加时,持续数分钟,休息或含服硝酸甘油后缓解。

(2)发生心肌梗死时胸痛剧烈,持续时间长(常常超过半小时),硝酸甘油不能缓解,并可有恶心、呕吐、出汗、发热,甚至发绀、血压下降、休克、心衰。

(3)部分患者的症状并不典型,仅仅表现为心前区不适、心悸或乏力,或以胃肠道症状为主。

(4)可伴有全身症状,如发热、出汗、惊恐、恶心、呕吐等。

(5)心绞痛发作时可出现心音减弱,心包摩擦音,并发室间隔穿孔,乳头肌功能不全者,可于相应部位听到杂音。心律失常时听诊心律不齐。

(三)辅助检查

1.心电图

心电图是冠心病诊断中最早,最常用和最基本的诊断方法。与其他诊断方法相比,心电图使用方便,易于普及,当患者病情变化时便可及时捕捉其变化情况,并能连续动态观察和进行各种负荷试验,以提高其诊断敏感性。无论是心绞痛或心肌梗死,都有其典型的心电图变化,特别是对心律失常的诊断更有其临床价值,当然也存在一定的局限性。

2.心电图负荷试验

主要包括运动负荷试验和药物试验(如双嘧达莫,异丙肾上腺素试验等)。心电图是临床观察心肌缺血最常用的简易方法。当心绞痛发作时,心电图可以记录到心肌缺血的心电图异常表现。但许多冠心病患者尽管冠状动脉扩张的最大储备能力已经下降,通常静息状态下冠状动脉血流量仍可维持正常,无心肌缺血表现,心电图可以完全正常。为揭示减少或相对固定的血流量,可通过运动或其他方法,给心脏以负荷,诱发心肌缺血,进而证实心绞痛的存在。运动试验对于缺血性心律失常及心肌梗死后的心功能评价也是必不可少的。

3.动态心电图

动态心电图是一种可以长时间连续记录并编集分析心脏在活动和安静状态下心电图变化的

方法。此技术于1947年由Holter首先运用于监测电活动的研究,所以又称Holter监测。常规心电图只能记录静息状态短暂仅数十次心动周期的波形,而动态心电图于24小时内可连续记录多达10万次左右的心电信号,可提高对非持续性异位心律,尤其是对一过性心律失常及短暂的心肌缺血发作的检出率,因此扩大了心电图临床运用的范围,并且出现时间可与患者的活动与症状相对应。

4.核素心肌显像

根据病史,心电图检查不能排除心绞痛时可做此项检查。核素心肌显像可以显示缺血区,明确缺血的部位和范围大小。结合运动试验再显像,则可提高检出率。

5.冠状动脉造影

冠状动脉造影是目前冠心病诊断的"金标准"。可以明确冠状动脉有无狭窄、狭窄的部位、程度、范围等,并可据此指导进一步治疗所应采取的措施。同时,进行左心室造影,可以对心功能进行评价。冠状动脉造影的主要指征为:①对内科治疗下心绞痛仍较重者,明确动脉病变情况以考虑旁路移植手术;②胸痛似心绞痛而不能确诊者。

6.超声和血管内超声

心脏超声可以对心脏形态、室壁运动以及左心室功能进行检查,是目前最常用的检查手段之一。对室壁瘤、心腔内血栓、心脏破裂、乳头肌功能等有重要的诊断价值。血管内超声可以明确冠状动脉内的管壁形态及狭窄程度,是一项很有发展前景的新技术。

7.心肌酶学检查

心肌酶学检查是急性心肌梗死的诊断和鉴别诊断的重要手段之一。临床上根据血清酶浓度的序列变化和特异性同工酶的升高等肯定性酶学改变,便可明确诊断为急性心肌梗死。

(四)鉴别诊断

1.隐匿型冠心病应与下列疾病鉴别

(1)自主神经功能失调:患者多表现为精神紧张和心率增快,在肾上腺素增加的患者,由于心肌耗氧增加,心电图可有ST段压低或T波倒置。服普萘洛尔2小时后心电图恢复正常。

(2)心肌炎、心肌病、心包病及其他心脏病,电解质失调、内分泌疾病,药物作用等均可使ST段及T波改变,但据其他临床表现不难排除。

2.心绞痛应与下列疾病鉴别

(1)心脏神经症:本病患者常诉胸痛,但为短暂的隐痛,患者常喜叹息,胸痛部位多在左胸乳房下与心尖部附近,但经常变动,症状多在疲劳之后出现,而不再疲劳的当时、轻度活动反觉舒适,有时可耐受较重的体力活动而不发生胸痛或胸闷。含服硝酸甘油无效或在10多分钟后见效。常伴有心悸、疲劳及其他神经衰弱的症状。

(2)肌肉、骨、关节疾病:如胸肌劳损、颈椎病、胸椎病、肩关节及周围韧带病变、肋软骨炎等,可表现为类似心绞痛症状,但这些病变都有局部压痛,疼痛常与某些姿势及动作有关,局部体检及X线可明确诊断。

(3)胆管和上消化道病变:如食管裂口疝、贲门痉挛、胃炎、消化性溃疡、胆石症、胆囊炎等。食管裂口疝可发生于饱餐后、平卧位,坐起或行走疼痛可缓解。消化性溃疡有与进餐时间相关的规律性,且疼痛时间较长,碱性药物可以缓解。胆石症及胆囊炎疼痛亦为发作性,疼痛时常辗转不安,有局部压痛及黄疸等表现,一般不易误诊。但要注意部分患者同时有胆管疾病和心绞痛,胆绞痛又可引起心绞痛的发作,必须仔细诊断。

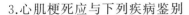

3.心肌梗死应与下列疾病鉴别

(1)心绞痛:疼痛性质与心肌梗死相似,但发作较频繁,每次发作历时短,一般不超过 15 分钟,发作前常有诱发因素。不伴有发热、白细胞增加、红细胞沉降率增快或血清心肌酶增高,心电图无变化或有 ST 段压低或抬高。

(2)急性心包炎:有胸闷胸痛、咳嗽、发热和呼吸困难的病史,但疼痛于深呼吸时加重,不伴休克。心电图除 aVR 导联外,多数导联有 ST 段呈弓背向下的抬高,无异常 Q 波,血清酶无明显升高

(3)急性肺动脉栓塞:肺动脉大块栓塞时,常引起胸痛、气急、休克,但有右心负荷急剧增高的表现。右心室增大,肺动脉瓣区第 2 心音亢进,三尖瓣区出现收缩期杂音,以及发热及白细胞增加。心电图示电轴右偏Ⅰ导联出现 S 波或原有 S 波加深,Ⅲ导联导联出现 Q 波和 T 波倒置,aVR 导联出现高 R 波,胸导联过渡区向左移,右胸导联 T 波倒置,与心肌梗死的心电图表现不同。

(4)动脉夹层动瘤:亦出现剧烈胸痛,似急性心肌梗死的疼痛性质,但疼痛开始即达高峰,常放射到背、肋、腹、腰及下肢。两上肢血压及脉搏可有明显差别,少数患者有主动脉关闭不全,可有下肢暂时性瘫痪或偏瘫。X 线、超声等可检测到主动脉壁夹层内的液体,可资鉴别。

(5)急腹症:急性胰腺炎、消化性溃疡穿孔、急性胆囊炎、胆石症等,患者可有上腹部疼痛及休克,可能与本病疼痛波及上腹部者相混,但急腹症多伴消化系统症状,心电图及血清酶测定有助于明确诊断。

(五)治疗原则

1.药物治疗

目的是缓解症状,减少心绞痛的发作及心肌梗死;延缓冠状动脉粥样硬化病变的发展,并减少冠心病的死亡率。规范药物治疗可以有效地降低冠心病患者的死亡率和再缺血事件的发生,并改善患者的临床症状。而对于部分血管病变严重甚至完全阻塞的患者,在药物治疗的基础上,血管再建治疗可进一步降低患者的死亡率。

(1)硝酸酯类药物:本类药物主要有:硝酸甘油、硝酸异山梨酯(消心痛)、5-单硝酸异山梨酯、长效硝酸甘油制剂(硝酸甘油油膏或橡皮膏贴片)等。硝酸酯类药物是稳定型心绞痛患者的常规用药。心绞痛发作时可以舌下含服硝酸甘油或使用硝酸甘油气雾剂。对于急性心肌梗死及不稳定型心绞痛患者,先静脉给药,病情稳定、症状改善后改为口服或皮肤贴剂,疼痛症状完全消失后可以停药。硝酸酯类药物持续使用可发生耐药性,有效性下降,可间隔 8~12 小时服药,以减少耐药性。

(2)抗血栓药物:包括抗血小板和抗凝药物。抗血小板药物主要有阿司匹林、氯吡格雷(波立维)、替罗非班等,可以抑制血小板聚集,避免血栓形成而堵塞血管。阿司匹林为首选药物,维持量为每天 75~100 mg,所有冠心病患者没有禁忌证应该长期服用。阿司匹林的副作用是对胃肠道的刺激,胃肠道溃疡患者要慎用。冠脉介入治疗术后应坚持每日口服氯吡格雷,通常 0.5~1 年。抗凝药物包括普通肝素、低分子肝素、璜达肝癸钠、比伐芦定等。通常用于不稳定型心绞痛和心肌梗死的急性期,以及介入治疗术中。

(3)纤溶药物:溶血栓药主要有链激酶、尿激酶、组织型纤溶酶原激活剂等,可溶解冠脉闭塞处已形成的血栓,开通血管,恢复血流,用于急性心肌梗死发作时。

(4)β 受体阻滞剂:β 受体阻滞剂即有治疗心绞痛作用,又能预防心律失常。在无明显禁忌

时,β受体阻滞剂是冠心病的一线用药。常用药物有:美托洛尔、阿替洛尔、比索洛尔和兼有α受体阻滞作用的卡维地洛、阿罗洛尔(阿尔马尔)等,剂量应该以将心率降低到目标范围内。β受体阻滞剂禁忌和慎用的情况有哮喘、慢性气管炎及外周血管疾病等。

(5)钙通道阻滞剂:可用于稳定型心绞痛的治疗和冠状动脉痉挛引起的心绞痛。常用药物有维拉帕米、硝苯地平控释剂、氨氯地平、地尔硫䓬等。不主张使用短效钙通道阻滞剂,如硝苯地平普通片。

(6)肾素-血管紧张素-醛固酮系统抑制剂:包括血管紧张素转换酶抑制剂(ACEI)、血管紧张素Ⅱ受体阻滞剂(ARB)以及醛固酮阻滞剂。对于急性心肌梗死或近期发生心肌梗死合并心功能不全的患者,尤其应当使用此类药物。常用ACEI类药物有依那普利、贝那普利、雷米普利、福辛普利等。如出现明显的干咳的不良反应,可改用血管紧张素Ⅱ受体拮抗剂。ARB包括缬沙坦、替米沙坦、厄贝沙坦、氯沙坦等。用药过程中要注意防止血压偏低。

(7)调脂治疗:调脂治疗适用于所有冠心病患者。冠心病在改变生活习惯基础上给予他汀类药物,他汀类药物主要降低低密度脂蛋白胆固醇,治疗目标为下降到 80 mg/dL。常用药物有洛伐他汀、普伐他汀、辛伐他汀、氟伐他汀、阿托伐他汀等。最近研究表明,他汀类药物可以降低死亡率及发病率。

2.经皮冠状动脉介入治疗

经皮冠状动脉腔内成形术中应用特制的带气囊导管,经外周动脉(股动脉或桡动脉)送到冠脉狭窄处,充盈气囊可扩张狭窄的管腔,改善血流,并在已扩开的狭窄处放置支架,预防再狭窄。还可结合血栓抽吸术、旋磨术。适用于药物控制不良的稳定型心绞痛、不稳定型心绞痛和心肌梗死等。心肌梗死急性期首选急诊介入治疗,时间非常重要,越早越好。

3.冠状动脉旁路移植术(简称冠脉搭桥术)

冠状动脉旁路移植术通过恢复心肌血流的灌注,缓解胸痛和局部缺血、改善患者的生活质量,并可以延长患者的生命。适用于严重冠状动脉病变的患者,不能接受介入治疗或治疗后复发的患者,以及心肌梗死后心绞痛,或出现室壁瘤、二尖瓣关闭不全、室间隔穿孔等并发症时,在治疗并发症的同时,应该行冠状动脉搭桥术。手术的选择应该由心内、心外科医师与患者共同决策。

二、冠脉搭桥术术后护理

(一)执行外科术后护理常规。

(1)评估麻醉方式、手术方式、术中情况,以及用药情况。

(2)评估术后患者的意识状态、自理能力、疼痛、皮肤及各种安全评估。

(3)密切观察患者生命体征,意识状态、瞳孔及神志等情况。遵医嘱给予心电监护。

(4)保持呼吸道通畅,及时清理呼吸道分泌物,遵医嘱给予氧气吸入、心电监护。

(5)根据手术类型、麻醉方式及神志情况取恰当体位,注意保暖,防止受凉,并注意保护患者安全。

(6)妥善固定各种引流管并保持通畅,防止扭曲、打折、受压,防止脱落,注意观察引流液颜色、性质及量,并准确记录,出现异常及时通知医师。

(7)观察手术切口有无渗血、红肿等感染征象,敷料有无脱落,保持切口部位清洁干燥。

(8)根据医嘱及病情,合理安排输液顺序及滴速,注意营养补充和饮食情况。根据手术性质、麻醉方式遵医嘱给予肠内或肠外营养,给予禁食不禁水、流质、半流质和普通饮食。维持患者营养、水及电解质、酸碱平衡等。

（9）禁食、留置胃管期间,生活不能自理的患者,给予患者口腔护理或协助患者进行口腔清洁,根据口腔情况选择口腔护理频次。留置尿管期间,女患者进行会阴擦洗,男患者进行尿道口擦洗。

（10）皮肤护理:应用压力性损伤评估工具定时对皮肤进行评估,按时为患者实施预防皮肤损伤的护理措施,如给予体位垫、气垫床、骨隆突处给予泡沫敷料等,防止压力性损伤的发生。

（11）休息和活动:保持病室安静,减少对患者的干扰,保证其休息。术后无禁忌,鼓励患者尽早活动,减少相关并发症发生;术后指导患者下肢运动或穿抗血栓压力带、运用下肢静脉回流泵,预防深静脉血栓形成;但对休克、极度衰弱或手术本身需要限制活动者,则不宜早期活动。

（二）执行全身麻醉后护理常规。

（1）妥善搬运、安置患者,根据医嘱连接心电监护、氧气、胃肠减压、尿袋、引流袋等,保持各管路畅通,并妥善固定。

（2）保持呼吸道通畅,麻醉未清醒前取平卧位,头偏向一侧,密切监测患者的生命体征及意识状态,每10~30分钟测量血压、脉搏、呼吸及血氧饱和度一次,可根据医嘱实施连续心电监护直至生命体征平稳。监护过程做好相关记录,发现异常及时报告医师。

（3）患者清醒后根据医嘱给予饮食或禁食水,密切观察有无恶心、呕吐、呛咳等不适。注意及时清理口腔内分泌物、呕吐物,防止舌后坠抑制呼吸。

（4）患者清醒后根据医嘱、手术部位和各专科特点决定体位。加强皮肤护理,定时翻身。

（5）做好安全护理,患者躁动时加床档或使用约束带,防止患者坠床,同时积极寻找躁动原因。

（6）密切观察患者有无反流、误吸、气道梗阻、手术部位出血等并发症发生。

（7）做好患者指导对术后仍存在严重疼痛,需带自控镇痛泵出院的患者,应教会患者及家属正确使用及护理方法。若出现镇痛泵断裂、脱落或阻塞者,及时就医。

（三）执行术后疼痛护理常规。

1.准确评估、记录疼痛

评估疼痛的部位、程度、性质、持续时间、间隔时间、疼痛表达方式、疼痛加剧/缓解的因素、疼痛对患者影响有无伴随症状等;掌握疼痛评估方法;疼痛评估方法准确,评估结果客观。同时加强对患者疼痛感受的主动询问,倾听患者主诉。

2.合理应用超前镇痛

避免术后疼痛对机体产生的不利影响。术后麻醉药物药效尚未消失时,应按计划根据医嘱及时使用镇痛药。镇痛药物使用应遵循三阶梯给药原则。

3.避免诱发或加剧术后疼痛的因素

（1）创造安静的休息环境,调节光线,减少噪音,保持适宜的温度和湿度。

（2）加强心理护理,消除患者紧张情绪,尽量使患者保持平静心情。

（3）保持良好体位,定时更换卧位,确保患者的舒适。

（4）通过躯体或精神上的活动,转移患者对疼痛的注意力,如深呼吸、腹式呼吸、播放音乐等方式。

（5）对于因胸部疼痛影响呼吸者,应协助翻身、咳嗽,拍背时应避开切口,以不影响患者疼痛为宜;患者咳痰前可先给予止痛药,以防止因疼痛不敢咳嗽导致肺部并发症发生。

4.疼痛评分

疼痛评分低于 5 分,每日评估 2 次;如评分高于 5 分,每日评估 3 次。

5.自控镇痛术(PCA)的护理常规

(1)评估患者基本情况,全面了解患者病情,除生理状况外,还需考虑患者的智力、文化水平、年龄、经济能力等,对存在 PCA 禁忌证者,应选择其他镇痛方法。

(2)护士应掌握 PCA 泵的使用方法、参数设定(负荷量、背景剂量、锁定时间、限制剂量)和镇痛药特性。

(3)实施 PCA 前,应向患者及家属解释 PCA 的作用原理及不良反应,经患者及家属同意后方可使用。使用期间做好宣教指导,指导患者正确使用 PCA 泵,避免由于知识缺乏造成患者自行给药过量或给药不及时。

(4)患者术后返回病房时,护士应与麻醉师做好交接,确保 PCA 泵运行通畅,导管固定有效,熟悉 PCA 泵常见报警原因及处理方法。

(5)使用 PCA 泵时,若经硬膜外给药,应协助患者保持正确体位,防止导管受压、牵拉、打折导致管路不通或脱出,保持导管通畅。

(6)使用静脉 PCA 泵时,尽量使用单独的静脉通路,如必须使用 PCA 静脉通路输注其他液体,应严格控制初始给药速度,防止将导管内镇痛药快速冲入体内而发生危及生命的情况。

(7)患者回病房意识清醒后,将 PCA 手柄放在患者手里,告知患者疼痛时按动手柄,护士每 30 分钟进行一次疼痛评估,以及时调整镇痛药物剂量。

(8)PCA 泵应低于患者心脏水平放置,电子 PCA 泵勿接近磁共振仪器,不可在高压氧舱内使用。

(9)PCA 泵使用期间,应密切观察用药量、药物浓度、镇痛效果及不良反应,定时监测患者呼吸情况,记录患者的镇痛治疗方案。老年患者、低血容量患者在持续使用 PCA 时将增高呼吸抑制发生率。如镇痛效果不佳,及时通知医师,酌情追加药量。

(10)预防感染:无论静脉 PCA 还是硬膜外 PCA,穿刺时严格无菌操作,穿刺点消毒密封。导管留置时间不超过 2 周,2 周后宜重新穿刺置管,如发现硬膜外腔有感染征象,应立即拔出导管,进行抗感染治疗。

(11)预防并发症:患者使用 PCA 过程中如出现皮肤瘙痒、恶心呕吐、嗜睡、呼吸抑制、腹胀便秘、尿潴留等不良反应,护士应查看用药量、浓度、速度有无异常,防止药物过量引起或加重各种不良反应;如患者出现呼吸抑制等药物不良反应时,应及时采取抢救措施并详细记录。

6.早期观察及时处理镇痛治疗产生的并发症

(1)呼吸抑制:临床表现为患者意识状态改变、嗜睡、呼吸深度减弱。接受镇痛治疗的患者应尽量行血氧饱和度监测,使用 PCA 泵镇痛的患者应定期监测生命体征,确保患者安全。

(2)尿潴留:多发生于镇痛治疗后 24～48 小时,应遵医嘱留置导尿管或静脉注射纳洛酮等。

(3)恶心呕吐:常见于用药后 4～6 小时,可遵医嘱使用甲氧氯普胺、东莨菪碱等药物治疗。

(4)腹胀便秘:对使用镇痛药物的患者应常规使用通便药。

(5)皮肤瘙痒:发生率较高,阿片类镇痛药用量增大时,发生率更高,应遵医嘱对症处理。

(6)过度镇静:硬膜外腔使用麻醉性镇痛药后还需定时进行镇静评分,根据评分结果调整镇痛药剂量。

(7)硬膜外感染:置管操作应严格无菌,每日查看置管局部并更换敷料,疑似感染时立即终止硬膜外镇痛,必要时采取相应的对症处理。

7.做好患者教育指导

止痛前后向患者讲解止痛的方法,注意事项,可能出现的并发症等;掌握正确咳嗽的方法,协助患者变换体位,减少因身体活动不当对手术切口的压力或牵拉,缓解切口疼痛。

(四)病情观察

早期动态监测血流动力学及做好记录,术后血压应控制在不低于术前血压的 20~30 mmHg,根据血压、心律和心率变化,调节药物速度和浓度。维持正常的血容量及水、电解质平衡,观察每小时尿量、尿质、颜色,记出入量,每日监测血糖。

(五)呼吸机护理

维持人工呼吸机辅助呼吸,及时清除呼吸道分泌物,改善肺通气。

(六)执行胸腔闭式引流护理常规。

1.严格无菌操作,防止感染发生

(1)保持引流装置无菌。

(2)每 24 小时更换水封瓶 1 次,当引流液超过水封瓶容量 2/3 时应及时更换。更换水封瓶时应协助患者取坐位,鼓励患者咳嗽并挤压引流管。用两把大弯血管钳夹闭胸腔引流管,距离伤口至少 10 cm,尽量减少夹闭时间。在无菌纱布保护下分离胸腔引流管与连接管。用消毒棉球沿胸腔引流管口切面向外螺旋消毒两次。在无菌纱布保护下将胸腔引流管与更换的水封瓶长管连接,用胶带固定连接处。然后松开大弯血管钳,挤压胸腔引流管,同时嘱患者深吸气后咳嗽,观察水柱波动情况。妥善固定胸腔引流管,将水封瓶固定于水封瓶架上,保持水封瓶低于患者胸部水平以下 60~100 cm,防止发生逆行感染。

(3)保持胸壁引流口处敷料清洁干燥,如有渗湿,应及时更换。

2.保持引流装置密闭,防止气体进入胸膜腔

(1)随时检查引流装置密闭情况及引流管是否衔接牢固。

(2)水封瓶保持直立,长玻璃管没入水中 3~4 cm,避免空气进入胸膜腔。

(3)妥善固定引流管,防止滑脱。

(4)若发生水封瓶被打破或接头滑脱时则应立即用血管钳夹闭或反折近胸端引流管,再行更换。如患者有气胸或胸腔引流管不断排出大量气体时,应禁止夹闭胸腔引流管,直接更换水封瓶,防止造成张力性气胸。

(5)若引流管自胸壁伤口意外脱出,应立即用手顺纹理方向捏紧引流口周围皮肤(注意不要直接接触伤口),立即通知医师处理。对于气胸的患者,应该用密闭的无菌纱布覆盖穿刺部位,同时确保气体可以逸出。

(6)搬运患者时,保持引流管和引流瓶低于患者胸部,引流管没入液面以下 2~4 cm,尽量不要夹闭引流管。若无法保证则用双重用两把大弯血管钳夹闭引流管。夹闭引流管的同时应注意监测,若患者出现血氧降低、呼吸困难等症状则应打开夹闭的引流管恢复引流状态,并立即通知医师。

3.保持引流管通畅

(1)防止引流管受压、扭曲和阻塞,可根据水封瓶长玻璃管中水柱波动情况判断引流管是否通畅。若引流管通畅,则不推荐常规挤压引流管以防堵塞;若引流管引流不畅,则可挤压堵塞处

疏通引流管;若挤压后仍引流不畅,应及时通知医师。

(2)协助患者半坐卧位,鼓励患者咳嗽和深呼吸,促进胸腔内液体和气体排出。

4.观察和记录

(1)观察患者生命体征,胸痛及呼吸困难程度,呼吸频率、节律等。

(2)观察胸腔引流管局部情况,有无红、肿、热、痛及皮下气肿等,如有异常及时通知医师。

(3)查看水封瓶密闭性,水柱波动情况(正常水柱波动 4～6 cm)。

(4)密切观察并记录引流液的量、颜色和性质。若出血量多于 100～200 mL/h 且连续 3 小时,呈鲜红色,有血凝块,同时伴有脉搏增快,提示有活动性出血的可能,应及时通知医师。

5.拔管

(1)拔管指征:一般术后 72 小时,无气体、液体排出,或引流量在 100 mL 以下(脓胸、乳糜胸除外),X 线检查肺膨胀良好,即可拔管。

(2)拔管及拔管后护理:拔管时嘱患者深吸气、憋气,在吸气末复张时迅速拔管,并立即用凡士林加厚敷料封闭胸壁伤口。拔管后 24 小时内注意观察患者有无胸闷、呼吸困难、切口漏气、渗液、出血和皮下气肿等,如有异常及时通知医师。拔管后第二日需更换敷料。

6.健康指导

(1)指导患者深呼吸、正确咳嗽及变换体位的方法,并指导其进行呼吸功能锻炼。

(2)指导患者预防脱管的方法及活动时注意事项。

(七)体温护理

进行体温监测,体温＞38 ℃时应及时采取降温措施。低温体外循环患者应积极复温,注意保暖。

(八)用药护理

根据医嘱抗凝治疗,用药期间密切注意出血倾向,如出血、胃肠道不适等,必要时减用或暂停抗凝药,但尽量避免用凝血类药。

(九)加压包扎

弹力绷带加压包扎取血管侧肢体,并抬高 15°～30°,观察患肢皮肤颜色、温度、张力等情况。间断活动患肢,预防血栓形成。

(十)并发症观察及护理

1.低心排血量综合征

术后早期应用扩血管药,补足血容量,纠正酸中毒。一旦临床出现烦躁或精神不振、四肢湿冷、发绀、甲床毛细血管再充盈减慢、呼吸急促、血压下降、心率加快、尿量减少<0.5 mL/(kg·h)、血气分析提示代谢酸中毒等,提示出现低心排血量综合征,应立即报告医师。

2.心律失常

以心房颤动、心房扑动和室性心律失常为主。通过监测心率的快慢、维持满意的心律,减低心肌耗氧量,维持水、电解质及酸碱平衡,给予患者充分镇静。发生心律失常可给予镁剂或利多卡因等抗心律失常药物,必要时安装临时起搏器。

3.急性心肌梗死

减少心肌氧耗,保证循环平稳。术后早期给予患者保暖有利于改善末梢循环并稳定循环,能有效防止心绞痛及降低心肌梗死再发生。

4.出血

患者引流量＞200 mL/h,持续3~4小时,临床上即认为有出血并发症。术后严格控制收缩压在90~100 mmHg;定时挤压引流,观察引流液的色、质、量;静脉采血检查ACT,使其达到基础值范围,确认肝素已完全中和。若出现大量快速出血,血压下降,应立即床旁紧急开胸止血。

5.脑卒中

术后需每小时观察记录瞳孔及对光反射,注意观察患者意识和四肢活动情况。

(十一)健康指导

(1)保持心情愉快,避免情绪过于激动。

(2)合理饮食,进食高蛋白、低脂、易消化饮食,禁忌烟酒、咖啡及辛辣刺激食物。

(3)保持大便通畅,遵医嘱服用缓泻剂,注意排便情况。

(4)应在医师指导下逐渐恢复体力活动及工作,注意劳逸结合。

(5)用药指导:①应定时、定量服用,不可随意中途停药、换药或增减药量;②注意药物的副作用:服用阿司匹林时可出现皮下出血点或便血,服用阿替洛尔如出现心率减慢应减量或逐渐停药;③胸部疼痛发作持续时间＞30分钟,且含药效果不佳,疼痛程度又较重,应考虑心肌梗死的发生,应迅速就近就医,以免延误治疗抢救时机。

(6)出院后每半月复查1次,以后根据病情可逐渐减为每1~2个月复查1次。

(邓佩琳)

第三节 心脏瓣膜病

一、疾病特点

(一)概述

心脏瓣膜的功能是维持心内血液的正确方向,由心房流入心室及由心室流进大动脉。一旦瓣膜发生病变(纤维化增生、钙化以及粘连等),并发狭窄或闭锁不全,不但心肌逐渐代偿增生肥厚,而且可以引发血流动力学方面的变化。

心脏是人体最重要的器官之一,也是血液循环动力环节,有人把它比喻"水泵",这个泵内有四扇"门",随着心跳不停开启闭合。但是,这四扇"门",受到感染、风湿、先天因素、黏液病变等,导致瓣膜形态和功能异常,达到一定程度,就会出现狭窄、钙化、撕裂、脱垂等病变。根据最新的数据统计,我国目前约有400万心脏瓣膜病患者。如果心脏四扇"门"任意一扇坏了,都将使心脏无法正常工作,甚至危及生命。目前对于中重度瓣膜病变唯一有效的方法是通过外科手术修复或是置换这扇"门",这种手术,就是心脏瓣膜置换术,也可以通俗说成是心脏外科医师"换瓣术"。

心脏瓣膜置换术是采用由合成材料制成的人工机械瓣膜或用生物组织制成的人工生物瓣膜替换的手术,简称换瓣。生物瓣中心血流,具有良好的血流动力学特性,血栓发生率低,不必终身抗凝,但其寿命问题至今未获得满意解决,多数患者面临二次手术;机械瓣具有较高的耐力和持久性等特性,临床应用广泛,但机械瓣最大的难题是患者必须终身抗凝且潜在易发血栓栓塞和出血的可能,给患者的工作、生活带来诸多不便。故出院后患者是否能做好自我管理,对提升生活质量以及预防术后并发症有着重要的意义。

（二）心脏瓣膜病变的临床表现及手术方法

瓣膜性心脏病是二尖瓣、三尖瓣、主动脉瓣和肺动脉瓣的瓣膜因风湿热、黏液变形、退行性改变、先天性畸形、缺血性坏死、感染或创伤等出现了病变,影响血液的正常流动,从而造成心脏功能的异常,最终导致心力衰竭的单瓣膜或多瓣膜病变。此病呈现慢性发展的过程,在瓣膜病变早期可无临床症状,当出现心律失常、心力衰竭,或发生血栓栓塞事件才会出现相应的临床症状。患者常表现为活动后心慌、气短、疲乏和倦怠,活动耐力明显减低稍做运动便会出现呼吸困难(即劳力性呼吸困难),重者出现夜间阵发性呼吸困难甚至无法平卧休息。也有部分可因急性缺血坏死、急性感染性心内膜炎等发生,表现出急性心力衰竭的症状如急性肺水肿。部分二尖瓣狭窄的患者可出现痰中带有血丝及咯出大量新鲜血液。在急性左心衰竭时出现大量粉红色泡沫痰。

（三）心脏瓣膜病变分型

1.二尖瓣狭窄

二尖瓣狭窄(mitral stenosis,MS)是由各种原因使心脏二尖瓣瓣叶、瓣环等结构出现异常,造成功能障碍,造成二尖瓣开放受限,引起血流动力学发生改变(如左心室回心血量减少,左心房压力增高等),从而影响正常心脏功能而出现一系列症状。其中,由于风湿热导致的二尖瓣狭窄最为常见。风湿性瓣膜病中大约有 40% 为不合并其他类型单纯性二尖瓣狭窄。

正常二尖瓣口面积为 $4\sim6$ cm² 当瓣口狭窄至 2 cm²,左心房压力增高,左心房增大,肌束肥厚,患者出现疲劳后呼吸困难、心悸、休息症状不明显,当瓣膜病变进一步加重狭窄至 1 cm² 左右,左心房扩大超过代偿极限,肺循环淤血。患者低于正常活动感到明显呼吸困难、心悸、咳嗽。可出现咯血、表现为痰中带血或大量咯血。当瓣膜狭窄至 0.8 cm² 左右,长期肺循环压力增高。超过右心室可代偿能力,继发右心衰竭,表现为肝大、腹水、颈静脉怒张、下肢水肿等。此时,患者除典型二尖瓣面容(口唇发绀,面颊潮红)外,面部、乳晕等部位也可以出现色素沉着。瓣膜病症状明显,造成血流动力学改变尽早手术。单纯狭窄,瓣膜成分好者可行闭式二尖瓣交界分离术或球囊扩张术。伴左心房血栓、瓣膜钙化等,需要直视下行血栓清除及人工心脏瓣膜置换术。

2.二尖瓣关闭不全

任何二尖瓣装置自身各组织结构异常或功能障碍使瓣膜在心室射血期闭合不完全,主要病因中,风湿性病变、退行性病变和缺血性病变等较多见。50% 以上病例合并二尖瓣狭窄。左心室收缩,由于二尖瓣两个瓣叶闭合不全,一部分血液由心室通过二尖瓣逆向流入左心房,使排入体循环血流量减少,左心房血流量增多,压力升高,左心房前负荷增加,左心房扩大,左心室也逐渐扩大和肥厚,同时二尖瓣环也扩大,使二尖瓣关闭不全加重,左心室长期负荷加重,最终产生左心衰竭,表现为咳嗽频繁,端坐呼吸,咳白色或粉红色泡沫样痰。同时导致肺循环压力增高,最后可引起右心衰竭。表现为颈静脉怒张,肝大,腹水,下肢水肿。二尖瓣关闭不全症状明显,心功能受影响,心脏扩大应及时行手术治疗。

手术方法:二尖瓣成形术,包括瓣环重建或缩小,腱索和乳头修复及人工腱索和人工瓣环植入。此技术可以保存自身瓣膜功能,对患者术后恢复及远期预后有重大意义。腱索、乳头肌等结构和功能病变较轻。随着手术发展,经皮介入二尖瓣成形术也逐渐成为治疗瓣膜严重增厚、钙化、腱索、乳头肌严重粘连伴或不伴二尖瓣狭窄,不适于实施瓣膜成形的患者需行二尖瓣置换术。二尖瓣置换术后效果较好,但需要严格抗凝及保护心脏功能治疗。临床常使用的人工瓣膜包含机械瓣膜、生物瓣膜两类,各有优缺点,需根据实际情况选用。

3.主动脉瓣狭窄

主动脉瓣狭窄(aortic stenosis,AS)是指由于各种因素所使主动脉瓣膜和附属结构病变,致使主动脉瓣开放受限,主动脉瓣狭窄。单纯的主动脉瓣狭窄病例较少,常伴有主动脉瓣关闭不全及二尖瓣病变。正常成人主动脉瓣口面积约为 3.0 cm²,按照狭窄的程度可将主动脉瓣狭窄分为轻度狭窄、中度狭窄和重度狭窄。由于左心室收缩力强,代偿功能好,轻度狭窄并不产生明显血流动力学改变。但瓣膜口面积小于 1.0 cm²,左心室射血受阻,左心室后负荷增加,长期病变结果是左心室代偿性肥厚,单纯的狭窄左心室腔常呈向心性肥厚。早期临床表现常不明显,病情加重后常出现心悸、气短、头晕、心绞痛。心肌肥厚劳损后心肌供血不足更加明显,常呈劳力性心绞痛。心力衰竭后左心室扩大,舒张末压增高,使左心房和肺毛细血管压力也明显升高,患者出现咳嗽,呼吸困难等症状。主动脉区可闻及 3～4 级粗糙收缩期杂音,向颈部传导,伴或不伴有震颤。严重狭窄,出现肝大、腹水、全身水肿表现。重症者可因心肌供血不足发生猝死。主动脉瓣狭窄早期没有临床症状,部分重度主动脉瓣狭窄患者也没有明显症状,但是有猝死和晕厥潜在的风险。临床上出现心绞痛、晕厥和心力衰竭患者,病情往往迅速发展恶化,所以应该尽早实施手术治疗,切除病变瓣膜,进行瓣膜置换术,也有少部分报道用球囊扩张术,但效果差,容易造成瓣膜关闭不全和钙化赘生物脱落,导致栓塞并发症。

4.主动脉瓣关闭不全

主动脉瓣关闭不全是指瓣叶变形、增厚、钙化、活动受限不能严密闭合,主动脉瓣关闭不全不常单独存在,常合并主动脉瓣狭窄。一般可由风湿热、细菌性心内膜炎、马方综合征、先天性动脉畸形、主动脉夹层动脉瘤等引起。

主动脉瓣关闭不全左心室舒张期同时接受来自左心房和经主动脉瓣逆向回流血液,收缩力增强,并逐渐扩大、肥厚。当病变过重,超过了左心室代偿能力,则出现呼吸困难、心脏跳动剧烈、颈动脉波动加强等症状。由于舒张压降低,冠脉供血减少,加上左心室高度肥厚,耗氧量加大,心肌缺血明显,心前区疼痛也逐渐加重,最后出现心力衰竭。听诊可在胸骨左缘第三肋间闻及舒张期泼水样杂音,脉压增大。

人工瓣膜置换术是治疗主动脉瓣关闭不全主要手段,应在心力衰竭症状出现前实施。风湿热和绝大多数其他病因引起主动脉瓣关闭不全都应该实施瓣膜置换术。常用瓣膜为机械瓣膜和生物瓣膜。瓣膜修复术较少使用,不能完全消除主动脉瓣的反流。由于升主动脉动脉瘤使瓣环扩张所致主动脉瓣关闭不全,可行瓣环紧缩成形术。

(四)治疗原则

1.非手术治疗

常给予强心、利尿、补钾、抗凝、抗感染、纠正心衰、营养支持等方式治疗。

2.手术治疗

手术治疗是心脏瓣膜病的根治方法,多采用人工心脏瓣膜置换或瓣膜成形术。

二、术后护理常规

(一)外科术后护理常规

见本章第二节"冠状动脉粥样硬化性心脏病"的护理部分。

(二)全身麻醉后护理常规

见本章第二节"冠状动脉粥样硬化性心脏病"的护理部分。

（三）术后疼痛护理常规

见本章第二节"冠状动脉粥样硬化性心脏病"的护理部分。

（四）维持稳定的血流动力学

早期监测中心静脉压、动脉压、肺动脉压等，根据监测指标及病情遵医嘱补充血容量，调整正性肌力药物及扩血管药物，维护心功能。控制输液速度和量，预防发生肺水肿、左心衰竭。

（五）呼吸功能监护与护理

严格遵守呼吸机使用原则及注意事项，加强呼吸道的管理，定时翻身、拍背、吸痰，保证供氧，并观察痰液颜色、性质、量，预防肺部并发症。

（六）维持电解质平衡

瓣膜置换术后每日监测血钾情况，低血钾易造成心律失常，一般血清钾维持在 $4\sim5$ mmol/L，静脉补钾时要选择深静脉，补钾后及时复查血钾。

（七）引流液的观察

术后保持引流管的通畅，注意引流液的颜色、量及性质。如引流液过多，应考虑是否鱼精蛋白中和肝素不足。注意观察有无心脏压塞的征象，如出现心率快、血压低、静脉压高、尿量少等应及时通知医师。

（八）周围循环观察

观察肢体末梢皮肤颜色、温度变化，及时保暖。4 小时测量体温 1 次，体温过高时遵医嘱给予降温处理，观察效果。

（九）并发症观察及护理

1.瓣周瘘

瓣周瘘是瓣膜置换术后一种少见而严重的并发症。术后重点评估心功能状态，监测并控制感染。注意观察尿色、尿量，如长期为血红蛋白尿应及时报告医师，同时注意碱化尿液，防止肾衰竭。

2.心律失常

密切观察患者的心电示波及心电图变化，及早发现并纠正引发严重室性心律失常的诱因，如心肌缺血缺氧、低钾等。保持静脉通畅，备好抢救物品及药品。

3.出血

术后应用抗凝治疗期间根据化验结果（PT 值在 24 秒左右、INR 值在 $2\sim2.5$ 之间）调整用药量。密切注意出血倾向（血尿、牙龈出血、皮肤黏膜出血等），必要时减用或暂停抗凝药，但尽量避免用凝血类药。

4.栓塞及中枢神经并发症

加强巡视，严密观察意识、瞳孔、肢体疼痛、皮肤颜色的改变和肢体活动情况等。发现异常情况及时通知医师，及时发现，及时治疗。

5.感染性心内膜炎

术前合理使用抗生素，术后严格无菌操作，监测体温，可疑患者进行多次重复血培养，使用抗生素时严格掌握用量及时间。

（十）健康指导

（1）养成良好生活习惯，避免紧张，保持心情舒畅。

（2）加强营养，不宜吃太咸食物，适当限制饮水，避免加重心脏负担。

（3）预防感冒及呼吸道感染，不乱用抗生素。

（4）增强体质，术后应休息半年，保持适当的活动量，避免活动量过大和劳累，如感到劳累、心慌气短，马上停止活动，继续休息。

（5）在医师指导下按时服用抗凝、强心、利尿、抗心律失常药物，并注意观察药物作用及不良反应，观察有无出血情况等，准确记录出入量。

（6）合并心房颤动或有血栓病史的患者告知其突然出现胸闷憋气等不适症状时，及时就医。

（7）定期门诊复查心电图、超声、胸部 X 线片及血化验。

（邓佩琳）

第四节　先天性心脏病

先天性心脏病（先心病）是指出生时即存在的心血管异常，是胎儿时期心血管发育异常或发育障碍以及出生后应该退化的组织未能退化所造成的心血管畸形。婴幼儿最常见的心血管畸形是室间隔缺损。心血管的发生、演变和生成过程在妊娠 2～3 个月期间完成，妊娠第 5～8 周为心血管发育、演变的最活跃时期。先天性心脏病分类，见表 8-1。

表 8-1　先天性心脏病分类

非青紫型	青紫型
左向右分流型	右向左分流型
房间隔缺损	法洛四联症
室间隔缺损	完全性大动脉错位
动脉导管未闭	
无分流型	
肺动脉狭窄	
主动脉缩窄	

一、疾病特点

（一）病因

1.胎儿周围环境及母体的因素

包括羊膜的病变、胎儿周围局部机械性压迫、母体的营养和维生素缺乏、母亲妊娠最初 3 个月内患病毒性感染、在妊娠早期服用某些药物，如镇静药、四环素或大量奎宁等可导致胎儿先天性畸形。

2.遗传因素

同一家庭成员中，有同患先天性心脏病者，则先天性心血管畸形概率高。

3.其他因素

宫内缺氧可增加心血管畸形概率，因此高原地区动脉导管未闭及房间隔缺损的发病率较高。高剂量的放射线不仅影响孕妇，而且对妇女以后的生育均会产生影响。

（二）症状和体征

1.呼吸急促

患儿进食时吸吮乏力,吮奶未完即因气促而弃奶喘息,吸几口就停一下,满头大汗。

2.反复呼吸道感染或肺炎

这是最常见的症状,因肺部充血,轻度呼吸道感染就易引起支气管肺炎,甚至出现心功能不全等症状。

3.生长发育迟缓

由体循环血流量及血氧供应不足所致,生长发育比同龄小儿迟缓,其体重落后比身长落后更明显。

4.水肿

当发现患儿出现尿少、下肢凹陷性水肿时,则表示心力衰竭。

5.蹲踞

是婴儿先天性心脏病法洛四联症的常见表现,患儿活动量不大,走不远就感乏力,自动采取蹲下姿势或取胸膝卧位,休息片刻后再站起来活动。

6.昏厥

又称缺氧性发作。往往发生在哺乳、啼哭、排便时,因缺氧,突发呼吸困难,发绀加重,失去知觉甚至抽搐。

7.杵状指(趾)

法洛四联症经常出现,因长期缺氧指(趾)端软组织增生,使手指、足趾呈鼓槌样改变,临床上往往会在婴儿2～3岁后出现。

（三）治疗原则

1.非手术治疗

自愈(自然闭合),部分(20％～50％)膜部和肌部室间隔缺损能在5岁以内自行愈合。高位室间隔缺损不能自愈。

2.手术治疗

外科手术治疗、介入治疗。

二、先天性心脏病护理

（一）外科术后护理常规

见本章第二节"冠状动脉粥样硬化性心脏病"的护理部分。

（二）麻醉后护理常规

见本章第二节"冠状动脉粥样硬化性心脏病"的护理部分。

（三）术后疼痛护理常规

见本章第二节"冠状动脉粥样硬化性心脏病"的护理部分。

（四）病情观察

动态监测生命体征,特别是心率、血压、神志、呼吸的变化。备好各种抢救物品及药品。

（五）体位

术后取平卧位,麻醉未清醒者头偏向一侧。术侧肢体保持伸直并制动6～8小时,沙袋压迫穿刺点止血6～8小时,并观察局部有无出血、渗血,避免沙袋移位。撤除沙袋后还需再平卧12～

24 小时。做好皮肤护理。

（六）术侧下肢的观察

24 小时内密切观察术侧下肢皮肤温度、颜色、有无肿胀、肢体血运是否良好、足背动脉搏动有无异常。

（七）静脉补液

遵医嘱给予静脉液体补充,预防低血容量的发生。

（八）进食护理

清醒后可试饮水,2 小时后可进食。

（九）并发症观察及护理

(1)封堵器脱落及异位栓塞:封堵器脱落常可进入肺循环引起患者胸痛、呼吸困难、发绀等。术后密切观察有无胸闷、气促、呼吸困难、症状,注意心脏杂音的变化。

(2)感染性心内膜炎:密切监测体温变化,严格执行无菌操作,术后遵医嘱使用抗生素。

(3)溶血:动脉导管未闭(PDA)封堵术罕见的严重并发症,多因残余分流时高速血流通过网状封堵器所致,术后密切观察患者心脏杂音的变化,睑结膜及尿液颜色,必要时送检血、尿化验,及早发现有无溶血。

(4)高血压:术后密切监测血压,适当控制液体入量,血压升高时可遵医嘱微量泵泵入硝普钠等药物,血压轻度升高可不必处理,必要时给予镇静、镇痛药。

（十）健康指导

(1)术后 3 个月内禁止剧烈体力活动,穿刺处 1 周内避免洗澡,防止出血。

(2)预防感冒,术后 6 个月内注意预防感染性心内膜炎。

(3)遵医嘱服药,术后定期随访复查,行心脏超声等检查,观察患者肺血流改变和封堵器形态、结构有无变化。

（邓佩琳）

第五节　严重心律失常起搏器置入术护理

人工心脏起搏术是指运用起搏器来发放脉冲电流,形成异位兴奋灶,带动心脏搏动的治疗方法。其核心部分是起搏器内的脉冲发生器。目前已发展了多种类型的起搏器,如固定频率型、心室按需型、频率按需抑制型等。本节主要讲严重心律失常患者的起搏器置入术护理。

根据起搏器的性能和工作方式,规定用几个外文字母代表,1974 年起采用 3 位代码命名,1981 年国际心脏病学会联合会增补为 5 位代码。第 1 个字母代表起搏的心脏,如 A 为起搏心房,V 为起搏心室,D 为心房心室双腔起搏。第 2 个字母代表起搏器能感知哪个心腔,如 A 为感知心房的激动、V 为感知心室的激动、D 为心房和心室双腔均感知、O 为无感知功能。第 3 个字母表示起搏器感知心脏自身电活动后的反应方式。如 T 为触发型,即感知心脏自身激动后释放一个刺激脉冲;I 为抑制型,即感知心脏自身激动后,起搏器工作受到抑制暂时不发放脉冲刺激;D(或 T/I)为既有触发反应又有抑制反应,0 为无此项功能;R 为逆向反应,即当患者发生心动过速时发放脉冲呈逆向反应,与一般起搏器相反。第 4 个字母表示程序控制的程度,P 为有 1～

2 项程控功能。第 5 个字母表示抗快速心律失常的形成。如 B 为猝发成串脉冲刺激;N 为与正常频率竞争刺激;S 为频率扫描刺激;E 为体外控制脉冲的发放。如 VVI 起搏器表示心室起搏、心室感知、反应方式为抑制型。

按起搏器的使用时间分为临时起搏和永久起搏。

一、临时起搏器置入术

临时起搏器置入术是治疗严重心律失常的一种应急和有效的措施,也是心肺复苏的急救手段。自 1973 年 Schnitzler 首先报道应用漂浮电极导管进行床旁心脏临时起搏后,此项技术迅速得到推广应用,现已成为医院抢救患者必不可少的医疗技术之一。

（一）适应证

临时起搏器植入术为非永久性置入起搏电极的一种起搏方法。通常使用单极起搏导管电极,起搏器放置在体外,起搏电极放置时间一般不超过 4 周。

1.急救措施

（1）任何原因引起的心脏骤停以及各种心动过缓引起的阿斯综合征的紧急抢救。

（2）需要超速抑制终止对药物治疗无效或不宜药物、电转复的快速心律失常。

（3）有永久起搏器置入的适应证,但属于疾病的急性期,心律失常可能被治愈者。

2.保护性措施

（1）作为安装永久起搏器前的过渡性治疗。

（2）心脏外科手术后的保护性措施,可帮助复苏、控制心动过速以及处理手术引起的房室传导阻滞。

（3）有心律失常潜在危险者,进行外科大手术或进行心血管介入性诊疗时,作为保护性措施。

3.诊断措施

（1）快速心房起搏诊断冠心病。

（2）窦房结功能测定。

（3）心脏电生理检查。

（4）埋植起搏器之前的试验起搏或预备起搏。

（二）物品准备

紧急情况下可在床边进行临时起搏器的置入。有条件情况下,应在心导管室进行,并准备下列设备和用物。

1.设备

X 线设备、心电监护仪、除颤器、电生理检查及血流动力学监测装置。

2.用物

包括无菌敷料包、治疗车、急救药品、起搏电极以及临时起搏器(图 8-1)。

（三）方法

根据插管途径分为经皮起搏、经静脉起搏、经食管心脏起搏和经胸心脏起搏。临时起搏方式的选择通常取决于当时的情况,如情况紧急,需要进行临时起搏治疗患者的血流动力学不稳定,常需要迅速对心血管系统的衰竭进行预防和干预治疗。如极其严重的心动过缓患者在抢救室内,应首选经皮起搏,一旦稳定则改用经静脉起搏。起搏电极经静脉送入心腔接触心内膜者称为心内膜电极;起搏电极经胸腔植入接触心外膜者称为心外膜电极;起搏电极刺入心壁心肌者称为心肌电极。下面仅介绍经静脉心内膜单极导管起搏,可供选用的静脉包括大隐静脉、股静脉、锁骨下静脉、颈内静脉、颈外静脉、肘静脉及肱静脉。

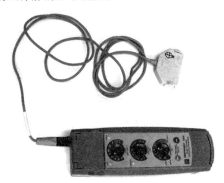

图 8-1 临时起搏器

1.置管方法

(1)患者取平卧位,常规皮肤消毒、铺无菌巾,暴露穿刺部位,通常选用大隐静脉或肘静脉穿刺。

(2)穿刺部位局部麻醉,用注射器探明静脉的走向和深度。

(3)以手术刀尖划开皮肤,用 16G 或 18G 穿刺针刺入静脉,回血通畅后拔出内芯,向穿刺针内送入导引钢丝至下腔静脉或上腔静脉,然后拔出穿刺针,保留导引钢丝在血管内。

(4)沿导引钢丝插入血管扩张管及静脉鞘管至大隐静脉或肘静脉,撤出导引钢丝及血管扩张管,保留静脉鞘管在血管内。

(5)将起搏电极从静脉鞘管内插入大隐静脉或肘静脉,经下腔静脉或上腔静脉到右心房,通过三尖瓣到达右心室中部,使电极紧贴心内膜。

(6)将起搏电极的插头与体外用的临时起搏器连接进行起搏。调节输出电压至能起搏时(即起搏阈值),一般为 1 V 左右。设定起搏频率。调节感知灵敏度(即起搏器感知 P 波或 R 波的能力),心室感知灵敏度一般为 1~3 mV。

(7)当深呼吸,改变体位时能有效起搏,则固定起搏电极和鞘管于穿刺部位的皮肤处。

(8)75％乙醇消毒后局部覆盖无菌纱布并在体外妥善固定临时起搏器。

2.注意事项

(1)插管过程中如没有 X 线引导,可通过心腔内心电图引导插管。其心腔内心电图变化与导管位置见表 8-2。

表 8-2 心腔内心电图变化与导管位置的关系

导管位置	P 波	QRS 波群	T 波
上腔静脉或右心房上部	倒 P	QS	倒 T
右心房中部	P 正负双向	QS	倒 T
右心房下部	直立 P	QS	倒 T
右心室上部	直立 P	QS	正 T
右心室中部	直立 P	rS	正 T,ST 抬高

(2)起搏阈值太高,说明电极与心内膜接触不良,此时应改变电极位置。

（3）实际设置的起搏电压应高于起搏阈值。

（4）术后搬动患者要小心，防止电极脱开或刺破右心室。

二、永久起搏器置入术

（一）起搏器的类型

1. 单腔起搏器

分为非同步型、抑制型和触发型三种。非同步型心室起搏器（VOO）、非同步型心房起搏器（AOO）；抑制型按需心室起搏器（VVI）、抑制型按需心房起搏器（AAI）；触发型按需心室起搏器（VVT）、触发型按需心房起搏器（AAT）。目前广泛应用于临床的是 VVI 和 AAI。

2. 双腔起搏器

如非同步房室起搏器（DOO）、房室顺序起搏器（DVI）、心房和心室抑制型房室顺序起搏器（DDI）、房室同步型心室起搏器（VAT）、房室同步型心室按需型起搏器（VDD）、房室全自动型起搏器（DDD）。

3. 频率适应性起搏器

如频率适应性心室起搏器（VVIR）、频率适应性心房起搏器（AAIR）、频率适应性心房同步心室抑制型起搏器（VDDR）、双传感器频率适应性单腔起搏器（SSIR）、双传感器频率适应性双腔起搏器（VDDR 和 DDDR）。

4. 抗心动过速型起搏器

抗心动过速型起搏器是阵发性室上性心动过速的有效治疗手段之一。

5. 植入型心律转复除颤器（ICD）

目前临床使用较多的起搏器见图 8-2 所示。

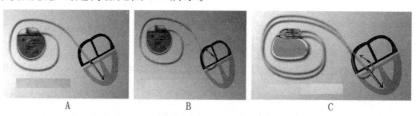

图 8-2 常用的单腔和双腔起搏器

A. 心室起搏 B. 心房起搏 C. 双腔起搏

（二）适应证

1. 心脏传导阻滞

包括有症状的房室传导阻滞和窦房传导阻滞，心室率<40 次/分钟，传导阻滞伴心室静止>4 秒，需要长期使用药物维持心率者。

2. 病态窦房结综合征

心室率<40 次/分钟，窦性停搏≥3 秒，慢快综合征伴有晕厥，有症状的窦性心动过缓，药物治疗无效者。

（三）禁忌证

无绝对禁忌证，其相对禁忌证为：①发热或败血症；②明显的心力衰竭；③血管栓塞性疾病血栓活动期；④出血性疾病或凝血功能障碍者；⑤糖尿病血糖未控制者。

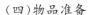

（四）物品准备

所有物品同临时起搏器置入术，另外增加起搏器分析仪、永久起搏器（包括脉冲发生器、导线和电极）。

（五）方法

1.置管步骤

（1）患者取平卧位，常规皮肤消毒、铺无菌巾，暴露穿刺部位。通常选用锁骨下静脉穿刺，另外也可选择头静脉、颈外静脉和颈内静脉。

（2）穿刺部位局部麻醉，用注射器探明静脉的走向和深度。

（3）以手术刀尖划开皮肤，将穿刺针刺入静脉，回血通畅后拔出内芯，向穿刺针内送入导引钢丝至上腔静脉，然后拔出穿刺针，保留导引钢丝在血管内。

（4）沿导引钢丝插入血管扩张管及外鞘至锁骨下静脉，撤出导引钢丝及血管扩张管，保留外鞘在血管内。

（5）将永久起搏器导管电极从外鞘内插入锁骨下静脉，经上腔静脉到右心房，通过三尖瓣到达右心室心尖部，继续推进导管，使电极嵌入肌小梁中。

（6）进行起搏器功能的测试，测试满意后固定导管于血管上。

（7）在距锁骨下缘 2 cm 处作一横切口，分离脂肪层直至胸肌膜，从切口处向下分离出一个皮囊，置入起搏器。

（8）从静脉穿刺点处向皮囊方向作一皮下隧道，将导管电极与起搏器连接，缝合皮肤。

2.注意事项

（1）在 X 线导引下送入导管电极，使电极顶端嵌入心内膜肌小梁中，电极导线在心腔内及胸腔内应留有足够的长度，避免导线牵拉、折断或接头脱落。

（2）进行起搏器功能测试时，患者分别作深呼吸、咳嗽、翻身等动作以观察电极是否安置牢固，测试理想的起搏阈值后再固定电极。

（3）皮囊应根据起搏器的大小留有足够的空间，避免皮肤张力过大而导致伤口愈合不良。

三、护理

（一）术前护理

（1）手术部位备皮，经大隐静脉插管时需对会阴部及两侧腹股沟备皮，经锁骨下静脉插管时要对左上胸包括颈部和腋下备皮。

（2）协助医师做好常规检查，如血常规、血小板、出凝血时间、肝肾功能、电解质等，术前 30 分钟肌内注射地西泮 10 mg。

（3）训练患者在床上排便，术前禁食、禁水 4～6 小时。

（4）准备好抢救器械和药品。

（5）告知家属起搏器置入术的目的、简要手术过程、注意事项、可能发生的并发症，并签署知情同意书。

（二）术中护理

（1）体位：患者平卧于 X 线诊断床上，暴露穿刺部位。连接心电监护仪，建立静脉输液通道。

（2）进行永久起搏器置入术时，可根据患者的经济状况、年龄以及心律失常的类型选择不同的心脏起搏器。

(3)在起搏器置入的过程中,护士应密切观察患者的生命体征,尤其是心电图的监测。当起搏电极进入右心室刺激室壁时,可引起频发的室早、室速,此时应暂停操作,同时静脉滴注利多卡因,严密观察心电变化。配合手术医师变换患者的体位、测定起搏器的阈值,留取标本、供应术中的物品等,以保证手术能迅速、安全地进行。

(4)导管电极固定前应反复测试,直至达到理想状态。

(三)术后护理

(1)术后平卧 24 小时,经大隐静脉安置临时起搏器者,需绝对卧床休息,避免手术侧肢体屈曲和过度活动。

(2)安置永久起搏器的患者,需卧床 72 小时,手术侧肢体不宜过度活动,以免导管脱落。局部伤口沙袋压迫 4~6 小时,观察伤口有无渗血、渗液及皮下血肿,定期更换伤口敷料。

(3)密切观察病情变化,尤其注意起搏器的起搏功能和感知功能是否正常,患者原有症状是否消失,对起搏器是否适应等。监测心律、心率及心电图变化,注意有无心律失常或电极移位等并发症,发现异常及时报告医师进行处理。

(4)常规应用抗生素 3~5 天,以预防感染。

(四)并发症的观察和护理

1.起搏阈值增高

表现为原来的输出电压不能带动心脏起搏,多出现在起搏器置入术后 2~3 天,1~2 周达高峰,以后逐渐下降,至 1 个月趋向稳定。可通过调高输出电压或给予氯化钾或肾上腺皮质激素来降低起搏阈值;若起搏阈值持续增高,多为电极接触不良或电极接触部位纤维化,要考虑更换电极。

2.电极移位及导线断裂

表现为部分起搏甚至完全不能起搏,心电图上显示脉冲波与 QRS 波群无关。可通过变换体位来观察起搏情况,如无改善则需要重新调整电极位置或更换电极。

3.心肌穿孔

当电极嵌入肌小梁中,随心脏的收缩和舒张产生的吸力可引起心肌穿孔。心肌穿孔后患者出现胸闷、胸痛、心包摩擦音,同时出现起搏失灵或间断起搏。发生心肌穿孔后应立即在 X 线导引下将导管后撤至心腔,并严密观察有无心包填塞现象,如出现心包填塞应立即切开心包,缝合穿孔创口。

4.起搏器故障

可能为接插件故障、电池失效或脉冲发生器元件故障等。一般分为脉冲发放故障和感知不良两大类。不论何种原因,均应及时停用或调换起搏器。

5.局部皮肤坏死或感染

可在局部观察到感染灶或坏死物。应全身和局部应用抗生素,感染无法控制时应取出起搏器重新调换部位。

6.心律失常

安装起搏器的患者可发生竞争心律,通过调节起搏频率、感知灵敏度一般均可以克服竞争心律,无效时暂时停用起搏器或更换起搏器。另外,由于电极对心室壁的刺激还可能发生室早或室速,电解质紊乱时也可能导致心律失常。

7.人工心脏起搏器综合征

见于经心室起搏的患者,由于房室收缩不同步,可使心室充盈量减少,心搏量减少,血压降低,脉搏减弱,患者可出现心慌、血管搏动、头胀、头昏等症状。

8.肢体功能障碍

由于术后患者对起搏器不习惯,或切口处疼痛,患者常常不敢活动肢体,久之会引起肢体肌肉废用性萎缩、关节韧带粘连,从而影响正常的肢体功能。

9.心功能减退

安置起搏器虽然解决了患者心脏传导上的问题,但它毕竟不同于正常生理状态下的心脏兴奋收缩,因而会导致心功能减退。表现为原有缺血性心脏病、心肌病的患者,心功能更差,其症状更为明显。

四、健康教育

(1)向患者及家属讲解安置起搏器的方法和意义、手术的必要性和安全性、简要手术过程、术中配合要点、术后可能发生的并发症及其应对措施等,消除患者的顾虑和恐惧。

(2)安置永久起搏器后应避免进入强电场、磁场区域,避免使用有磁物品以及进行核磁显像等检查。一般家用电器不影响起搏器的工作,但需与之保持一定距离。

(3)安置起搏器的一侧上肢避免用力过度或做幅度太大的动作。

(4)外出时应随身携带保健卡,卡上注明安装起搏器的时间、类型,以备不测之用。

(5)教会患者每天自测脉搏,发现心率过快、过慢、不规则或出现头晕、乏力、心悸、晕厥等症状时及时到医院就诊。

(6)起搏器埋藏部位避免碰撞,注意局部清洁。体质消瘦或胸部皮下脂肪少的患者可使用托带固定起搏器,以减小局部张力。

(7)定期复查起搏器的功能,一般第一年每 3 个月随访一次,以后每半年随访一次。放置植入型心律转复除颤器(ICD)的患者应每隔 1～2 个月随访一次。随访时测定 ICD 的充电时间及发放电击累积次数。

(8)更换起搏器的指征:①安装起搏器前的症状再度出现;②心率减慢超过设定频率10 次/分钟;③起搏频率减慢,低于原定频率的 10% 以上。

(9)教会家属心肺复苏技术。

(邓佩琳)

第九章

普外科疾病护理

第一节 胃、十二指肠损伤

一、胃溃疡和十二指肠溃疡

胃十二指肠溃疡(gastroduodenal ulcer)是指发生于胃十二指肠黏膜的局限性圆形或椭圆形的全层黏膜缺损。因溃疡的形成与胃酸-蛋白酶的消化作用有关,故又称为消化性溃疡。纤维内镜技术的不断完善、新型制酸剂和抗幽门螺杆菌药物的合理应用使得大部分患者经内科药物治疗可以痊愈,需要外科手术的溃疡患者显著减少。外科治疗主要用于溃疡穿孔、溃疡出血、瘢痕性幽门梗阻、药物治疗无效及恶变的患者。

(一)病因与发病机制

胃十二指肠溃疡病因复杂,是多种因素综合作用的结果。其中最为重要的是幽门螺杆菌感染、胃酸分泌异常和黏膜防御机制的破坏,某些药物的作用以及其他因素也参与溃疡病的发病。

1.幽门螺杆菌(helieobacter pylori,Hp)感染

幽门螺杆菌(helieobacter pylori,Hp)感染与消化性溃疡的发病密切相关。90%以上的十二指肠溃疡患者与近70%的胃溃疡患者中检出 Hp 感染,Hp 感染者发展为消化性溃疡的累计危险率为15%~20%;Hp 可分泌多种酶,部分 Hp 还可产生毒素,使细胞发生变性反应,损伤组织细胞。Hp 感染破坏胃黏膜细胞与胃黏膜屏障功能,损害胃酸分泌调节机制,引起胃酸分泌增加,最终导致胃十二指肠溃疡。幽门螺杆菌被清除后,胃十二指肠溃疡易被治愈且复发率低。

2.胃酸分泌过多

溃疡只发生在经常与胃酸相接触的黏膜。胃酸过多的情况下,激活胃蛋白酶,可使胃、十二指肠黏膜发生自身消化。十二指肠溃疡可能与迷走神经张力及兴奋性过度增高有关,也可能与壁细胞数量的增加以及壁细胞对胃泌素、组胺、迷走神经刺激敏感性增高有关。

3.黏膜屏障损害

非甾体消炎药(nonsteroidal antiinflammatory drug,NSAID)、肾上腺皮质激素、胆汁酸盐、乙醇等均可破坏胃黏膜屏障,造成 H^+ 逆流入黏膜上皮细胞,引起胃黏膜水肿、出血、糜烂,甚至溃疡。长期使用 NSAID 者胃溃疡的发生率显著增加。

4.其他因素

包括遗传、吸烟、心理压力和咖啡因等。遗传因素在十二指肠溃疡的发病中起一定作用。O 型血者患十二指肠溃疡的概率比其他血型者显著增高。

正常情况下,酸性胃液对胃黏膜的侵蚀作用和胃黏膜的防御机制处于相对平衡状态。如平衡受到破坏,侵害因子的作用增强、胃黏膜屏障等防御因子的作用削弱,胃酸、胃蛋白酶分泌增加,最终导致消化性溃疡的形成。

(二)临床表现

典型消化道溃疡的表现为节律性和周期性发作的腹痛,与进食有关,且呈现慢性病程。

1.症状

(1)十二指肠溃疡:主要表现为上腹部或剑突下的疼痛,有明显的节律性,与进食密切相关,常表现为餐后延迟痛(餐后 3~4 小时发作),进食后腹痛能暂时缓解,服制酸药物能止痛。饥饿痛和夜间痛是十二指肠溃疡的特征性症状,与胃酸分泌过多有关,疼痛多为烧灼痛或钝痛,程度不一。腹痛具有周期性发作的特点,好发于秋冬季。十二指肠溃疡每次发作时,症状持续数周后缓解,间歇 1~2 个月再发。若间歇期缩短,发作期延长,腹痛程度加重,则提示溃疡病变加重。

(2)胃溃疡:腹痛是胃溃疡的主要症状,多于餐后 0.5~1 小时开始疼痛,持续 1~2 小时,进餐后疼痛不能缓解,有时反而加重,服用抗酸药物疗效不明显。疼痛部位在中上腹偏左,但腹痛的节律性不如十二指肠溃疡明显。胃溃疡经抗酸治疗后常容易复发,除易引起大出血、急性穿孔等严重并发症外,约有 5% 胃溃疡可发生恶变;其他症状:反酸、嗳气、恶心、呕吐、食欲减退,病程迁延可致消瘦、贫血、失眠、心悸及头晕等症状。

2.体征

溃疡活动期剑突下或偏右有一固定的局限性压痛,十二指肠溃疡压痛点在脐部偏右上方,胃溃疡压痛点位于剑突与脐的正中线或略偏左。缓解期无明显体征。

(三)实验室及其他检查

1.内镜检查

胃镜检查是诊断胃十二指肠溃疡的首选检查方法,可明确溃疡部位,并可经活检做病理学检查及幽门螺杆菌检测。

2.X 线钡餐检查

可在胃十二指肠部位显示一周围光滑、整齐的龛影或见十二指肠壶腹部变形。上消化道大出血时不宜行钡餐检查。

(四)治疗要点

无严重并发症的胃十二指肠溃疡一般均采取内科治疗,外科手术治疗主要针对胃十二指肠溃疡的严重并发症进行治疗。

1.非手术治疗

(1)一般治疗:包括养成生活规律、定时进餐的良好习惯,避免过度劳累及精神紧张等。

(2)药物治疗:包括根除幽门螺杆菌、抑制胃酸分泌和保护胃黏膜的药物。

2.手术治疗

(1)适应证包括十二指肠溃疡手术适应证和胃溃疡手术适应证。

十二指肠溃疡外科治疗:外科手术治疗的主要适应证包括十二指肠溃疡急性穿孔、内科无法控制的急性大出血、瘢痕性幽门梗阻以及经内科正规治疗无效的十二指肠溃疡,即顽固性溃疡。

胃溃疡的外科治疗:胃溃疡外科手术治疗的适应证:①包括抗幽门螺杆菌措施在内的严格内科治疗8～12周,溃疡不愈合或短期内复发者。②发生胃溃疡急性大出血、溃疡穿孔及溃疡穿透至胃壁外者。③溃疡巨大(直径＞2.5 cm)或高位溃疡者。④胃十二指肠复合型溃疡者。⑤溃疡不能除外恶变或已经恶变者。

(2)手术方式包括胃大部切除术和迷走神经切断术。

1)胃大部切除术:这是治疗胃十二指肠溃疡的首选术式。胃大部切除术治疗溃疡的原理是:①切除胃窦部,减少 G 细胞分泌的胃泌素所引起的体液性胃酸分泌。②切除大部分胃体,减少了分泌胃酸、胃蛋白酶的壁细胞和主细胞数量。③切除了溃疡本身及溃疡的好发部位。胃大部切除的范围是胃远侧2/3～3/4,包括部分胃体、胃窦部、幽门和十二指肠壶腹部的近胃部分。胃大部切除术后胃肠道重建的基本术式包括胃十二指肠吻合或胃空肠吻合。术式如下。

毕(Billrorh)Ⅰ式胃大部切除术:即在胃大部切除后将残胃与十二指肠吻合(图 9-1),多适用于胃溃疡。其优点是重建后的胃肠道接近正常解剖生理状态,胆汁、胰液反流入残胃较少,术后因胃肠功能紊乱而引起的并发症亦较少;缺点是有时为避免残胃与十二指肠吻合口的张力过大致切除胃的范围不够,增加了术后溃疡的复发机会。

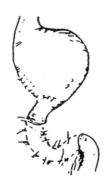

图 9-1　毕Ⅰ式胃大部切除术

毕(Billrorh)Ⅱ式胃大部切除术:即切除远端胃后,缝合关闭十二指肠残端,将残胃与空肠行断端侧吻合(图 9-2)。适用于各种胃及十二指肠溃疡,特别是十二指肠溃疡。十二指肠溃疡切除困难时,可行溃疡旷置。优点是即使胃切除较多,胃空肠吻合口张力也不致过大,术后溃疡复发率低;缺点是吻合方式改变了正常的解剖生理关系,术后发生胃肠道功能紊乱的可能性较毕Ⅰ式大。

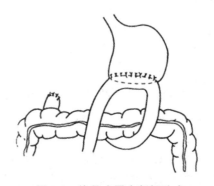

图 9-2　毕Ⅱ式胃大部切除术

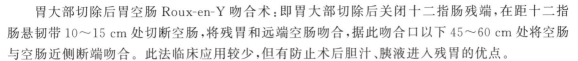

胃大部切除后胃空肠 Roux-en-Y 吻合术：即胃大部切除后关闭十二指肠残端,在距十二指肠悬韧带 $10\sim15$ cm 处切断空肠,将残胃和远端空肠吻合,据此吻合口以下 $45\sim60$ cm 处将空肠与空肠近侧断端吻合。此法临床应用较少,但有防止术后胆汁、胰液进入残胃的优点。

2)胃迷走神经切断术:此手术方式临床已较少使用。迷走神经切断术治疗溃疡的原理是:阻断迷走神经对壁细胞的刺激,消除神经性胃酸分泌。阻断迷走神经引起的促胃泌素的分泌,减少体液性胃酸分泌。可分为三种类型:①迷走神经干切断术。②选择性迷走神经切断术。③高选择性迷走神经切断术。

（五）常见护理诊断/问题

1.焦虑、恐惧

焦虑、恐惧与对疾病缺乏了解,担心治疗效果及预后有关。

2.疼痛

疼痛与胃十二指肠黏膜受侵蚀及手术后创伤有关。

3.潜在并发症

出血、感染、十二指肠残端破裂、吻合口瘘、胃排空障碍、消化道梗阻、倾倒综合征等。

（六）护理措施

1.术前护理

(1)心理护理:关心、了解患者的心理和想法,告知有关疾病治疗和手术的知识、手术前和手术后的配合,耐心解答患者的各种疑问,消除患者的不良心理,使其能积极配合疾病的治疗和护理。

(2)饮食护理:一般择期手术患者饮食宜少食多餐,给予高蛋白、高热量、高维生素等易消化的食物,忌酸辣、生冷、油炸、浓茶、烟酒等刺激性食品。患者营养状况较差或不能进食者常伴有贫血、低蛋白血症,术前应给予静脉输液,补充足够的热量,必要时补充血浆或全血,以改善患者的营养状况,提高其对手术的耐受力。术前 1 日进流质饮食,术前 12 小时禁食水。

(3)协助患者做好各种检查及手术前常规准备,做好健康教育,如教会患者深呼吸、有效咳嗽、床上翻身及肢体活动方法等。

(4)术日晨留置胃管,必要时遵医嘱留置胃肠营养管,并铺好麻醉床,备好吸氧装置,综合心电监护仪等。

2.术后护理

(1)病情观察:术后严密观察患者生命体征的变化,每 30 分钟测量 1 次,直至血压平稳,如病情较重仍需每 $1\sim2$ 小时测量 1 次,或根据医嘱给予心电监护。同时观察患者神志、体温、尿量、伤口渗血、渗液情况。并且注意有无内出血、腹膜刺激征、腹腔脓肿等迹象,发现异常及时通知医师给予处理。

(2)体位:麻患者去枕平卧头后仰偏向一侧,麻醉清醒、血压平稳后改半卧位,以保持腹部松弛,减少切口缝合处张力,减轻疼痛和不适,以利腹腔引流,也有利于呼吸和循环。

(3)引流管护理:十二指肠溃疡术后患者常留有胃管、尿管及腹腔引流管等。护理时应注意:①妥善固定各种引流管,防止松动和脱出,并做好标识,一旦脱出后不可自行插回。②保持引流通畅、持续有效,防止引流管受压、扭曲及折叠等,可经常挤捏引流管以防堵塞。如若堵塞,可在医师指导下用生理盐水冲洗引流管。③密切观察并记录引流液的性质、颜色和量,发现异常及时通知医师,协助处理。

留置胃管可减轻胃肠道张力,促进吻合口愈合。护理时还应注意:胃大部切除术后 24 小时内可由胃管内引流出少量血液或咖啡样液体,若引流液有较多鲜血,应警惕吻合口出血,需及时与医师联系并处理;术后胃肠减压量减少,腹胀减轻或消失,肠蠕动功能恢复,肛门排气后可拔除胃管。

(4)疼痛护理:术后切口疼痛的患者,可遵医嘱给予镇痛药物或应用自控止痛泵,应用自控止痛泵的患者应注意预防并处理可能发生的并发症,如尿潴留、恶心、呕吐等。

(5)禁食及静脉补液:禁食期间应静脉补充液体。因胃肠减压期间,引流出大量含有各种电解质的胃肠液,加之患者禁食水,易造成水、电解质及酸碱失调和营养缺乏。因此,术后需及时补充患者所需的各种营养物质,包括糖、脂肪、氨基酸、维生素及电解质等,必要时输血、血浆或清蛋白,以改善患者的营养状况,促进切口的愈合。同时详细记录 24 小时液体出入量,为合理补液提供依据。

(6)早期肠内营养支持的护理:术前或术中放置空肠喂养管的患者,术后早期(术后 24 小时)可经喂养管输注肠内营养制剂,对改善患者的全身营养状况、维持胃肠道屏障结构和功能、促进肠功能恢复等均有益处。护理时应注意:①妥善固定喂养管,避免过度牵拉,防止滑脱、移动、扭曲和受压;保持喂养管的通畅,每次输注前后及输注中间每隔 4～6 小时用温开水或温生理盐水冲洗管道,防止营养液残留堵塞管腔。②肠内营养支持早期,应遵循从少到多、由慢至快和由稀到浓的原则,使肠道能更好地适应。③营养液的温度以 37 ℃左右为宜,温度偏低会刺激肠道引起肠痉挛,导致腹痛、腹泻;温度过高则可灼伤肠道黏膜,甚至可引起溃疡或出血。同时观察患者有无恶心、呕吐、腹痛、腹胀、腹泻和水电解质紊乱等并发症的发生。

(7)饮食护理:功能恢复、肛门排气后可拔除胃管,拔除胃管后当日可给少量饮水或米汤;如无不适,第 2 天进半量流食,每次 50～80 mL;第 3 天进全量流食,每次 100～150 mL;进食后若无不适,第 4 天可进半流食,以温、软、易于消化的食物为好;术后第 10～14 天可进软食,忌生、冷、硬和刺激性食物。要少食多餐,开始每天5～6餐,以后逐渐减少进餐次数并增加每餐进食量,逐步过渡到正常饮食。术后早期禁食牛奶及甜品,以免引起腹胀及胃酸。

(8)鼓励患者早期活动:围床期间,鼓励并协助患者翻身,病情允许时,鼓励并协助患者早期下床活动。如无禁忌,术日可活动四肢,术后第 1 天床上翻身或坐起做轻微活动,第 2～3 天视情况协助患者床边活动,第 4 天可在室内活动。患者活动量应根据个体差异而定,以不感到劳累为宜。

(9)胃大部切除术后并发症的观察及护理。

术后出血:包括胃和腹腔内出血。胃大部切除术后 24 小时内可由胃管内引流出少量血液或咖啡样液体,一般 24 小时内不超过 300 mL,且逐渐减少、颜色逐渐变浅变清,出血自行停止;若术后短期内从胃管不断引流出新鲜血液,24 小时后仍未停止,则为术后出血。发生在术后 24 小时以内的出血,多属术中止血不确切;术后 4～6 天发生的出血,常为吻合口黏膜坏死脱落所致;术后 10～20 天发生的出血,与吻合口缝线处感染或黏膜下脓肿腐蚀血管有关。术后要严密观察患者的生命体征变化,包括血压、脉搏、心率、呼吸、神志和体温的变化;加强对胃肠减压及腹腔引流的护理,观察和记录胃液及腹腔引流液的量、颜色和性质,若短期内从胃管引流出大量新鲜血液,持续不止,应警惕有术后胃出血;若术后持续从腹腔引流管引出大量新鲜血性液体,应怀疑腹腔内出血,须立即通知医师协助处理。遵医嘱采用静脉给予止血药物、输血等措施,或用冰生理盐水洗胃,一般可控制。若非手术疗法不能有效止血或出血量大于每小时 500 mL 时,需再次手术止血,应积极完善术前准备,并做好相应的术后护理。

十二指肠残端破裂:一般多发生在术后 24~48 小时,是毕 Ⅱ 式胃大部切除术后早期的严重并发症,原因与十二指肠残端处理不当及胃空肠吻合口输入袢梗阻引起的十二指肠腔内压力升高有关。临床表现为突发性上腹部剧痛、发热和出现腹膜刺激征以及白细胞计数增加,腹腔穿刺可有胆汁样液体。一旦确诊,应立即进行手术治疗。

胃肠吻合口破裂或吻合口瘘:是胃大部切除术后早期并发症,常发生在术后 1 周左右。原因与术中缝合技术不当、吻合口张力过大、组织供血不足有关,表现为高热、脉速等全身中毒症状、上腹部疼痛及腹膜炎的表现。如发生较晚,多形成局部脓肿或外瘘。临床工作中应注意观察患者生命体征和腹腔引流情况,一般情况下,患者术后体温逐渐趋于正常,腹腔引流液逐日减少和变清。若术后腹腔引流量仍不减、伴有黄绿色胆汁或呈脓性、带臭味,伴腹痛,体温再次升高,应警惕吻合口瘘的可能,须及时通知医师,协助处理。处理包括:①出现吻合口破裂伴有弥漫性腹膜炎的患者须立即手术治疗,做好急症手术准备。②症状较轻无弥漫性腹膜炎的患者,可先行禁食、胃肠减压、充分引流,合理应用抗生素并给予肠外营养支持,纠正水、电解质紊乱和酸碱平衡失调。③保护瘘口周围皮肤,应及时清洁瘘口周围皮肤并保持干燥,局部可涂以氧化锌软膏或使用皮肤保护膜加以保护,以免皮肤破溃继发感染。经上述处理后多数患者吻合口瘘可在 4~6 周自愈;若经久不愈,须再次手术。

胃排空障碍:也称胃瘫,常发生在术后 4~10 天,发病机制尚不完全明了。临床表现为拔除胃管后,患者出现上腹饱胀、钝痛和呕吐,呕吐物含食物和胆汁,消化道 X 线造影检查可见残胃扩张、无张力、蠕动波少而弱,且通过胃肠吻合口不畅。处理措施包括:①禁食、胃肠减压,减少胃肠道积气、积液,降低胃肠道张力,使胃肠道得到充分休息,并记录 24 小时出入量。②输液及肠外营养支持,纠正低蛋白血症,维持水、电解质和酸碱平衡。③应用胃动力促进剂如甲氧氯普安、多潘立酮,促进胃肠功能恢复,也可用 3% 温盐水洗胃。一般经上述治疗均可痊愈。

术后梗阻:根据梗阻部位可分为输入袢梗阻、输出袢梗阻和吻合口梗阻。

输入袢梗阻:可分为急、慢性两类:①急性完全性输入袢梗阻,多发生于毕 Ⅱ 式结肠前输入段对胃小弯的吻合式。临床表现为上腹部剧烈疼痛,频繁呕吐,呕吐量少、多不含胆汁,呕吐后症状不缓解,且上腹部有压痛性肿块。系输出袢系膜悬吊过紧压迫输入袢,或是输入袢过长穿入输出袢与横结肠的间隙孔形成内疝所致,属闭袢性肠梗阻,易发生肠绞窄,应紧急手术治疗。②慢性不完全性输入袢梗阻患者,表现为进食后出现右上腹胀痛或绞痛,呈喷射状呕吐大量不含食物的胆汁,呕吐后症状缓解。多由于输入袢过长扭曲或输入袢过短在吻合口处形成锐角,使输入袢内胆汁、胰液和十二指肠液排空不畅而滞留。由于消化液潴留在输入袢内,进食后消化液分泌明显增加,输入袢内压力增高,刺激肠管发生强烈的收缩,引起喷射样呕吐,也称输入袢综合征。

输出袢梗阻:多因粘连、大网膜水肿或坏死、炎性肿块压迫所致。临床表现为上腹饱胀,呕吐食物和胆汁。如果非手术治疗无效,应手术解除梗阻。

吻合口梗阻:因吻合口过小或是吻合时胃肠壁组织内翻过多而引起,也可因术后吻合口炎性水肿出现暂时性梗阻。患者表现为进食后出现上腹部饱胀感和溢出性呕吐等,呕吐物含或不含胆汁。应即刻禁食,给予胃肠减压和静脉补液等保守治疗。若保守治疗无效,可手术解除梗阻。

倾倒综合征:由于胃大部切除术后,胃失去幽门窦、幽门括约肌、十二指肠壶腹部等结构对胃排空的控制,导致胃排空过速所产生的一系列综合征。可分为早期倾倒综合征和晚期倾倒综合征。

早期倾倒综合征：多发生在进食后半小时内，患者以循环系统症状和胃肠道症状为主要表现。患者可出现心悸、乏力、出汗、面色苍白等一过性血容量不足表现，并有恶心、呕吐、腹部绞痛、腹泻等消化道症状。处理：主要采用饮食调整，嘱患者少食多餐，饭后平卧 20～30 分钟，避免过甜食物、减少液体摄入量并降低食物渗透浓度，多数可在术后半年或一年内逐渐自愈。极少数症状严重而持久的患者需手术治疗。

晚期倾倒综合征：主要因进食后，胃排空过快，高渗性食物迅速进入小肠被过快吸收而使血糖急剧升高，刺激胰岛素大量释放，而当血糖下降后，胰岛素并未相应减少，继而发生低血糖，故又称低血糖综合征。表现为餐后 2～4 小时，患者出现心慌、无力、眩晕、出汗、手颤、嗜睡以至虚脱。消化道症状不明显，可有饥饿感，出现症状时稍进饮食即可缓解。饮食中减少糖类含量，增加蛋白质比例，少食多餐可防止其发生。

（七）健康指导

（1）向患者及家属讲解有关胃十二指肠溃疡的知识，使之能更好地配合治疗和护理。

（2）指导患者学会自我情绪调整，保持乐观进取的精神风貌，注意劳逸结合，减少溃疡病的客观因素。

（3）指导患者饮食应定时定量，少食多餐，营养丰富，以后可逐步过渡至正常人饮食。少腌、熏食品，避免进食过冷、过烫、过辣及油煎炸食物，切勿酗酒、吸烟。

（4）告知患者及家属有关手术后期可能出现的并发症的表现和预防措施。

（5）定期随访，如有不适及时就诊。

二、胃十二指肠溃疡急性穿孔

胃十二指肠溃疡急性穿孔（acute perforation of gastroduodenal ulcer）是胃十二指肠溃疡的严重并发症，为常见的外科急腹症。起病急，变化快，病情严重，需要紧急处理，若诊治不当可危及生命。其发生率呈逐年上升趋势，发病年龄逐渐趋于老龄化。十二指肠溃疡穿孔男性患者较多，胃溃疡穿孔则多见于老年妇女。

（一）病因及发病机制

溃疡穿孔是活动期胃十二指肠溃疡向深部侵蚀、穿破浆膜的结果。胃溃疡穿孔 60% 发生在近幽门的胃小弯，而 90% 的十二指肠溃疡穿孔发生在壶腹部前壁偏小弯侧。急性穿孔后，具有强烈刺激性的胃酸、胆汁、胰液等消化液和食物进入腹腔，引起化学性腹膜炎和腹腔内大量液体渗出，6～8 小时后细菌开始繁殖并逐渐转变为化脓性腹膜炎。病原菌以大肠埃希菌、链球菌多见。因剧烈的腹痛、强烈的化学刺激、细胞外液的丢失及细菌毒素吸收等因素，患者可出现休克。

（二）临床表现

1.症状

穿孔多突然发生于夜间空腹或饱食后，主要表现为突发性上腹部刀割样剧痛，很快波及全腹，但仍以上腹为重。患者疼痛难忍，常伴恶心、呕吐、面色苍白、出冷汗、脉搏细速、血压下降、四肢厥冷等表现。其后由于大量腹腔渗出液的稀释，腹痛略有减轻，继发细菌感染后，腹痛可再次加重；当胃内容物沿右结肠旁沟向下流注时，可出现右下腹痛。溃疡穿孔后病情的严重程度与患者的年龄、全身情况、穿孔部位、穿孔大小和时间以及是否空腹穿孔密切相关。

2.体征

体检时患者呈急性病容，表情痛苦，蜷屈位、不愿移动；腹式呼吸减弱或消失；全腹有明显的压痛、反跳痛,腹肌紧张呈"木板样"强直,以右上腹部最为明显,肝浊音界缩小或消失、可有移动性浊音,肠鸣音减弱或消失。

（三）实验室及其他检查

1.X 线检查

大约 80% 的患者行站立位腹部 X 线检查时,可见膈下新月形游离气体影。

2.实验室检查

提示血白细胞计数及中性粒细胞比例增高。

3.诊断性腹腔穿刺

临床表现不典型的患者可行诊断性腹腔穿刺,穿刺抽出液可含胆汁或食物残渣。

（四）治疗要点

根据病情选用非手术或手术治疗。

1.非手术治疗

(1)适应证:一般情况良好,症状及体征较轻的空腹状态下穿孔者;穿孔超过 24 小时,腹膜炎症已局限者;胃十二指肠造影证实穿孔已封闭者;无出血、幽门梗阻及恶变等并发症者。

(2)治疗措施:①禁欲食、持续胃肠减压,减少胃肠内容物继续外漏,以利于穿孔的闭合和腹膜炎症消退。②输液和营养支持治疗,以维持机体水、电解质平衡及营养需求。③全身应用抗生素,以控制感染。④应用抑酸药物,如给予 H_2 受体阻滞剂或质子泵拮抗剂等制酸药物。

2.手术治疗

(1)适应证:上述非手术治疗措施 6～8 小时,症状无减轻,而且逐渐加重者要改手术治疗。②饱食后穿孔,顽固性溃疡穿孔和伴有幽门梗阻、大出血、恶变等并发症者,应及早进行手术治疗。

(2)手术方式:①单纯缝合修补术:即缝合穿孔处并加大网膜覆盖。此方法操作简单,手术时间短,安全性高。适用于穿孔时间超过 8 小时,腹腔内感染及炎症水肿严重者;以往无溃疡病史或有溃疡病史但未经内科正规治疗,无出血、梗阻并发症者;有其他系统器质性疾病不能耐受急诊彻底性溃疡切除手术者。②彻底的溃疡切除手术(连同溃疡一起切除的胃大部切除术):手术方式包括胃大部切除术,对十二指肠溃疡穿孔行迷走神经切断加胃窦切除术,或缝合穿孔后行迷走神经切断加胃空肠吻合术,或行高选择性迷走神经切断术。

（五）常见护理诊断/问题

1.疼痛

疼痛与胃十二指肠溃疡穿孔后消化液对腹膜的强烈刺激及手术后切口有关。

2.体液不足

体液不足与溃疡穿孔后消化液的大量丢失有关。

（六）护理措施

1.术前护理/非手术治疗的护理

(1)禁食、胃肠减压:溃疡穿孔患者要禁食禁水,有效地胃肠减压,以减少胃肠内容物继续流入腹腔。做好引流期间的护理,保持引流通畅和有效负压,注意观察和记录胃液的颜色、性质和量。

(2)体位:休克者取休克体位(头和躯干抬高 20°～30°、下肢抬高 15°～20°),以增加回心血量;无休克者或休克改善后取半卧位,以利于漏出的消化液积聚于盆腔最低位和便于引流,减少毒素的吸收,同时也可降低腹壁张力和减轻疼痛。

(3)静脉输液,维持体液平衡。观察和记录24小时出入量,为合理补液提供依据。给予静脉输液,根据出入量和医嘱,合理安排输液的种类和速度,以维持水、电解质及酸碱平衡;同时给予营养支持和相应护理。

(4)预防和控制感染:遵医嘱合理应用抗菌药。

(5)做好病情观察:密切观察患者生命体征、腹痛、腹膜刺激征及肠鸣音变化等。若经非手术治疗6~8小时病情不见好转,症状、体征反而加重者,应积极做好急诊手术准备。

2.术后护理

加强术后护理,促进患者早日康复。

三、胃十二指肠溃疡大出血

胃十二指肠溃疡出血是上消化道大出血中最常见的原因,占50%以上。其中5%～10%需要手术治疗。

(一)病因与病理

因溃疡基底的血管壁被侵蚀而导致破裂出血,患者过去多有典型溃疡病史,近期可有服用非甾体类抗炎药物、疲劳、饮食不规律等诱因。胃溃疡大出血多发生在胃小弯,出血源自胃左、右动脉及其分支或肝胃韧带内较大的血管。十二指肠溃疡大出血通常位于壶腹部后壁,出血多来自胃十二指肠动脉或胰十二指肠上动脉及其分支;溃疡基底部的血管侧壁破裂出血不易自行停止,可引发致命的动脉性出血。大出血后,因血容量减少、血压下降、血流变慢,可在血管破裂处形成血凝块而暂时止血。由于胃酸、胃肠蠕动和胃十二指肠内容物与溃疡病灶的接触,部分病例可发生再次出血。

(二)临床表现

1.症状

患者的主要表现是呕血和黑便,多数患者只有黑便而无呕血,迅猛的出血则表现为大量呕血和排紫黑色血便。呕血前患者常有恶心,便血前多突然有便意,呕血或便血前后患者常有心悸、目眩、无力甚至昏厥。如出血速度缓慢则血压、脉搏改变不明显。如果短期内失血量超过400 mL时,患者可出现面色苍白、口渴、脉搏快速有力,血压正常或略偏高的循环系统代偿表现;当失血量超过800 mL时,可出现休克症状:患者烦躁不安、出冷汗、脉搏细速、血压下降、呼吸急促、四肢厥冷等。

2.体征

腹稍胀,上腹部可有轻度压痛,肠鸣音亢进。

(三)实验室及其他检查

1.内镜检查

胃十二指肠纤维镜检查可明确出血原因和部位,出血24小时内阳性率可达70%～80%,超过24小时则阳性率下降。

2.血管造影

选择性腹腔动脉或肠系膜上动脉造影可明确病因与出血部位,并可采取栓塞治疗或动脉注射垂体升压素等介入性止血措施。

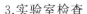

3.实验室检查

大量出血早期,由于血液浓缩,血常规变化不大;以后红细胞计数、血红蛋白、血细胞比容均呈进行性下降。

(四)治疗要点

胃十二指肠溃疡出血的治疗原则:补充血容量防止失血性休克,尽快明确出血部位并采取有效止血措施。

1.非手术治疗

(1)补充血容量:迅速建立静脉通路,快速静脉输液、输血。失血量达全身总血量的20%时,应输注右旋糖酐、羟乙基淀粉或其他血浆代用品,出血量较大时可输注浓缩红细胞,必要时可输全血,保持血细胞比容不低于30%。

(2)禁食、留置胃管:用生理盐水冲洗胃腔,清除血凝块,直至胃液变清。还可经胃管注入200 mL含8 mg去甲肾上腺素的生理盐水溶液,每4~6小时1次。

(3)应用止血、制酸等药物:经静脉或肌内注射巴曲酶等止血药物;静脉给予 H_2 受体拮抗剂(西咪替丁等)、质子泵抑制剂(奥美拉唑)或生长抑素等。

(4)胃镜下止血:急诊胃镜检查明确出血部位后同时实施电凝、激光灼凝、注射或喷洒药物、钛夹夹闭血管等局部止血措施。

2.手术治疗

(1)适应证:①重大出血,短期内出现休克,或短时间内(6~8小时)需输入大量血液(>800 mL)方能维持血压和血细胞比容者。②正在进行药物治疗的胃十二指肠溃疡患者发生大出血,说明溃疡侵蚀性大,非手术治疗难于止血,或暂时血止后又复发。③60岁以上伴血管硬化症者自行止血机会较小,应及早手术。④近期发生过类似的大出血或合并溃疡穿孔或幽门梗阻。⑤胃镜检查发现动脉搏动性出血或溃疡底部血管显露、再出血危险性大者。

(2)手术方式:胃大部切除术,适用于大多数溃疡出血的患者。②贯穿缝扎术,在病情危急,不能耐受胃大部切除手术时,可采用单纯贯穿缝扎止血法。③在贯穿缝扎处理溃疡出血后,可行迷走神经干切断加胃窦切除或幽门成形术。

(五)常见护理诊断/问题

1.焦虑、恐惧

焦虑、恐惧与突发胃十二指肠溃疡大出血及担心预后有关。

2.体液不足

体液不足与胃十二指肠溃疡出血致血容量不足有关。

(六)护理措施

1.非手术治疗的护理(包括术前护理)

(1)缓解焦虑和恐惧:关心和安慰患者,给予心理支持,减轻患者的焦虑和恐惧。及时为患者清理呕吐物。情绪紧张者,可遵医嘱适当给予镇静剂。

(2)体位:取平卧位,卧床休息。有呕血者,头偏向一侧。

(3)补充血容量:迅速建立多条畅通的静脉通路,快速输液、输血,必要时可行深静脉穿刺输液。开始输液时速度宜快,待休克纠正后减慢滴速。

(4)采取止血措施:遵医嘱应用止血药物或冰盐水洗胃,以控制出血。

(5)做好病情观察:严密观察患者生命体征的变化,判断、观察和记录呕血、便血情况,观察患者有无口渴、肢端湿冷、尿量减少等循环血量不足的表现。必要时测量中心静脉压并做好记录。观察有无鲜红色血性胃液从胃管流出,以判断有无活动性出血和止血效果。若出血仍在继续,短时间内(6～8小时)需大量输血(>800 mL)才能维持血压和血细胞比容,或停止输液、输血后,病情又恶化者,应及时报告医师,并配合做好急症手术的准备。

(6)饮食:出血时暂禁食,出血停止后,可进流质或无渣半流质饮食。

2.术后护理

加强术后护理,促进患者早日康复。

四、胃十二指肠溃疡瘢痕性幽门梗阻

胃十二指肠溃疡患者因幽门管、幽门溃疡或十二指肠壶腹部溃疡反复发作形成瘢痕狭窄、幽门痉挛水肿而造成幽门梗阻(pyloric obstruction)。

(一)病因与病理

瘢痕性幽门梗阻常见于十二指肠壶腹部溃疡和位于幽门的胃溃疡。溃疡引起幽门梗阻的机制有幽门痉挛、炎性水肿和瘢痕三种,前两种情况是暂时的和可逆的,在炎症消退、痉挛缓解后梗阻解除,无须外科手术;而瘢痕性幽门梗阻属于永久性,需要手术方能解除梗阻。梗阻初期,为克服幽门狭窄,胃蠕动增强,胃壁肌肉代偿性增厚。后期,胃代偿功能减退,失去张力,胃高度扩大,蠕动减弱甚至消失。由于胃内容物潴留引起呕吐而致水、电解质的丢失,导致脱水、低钾低氯性碱中毒;长期慢性不全性幽门梗阻者由于摄入减少,消化吸收不良,患者可出现贫血与营养障碍。

(二)临床表现

1.症状

患者表现为进食后上腹饱胀不适并出现阵发性胃痉挛性疼痛,伴恶心、嗳气与呕吐。呕吐多发生在下午或晚间,呕吐量大,一次达1 000～2 000 mL,呕吐物内含大量宿食,有腐败酸臭味,但不含胆汁。呕吐后自觉胃部舒适,故患者常自行诱发呕吐以缓解症状。常有少尿、便秘、贫血等慢性消耗表现。体检时可见患者常有消瘦、皮肤干燥、皮肤弹性消失等营养不良的表现。

2.体征

上腹部可见胃型和胃蠕动波,用手轻拍上腹部可闻及振水声。

(三)实验室及其他检查

1.内镜检查

可见胃内有大量潴留的胃液和食物残渣。

2.X线钡餐检查

可见胃高度扩张,24小时后仍有钡剂存留(正常24小时排空)。已明确幽门梗阻者避免做此检查。

(四)治疗要点

瘢痕性幽门梗阻以手术治疗为主。最常用的术式是胃大部切除术,但年龄较大、身体状况极差或合并其他严重内科疾病者,可行胃空肠吻合加迷走神经切断术。

(五)常见护理诊断/问题

1.体液不足

体液不足与大量呕吐、胃肠减压引起水、电解质的丢失有关。

2.营养失调:低于机体需要量

营养失调:低于机体需要量与幽门梗阻致摄入不足、禁食和消耗、丢失体液有关。

（六）护理措施

1.术前护理

（1）静脉输液:根据医嘱和电解质检测结果合理安排输液种类和速度,以纠正脱水及低钾、低氯性碱中毒。密切观察及准确记录24小时出入量,为静脉补液提供依据。

（2）饮食与营养支持:非完全梗阻者可给予无渣半流质饮食,完全梗阻者术前应禁食水,以减少胃内容物潴留。根据医嘱于手术前给予肠外营养,必要时输血或其他血液制品,以纠正营养不良、贫血和低蛋白血症,提高患者对手术的耐受力。

（3）采取有效措施,减轻疼痛,增进舒适。①禁食,胃肠减压:完全幽门梗阻患者,给予禁食,保持有效胃肠减压,减少胃内积气、积液,减轻胃内张力。必要时遵医嘱给予解痉药物,以减轻疼痛,增加患者的舒适度。②体位:取半卧位,卧床休息。呕吐时,头偏向一侧。呕吐后及时为患者清理呕吐物。情绪紧张者,可遵医嘱给予镇静剂。

（4）洗胃:完全幽门梗阻者,除持续胃肠减压排空胃内潴留物外,须做术前胃的准备,即术前3天每晚用300～500 mL温盐水洗胃,以减轻胃黏膜水肿和炎症,有利于术后吻合口愈合。

2.术后护理

加强术后护理,促进患者早日康复。

（宁尚娟）

第二节　小肠破裂

一、概述

小肠是消化管中最长的一段肌性管道,也是消化与吸收营养物质的重要场所。人类小肠全长3～9 m,平均5～7 m,个体差异很大。分为十二指肠、空肠和回肠三部分,十二指肠属上消化道,空肠及其以下肠段属下消化道。

各种外力的作用所致的小肠穿孔称为小肠破裂。小肠破裂在战时和平时均较常见,多见于交通事故、工矿事故、生活事故如坠落、挤压、刀伤和火器伤。小肠可因穿透性与闭合性损伤造成肠管破裂或肠系膜撕裂。小肠占满整个腹部,又无骨骼保护,因此易于受到损伤。由于小肠壁厚,血运丰富,故无论是穿孔修补或肠段切除吻合术,其成功率均较高,发生肠瘘的机会少。

二、护理评估

（一）健康史

了解患者腹部损伤的时间、地点及致伤源、伤情、就诊前的急救措施、受伤至就诊之间的病情变化,如果患者神志不清,应询问目击人员。

（二）临床表现

小肠破裂后在早期即产生明显的腹膜炎的体征,这是因为肠管破裂肠内容物溢出腹腔所致。

症状以腹痛为主,程度轻重不同,可伴有恶心及呕吐,腹部检查肠鸣音消失,腹膜刺激征明显。

小肠损伤初期一般均有轻重不等的休克症状,休克的深度除与损伤程度有关外,主要取决于内出血的多少,表现为面色苍白、烦躁不安、脉搏细速、血压下降、皮肤发冷等。若为多发性小肠损伤或肠系膜撕裂大出血,可迅速发生休克并进行性恶化。

(三)辅助检查

(1)实验室检查:白细胞计数升高说明腹腔炎症;血红蛋白含量取决于内出血的程度,内出血少时变化不大。

(2)X线检查:X线透视或摄片检查有无气腹与肠麻痹的征象,因为一般情况下小肠内气体很少,且损伤后伤口很快被封闭,不但膈下游离气体少见,且使一部分患者早期症状隐匿。因此,阳性气腹有诊断价值,但阴性结果也不能排除小肠破裂。

(3)腹部 B 超检查:对小肠及肠系膜血肿、腹水均有重要的诊断价值。

(4)CT 或磁共振检查:对小肠损伤有一定诊断价值,而且可对其他脏器进行检查,有时可能发现一些未曾预料的损伤,有助于减少漏诊。

(5)腹腔穿刺:有浑浊的液体或胆汁色的液体,说明肠破裂,穿刺液中白细胞、淀粉酶含量均升高。

(四)治疗原则

小肠破裂的诊断一旦确诊,应立即进行手术治疗。手术方式以简单修补为主。肠管损伤严重时,则应做部分小肠切除吻合术。

(五)心理、社会因素

小肠损伤大多在意外情况下突然发生,加之伤口、出血及内脏脱出的视觉刺激和对预后的担忧,患者多表现为紧张、焦虑、恐惧。应了解其患病后的心理反应,对本病的认知程度和心理承受能力,家属及亲友对其支持情况、经济承受能力等。

三、护理问题

(一)有体液不足的危险
与创伤致腹腔内出血、体液过量丢失、渗出及呕吐有关。

(二)焦虑、恐惧
与意外创伤的刺激、疼痛、出血、内脏脱出的视觉刺激及担心疾病的预后等有关。

(三)体温过高
与腹腔内感染毒素吸收和伤口感染等因素有关。

(四)疼痛
与小肠破裂或手术有关。

(五)潜在并发症
腹腔感染、肠瘘、失血性休克。

(六)营养失调,低于机体需要量
与消化道的吸收面积减少有关。

四、护理目标

(1)患者体液平衡得到维持,生命体征稳定。

（2）患者情绪稳定,焦虑或恐惧减轻,主动配合医护工作。

（3）患者体温维持正常。

（4）患者主诉疼痛有所缓解。

（5）护士密切观察病情变化,如发现异常,及时报告医师,并配合处理。

（6）患者体重不下降。

五、护理措施

（一）一般护理

（1）伤口处理:对开放性腹部损伤者,妥善处理伤口,及时止血和包扎固定。若有肠管脱出,可用消毒或清洁器皿覆盖保护后再包扎,以免肠管受压、缺血而坏死。

（2）病情观察:密切观察生命体征的变化,每15分钟测定脉搏、呼吸、血压一次。重视患者的主诉,若主诉心慌、脉快、出冷汗等,及时报告医师。不注射止痛药(诊断明确者除外),以免掩盖伤情。不随意搬动伤者,以免加重病情。

（3）腹部检查:每30分钟检查一次腹部体征,注意腹膜刺激征的程度和范围变化。

（4）禁食和灌肠:禁食和灌肠可避免肠内容物进一步溢出,造成腹腔感染或加重病情。

（5）补充液体和营养:注意纠正水、电解质及酸碱平衡失调,保证输液通畅,对伴有休克或重症腹膜炎的患者可进行中心静脉补液,这不仅可以保证及时大量的液体输入,而且有利于中心静脉压的监测,根据患者具体情况,适量补给全血、血浆或人血清蛋白,尽可能补给足够的热量和蛋白质、氨基酸及维生素等。

（二）心理护理

关心患者,加强交流,讲解相关病情、治疗方式及预后,使患者了解自己的病情,消除患者的焦虑和恐惧,保持良好的心理状态,并与其一起制定合适的应对机制,鼓励患者,增加治疗的信心。

（三）术后护理

（1）妥善安置患者:麻醉清醒后取半卧位,有利于腹腔炎症的局限,改善呼吸状态。了解手术的过程,查看手术的部位,对引流管、输液管、胃管及氧气管等进行妥善固定,做好护理记录。

（2）监测病情:观察患者血压、脉搏、呼吸、体温的变化。注意腹部体征的变化。适当应用止痛药,减轻患者的不适。若切口疼痛明显,应检查切口,排除感染。

（3）引流管的护理:腹腔引流管保持通畅,准确记录引流液的性状及量。腹腔引流液应为少量血性液,若为绿色或褐色渣样物,应警惕腹腔内感染或肠瘘的发生。

（4）饮食:继续禁食、胃肠减压,待肠功能逐渐恢复、肛门排气后,方可拔除胃肠减压管。拔除胃管当日可进清流食,第2日进流质饮食,第3日进半流食,逐渐过渡到普食。

（5）营养支持:维持水、电解质和酸碱平衡,增加营养。维生素主要是在小肠被吸收,小肠部分切除后,要及时补充维生素C、维生素D、维生素K和复合维生素B等维生素和微量元素钙、镁等,可经静脉、肌内注射或口服进行补充,预防贫血,促进伤口愈合。

（四）健康教育

（1）注意饮食卫生,避免暴饮暴食,进易消化食物,少食刺激性食物,避免腹部受凉和饭后剧烈活动,保持排便通畅。

（2）注意适当休息,加强锻炼,增加营养,特别是回肠切除的患者要长期定时补充维生素 B_{12}

等营养素。

（3）定期门诊随访。若有腹痛、腹胀、停止排便及伤口红、肿、热、痛等不适，应及时就诊。

（4）加强社会宣传，增进劳动保护、安全生产、安全行车、遵守交通规则等知识，避免损伤等意外的发生。

（5）普及各种急救知识，在发生意外损伤时，能进行简单的自救或急救。

（6）无论腹部损伤的轻重，都应经专业医务人员检查，以免贻误诊治。　　　　　　（宁尚娟）

第三节　胆囊结石

一、概述

胆囊结石（cholecystolithiasis）是指原发于胆囊的结石，是胆石症中最多的一种疾病。近年来随着卫生条件的改善及饮食结构的变化，胆囊结石的发病率呈升高趋势，已高于胆管结石。胆囊结石以女性多见，男女之比为 1∶3～1∶4；其以胆固醇结石或以胆固醇为主要成分的混合性结石为主。少数结石可经胆囊管排入胆总管，大多数存留于胆囊内，且结石越聚越大，可呈多颗小米粒状，在胆囊内可存在数百粒小结石，也可呈单个巨大结石；有些终身无症状而在尸检中发现（静止性胆囊结石），大多数反复发作腹痛症状，一般小结石容易嵌入胆囊管发生阻塞引起胆绞痛症状，发生急性胆囊炎。

二、诊断

（一）症状

1.胆绞痛

胆绞痛是胆囊结石并发急性胆囊炎时的典型表现，多在进油腻食物后胆囊收缩，结合移位而嵌顿于胆囊颈部，胆囊压力升高后强力收缩而发生绞痛。小结石通过胆囊管或胆总管时可发生典型的胆绞痛，疼痛位于右上腹，呈阵发性，可向右肩背部放射，伴恶心、呕吐，呕吐物为胃内容物，吐后症状并不减轻。存留在胆囊内的大结石堵塞胆囊腔时并不引起典型的胆绞痛，故胆绞痛常反映结石在胆管内的移动。急性发作特别是坏疽性胆囊炎时还可出现高热、畏寒等显著的感染症状，严重病例由于炎性渗出或胆囊穿孔可引起局限性腹膜炎，从而出现腹膜刺激症状。胆囊结石一般无黄疸，但 30% 的患者因伴有胆管炎或肿大的胆囊压迫胆管，肝细胞损害时也可有一过性黄疸。

2.胃肠道症状

大多数慢性胆囊炎患者有不同程度的胃肠道功能紊乱，表现为右上腹隐痛不适、厌油、进食后上腹饱胀感，常被误认为"胃病"。有近半数的患者早期无症状，称为静止性胆囊结石，此类患者在长期随访中仍有部分出现腹痛等症状。

（二）体征

1.一般情况

无症状期间患者大多一般情况良好，少数急性胆囊炎患者在发作期可有黄疸，症状重时可有染中毒症状。

2.腹部情况

如无急性发作,患者腹部常无明显异常体征,部分患者右上腹可有深压痛;急性胆囊炎患者可有右上腹饱满、呼吸运动受限、右上腹触痛及肌紧张等局限性腹膜炎体征,Murphy 征阳性。有 1/3～1/2 的急性胆囊炎患者,在右上腹可扪及肿大的胆囊或由胆囊与大网膜粘连形成的炎性肿块。

(三)检查

1.化验检查

胆囊结石合并急性胆囊炎有血液白细胞升高,少数患者谷丙转氨酶也升高。

2.B 超检查

B 超检查简单易行,价格低廉,且不受胆囊大小、功能、胆管梗阻或结石含钙多少的影响,诊断正确率可达 96％以上,是首选的检查手段。典型声像特征是胆囊腔内有强回声光团并伴声影,改变体位时光团可移动。

3.胆囊造影

能显示胆囊的大小及形态并了解胆囊收缩功能,但易受胃肠道功能、肝功能及胆囊管梗阻的影响,应用很少。

4.X 线检查

腹部 X 线平片对胆囊结石的显示率为 10％～15％。

5.十二指肠引流

有无胆汁可确定是否有胆囊管梗阻,胆汁中出现胆固醇结晶提示结石存在,但此项检查目前已很少用。

6.CT、MRI、ERCP、PTC 检查

在 B 超不能确诊或者怀疑有肝内胆管、肝外胆管结石或胆囊结石术后多年复发又疑有胆管结石者,可酌情选用其中某一项或几项诊断方法。

(四)诊断要点

1.症状

20％～40％的胆囊结石可终生无症状,称"静止性胆囊结石"。有症状的胆囊结石的主要临床表现:进食后,特别是进油腻食物后,出现上腹部或右上腹部隐痛不适、饱胀,伴嗳气、呃逆等。

2.胆绞痛

胆囊结石的典型表现,疼痛位于上腹部或右上腹部,呈阵发性,可向肩胛部和背部放射,多伴恶心、呕吐。

3.Mirizzi 综合征

持续嵌顿和压迫胆囊壶腹部和颈部的较大结石,可引起肝总管狭窄或胆囊管瘘,及反复发作的胆囊炎、胆管炎及梗阻性黄疸,称"Mirizzi 综合征"。

4.Murphy 征

右上腹部局限性压痛、肌紧张,阳性。

5.B 超检查

胆囊暗区有一个或多个强回声光团,并伴声影。

（五）鉴别诊断

1.肾绞痛

胆绞痛需与肾绞痛相鉴别,后者疼痛部位在腰部,疼痛向外生殖器放射,伴有血尿,可有尿路刺激症状。

2.胆囊非结石性疾病

胆囊良、恶性肿瘤、胆囊息肉样病变等,B超、CT等影像学检查可提供鉴别线索。

3.胆总管结石

可表现为高热、黄疸、腹痛,超声等影像学检查可以鉴别,但有时胆囊结石可与胆总管结石并存。

4.消化性溃疡性穿孔

多有溃疡病史,腹痛发作突然并很快波及全腹,腹壁呈板状强直,腹部X线平片可见膈下游离气体。较小的十二指肠穿孔,或穿孔后很快被网膜包裹,形成一个局限性炎性病灶时,易与急性胆囊炎混淆。

5.内科疾患

一些内科疾病如肾盂肾炎、右侧胸膜炎、肺炎等,亦可发生右上腹疼痛症状,若注意分析不难获得正确的诊断。

三、治疗

（一）一般治疗

饮食宜清淡,防止急性发作,对无症状的胆囊结石应定期B超随诊;伴急性炎症者宜进食,注意维持水、电解质平衡,并静脉应用抗生素。

（二）药物治疗

溶石疗法服用鹅去氧胆酸或熊去氧胆酸对胆固醇结石有一定溶解效果,主要用于胆固醇结石。但此种药物有肝毒性,服药时间长,反应大,价格贵,停药后结石易复发。其适应证:胆囊结石直径在2 cm以下;结石为含钙少的X线能够透过的结石;胆囊管通畅;患者的肝脏功能正常,无明显的慢性腹泻史。目前多主张采取熊去氧胆酸单用或与鹅去氧胆酸合用,不主张单用鹅去氧胆酸。鹅去氧胆酸总量为15 mg/（kg·d）,分次口服。熊去氧胆酸为8～10 mg/（kg·d）,分餐后或晚餐后2次口服。疗程1～2年。

（三）手术治疗

对于无症状的静止胆囊结石,一般认为无须施行手术切除胆囊。但有下列情况时,应进行手术治疗:①胆囊造影胆囊不显影;②结石直径超过2～3 cm;③并发糖尿病且在糖尿病已控制时;④老年人或有心肺功能障碍者。

腹腔镜胆囊切除术适于无上腹创伤及手术史者,无急性胆管炎、胰腺炎和腹膜炎及腹腔脓肿的患者。对并发胆总管结石的患者应同时行胆总管探查术。

1.术前准备

择期胆囊切除术后引起死亡的最常见原因是心血管疾病。这强调了详细询问病史发现心绞痛和仔细进行心电图检查注意有无心肌缺血或以往心肌梗死证据的重要性。此外还应寻找脑血管疾病特别是一过性缺血发作的症状。若病史阳性或有问题时应做非侵入性颈动脉血流检查。此时对择期胆囊切除术应当延期,按照指征在冠状动脉架桥或颈动脉重新恢复血管流通后施行。

除心血管病外,引起择期胆囊切除术后第2位的死亡原因是肝胆疾病,主要是肝硬化。除术中出血外,还可发生肝功能衰竭和败血症。自从在特别挑选的患者中应用预防性措施以来,择期胆囊切除术后感染中毒性并发症的发生率已有显著下降。慢性胆囊炎患者胆汁内的细菌滋生率占10%～15%;而在急性胆囊炎消退期患者中则高达50%。细菌菌种为肠道菌如大肠埃希菌、产气克雷伯杆菌和粪链球菌,其次也可见到产气荚膜杆菌、类杆菌和变形杆菌等。胆管内细菌的发生率随年龄而增长,故主张年龄在60岁以上、曾有过急性胆囊炎发作刚恢复的患者,术前应预防性使用抗生素。

2.手术治疗

对有症状胆石症已成定论的治疗是腹腔镜胆囊切除术。虽然此技术的常规应用时间尚短,但是其结果十分突出,以致仅在不能施行腹腔镜手术或手术不安全时,才选用开腹胆囊切除术,包括无法安全地进入腹腔完成气腹,或者由于腹内粘连,或者解剖异常不能安全地暴露胆囊等。外科医师在遇到胆囊和胆管解剖不清及遇到止血或胆汁渗漏而不能满意地控制时,应当及时中转开腹。目前,中转开腹率在5%以下。

(四)其他治疗

体外震波碎石适用于胆囊内胆固醇结石,直径不超过3 cm,且胆囊具收缩功能。治疗后部分患者可发生急性胆囊炎或结石碎片进入胆总管而引起胆绞痛和急性胆管炎,此外碎石后仍不能防止结石的复发。因并发症多,疗效差,现已基本不用。

四、护理

(一)术前护理

1.饮食

指导患者选用低脂肪、高蛋白质、高糖饮食。因为脂肪饮食可促进胆囊收缩排出胆汁,加剧疼痛。

2.术前用药

严重的胆石症发作性疼痛可使用镇痛剂和解痉剂,但应避免使用吗啡,因吗啡有收缩胆总管的作用,可加重病情。

3.病情观察

应注意观察胆石症急性发作患者的体温、脉搏、呼吸、血压、尿量及腹痛情况,及时发现有无感染性休克征兆。注意患者皮肤有无黄染及粪便颜色变化,以确定有无胆管梗阻。

(二)术后护理

1.症状观察及护理

定时监测患者生命体征的变化,注意有无血压下降、体温升高及尿量减少等全身中毒症状,及时补充液体,保持出入量平衡。

2.“T”形管护理

胆总管切开放置“T”形管的目的是为了引流胆汁,使胆管减压:①“T”形管应妥善固定,防止扭曲、脱落;②保持“T”形管无菌,每天更换引流袋,下地活动时引流袋应低于胆囊水平,避免胆汁回流;③观察并记录每天胆汁引流量、颜色及性质,防止胆汁淤积引起感染;④拔管:如果“T”形管引流通畅,胆汁色淡黄、清澄、无沉渣且无腹痛无发热等症状,术后10～14天可夹闭管道。开始每天夹闭2～3小时,无不适可逐渐延长时间,直至全日夹管。在此过程中要观察患者有无体温增高、腹痛、恶心、呕吐及黄疸等。经"T"形管造影显示胆管通畅后,再引流 2～3 天,及时排出造影剂。经观察无特殊反应,可拔除"T"形管。

（三）健康指导

(1)进少油腻、高维生素、低脂饮食。烹调方式以蒸煮为宜,少吃油炸类的食物。

(2)适当体育锻炼,提高机体抵抗力。

（宁尚娟）

第四节　胆　囊　炎

胆囊炎是最常见的胆囊疾病,常与胆石症同时存在。女性多于男性。胆囊炎分为急性和慢性两种。

一、临床表现

急性胆囊炎可出现右上腹撑胀疼痛,体位改变和呼吸时疼痛加剧,右肩或后背部放射性疼痛,高热,寒战,并可有恶心,呕吐。慢性胆囊炎,常出现消化不良,上腹不适或钝疼,可有恶心,腹胀及嗳气,进食油腻食物后加剧。

胆囊炎并发胆石症者,结石嵌顿时,可引起穿孔,导致腹膜炎,疼痛加重,甚至出现中毒性休克或衰竭。胆囊炎胆石症可加重或诱发冠心病,引起心肌缺血性改变。专家认为:胆囊结石是诱发胆囊癌的重要因素之一。胆囊炎胆石症常可引起胰腺炎,由胆管疾病引起的急性胰腺炎约占 50％。

二、治疗

(1)无症状的胆囊结石根据结石大小数目,胆囊壁病变确定是否手术及手术时机。应择期行胆囊切除术,有条件医院应用腹腔镜行胆囊切除术。

(2)有症状的胆囊结石用开放法或腹腔镜方法。

(3)胆囊结石伴有并发症时,如急性、胆囊积液或积脓,急性胆石性胰腺炎胆管结石或胆管炎,应即刻行胆囊切除术。

三、护理

（一）术前护理

(1)按一般外科术前常规护理。

(2)低脂饮食。

(3)急性期应给予静脉输液,以纠正电解质紊乱,输血或血浆,以改善全身情况。

(4)患者如有中毒性休克表现,应先补足血容量,用升压药等纠正休克,待病情好转后手术治疗。

(5)黄疸严重者,有皮肤瘙痒,做好皮肤护理,防止瘙痒时皮肤破损,出现皮肤感染,同时注意黄疸患者,由于胆管内胆盐缺乏,维生素 K 吸收障碍,容易引起凝血功能障碍,术前应注射维生素 K。出现高热者,按高热护理常规护理。

(6)协助医师做好各项检查,如肝功能、心电图、凝血酶原时间测定、超声波、胆囊造影等,肝功能损害严重者应给予保肝治疗。

(7)需做胆总管与胆管吻合术时,应做胆管准备。

(8)手术前一日晚餐禁食,术晨按医嘱留置胃管,抽尽胃液。

(二)术后护理

(1)按一般外科手术后护理常规及麻醉后护理常规护理。

(2)血压平稳后改为半坐卧位,以利于引流。

(3)禁食期间,给予静脉输液。维持水电解质平衡。

(4)停留胃管,保持胃管通畅,观察引流液性质并记录量,术后 2～3 天肠蠕动恢复正常,可拔除胃管,进食流质,以后逐渐改为低脂半流,注意患者进食后反应。

(5)注意腹部伤口渗液,如渗液多应及时更换敷料。

(6)停留"T"形管引流,保持胆管引流管通畅,并记录 24 小时引流量及性质。

(7)引流管停留时间长,引流量多者,要注意患者饮食及消化功能,食欲差者,可口服去氧胆酸、胰酶片或中药。

(8)胆总管内有残存结石或泥沙样结石,术后两周可行"T"形管冲洗。

(9)防止"T"形管脱落,除手术时要固定牢靠外,应将"T"形管用别针固定于腹带上。

(10)防止逆行感染。"T"形管引流所接的消毒引流瓶(袋)每周更换两次,更换引流袋要在无菌操作下进行。腹壁引流伤口每天更换敷料一次。

(11)注意水电解质平衡,注意有无低钾、低钠症状出现,注意黄疸消退情况。

(12)拔"T"形管指征及注意事项:一般术后 10～14 天,患者无发热、无腹痛、大便颜色正常,黄疸消退,胆汁引流量逐日减少至 50 mL 以下,胆汁颜色正常,呈金黄色、澄清时,用低浓度的胆影葡胺作"T"形管造影,以了解胆管远端是否通畅,如通畅可试行钳夹"T"形管或提高"T"形管距离腋后线10～20 mL,如有上腹胀痛、发热、黄疸加深等情况出现,说明胆管下端仍有梗阻,应即开放引流管,继续引流,如钳夹"T"形管 48 小时后无任何不适,方可拔管。拔管后1～2 天可有少量胆汁溢出,应及时更换敷料,如有大量胆汁外溢应报告医师处理。拔管后还应观察患者食欲及腹胀、腹痛、黄疸、体温和大便情况。

(宁尚娟)

第五节　肝　脓　肿

一、细菌性肝脓肿患者的护理

当全身性细菌感染,特别是腹腔内感染时,细菌侵入肝脏,如果患者抵抗力弱,可发生细菌性肝脓肿。细菌可以从下列途径进入肝脏。①胆道:细菌沿着胆管上行,是引起细菌性肝脓肿的主要原因。包括胆石、胆囊炎、胆道蛔虫、其他原因所致胆管狭窄与阻塞等。②肝动脉:体内任何部位的化脓性病变,细菌可经肝动脉进入肝脏。如败血症、化脓性骨髓炎、痈、疖等。③门静脉:已较少见,如坏疽性阑尾炎、细菌性痢疾等,细菌可经门静脉入肝。④肝开放性损伤:细菌可直接经伤口进入肝,引起感染而形成脓肿。细菌性肝脓肿的致病菌多为大肠埃希菌、金葡菌、厌氧链球菌等。肝脓肿可以是单个脓肿,也可以是多个小脓肿,数个小脓肿可以融合成为一个大脓肿。

(一)护理评估

1.健康史

注意询问有无胆道感染和胆道疾病、全身其他部位的化脓性感染特别是肠道的化脓性感染、肝脏外伤史。是否有肝脓肿病史,是否进行过系统治疗。

2.身体状况

通常继发于某种感染性先驱疾病,起病急,主要症状为骤起寒战、高热、肝区疼痛和肝大。体温可高达39～40 ℃,多表现为弛张热,伴有大汗、恶心、呕吐、食欲缺乏。肝区疼痛多为持续性钝痛或胀痛,有时可伴有右肩牵涉痛,右下胸及肝区叩击痛,增大的肝有压痛。肝前下缘比较表浅的脓肿,可有右上腹肌紧张和局部明显触痛。巨大的肝脓肿可使右季肋区呈饱满状态,甚至可见局限性隆起,局部皮肤可出现凹陷性水肿。严重时或并发胆道梗阻者,可出现黄疸。

3.心理-社会状况

细菌性肝脓肿起病急剧,症状重,如果治疗不彻底容易反复发作转为慢性,并且细菌性肝脓肿极易引起严重的全身性感染,导致感染性休克,患者产生焦虑。

4.辅助检查

(1)血液检查:化验检查白细胞计数及中性粒细胞增多,有时出现贫血。肝功能检查可出现不同程度的损害和低蛋白血症。

(2)X线胸腹部检查:右叶脓肿可见右膈肌升高,运动受限;肝影增大或局限性隆起;有时伴有反应性胸膜炎或胸腔积液。

(3)B超:在肝内可显示液平段,可明确其部位和大小,阳性诊断率在96％以上,为首选的检查方法。必要时可作CT检查。

(4)诊断性穿刺:抽出脓液即可证实本病。

(5)细菌培养:脓液细菌培养有助于明确致病菌,选择敏感的抗生素,并与阿米巴性肝脓肿相鉴别。

5.治疗要点

(1)全身支持疗法:给予充分营养,纠正水和电解质及酸碱平衡失调,必要时少量多次输血和血浆以纠正低蛋白血症,增强机体抵抗力。

(2)抗生素治疗:应使用大剂量抗生素。由于肝脓肿的致病菌以大肠埃希菌、金葡菌和厌氧性细菌最为常见,在未确定病原菌之前,可首选对此类细菌有效的抗生素,然后根据细菌培养和抗生素敏感试验结果选用有效的抗生素。

(3)经皮肝穿刺脓肿置管引流术:适用于单个较大的脓肿。在B超引导下进行穿刺。

(4)手术治疗:对于较大的单个脓肿,估计有穿破可能,或已经穿破胸腹腔;胆源性肝脓肿;位于肝左外叶脓肿,穿刺易污染腹腔;慢性肝脓肿,应施行经腹切开引流。病程长的慢性局限性厚壁脓肿,也可行肝叶切除或部分肝切除术。多发性小脓肿不宜行手术治疗,但对其中较大的脓肿,也可行切开引流。

（二）护理诊断及合作性问题

1.营养失调

低于机体需要量,与高代谢消耗或慢性消耗病程有关。

2.体温过高

其与感染有关。

3.急性疼痛

其与感染及脓肿内压力过高有关。

4.潜在并发症

急性腹膜炎、上消化道出血、感染性休克。

（三）护理目标

患者能维持适当营养,维持体温正常,疼痛减轻;无急性腹膜炎休克等并发症发生。

（四）护理措施

1.术前护理

（1）病情观察,配合抢救中毒性休克。

（2）高热护理:保持病室空气新鲜、通风、温湿度合适,物理降温。衣着适量,及时更换汗湿衣。

（3）维持适当营养:对于非手术治疗和术前的患者,给予高蛋白、高热量饮食,纠正水、电解质平衡失调和低蛋白血症。

（4）遵医嘱正确应用抗生素。

2.术后护理

（1）经皮肝穿刺脓肿置管引流术术后护理:术前做术区皮肤准备,协助医师进行穿刺部位的准确定位。术后向医师询问术中情况及术后有无特殊观察和护理要求。患者返回病房后,观察引流管固定是否牢固,引流液性状,引流管道是否密闭。术后第2天或数天开始进行脓腔冲洗,冲洗液选用等渗盐水(或遵医嘱加用抗生素)。冲洗时速度缓慢,压力不宜过高,估算注入液与引出液的量。每次冲洗结束后,可遵医嘱向脓腔内注入抗生素。待到引流出或冲洗出的液体变清澈,B超检查脓腔直径小于2 cm即可拔管。

（2）切开引流术术后护理:切开引流术术后护理遵循腹部手术术后护理的一般要求。除此之外,每天用生理盐水冲洗脓腔,记录引流液量,少于10 mL或脓腔容积小于15 mL,即考虑拔除引流管,改凡士林纱布引流,致脓腔闭合。

3.健康指导

为了预防肝脓肿疾病的发生,应教育人们积极预防和治疗胆道疾病,及时处理身体其他部位的化脓性感染。告知患者应用抗生素和放置引流管的目的和注意事项,取得患者的信任和配合。术后患者应加强营养和提高抵抗力,定期复查。

（五）护理评价

患者是否能维持适当营养,体温是否正常;疼痛是否减轻,有无急性腹膜炎、上消化道出血、感染性休克等并发症发生。

二、阿米巴性肝脓肿患者的护理

阿米巴性肝脓肿(amebic liver abscess)是阿米巴肠病的并发症,阿米巴原虫从结肠溃疡处

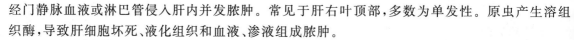

经门静脉血液或淋巴管侵入肝内并发脓肿。常见于肝右叶顶部,多数为单发性。原虫产生溶组织酶,导致肝细胞坏死、液化组织和血液、渗液组成脓肿。

（一）护理评估

1.健康史

注意询问有无阿米巴痢疾病史。

2.身体状况

阿米巴性肝脓肿有着跟细菌性肝脓肿相似的表现,两者的区别详见表 9-1。

表 9-1　细菌性肝脓肿与阿米巴性肝脓肿的鉴别

鉴别要点	细菌性肝脓肿	阿米巴性肝脓肿
病史	继发于胆道感染或其他化脓性疾病	继发于阿米巴痢疾后
症状	病情急骤严重,全身中毒症状明显,有寒战、高热	起病较缓慢,病程较长,可有高热,或不规则发热、盗汗
血液化验	白细胞计数及中性粒细胞可明显增加。血液细菌培养可阳性	白细胞计数可增加,如无继发细菌感染液细菌培养阴性。血清学阿米巴抗体检查阳性
粪便检查	无特殊表现	部分患者可找到阿米巴滋养体或结肠溃面(乙状结肠镜检)黏液或刮取涂片可找阿米巴滋养体或包囊
脓液	多为黄白色脓液,涂片和培养可发现细菌	大多为棕褐色脓液,无臭味,镜检有时可到阿米巴滋养体。若无混合感染,涂片和培养无细菌
诊断性治疗	抗阿米巴药物治疗无效	抗阿米巴药物治疗有好转
脓肿	较小,常为多发性	较大,多为单发,多见于肝右叶

3.心理-社会状况

由于病程长,忍受较重的痛苦,担忧预后或经济拮据等原因,患者常有焦虑、悲伤或恐惧反应。

4.辅助检查

基本同细菌性肝脓肿。

5.治疗要点

阿米巴性肝脓肿以非手术治疗为主。应用抗阿米巴药物,加强支持疗法纠正低蛋白、贫血等,无效者穿刺置管闭式引流或手术切开引流,多可获得良好的疗效。

（二）护理诊断及合作性问题

(1)营养失调:低于机体需要量,与高代谢消耗或慢性消耗病程有关。

(2)急性疼痛:与脓肿内压力过高有关。

(3)潜在并发症:合并细菌感染。

（三）护理措施

1.非手术疗法和术前护理

(1)加强支持疗法:给予高蛋白、高热量和高维生素饮食必要时少量多次输新鲜血、补充丙种球蛋白,增强抵抗力。

(2)正确使用抗阿米巴药物,注意观察药物的不良反应。

2.术后护理

除继续做好非手术疗法护理外,重点做好引流的护理。宜用无菌水封瓶闭式引流,每天更换消毒瓶,接口处保持无菌,防止继发细菌感染。如继发细菌感染需使用抗生素。

（宁尚娟）

第六节 肠 梗 阻

肠腔内容物不能正常运行或通过肠道发生障碍时,称为肠梗阻,是外科常见的急腹症之一。

一、疾病概要

(一)病因和分类

1.按梗阻发生的原因分类

(1)机械性肠梗阻:最常见,是由各种原因引起的肠腔变窄、肠内容物通过障碍,主要原因如下。①肠腔堵塞:如寄生虫、粪块、异物等。②肠管受压:如粘连带压迫、肠扭转、嵌顿性疝等。③肠壁病变:如先天性肠道闭锁、狭窄、肿瘤等。

(2)动力性肠梗阻:较机械性肠梗阻少见。肠管本身无病变,梗阻原因是神经反射和毒素刺激引起肠壁功能紊乱,致肠内容物不能正常运行。可分为:①麻痹性肠梗阻。常见于急性弥漫性腹膜炎、腹部大手术、腹膜后血肿或感染等。②痉挛性肠梗阻。由于肠壁肌肉异常收缩所致,常见于急性肠炎或慢性铅中毒。

(3)血运性肠梗阻:较少见。由于肠系膜血管栓塞或血栓形成,使肠管血运障碍,继而发生肠麻痹,肠内容物不能通过。

2.按肠管血运有无障碍分类

(1)单纯性肠梗阻:无肠管血运障碍。

(2)绞窄性肠梗阻:有肠管血运障碍。

3.按梗阻发生的部位分类

高位性肠梗阻(空肠上段)和低位性肠梗阻(回肠末段和结肠)。

4.按梗阻的程度分类

完全性肠梗阻(肠内容物完全不能通过)和不完全性肠梗阻(肠内容物部分可通过)。

5.按梗阻病情的缓急分类

急性肠梗阻和慢性肠梗阻。

(二)病理生理

1.肠管局部的病理生理变化

(1)肠蠕动增强:单纯性机械性肠梗阻,梗阻以上的肠蠕动增强,以克服肠内容物通过的障碍。

(2)肠管膨胀:肠腔内积气、积液所致。

(3)肠壁充血水肿、血运障碍,严重时可导致坏死和穿孔。

2.全身性病理生理变化

(1)体液丢失和电解质、酸碱平衡失调。

(2)全身性感染和毒血症,甚至发生感染中毒性休克。

(3)呼吸和循环功能障碍。

（三）临床表现

1.症状

（1）腹痛：单纯性机械性肠梗阻的特点是阵发性腹部绞痛；绞窄性肠梗阻表现为持续性剧烈腹痛伴阵发性加剧；麻痹性肠梗阻呈持续性胀痛。

（2）呕吐：早期常为反射性，呕吐胃内容物，随后因梗阻部位不同，呕吐的性质各异。高位肠梗阻呕吐出现早且频繁，呕吐物主要为胃液、十二指肠液、胆汁；低位肠梗阻呕吐出现晚，呕吐物常为粪样物；若呕吐物为血性或棕褐色，常提示肠管有血运障碍；麻痹性肠梗阻呕吐多为溢出性。

（3）腹胀：高位肠梗阻腹胀不明显；低位肠梗阻及麻痹性肠梗阻则腹胀明显。

（4）停止肛门排气排便：完全性肠梗阻时，患者多停止排气、排便，但在梗阻早期，梗阻以下肠管内尚存的气体或粪便仍可排出。

2.体征

（1）腹部体征。①视诊：单纯性机械性肠梗阻可见腹胀、肠型和异常蠕动波，肠扭转时腹胀多不对称。②触诊：单纯性肠梗阻可有轻度压痛但无腹膜刺激征，绞窄性肠梗阻可有固定压痛和腹膜刺激征。③叩诊：绞窄性肠梗阻时腹腔有渗液，可有移动性浊音。④听诊：机械性肠梗阻肠鸣音亢进，可闻及气过水声或金属音，麻痹性肠梗阻肠鸣音减弱或消失。

（2）全身体征：单纯性肠梗阻早期多无明显全身性改变，梗阻晚期可有口唇干燥、眼窝凹陷、皮肤弹性差、尿少等脱水征。严重脱水或绞窄性肠梗阻时，可出现脉搏细速、血压下降、面色苍白、四肢发冷等中毒和休克征象。

3.辅助检查

（1）实验室检查：肠梗阻晚期，血红蛋白和血细胞比容升高，并有水、电解质及酸碱平衡失调。绞窄性肠梗阻时，白细胞计数和中性粒细胞比例明显升高。

（2）X线检查：一般在肠梗阻发生 4～6 小时后，立位或侧卧位 X 线平片可见肠胀气及多个液气平面。

（四）治疗原则

1.一般治疗

（1）禁食。

（2）胃肠减压：是治疗肠梗阻的重要措施之一。通过胃肠减压，吸出胃肠道内的气体和液体，从而减轻腹胀、降低肠腔内压力，改善肠壁血运，减少肠腔内的细菌和毒素。

（3）纠正水、电解质及酸碱平衡失调。

（4）防治感染和中毒。

（5）其他：对症治疗。

2.解除梗阻

解除梗阻的手段分为非手术治疗和手术治疗两大类。

（五）常见几种肠梗阻

1.粘连性肠梗阻

粘连性肠梗阻是肠粘连或肠管被粘连带压迫所致的肠梗阻，较为常见。主要由于腹部手术、炎症、创伤、出血、异物等所致。以小肠梗阻为多见，多为单纯性不完全性梗阻。粘连性肠梗阻多采取非手术治疗，如无效或发生绞窄性肠梗阻时应及时手术治疗。

2.肠扭转

肠扭转指一段肠管沿其系膜长轴旋转而形成的闭祥性肠梗阻,常发生于小肠,其次是乙状结肠。①小肠扭转:多见于青壮年,常在饱餐后立即进行剧烈活动时发病。表现为突发腹部绞痛,呈持续性伴阵发性加剧,呕吐频繁,腹胀不明显。②乙状结肠扭转:多见于老年人,常有便秘习惯,表现为腹部绞痛,明显腹胀,呕吐不明显。肠扭转是较严重的机械性肠梗阻,可在短时间内发生肠绞窄、坏死,一经诊断,应急症手术治疗。

3.肠套叠

肠套叠指一段肠管套入与其相连的肠管内,以回结肠型(回肠末端套入结肠)最多见。肠套叠多见于2岁以下婴幼儿。典型表现为阵发性腹痛、果酱样血便和腊肠样肿块(多位于右上腹),右下腹触诊有空虚感。X线空气或钡剂灌肠显示空气或钡剂在结肠内受阻,梗阻端的钡剂影像呈"杯口状"或"弹簧状"阴影。早期肠套叠可试行空气灌肠复位,无效者或病期超过48小时,怀疑有肠坏死或肠穿孔者,应行手术治疗。

4.蛔虫性肠梗阻

由于蛔虫聚集成团并刺激肠管痉挛致肠腔堵塞,多见于2～10岁儿童,驱虫不当常为诱因。主要表现为阵发性脐部周围腹痛,伴呕吐,腹胀不明显。部分患者腹部可触及变形、变位的条索状团块。少数患者可并发肠扭转或肠壁坏死穿孔,蛔虫进入腹腔引起腹膜炎。单纯性蛔虫堵塞多采用非手术治疗,包括解痉挛止痛、禁食、酌情胃肠减压、输液、口服植物油驱虫等,若无效或并发肠扭转、腹膜炎时,应行手术取虫。

二、肠梗阻患者的护理

(一)护理诊断/问题

1.疼痛

与肠内容物不能正常运行或通过障碍有关。

2.体液不足

与呕吐、禁食、胃肠减压、肠腔积液有关。

3.潜在并发症

肠坏死、腹腔感染、休克。

(二)护理措施

1.非手术治疗的护理

(1)饮食:禁食,梗阻缓解12小时后可进少量流质饮食,忌甜食和牛奶;48小时后可进半流食。

(2)胃肠减压:做好相关护理。

(3)体位:生命体征稳定者可取半卧位。

(4)解痉挛、止痛:若无肠绞窄或肠麻痹,可用阿托品解除痉挛、缓解疼痛,禁用吗啡类止痛药,以免掩盖病情。

(5)输液:纠正水、电解质和酸碱失衡,记录24小时出入液量。

(6)防治感染和中毒:遵照医嘱应用抗生素。

(7)严密观察病情变化:出现下列情况时应考虑有绞窄性肠梗阻的可能,应及早采取手术治疗:①腹痛发作急骤,为持续性剧烈疼痛,或在阵发性加重之间仍有持续性腹痛。肠鸣音可不亢进。②早期出现休克。③呕吐早、剧烈而频繁。④腹胀不对称,腹部有局部隆起或触及有压痛的包块。⑤明显的腹膜刺激征,体温升高,脉快,白细胞计数和中性粒细胞比例增高。⑥呕吐物、胃肠减压抽出液、肛门排出物为血性或腹腔穿刺抽出血性液。⑦腹部 X 线检查可见孤立、固定的肠袢;⑧经积极非手术治疗后症状、体征无明显改善者。

2.手术前后的护理

(1)术前准备:除上述非手术护理措施外,按腹部外科常规行术前准备。

(2)术后护理:①病情观察,观察患者生命体征、腹部症状和体征的变化,伤口敷料及引流情况,及早发现术后并发症。②麻醉清醒、血压平稳后取半卧位。③禁食、胃肠减压,待排气后逐步恢复饮食。④防止感染,遵照医嘱应用抗生素。⑤鼓励患者早期活动。

(宁尚娟)

第七节　结直肠息肉

凡从黏膜表面突出到肠腔的息肉状病变,在未确定病理性质前均称为息肉。分为腺瘤性息肉和非腺瘤性息肉两类,腺瘤性息肉上皮增生活跃,多伴有上皮内瘤变,可以恶变成腺癌;非腺瘤性息肉一般不恶变,但如伴有上皮内瘤变则也可恶变。结直肠息肉是一种癌前病变,近年来随着生活条件和饮食结构的改变,结直肠息肉发展为癌性病变的发病率也呈增高趋势。其发生率随年龄增加而上升,男性多见。临床上以结肠和直肠息肉为最多,小肠息肉较少,可分为单个或多个。小息肉一般无症状,大的息肉可有出血、黏液便及直肠刺激症状。息肉可采用经肠镜下切除,经腹或经肛门切除等多种方法进行治疗。

一、病因与发病机制

(一)感染

炎性息肉与肠道慢性炎症有关,腺瘤性息肉的发生可能与病毒感染有关。

(二)年龄

结直肠息肉的发病率随年龄增大而增高。

(三)胚胎异常

幼年性息肉病多为错构瘤,可能与胚胎发育异常有关。

(四)生活习惯

低食物纤维饮食与结直肠息肉有关,吸烟与腺瘤性息肉有密切关系。

(五)遗传

某些息肉病的发生与遗传有关,如家族性腺瘤性息肉病(FAP)。

二、临床表现

根据息肉生长的部位、大小、数量多少,临床表现不同。

(1)多数结直肠息肉患者无明显症状,部分患者可有间断性便血或大便表面带血,多为鲜红色;继发炎症感染可伴多量黏液或黏液血便;可有里急后重;便秘或便次增多。长蒂息肉较大时可引致肠套叠;息肉巨大或多发者可发生肠梗阻;长蒂且位置近肛门者息肉可脱出肛门。

(2)少数患者可有腹部闷胀不适、隐痛或腹痛症状。

(3)伴发出血者可出现贫血,出血量较大时可出现休克状态。

三、辅助检查

(1)直肠指诊可触及低位息肉。

(2)肛镜、直肠镜或纤维结肠镜可直视到息肉。

(3)钡灌肠可显示充盈缺损。

(4)病理检查明确息肉性质,排除癌变。

四、治疗要点

结直肠息肉是临床常见的、多发的一种疾病,因为其极易引起癌变,在临床诊疗过程中,一旦确诊就应及时切除。结直肠息肉完整的治疗方案应该包括:正确选择首次治疗方法,确定是否需要追加肠切除,及术后随访等三部分连续的过程。

（一）微创治疗（内镜摘除）

随着现代医疗技术的不断发展和进步,结肠镜检查和治疗结直肠息肉已经成为一种常见的诊疗手段,由于其方便、安全、有效,被越来越多的医护工作者和患者所接受。但内镜下治疗结直肠息肉依然存在着术后病情复发及穿孔、出血等手术并发症。符合内镜下治疗指征的息肉可行内镜下切除,并将切除标本送病理检查。直径<2 cm 的结直肠息肉,外观无恶性表现者,一律予以切除;<0.3 cm 息肉,以电凝器凝除;对于>0.3 cm 且<2 cm 的结直肠息肉,或息肉体积较大,但蒂部<2 cm 者可行圈套器高频电凝电切除术。

（二）手术治疗

息肉有恶变倾向或不符合内镜下治疗指征,或内镜切除后病理发现有残留病变或癌变,则需手术治疗。距肛门缘 8 cm 以下且直径≥2 cm 的单发直肠息肉可以经肛门摘除;距肛缘 8 cm 以上盆腹膜反折以下的直径≥2 cm 单发直肠息肉者可以经切断肛门括约肌入路或经骶尾入路直肠切开行息肉局部切除术;息肉直径≥2 cm 的长蒂、亚蒂或广基息肉,经结肠镜切除风险大,需行经腹息肉切除,术前钛夹定位或术中结肠镜定位。

（三）药物治疗

如有出血,给予止血,并根据出血量多少进行相应处置。

五、护理诊断

（一）焦虑与恐惧

与担忧预后有关。

（二）急性疼痛

与血栓形成、术后创伤等有关。

（三）便秘

与不良饮食、排便习惯等有关。

（四）潜在并发症

贫血、创面出血、感染等。

六、护理措施

(1)电子结肠镜检查及经电子结肠镜息肉电切前 1 日进半流质、少渣饮食,检查及治疗前4~5 小时口服复方聚乙二醇电解质散行肠道准备,术前禁食。如患者检查前所排稀便为稀薄水样,说明肠道准备合格;如所排稀便为粪水,或混有大量粪渣,说明肠道准备差,可追加清洁灌肠或重新预约检查,待肠道准备合格后再行检查或治疗。

(2)肠镜下摘除息肉后应卧床休息,以减少出血并发症,息肉<1 cm 的患者手术后卧床休息 6 小时,1 周内避免紧张、情绪激动和过度活动,息肉>1 cm 的患者应卧床休息 4 日,2 周内避免过度体力活动和情绪激动。注意观察有无活动性出血、呕血、便血,有无腹胀、腹痛及腹膜刺激症状,有无血压、心率等生命体征的改变。

(3)结直肠息肉内镜下摘除术后即可进流质或半流质饮食,1 周内忌食粗糙食物。禁烟酒及干硬刺激性食物,防止肠胀气和疼痛的发生。避免便秘摩擦使结痂过早脱落引起出血。

七、护理评价

通过治疗与护理,患者是否情绪稳定,能配合各项诊疗和护理;疼痛得到缓解;术后并发症得到预防,或被及时发现和处理。

八、健康教育

(一)饮食指导

多食新鲜蔬菜、水果等含膳食纤维高的食物,少吃油炸、烟熏和腌制的食物。

(二)生活指导

保持健康的生活方式;增加体育锻炼,增强免疫力,戒烟酒。

(三)随访

单个腺瘤性息肉切除,术后第 1 年随访复查,如检查阴性者则每 3 年随访复查一次。多个腺瘤切除或腺瘤>20 mm 伴不典型增生,则术后 6 个月随访复查一次,阴性则以后每年随访复查一次,连续两次阴性者则改为 3 年随访复查一次,随访复查时间不少于 15 年。

(宁尚娟)

第八节 直肠脱垂

直肠脱垂可分为直肠外脱垂和直肠内脱垂。脱垂的直肠如果超出了肛缘即直肠外脱垂直肠内脱垂指直肠黏膜层或全层套入远端直肠腔或肛管内而未脱出肛门的一种疾病。直肠内脱垂又称不完全直肠脱垂、隐性直肠脱垂。由于直肠黏膜松弛脱垂,特别是全层脱垂,可导致直肠容量适应性下降,排便困难、大便失禁和直肠孤立性溃疡等。直肠内脱垂是出口梗阻型便秘的最常见临床类型,31%~40%的排便异常患者排便造影检查可发现直肠内脱垂。

一、病因与发病机制

解剖因素,腹压增高,其他内痔或直肠息肉经常脱出,向下牵拉直肠黏膜,造成直肠黏膜脱垂。影像学及临床观察结果等均表明直肠内脱垂和直肠外脱垂的变化相似,手术所见盆腔组织器官变化基本相似;因此,多数学者认为两者是同一疾病的不同阶段,直肠外脱垂是直肠内脱垂进一步发展的结果。

二、临床表现

排便梗阻感、肛门坠胀、排便次数增多、排便不尽感,排便时直肠由肛门脱出,严重时不仅排便时脱出,在腹压增高时均可脱出,大便失禁、肛门瘙痒。黏液血便、腹痛、腹泻及相应的排尿障碍症状等。

三、辅助检查

(一)肛门直肠指检

指检时可触及直肠壶腹部黏膜折叠堆积、柔软光滑、上下移动,内脱垂的部分与肠壁之间可有环状沟。典型病例在直肠指检时让患者做排便动作,可触及套叠环。

(二)肛门镜检查

了解直肠黏膜是否存在炎症或孤立性溃疡以及痔疮。

(三)结肠镜及钡餐

排除大肠肿瘤、炎症等其他器质性疾病。

(四)排粪造影

排粪造影是诊断直肠内脱垂的主要手段,可以明确内脱垂的类型是直肠黏膜脱垂还是全层脱垂;明确内脱垂的部位:是高位、中位、低位;并可显示黏膜脱垂的深度。排粪造影的典型表现是直肠壁向远侧肠腔脱垂,肠腔变窄,近侧直肠进入远端的直肠和肛管,而鞘部呈杯口状。并常伴有盆底下降、直肠前突和耻骨直肠肌痉挛等。典型的影像学改变:直肠前壁脱垂、直肠全环内脱垂、肛管内直肠脱垂。

(五)盆腔多重造影

能准确全面了解是否伴有复杂性盆底功能障碍以及伴随盆底疝的直肠内脱垂。

(六)肌电图检查

肌电图是通过记录神经肌肉的生物电活动,从电生理角度来判断神经肌肉的功能变化,对判断括约肌、肛提肌的神经电活动情况有重要参考价值。

(七)直肠肛门测压

了解肛管的功能状态。

四、治疗要点

(一)非手术治疗

1.建立良好的排便习惯

让患者了解直肠脱垂发生、发展的原因,认识到过度用力排便会加重直肠脱垂和盆底肌肉神经的损伤。在排便困难时,应避免过度用力,避免排便时间过久。

2.提肛锻炼

直肠内脱垂多伴有盆底肌肉松弛,盆底下降,甚至阴部神经的牵拉损伤。坚持定期进行膝胸位下进行提肛锻炼,可增强盆底肌肉及肛门括约肌的力量。

3.饮食调节

多食富含纤维素的水果、蔬菜,多饮水,每日 2 000 mL 以上;必要时可口服润滑油或缓泻剂,使粪便软化易于排出。

(二)手术治疗

1.直肠黏膜下注射术

治疗部分脱垂的患者,按前后左右四点注射至直肠黏膜下,每点注药1～2 mL。注射到直肠周围可治疗完全性脱垂,造成无菌炎症,使直肠固定。

2.脱垂黏膜切除术

对部分性黏膜脱垂患者,将脱出黏膜作切除缝合。

3.肛门环缩术

在肛门前后各切一小口,用血管钳在皮下绕肛门潜行分离,使两切口相通,置入金属线(或涤纶带)结成环状,使肛门容一指通过,以制止直肠脱垂。

4.直肠悬吊固定术

对重度的直肠完全性脱垂患者,经腹手术,游离直肠,用两条阔筋膜将直肠悬吊固定在骶骨岬筋膜上,抬高盆底,切除过长的乙状结肠。

5.脱垂肠管切除术

经会阴部切除直肠乙状结肠或经腹部游离直肠后,提高直肠,将直肠侧壁与骶骨骨膜固定,同时切除冗长的乙状结肠。

五、护理评估

(一)术前护理评估

(1)询问患者是否有慢性咳嗽、便秘、排便困难等腹压增高情况,既往是否有内痔或直肠息肉病史。

(2)了解排便情况,有无排便不尽感,排便时是否有肿物脱出,便后能否回纳。

(3)了解辅助检查结果及主要治疗方式。

(4)评估患者对疾病的病因、治疗和预防的认识水平,是否因疾病引起焦虑、不安等情绪。

(二)术后护理评估

(1)了解术中情况,包括手术、麻醉方式、术中用药、输血、出血等情况。

(2)了解患者的生命体征,伤口的渗血、出血情况,及早发现出血;了解术后排尿情况,及时处理尿潴留。

(3)了解血生化、血常规的检验结果。了解患者的饮食及排尿、排便情况。

(4)评估患者对术后饮食、活动、疾病预防的认知程度。

(5)对术后的肛门收缩训练是否配合,对术后的康复是否有信心,对出院后的继续肛门收缩训练是否清楚。

六、护理诊断

(一)急性疼痛

与直肠脱垂、排便梗阻有关。

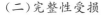

（二）完整性受损

与肛周炎症、皮肤瘙痒等有关。

（三）潜在并发症

与出血、直肠脱垂有关。

（四）焦虑

与担心治疗效果有关。

七、护理措施

（一）术前护理措施

（1）观察患者排便情况，有无排便困难、排便不尽感，排便时是否有肿物脱出、便后能否回纳。

（2）是否有出血、肛门周围肿胀、疼痛、黏液、瘙痒，症状明显时，嘱其卧床休息，肛门局部给予热水坐浴，以减轻疼痛。

（3）鼓励患者进食高纤维的蔬菜、水果，如番薯叶、芹菜、韭菜、茼蒿及苹果、香蕉，主食以燕麦、麦皮、番薯等，以软化大便，缓解患者的排便困难。

（4）术前 1 日半流质饮食，术前晚进食流质，配合灌肠，以减少术后早期粪便排出。术前视手术和麻醉方式给予禁食禁饮。

（5）准备手术区域皮肤，保持肛门皮肤清洁。

（二）术后护理措施

（1）腰麻、硬膜外麻醉，术后需去枕平卧 6 小时，避免脑脊液从蛛网膜下腔针眼处漏出，致脑脊液压力降低引起头痛。监测脉搏、呼吸、血压至生命体征平稳。

（2）做好排便管理：术后给予轻泻软便药乳果糖或麻仁丸及纤维增加剂，使粪便松软，易于排出。排便后及时坐浴和换药，以保持肛门周围皮肤清洁。

（3）术后 3～5 日，指导患者肛门收缩训练。

八、护理评价

（1）能配合术前的饮食，灌肠，保证粪便的排出。

（2）能配合坐浴、换药，肛周皮肤清洁。

（3）能配合术后的饮食、盆底肌锻炼及肛门收缩训练技巧。

（4）掌握复诊指征。

九、健康教育

（1）饮食指导：术后 1～2 日少渣半流质饮食，之后正常饮食，忌辛辣刺激性食物如辣椒及烈性酒等，进食高纤维的蔬菜、水果，如番薯叶、芹菜、韭菜、茼蒿及苹果、香蕉，主食以燕麦、麦皮、番薯等为主，以软化大便，利于粪便排出。

（2）肛门伤口的清洁：每日排便后用 1∶5 000 高锰酸钾溶液或温水坐浴，坐浴时应将局部创面全部浸入药液中，药液温度适中。

（3）改变如厕的不良习惯：如长时间蹲厕或阅读，减少排便努挣和腹压。

（4）肛门收缩训练：具体做法包括以下内容。戴手套，示指涂石蜡油，轻轻插入患者肛内，嘱患者收缩会阴、肛门肌肉，感觉肛门收缩强劲有力为正确有效的收缩，嘱患者每次持续 30 秒以上。患者掌握正确方法后,嘱每日上午、中午、下午、睡前各锻炼1次,每次连续缩肛100下,每下30秒以上,术后早期锻炼次数依据患者耐受情况而定,要坚持,不可间断,至术后3个月。

(5)如发现排便困难、排便有肿物脱出,应及时就诊。

(李　云)

第九节　先天性直肠肛门畸形

先天性直肠肛门畸形是因胚胎期直肠肛门发育障碍而形成的各类消化道畸形,先天性直肠肛门畸形为该类畸形较常见的一种。本病的手术死亡率虽在2%以下,但术后并发症多,如肛门失禁,肛门狭窄、瘘管复发等。

一、临床特点

(一)症状体征

1.无瘘组

出生后正常肛门处封闭,其他部位无瘘口、无胎便排出,继之出现腹胀、呕吐。呕吐物早期为含胆汁样物,后为粪便样物。

(1)低位畸形:原肛门位有薄膜覆盖,哭闹时肛门处有冲击感。

(2)高位畸形:原肛门处皮肤略凹陷,色泽较深,哭闹时无冲击感。

(3)中间位畸形:介于低位畸形与高位畸形之间。

(4)直肠闭锁者:可见正常肛门口,但伸入2~3 cm即受阻不通。

2.有瘘组

正常肛门处闭锁,但可在会阴部、女性前庭或阴道(男性尿道)找到瘘口,有粪便排出。

(二)辅助检查

(1)X线倒立侧位摄片:生后12小时后摄片检查充气的直肠盲端与闭锁肛门位置的间距来判别畸形类型。间距小于2 cm为低位畸形,2~4 cm为中间型畸形,大于4 cm为高位畸形。另可用P-C线(耻骨联合上缘与骶尾关节的联合处连线)及I线(从坐骨下缘最低点作一与P-C线的平行线)作标志线,直肠盲端位于P-C线以上为高位畸形,I线以下为低位,介于P-C线及I线之间为中间型,但其影响因素较多。

(2)瘘管造影可显示瘘管走向、长度及与直肠关系。

(3)阴道造影可了解直肠阴道瘘患儿的泄殖腔畸形与直肠阴道瘘的关系。

(4)排泄性膀胱尿道造影可显示直肠泌尿道瘘的走向、位置。

二、护理评估

(一)健康史

了解母亲妊娠史。询问患儿会阴部是否有瘘口和有无胎便排出。评估患儿有无合并其他畸形。

（二）症状、体征

评估腹胀程度及呕吐的次数,性质及量。有无脱水及电解质紊乱,检查原始肛门处位置及在阴部、女性前庭阴道、男性尿道有无瘘口,排尿时有无粪便排出。

（三）社会、心理

评估患儿家长对该疾病的认识程度及心理反应,有无自卑心理,对手术治疗有无信心、接受程度及家庭经济支持能力等。

（四）辅助检查

了解 X 线倒立侧位摄片结果,判断无肛位置的高低。

三、常见护理问题

(1)有窒息的危险:与呕吐有关。

(2)舒适的改变:与肛门闭锁致腹胀、呕吐有关。

(3)营养失调:低于机体需要量,与营养供给不足、消化吸收功能减弱有关。

(4)体液不足:与禁食、呕吐、胃肠减压有关。

(5)有感染的危险:与粪便污染伤口、患儿抵抗力低下有关。

(6)知识缺乏:缺乏康复期家庭护理知识。

四、护理措施

（一）术前

(1)注意保暖,维持体温恒定,必要时放入保温箱。

(2)评估腹胀情况,观察、记录呕吐的次数、量和性质,防止呕吐窒息。

(3)评估有无脱水症状,开放静脉通路,根据医嘱按时完成补液。

(4)给予禁食、胃肠减压,保持胃管引流通畅,并观察引流液的量和性质。

(5)观察外阴部有无胎便痕迹,并观察其粪便出口。

(6)做好禁食、备皮、皮试等术前准备。

（二）术后

(1)监测生命体征,保持呼吸道通畅,有缺氧症状时,予氧气吸入。

(2)麻醉清醒后取蛙式仰卧位或俯卧位,充分暴露肛门口,保持肛门口清洁,每天随时用生理盐水棉球或 PVP-I 棉球擦去肛门排出的粪便,观察肛门有无渗血红肿、脓性分泌物等感染症状,观察排便情况。

(3)注意保暖,维持体温正常,必要时入保温箱。

(4)评估腹胀情况,观察有无呕吐,观察肛门排气排便情况,保持胃肠减压通畅,观察引流液的量和性质。

(5)禁食期间,做好口腔护理,保证液体输入,及时纠正水电解质紊乱,根据医嘱予以清蛋白、血浆等支持疗法。

(6)留置导尿者,保持导尿管引流通畅,观察记录小便量,保持会阴部清洁。

(7)行肠造瘘者,注意观察肠管血液循环和排便情况,及时清除瘘口排出物,保持造瘘口周围皮肤清洁、干燥,造瘘口周围皮肤可涂以呋锌油、氧化锌粉等,保持腹部伤口的敷料清洁干燥。

(8)术后因切口瘢痕挛缩,可导致肛门不同程度狭窄,需定期扩肛,一般于手术后 2 周开始,

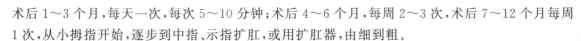

术后1～3个月,每天一次,每次5～10分钟;术后4～6个月,每周2～3次,术后7～12个月每周1次,从小拇指开始,逐步到中指、示指扩肛,或用扩肛器,由细到粗。

(三)健康教育

(1)护理人员要热情向家长介绍疾病的性质,手术的必要性及预后,以排除家长顾虑,使其积极配合治疗。

(2)向家长讲解各项术前准备(胃肠减压、备皮、禁食、皮试、术前用药)的目的和注意事项,以取得家长的配合和理解。

(3)向家长说明术后扩肛的重要性,并指导家长掌握扩肛技术和注意事项。

五、出院指导

(一)饮食

向家长讲解母乳喂养的优点,提倡母乳喂养,按时添加辅食。

(二)造瘘口护理

注意观察造瘘口肠管的血液循环和排便情况,继续做好造瘘口周围皮肤的护理,保持清洁干燥。

(三)定期扩肛

指导并教会家长正确的扩肛方法,须强调必须坚持1年,不得随意中断,以保证扩肛效果。

(四)定时复查

根据医嘱,定期来院复查。

(李　云)

第十节　直肠肛管周围脓肿

直肠肛管周围脓肿是指直肠肛管周围间隙内或其周围软组织内的急性化脓性感染,并发展成为脓肿。

一、病因

大多数直肠肛管周围脓肿源于肛腺感染,少数可继发于损伤、内痔、肛裂或痔疮药物注射治疗等,溃疡性结肠炎、Crohn病及血液病患者易并发直肠肛管周围脓肿。

二、临床表现

(一)肛门周围脓肿

以肛门周围皮下脓肿最为常见,占40%～48%,位置多表浅,以局部症状为主,全身感染症状不明显。疼痛、肿胀和局部压痛为主要表现。疼痛为持续跳动性,可因排便、局部受压、按摩或咳嗽而疼痛加剧,坐立不安,行动不便;早期局部红肿、发硬,压痛明显,脓肿形成后则波动明显,若自行穿破皮肤,则脓液排出。

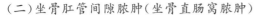

（二）坐骨肛管间隙脓肿（坐骨直肠窝脓肿）

较多见，占 20％～25％，该间隙较大，因此形成的脓肿较大且深，全身感染症状明显，患者在发病初期就可出现寒战、发热、乏力、恶心等全身表现。早期局部症状不明显，之后出现持续性胀痛并逐渐发展为明显持续性跳痛，排便或行走时疼痛加剧；有的患者可出现排尿困难，里急后重，感染初期无明显局部体征，以后出现患处红肿，双臀不对称。

（三）骨盆直肠间隙脓肿（骨盆直肠窝脓肿）

较前两者少见，此处位置深、空隙大，因此全身感染症状严重而无明显局部表现，早期即出现持续高热、寒战、头痛、疲倦等全身中毒症状；局部症状为直肠坠胀感、便意不尽等，常伴排尿困难。会阴部多无异常体征，直肠指诊可在直肠壁上触及肿块隆起，有压痛及波动感。

（四）其他

肛管括约肌间隙脓肿、直肠后间隙脓肿、高位肌间脓肿、直肠壁内脓肿（黏膜下脓肿）。由于位置较深，局部症状多不明显，主要表现为会阴、直肠坠胀感，排便时疼痛加重，患者同时有不同程度的全身感染症状。直肠触诊可扪及疼痛性肿块。

三、治疗原则及要点

（一）非手术治疗

可应用抗生素治疗，控制感染；温水坐浴；局部理疗；为缓解患者排便时疼痛，可口服缓泻剂或液状石蜡促进排便。

（二）手术治疗

主要方法是脓肿切开引流。

（1）肛门周围脓肿：在局麻下，于波动最明显处作与肛门呈放射状切口，不必填塞以保证引流通畅。

（2）坐骨肛管间隙脓肿：在腰麻或骶管麻醉下，于压痛明显处，用粗针头先做穿刺，抽出脓液后，作一平行于肛缘的弧形切口，置管或放油纱条引流，切口距离肛缘要 3～5 cm，避免损伤括约肌。

（3）骨盆直肠间隙脓肿：在腰麻或全麻下，根据脓肿位置选择切开部位，脓肿向肠腔突出，手指于直肠内可触及波动，在肛镜下行相应部位直肠壁切开引流。

四、护理评估

（一）健康史

了解患者有无肛周软组织感染、内痔、损伤、肛裂、药物注射等病史，有无血液病、溃疡性结肠炎等。

（二）身体状况

1.局部

评估脓肿位置，局部有无肿胀和压痛，评估疼痛的性质，是否因排便、局部受压、按摩或咳嗽疼痛加剧，是否有肛周瘙痒、分泌物等肛窦炎或肛腺感染的临床表现；有无排尿困难。

2.全身

患者是否出现寒战、高热、头痛、乏力、食欲缺乏、恶心等全身表现。

（三）辅助检查

评估实验室检查结果，有无白细胞计数及中性粒细胞比例增高，MRI 检查明确脓肿与括约肌的关系，有无多发脓肿。

（四）心理-社会状况

由于疾病迁延不愈，甚至形成肛瘘，为患者的生活和工作带来不便，注意评估患者心理状态变化，有无因疾病产生的情绪变化，了解其家属对患者疾病的认识程度及支持情况。

五、护理措施

（一）休息与活动

术后 24 小时内，卧床休息，协助并指导患者在床上翻身、活动四肢。但不宜过早下床，以免伤口疼痛、出血，24 小时后可适当下床活动。

（二）饮食护理

术后 1～2 日以无渣或少渣流质、半流质为主，如稀粥、面条等，以减少肠蠕动，促进切口愈合。鼓励患者多饮水，摄入有助于促进排便的食物。

（三）控制感染

（1）遵医嘱应用抗生素，脓肿切开引流者，密切观察引流液的色、量、性状并记录。

（2）定时冲洗脓腔，保持引流通畅。

（3）当脓液变稀且引流量小于 50mL/d 时，可考虑拔管。

（4）高热患者嘱其多饮水并给予物理降温。

（5）其他护理措施参见痔围术期护理

六、健康教育

（1）疾病相关知识：向患者讲解疾病的发病原因及相应的治疗及护理配合要点，鼓励患者养成良好的饮食及排便习惯，预防便秘；避免长时间久站或久坐；术后告知患者进行肛门括约肌舒缩运动，防止肛门括约肌松弛。

（2）直肠肛管周围脓肿主要是因肛窦腺感染引起，注意个人肛门卫生和生活习惯避免肛窦炎的发生。

（3）对未行一次性切开治疗的患者术后存在较高的肛瘘风险，一旦发生肛瘘应行二次肛瘘手术治疗。

（李　云）

第十一节　肛门失禁

肛门失禁又称大便失禁，是指因各种原因引起的肛门自制功能紊乱，以致不能随意控制排气和排便，不能辨认直肠内容物的物理性质，不能保持排便能力。它是多种复杂因素参与而引起的一种临床症状。据国外文献报道，大便失禁在老年人中的发生率高达 1.5%，女性多于男性。

一、病因及发病机制

（一）先天异常

肛门闭锁、直肠发育不全、脊椎裂、脊髓膜突出等先天性疾病均可造成肛门失禁。

（二）解剖异常

医源性损伤、产科损伤（阴道分娩）、直肠肛管手术、骨盆骨折、肠道切除手术后、肛门撕裂、直肠脱垂、内痔脱出等。

（三）神经源性

各种精神及中枢、外周神经病变和直肠感觉功能改变如痴呆、脑动脉硬化、运动性共济失调、脑萎缩、精神发育迟缓；中风、脑肿瘤、脊柱损伤、多发性硬化、脊髓瘤；马尾损伤，多发性神经炎，肛门、直肠、盆腔及会阴部神经损伤，"延迟感知"综合征等疾患均能导致肛门失禁。

（四）平滑肌功能异常

放射性肠炎、炎症性肠病、直肠缺血、粪便嵌顿、糖尿病、儿童肛门失禁。

（五）骨骼肌疾患

重症肌无力、肌营养不良、硬皮病、多发性硬化等。

（六）其他

精神疾患、全身营养不良、躯体残疾、肠套叠、肠易激综合征、特发性甲状腺功能减退等。

二、临床表现

（一）症状特点

患者不能随意控制排便和排气。完全失禁时，粪便自然流出，污染内裤，睡眠时粪便排出污染被褥；肛门、会阴部经常潮湿，粪性皮炎、疼痛瘙痒、湿疹样改变。不完全失禁时，粪便干时无失禁，粪便稀时和腹泻时则不能控制。

（二）专科体征

1.视诊

（1）完全性失禁：视诊常见肛门张开呈圆形，或有畸形、缺损、瘢痕、肛门部排出粪便、肠液，肛门部皮肤可有湿疹样改变或粪性皮炎的发生。

（2）不完全失禁：肛门闭合不紧，腹泻时可在肛门部有粪便污染。

2.直肠指诊

肛门松弛，收缩肛管时括约肌及肛管直肠环收缩不明显和完全消失，如损伤引起，则肛门部可扪及瘢痕组织，不完全失禁时指诊可扪及括约肌收缩力减弱。

3.肛门镜检查

可观察肛管部有无畸形，肛管皮肤黏膜状态，肛门闭合情况。

三、辅助检查

（一）肛管直肠测压

可测定内、外括约肌及耻骨直肠肌有无异常。肛门直肠抑制反射，了解其他基础压、收缩压和直肠膨胀耐受容量。失禁患者肛管基础、收缩压降低，内括约肌反射松弛消失，直肠感觉膨胀耐受容量减少。

（二）肌电图测定

可测定括约肌功能范围,确定随意肌、不随意肌及其神经损伤恢复程度。

（三）肛管超声检查

应用肛管超声检查,能清晰显示出肛管直肠黏膜下层、内外括约肌及其周围组织结构,可协助诊断肛门失禁,观察有无括约肌受损。

四、治疗要点

（一）非手术治疗

1.提肛训练

通过提肛训练以改进外括约肌、耻骨直肠肌、肛提肌随意收缩能力,从而锻炼盆底功能。

2.电刺激治疗

常用于神经性肛门失禁。将刺激电极置于内、外括约肌和盆底肌,使之有规律收缩和感觉反馈,提高患者对大便的感受,增加直肠顺应性,调节局部反射,均可改善肛门功能。

3.生物反馈治疗

生物反馈治疗是一种有效的治疗肛门失禁的方法。生物反馈仪监测到肛周肌肉群的生物信号,并将信号以声音传递给患者,患者通过声音和图片高低形式显示进行模拟排便的动作,达到锻炼盆底肌功能的作用。生物反馈的优点是安全无痛,但需要医患双方的耐心和恒心。

（二）手术治疗

由于手术损伤或产后、外力暴力损伤括约肌致局部缺陷。先天性疾病、直肠癌术后肛管括约肌切除等则需要进行手术治疗,手术方式较多,根据情况选用。包括:肛管括约肌修补术、括约肌折叠术、肛管成形术等。

五、护理评估

（一）焦虑

与大便不受控制影响生活质量有关。

（二）自我形象紊乱

与大便失禁污染有关。

（三）粪性皮炎

与大便腐蚀肛周皮肤有关。

（四）睡眠形态紊乱

与大便失禁影响睡眠质量有关。

（五）疼痛

与术后伤口有关。

（六）潜在并发症

尿潴留、出血、伤口感染。

六、护理措施

（一）焦虑护理

（1）术前患者心理护理:与患者及家属进行沟通,向患者及家属讲解所患疾病发生的原因、治疗方法、护理要点、影响手术效果的因素、可能出现的并发症和不适,使其对肛门失禁有正确的认识,积极配合手术治疗,对术后出现的并发症有心理准备。

(2)术后做好家属宣教使其亲人陪护在身边,使患者有安全感。向患者讲解手术的过程顺利使其放心,护士在护理过程中以耐心、细心的优质服务理念贯穿整个护理工作中让患者感到安心。

(二)自我形象紊乱的护理

护士做好患者基础护理,保持肛周及会阴清洁。及时协助患者更换衣裤及病床。护理操作过程中注意保护患者隐私。

(三)粪性皮炎护理

(1)一旦患者发生粪性皮炎护士应指导患者正确清洗肛周的方法。

(2)及时更换被粪便污染的衣裤。

(3)保持肛周、会阴局部清洁干燥。需要在护理粪性皮炎时同压疮做好鉴别。

(四)睡眠形态紊乱护理

病房保持安静,定时通风,鼓励患者养成良好的睡眠习惯。向患者及家属做好沟通,使其放松心情,评估影响患者睡眠的因素,帮助其排除,并讲解良好的睡眠质量对术后恢复的重要性。

(五)疼痛护理

术后建立疼痛评分表,根据评分值采取相应的护理措施,必要时常规使用镇痛泵。给予患者心理疗法,让其分散注意力,以缓解疼痛。

(六)并发症的护理

1.尿潴留

嘱患者小便时可听流水声、热敷小腹诱导排便。

2.出血

严密观察患者伤口敷料是否有渗血渗液;严密观察患者的生命体征、脉搏、心率、呼吸、神志、体温;观察患者排便时有无带血,嘱患者勿用力排便,以免引起伤口出血。如患者伤口敷料有鲜红色血液渗出,应立即通知医师并协助医师进行止血甚至抢救处理。

3.伤口感染

每日给予伤口换药,严密观察患伤口愈合情况及有无发热等症状。

七、护理评价

患者围术期细致的护理不仅是提高患者满意度,也是提高手术成功的重要保障,通过相应的护理措施可促进患者早日康复,在治疗护理过程中,心理护理尤为重要,可帮助患者及家属减轻心理负担,减少和消除患者术后不必要的并发症,提高患者的生活质量,使患者早日回归社会。

八、健康教育

(1)嘱患者清淡饮食避免刺激辛辣等食物。

(2)指导患者正确的提肛运动。

(3)向患者讲解扩肛的目的、方法、注意事项。

(4)以多种形式的健康教育指导患者包括口头讲解、书面法、操作示范等,使患者充分掌握自我观察和自我调护的方法。

(5)对出院患者进行出院指导,并讲解随访时间,定期随访。

(6)告知患者适当活动,不可进行剧烈运动,保持肛周局部清洁干燥。

(李 云)

第十二节 肛 裂

肛裂是指齿状线以下肛管皮肤层裂伤后形成的经久不愈的缺血性溃疡,多见于青、中年人。

一、病因

病因尚不清楚,可能与多种因素有关,但大多数肛裂形成的直接原因是长期便秘、粪便干结引起排便时机械性损伤。

二、临床表现

患者多有长期便秘史,临床典型表现为疼痛、便秘和出血。

(一)疼痛

为主要症状,一般较剧烈,有典型的周期性。由于排便时干硬粪便刺激裂口内神经末梢,肛门出现烧灼样或刀割样疼痛;便后数分钟可缓解;随后因肛门括约肌反射性痉挛,再次发生疼痛,时间较长,常持续半小时至数小时,直到括约肌疲劳、松弛后,疼痛缓解。

(二)便秘

肛裂形成后患者往往因惧怕疼痛而不愿排便,故而加重便秘,粪便更加干结,便秘又加重肛裂,形成恶性循环。

(三)出血

由于排便时粪便擦伤溃疡面或撑开肛管撕拉裂口,故创面常有少量出血,鲜血可见于粪便表面、便纸上或排便过程中滴出,大量出血少见。

三、治疗原则及要点

软化大便,保持大便通畅;解除肛门括约肌痉挛,缓解疼痛,促进局部创面愈合。

(一)非手术治疗

1.服用通便药物

口服缓泻剂或液状石蜡,润滑干硬的粪便;增加饮水和多纤维食物。

2.局部坐浴

排便后用1∶5 000高锰酸钾温水坐浴;保持局部清洁,改善局部血液循环,解除括约肌痉挛及其所致疼痛,促进炎症吸收消散。

3.扩肛疗法

局部麻醉后,用示指和中指循序渐进、持续地扩张肛管,使括约肌松弛、疼痛消失,创面扩大,促进溃疡愈合,但此法复发率高,可并发出血、肛周脓肿等。

（二）手术治疗

适用于经久不愈，经非手术治疗无效的且症状较重的陈旧性肛裂。

1.肛裂切除术

切除全部增殖的肛裂边缘及其周边纤维化组织、前哨痔及肥大乳头，术后创面敞开引流，保持引流畅通，更换敷料直至创面愈合。

2.肛管内括约肌切断术

肛管内括约肌为环形的不随意肌，其痉挛收缩是导致肛裂患者疼痛的主要原因。手术分离内括约肌后，予以部分切断，同时切除肥大乳头和前哨痔；肛裂在数周后可自行愈合。

四、护理评估

（一）健康史

患者是否常有长期便秘史，个人饮食习惯，有无家族史、既往史、过敏史。

（二）身体状况

评估肛裂的部位及外观，有无出血、水肿，询问患者疼痛情况。

（三）心理-社会状况

由于疼痛和便血，给患者带来痛苦和不适，而产生焦虑和恐惧心理。

五、护理措施

（一）一般护理

1.有效缓解疼痛

（1）保持肛门卫生：便后用1∶5 000高锰酸钾温水坐浴，水温40～46 ℃，每天2～3次，每次20～30分钟，松弛肛门括约肌，改善局部血液循环，缓解疼痛，促进愈合。

（2）镇痛：疼痛明显者，可遵医嘱给予应用镇痛药物，如肌内注射吗啡等。

2.保持大便通畅

（1）养成良好排便习惯：长期便秘是引起肛裂的最主要病因，指导患者养成每天定时排便的习惯，进行适当的户外锻炼。

（2）服用缓泻剂：如液状石蜡，也可选用中药大黄、蜂蜜、番泻叶等泡茶饮用，以润滑、松软大便并有利排便。

（二）饮食护理

多饮水；增加膳食中新鲜蔬菜、水果及粗纤维食物的摄入，少量或忌食辛辣和刺激饮食，以促进胃肠蠕动，防止便秘。

（三）手术治疗的护理

1.术前准备

术前3日少渣饮食，术前1日流食，术日前晚灌肠，尽量避免术后3日内排便，有利于切口愈合。

2.术后护理

保持创面清洁，定时更换敷料；注意观察切口局部情况，有无出血、感染及脓肿形成。

（四）并发症的预防及处理

1.切口出血

多发生于术后1～7日，原因多为术后便秘、剧烈咳嗽等，一旦发生切口大量渗血，紧急压迫止血并报告医师。

2.排便失禁

多因术中不慎切断肛管直肠环所致,若仅为肛门括约肌松弛,可于术后3日指导患者进行提肛运动。

3.肛门狭窄

术后5～10日内可用示指扩肛,每天一次。

六、健康教育

(一)疾病相关知识

向患者讲解疾病的发病原因及相应的治疗及护理配合要点,鼓励患者积极配合治疗;鼓励患者养成良好的饮食及排便习惯,预防便秘。

(二)出院后监测

患者出院后,注意观察有无感染、肛门狭窄或肛裂复发等,如有异常及时就诊。

(李 云)

第十三节 肛 瘘

一、概述

肛瘘是肛管或直肠与肛周皮肤相通的肉芽肿性通道,由内口、瘘管、外口三部分组成。内口常位于齿线附近,多为一个;外口在肛周皮肤上,可为一个或多个。

经久不愈或间歇性反复发作为其特点,是常见的直肠肛管疾病之一,多见于青壮年男性,可能与男性性激素靶器官之一的皮脂腺分泌旺盛相关。

(一)病因和发病机制

大部分肛瘘多因肛窦肛腺化脓性感染扩散形成直肠肛管周围脓肿,内口为感染源入口,多在齿状线上的肛窦处,外口为脓肿自行破溃或切开引流处,位于肛周皮肤上,内口与外口之间的管道为瘘管。

由于外口生长较快,脓肿常假性愈合,导致反复发作破溃或切开,形成多个外口和瘘管,使单纯性肛瘘成为复杂性肛瘘。恶性肿瘤、溃疡性结肠炎、结核、肛管外伤感染也可引起肛瘘,但较为少见。

(二)肛瘘的分类

1.按瘘管位置高低分类

(1)低位肛瘘:瘘管位于外括约肌深部以下,可分为低位单纯性肛瘘(一个瘘管)和低位复杂性肛瘘(多个瘘口和瘘管)。

(2)高位肛瘘:瘘管位于外括约肌深部以上,可分为高位单纯性肛瘘(一个瘘管)和高位复杂性肛瘘(多个瘘口和瘘管)。

2.按瘘管与括约肌的关系分类(Parks 分类)

(1)括约肌间肛瘘(图 9-3):为肛管周围脓肿导致瘘管只穿过内括约肌,是肛管周围脓肿的后遗症。外口常只有一个,距肛缘较近,为 3~5 cm,约占肛瘘的 70%。

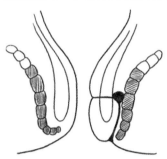

图 9-3　括约肌间肛瘘

(2)经括约肌肛瘘(图 9-4):为坐骨直肠窝脓肿的后遗症。瘘管穿过内括约肌、外括约肌浅部和深部之间,外口常有数个,并有支管互相沟通,外口距肛缘较远,约 5 cm,约占肛瘘的 25%。

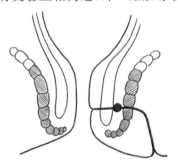

图 9-4　经括约肌肛瘘

(3)括约肌上肛瘘(图 9-5):瘘管向上穿过肛提肌,然后向下至坐骨直肠窝而穿透皮肤。瘘管累及肛管直肠环,故治疗较困难,约占肛瘘的 4%。

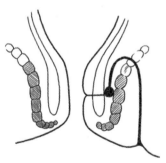

图 9-5　括约肌上肛瘘

(4)括约肌外肛瘘(图 9-6):最少见,为骨盆直肠间隙脓肿合并坐骨直肠窝脓肿的后果。瘘管穿过肛提肌,直接与直肠相通,仅占肛瘘的 1%。

(三)临床表现

肛瘘常有肛周脓肿自行破溃或者切开排脓病史,伤口反复不愈,形成肛瘘外口。以外口流出少量脓性、血性、黏液性分泌物为主要症状。当外口愈合,瘘管中蓄积脓液有脓肿形成时,可感到明显疼痛,同时可伴有寒战、发热、乏力等全身感染症状,脓肿穿破或切开引流后,症状即可缓解。

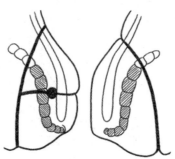

图 9-6　括约肌外肛瘘

上述症状反复发作是肛瘘的临床特点。确定内口的位置对肛瘘诊断有重要意义。直肠指诊时触及内口有轻度压痛,有时可扪及硬结样内口及条索样瘘管。肛门镜检时可发现内口,切勿使用硬质探针自外口向内探查瘘管,易造成假性通道,应选用软质探针。经直肠腔内超声可以区分肛瘘与周围组织的关系,能分辨多数瘘管内、外口的位置。

(四)治疗

肛瘘很难自愈,易反复发作并形成直肠肛管周围脓肿,因此,大多数需手术治疗。治疗原则为将瘘管彻底切开,形成开放的创面,充分引流促进其愈合。手术操作关键则是尽量避免肛管括约肌损伤,防止肛门失禁,同时,避免肛瘘的复发。

1.瘘管切开术

将瘘管全部切开,靠肉芽组织填充伤口使其愈合,适用于低位肛瘘。

2.挂线疗法

利用橡皮筋或者有腐蚀作用的药线机械性压迫,缓慢切开肛瘘的方法。适用于距肛缘 3～5 cm内,有内、外口的低位单纯性肛瘘或者是高位单纯性肛瘘,亦或作为复杂性肛瘘切开、切除辅助治疗。其最大优点是不会造成肛门失禁同时能引流瘘管,排出瘘管内渗液,防止急性感染发生。

此法操作简单、出血量少、能充分引流、换药方便。

3.肛瘘切除术

切开瘘管并将瘘管壁全部切除至新鲜健康组织,创面不予缝合;若创面较大,可部分缝合,部分敞开引流,使创面由内向外生长至痊愈,此法适用于低位单纯性肛瘘。

二、护理措施

(一)肛瘘伤口评估

1.局部评估

(1)准确记录肛瘘的类型、位置、大小和深度。

(2)观察伤口渗液的颜色、性质、量、气味。

(3)记录瘘管的内、外开口数。

(4)保护肛周皮肤完整性。

2.全身评估

(1)疼痛:肛周神经丰富、敏感,换药时患者均不同程度紧张,疼痛感使其不自觉躲闪,创面基底部显露不良,影响伤口的观察处理。

(2)感染:注意患者有无乏力、嗜睡、不适等症状,以及外周血白细胞、中性粒细胞数增多。

(3)活动能力受限:肛瘘术后行走、坐卧不方便,影响社交活动。

(4)心理社会因素:伤口愈合周期长,经济负担加重导致患者心理焦虑、抑郁,伤口分泌物恶臭使患者容易沮丧,间接影响伤口愈合。

(二)肛瘘伤口护理

1.清洗伤口

(1)清洗液的选择:根据渗液的颜色、性质、量、气味选择清洗液。瘘管脓液多伴有异味,可用3%过氧化氢或碘溶液。过氧化氢是一种氧化性消毒剂,遇有机物,分解释放出新生氧,起到杀菌、除臭、去污、止血的作用,可有效控制瘘管的感染和伤口的异味。碘溶液具有广谱杀菌作用,可杀灭细菌繁殖体、芽孢、真菌,减少伤口中菌落数量。使用过氧化氢或碘溶液冲洗过的伤口,均须再用生理盐水冲洗干净,避免消毒液刺激,给伤口提供良好的生长环境。当伤口感染控制无异味时,直接选用生理盐水清洗伤口。

(2)清洗方法:正确的清洗方法有助于伤口的生长,同时便于操作者观察伤口。瘘管的清洗选择冲洗法更为合适。用20~50mL注射器连接去针头的头皮针或10~14号吸痰管冲洗瘘管,冲洗至瘘管流出的液体清澈时视为洗净。

2.敷料的选择

(1)炎症期:以溶解坏死组织控制感染为主要目的。溶解坏死组织可选择自溶性清创,将水凝胶覆盖于伤口,如需将其注入瘘管,先把水凝胶挤入10mL注射器,再将注射器乳头对准瘘口挤入瘘管中。

瘘管中坏死组织松动可用刮匙搔刮,逐次清除,创面上松动的坏死组织可选择锐器清创,将坏死组织直接剔除。控制感染选择杀菌类或抑菌类敷料。如亲水纤维银、藻酸盐银、纳米晶体银均能有效杀菌控制感染吸收渗液;磺胺嘧啶银脂质水胶体既能杀菌又能充分引流;高渗盐敷料能抑制细菌的生长还能溶解坏死组织有效引流。

当然,一些传统敷料也有较好的治疗效果,如碘仿纱条,它对厌氧球菌、真杆菌和产气夹膜杆菌有很好的抑菌效果,用在肛瘘伤口中也能引流并抑制细菌生长。炎症期由于渗液量大,敷料更换频率较高,以每天1次为宜,每次换药前嘱患者先排便而后再做伤口处理。

(2)增生期:以促进肉芽生长为主,保持伤口的湿润,渗液平衡即可。可选择藻酸盐、亲水纤维、水胶体糊剂覆盖伤口。

新鲜肉芽在湿润的环境中能快速生长,偶尔有过长或水肿,可选择高渗盐敷料覆盖伤口,去除肉芽中多余的水分,也可用95%硝酸银烧灼过长和水肿的肉芽,上述两种方法无效时可直接锐器剔除过长或水肿的肉芽,操作前应充分和患者沟通,注意患者对疼痛的耐受能力,此期更换敷料频率为1~2天更换1次。

(3)成熟期:帮助上皮快速移行。可选择泡沫敷料、脂质水胶体和油纱类敷料,这些敷料可以有效地促进上皮的爬行,防止伤口和周围皮肤的损伤,减少患者的疼痛。此期可以用水胶体或泡沫敷料密闭伤口,让伤口保持低氧恒温状态,加速上皮生长。更换敷料为3~5天更换1次。

(三)健康指导

1.保持排便通畅

患者术后伤口疼痛惧怕排便,嘱患者在饮食中增加蔬菜、酸奶、水果及富含粗纤维食品,养成定时排便的习惯,防止便秘,排便时不要过度用力、久蹲,以免引起切口疼痛和出血。

2.加强肛周护理

患者养成定时排便的习惯,便后用清水或湿巾清洗肛门和肛周皮肤,女性患者月经期间,可选择卫生棉条。

3.疼痛

肛门、肛管周围神经丰富,肛瘘手术后创面过大,挂线太紧,创面敷料填塞过多过紧,导致术后疼痛较多见。与患者积极沟通,鼓励患者,分散其注意力,选择舒适的体位来缓解不适,必要时使用镇痛药物。

4.活动能力受限

肛瘘患者因伤口部位特殊,行走运动受限,加之渗液及伤口分泌物异味较重,影响患者的正常社交。患者应注意选择舒适宽松的衣物,污染的衣物及时更换。

5.营养支持

加强营养,保持饮食营养丰富,嘱患者忌食辛辣刺激性食物,多食纤维素较多的食物,禁烟酒。

6.心理支持

肛瘘治疗周期长,反复发作,患者焦虑紧张。护理人员详细向患者介绍肛瘘的有关知识,应根据不同患者心理变化,进行细致的思想工作。讲解成功病例,从而消除焦虑心理,增强治疗信心。

(李　云)

第十四节　痔

痔是肛肠疾病当中最常见的一种。痔随年龄增长,发病逐渐增高。

一、病因

(一)肛垫下移学说

人体在肛管的黏膜下有一层肛垫,有闭合肛管和节制排便的作用。肛垫充血、下移而形成痔。

(二)静脉曲张学说

认为直肠下静脉丛扩张淤血是痔形成的原因。

痔的诱发因素还有便秘、长期饮酒、进食刺激性食物及久坐久立。

二、分类及临床表现

(一)内痔

出血、脱出。

(二)外痔

肛门不适、潮湿不洁、瘙痒。

（三）混合痔

兼有内痔、外痔表现。

三、肛管检查方法

（一）肛门视诊

观察肛门处有无血、外痔、疣状物、溃疡等。

（二）直肠指诊

有无硬结、触痛、出血。

（三）肛门镜检查

了解直肠、肛管内情况。

四、处理原则及治疗要点

（一）手术治疗

（1）肛门成形术。

（2）吻合器痔上黏膜环切术（PPH）。

（3）血栓外痔剥离术。

（二）非手术治疗

（1）一般疗法：温盐水坐浴，局部热敷，保持排便通畅。

（2）注射疗法。

（3）胶圈套扎疗法。

（4）多普勒超声引导下痔动脉结扎术。

五、护理评估

（一）术前评估

1.健康史

了解患者发病前有无久站久坐、饮食不当、过劳、妊娠等诱因。

2.身体状况

（1）排便情况：询问患者有无便秘、便血；便血的时间及便血量。

（2）肛门皮肤颜色：异常时出现红色或出现暗红色。

（3）肛门情况：取蹲位并用力后，是否有痔、息肉从肛门脱出。

3.心理状态与认知能力

了解和评估患者的心理状态，了解患者和家属在围术期认知能力。

（二）术后评估

1.手术情况

麻醉、手术方式、用药等情况。

2.身体情况

监测生命体征、意识状态、体位、尿量等。观察肛周切口包扎情况，敷料渗出情况。

3.心理状态与认知程度

是否有紧张、焦虑的心理状态，对术后恢复是否配合，远期治疗是否有信心等。

六、护理措施

(一)术前护理

(1)戒烟、戒酒、预防感冒,女性月经期给予预告。

(2)向患者及家属讲解各项检查及处置意义,减少其对手术的顾虑及害怕的心理,取得配合。术前嘱患者禁食、禁水,取下手表、义齿、饰品等,更换清洁病服。

(3)教会患者疼痛评分方法,练习床上排尿、便。

(4)肠道准备:术前日进少渣饮食,术前晚口服泻药,术前排空大便,必要的时候灌肠。

(二)术后护理

1.活动

根据不同麻醉选择适当卧位,术后 6～8 小时待生命体征平稳后采取自由体位。可适当下床活动,不可久站或久坐。

2.饮食

手术当天及术后第 1 天禁食,术后第 2 天进食流食,在正常情况下第 3～4 天可进普食。

3.控制排便

术后早期由于肛管压迫会使患者产生肛门下坠感或便意,术后 3 天内尽量控制排便,促进伤口愈合,术后第 4 天应保持排便通畅,必要时可口服缓泻剂。

4.疼痛

判断疼痛原因、给予相应处理,遵医嘱按时应用镇痛药,必要时加用阿片类药物或去除肛管。

(三)并发症观察护理

1.尿潴留

与手术、麻醉刺激、疼痛等原因有关。嘱患者 4～6 小时排尿一次,必要时可给予留置尿管。

2.出血

(1)观察切口敷料渗血情况、肛管脱出情况及时间。

(2)术后保持排便通畅。

(3)必要时遵医嘱应用止血药物预防出血。

(4)发生出血时立即通知医师,进行肛管压迫止血。

3.切口感染

(1)换药时观察患者切口愈合情况、防止切口感染。

(2)遵医嘱使用抗生素以控制感染。

(3)温盐水坐浴,控制温度 36～46 ℃,早晚各一次,每次 10～15 分钟,保持肛门周围皮肤清洁干燥。

4.肛门狭窄

术后观察患者有无排便困难及粪便变细,如发生狭窄及早行扩肛治疗。

七、健康教育

(一)术后指导

(1)术后可早期离床活动,术后第 3 天后应保持排便通畅,进食粗纤维、易消化食物,早晚进餐后可口服缓泻剂。

（2）便后按时坐浴,保持肛门清洁,用丁字带固定切口敷料,避免脱落,如有污染,及时更换,防止切口感染。

（3）为患者做好疼痛知识的宣教,按时镇痛,排便或者换药前 30 分钟可以口服镇痛的药物。

（二）出院指导

（1）多食膳食纤维、保持良好排便习惯。

（2）避免久坐、久站,避免剧烈运动。

（3）每天温盐水坐浴、保持局部清洁。

（4）适当进行体育锻炼及提肛运动（收缩肛门,每天 50～100 次）。

（5）定期复查。

（李　云）

第十五节　下肢静脉曲张

一、疾病概述

（一）概念

下肢静脉曲张（LEVV）也称为下肢浅静脉瓣膜功能不全,是一种常见疾病,多见于从事持久体力劳动、站立工作的人员或怀孕妇女。青年时期即可发病,但一般以中、壮年发病率最高。我国 15 岁以上人群发病率约为 8.6%,45 岁以上人群发病率为 16.4%。国际上报道中一般人的发病率为 20%,女性较男性高。在工业化国家的发病率远高于发展中国家,据 Beaglehole 统计,其患病率在南威尔士为 53%,热带非洲则为 0.1%。而随着经济的发展,我国的发病率有上升的趋势。

静脉曲张对患者生活质量的影响类似于其他常见的慢性疾病如关节炎、糖尿病和心血管疾病,在法国和比利时,该病治疗的总成本占社会医疗总成本的 2.5%。TenBrook 在 2004 年报道中称,美国每年因此产生的医疗费用达数十亿。

下肢静脉曲张可分为单纯性和继发性两类,前者是指大隐静脉瓣膜关闭不全所致,而后者指继发于下肢深静脉瓣膜功能不全（DVI）或下肢深静脉血栓形成后综合征所致。

（二）相关的病理生理

下肢静脉曲张的主要血流动力学改变是主干静脉和皮肤毛细血管压力升高。主干静脉高压导致浅静脉扩张;皮肤毛细血管压力升高造成皮肤微循环障碍、毛细血管通透性增加,血液中的大分子物质渗入组织间隙并聚集、沉积在毛细血管周围,形成阻碍皮肤和皮下组织细胞摄取氧气和营养的屏障,导致皮肤色素沉着、纤维化、皮下脂肪硬化和皮肤萎缩,最后形成溃疡。

当大隐静脉瓣膜遭到破坏而关闭不全后,可影响远侧和交通瓣膜,甚至通过属支而影响小隐静脉。静脉瓣膜和静脉壁距离心脏愈远、强度愈差,承受的压力却愈高。因此,下肢静脉曲张后期的进展要比初期迅速,曲张的静脉在小腿部远比大腿部明显。

（三）病因与诱因

其病因较为复杂,常见的原因包括静脉壁薄弱或先天性瓣膜缺如、K-T综合征、基因遗传、浅静脉压力升高等,下腔静脉阻塞等是造成该病的主要原因。

静脉壁软弱、静脉瓣膜缺陷以及浅静脉内压力持续升高是引起浅静脉曲张的主要原因。静脉瓣膜功能不全是一种常见情况,约30%的下肢静脉曲张患者是由下肢静脉瓣膜功能不全引起。相关因素有以下几种。

1.先天因素

静脉瓣膜缺陷和静脉壁薄弱是全身支持组织薄弱的一种表现,与遗传因素有关。有些患者下肢静脉瓣膜稀少,有的甚至完全缺如,造成静脉血逆流。

2.后天因素

增加下肢血柱重力和循环血量超负荷是造成下肢静脉曲张的后天因素。任何增加血柱重力的因素,如长期站立、重体力劳动、妊娠、慢性咳嗽、习惯性便秘等,都可使静脉瓣膜承受过度的压力,逐渐松弛而关闭不全。循环血量经常超过负荷,造成压力升高,静脉扩张可导致瓣膜相对性关闭不全。

（四）临床表现

下肢浅静脉扩张迂曲,站立时患者酸胀不适和疼痛,行走或平卧位时消失。病程进展到后期,下肢皮肤因血液循环不畅而发生营养障碍,出现皮肤萎缩、脱屑、瘙痒、色素沉着、皮肤和皮下组织硬结,甚至湿疹和溃疡形成,尤其是足背、踝部、小腿下段,严重时或外伤后皮肤溃烂,经久不愈。

（五）辅助检查

1.特殊检查

(1)大隐静脉瓣膜功能试验:患者平卧,抬高下肢排空静脉,在大腿根部扎止血带阻断大隐静脉,然后让患者倒立,10秒内放开止血带,若出现自上而下的静脉充盈,提示瓣膜功能不全。若未放开止血带前,止血带下方的静脉在30秒内已充盈,则表明交通静脉瓣膜关闭不全。根据同样原理在腘窝部扎止血带,可检测小隐静脉瓣膜的功能。

(2)深静脉通畅试验:用止血带阻断大腿浅静脉主干,嘱患者连续用力踢腿或做下蹲活动10余次,随着小腿肌泵收缩迫使浅静脉向深静脉回流而排空。若在活动后浅静脉曲张更为明显、张力力增高,甚至出现胀痛,提示深静脉不通畅。

(3)交通静脉瓣膜功能试验:患者仰卧,抬高下肢,在大腿根部扎上止血带,然后从足趾向上至腘窝第一根弹力绷带,再自止血带处向下,缠绕第二根弹力绷带,如果在第2根绷带之间的间隙出现静脉曲张,即意味着该处有功能不全的交通静脉。

2.影像学检查

(1)下肢静脉造影:下肢静脉造影被认为是诊断下肢静脉疾病的金标准,但是一种有创伤性的检查方法,可伴有穿刺部位血肿、远端血管栓塞、下肢缺血加重等并发症,对碘过敏试验阳性患者、孕妇、肾功能损害及行动不便者无法进行。目前无创检查技术已应用于临床,且在一定程度上有取代静脉造影的趋势。

(2)彩色多普勒超声血管成像(CDFI):此检查无创、安全、无禁忌证,而且成像直观、清晰、易于识别、结果准确,特别对于微小的和局部病变的动态观察,如瓣膜的活动、功能状态、血栓形成等更优于X线造影。

（3）磁共振血管造影（MRA）：近年来 MRA 技术发展迅速，作为无创性检查方法已逐渐受到人们重视。MRA 除无创外，尚可清晰显示动脉、静脉的走向及管径，其诊断的敏感性和特异性均较 X 线造影高。

（六）主要治疗原则

目前，对下肢静脉曲张的治疗方法包括保守疗法和外科干预。静脉手术的目的是缓解症状和预防并发症的发生。治疗静脉曲张是否成功取决于消除静脉的反流和功能不全。保守治疗适合于病变轻微、妊娠期及极度体弱的患者，主要是抬高患肢休息或穿着医用型弹力袜。对于单纯性静脉曲张，传统的外科治疗是大隐静脉高位结扎和剥脱术，这已经成为治疗该病的金标准。其他的方法还包括硬化剂注射疗法（CTS）、超声引导下泡沫硬化治疗法（UGFS）、射频消融（RFA）和激光治疗（EVLT）等。

二、护理评估

（一）术前评估

1.一般评估

（1）生命体征：术前评估患者的生命体征（T、R、P、BP）。

（2）患者主诉：询问患者是否存在长时间站立后小腿感觉沉重、酸胀、乏力和疼痛。

（3）相关记录：生命体征、皮肤情况。

（4）病史：如外科手术、内科疾病、药物服用等。

（5）诊断：如血管检查、实验室检查、放射性诊断。

（6）身体状况：活动性、下肢活动能力。

（7）营养状况：如肥胖。

（8）知识水平：有关下肢静脉曲张的形成及自我护理注意事项。

2.身体评估

（1）视诊：双下肢皮肤有无皮肤萎缩、紧绷、脱屑、瘙痒、色素沉着、皮肤溃疡，有无静脉明显隆起、蜿蜒成团。

（2）触诊：双下肢皮肤有无肿胀，皮肤有无硬实，皮温，检查足背动脉、胫后动脉的搏动情况。

3.心理-社会状况

患者的适应能力、经济状况、家庭支持、社交活动、个人卫生、运动量、酒癖、烟癖、药物癖等。

4.辅助检查阳性结果评估

隐静脉瓣膜功能试验阳性，出现自上而下的静脉逆向充盈，如在止血带未放开前，止血带下方的静脉在 30 秒内已充盈，则表明有交通静脉瓣膜关闭不全。

深静脉通畅试验阳性，活动后浅静脉曲张更为明显，张力增高，甚至有胀痛，则表明深静脉不畅。

5.根据 CEAP 分级对下肢静脉曲张肢体进行临床分级

0 级，无可见或可触及的静脉疾病体征。

1 级，有毛细血管扩张、网状静脉、踝部潮红。

2 级，有静脉曲张。

3 级，有水肿但没有静脉疾病引起的皮肤改变。

4 级，有静脉疾病引起的皮肤改变，如色素沉着、静脉湿疹及皮肤硬化。

5 级,有静脉疾病引起的皮肤改变和已愈合的溃疡。

6 级,有静脉疾病引起的皮肤改变和正在发作的溃疡。

6.足踝指数评估(ABI)

测量患者休息时肱动脉压及足踝动脉压,足踝动脉压、肱动脉压,然后计算出指数。此方法被用作压力绷带或压力袜的一个指引,而并非诊断患者是否有原发性静脉或动脉血管病变。

(1)测量患者 ABI 用物:手提多普勒、传导性啫喱膏、血压计。

(2)测量 ABI 的操作步骤:向患者解释步骤;患者需平卧休息 10~20 分钟;置袖带于上臂,触摸肱动脉搏动;置传导性啫喱膏;开启多普勒超声,置探子 45°~60°,听取血流声音;加压于血压计直至声音消失;慢慢减压于血压计直至声音重现;记录此读数;重复此步骤于另一臂记录读数;采用较高的读数作为肱动脉压;置袖带于足踝之上;置探子于胫后动脉或足背动脉,重复以上步骤并记录读数;计算 ABI(足踝动脉压或肱动脉压)。

(3)ABI 值指引,见表 9-2。

表 9-2　ABI 值指引

ABI	临床解释	压力疗法
≥1	正常	可以安全使用压力疗法
≥0.8	可能有轻微动脉血管问题	征询医师意见才可使用压力疗法
<0.8	有动脉血管病变	不建议使用压力疗法
<0.5	有严重动脉血管病变	不可使用压力疗法

注明:若 ABI 低于 0.8,应转介血管外科做进一步检查及治疗;如 ABI 太高,>1.3,可能由于动脉血管硬化所致,要再做进一步检查,不可贸然做压力疗法

(4)测量 ABI 注意点:若怀疑患者有深静脉血栓形成,不可做此检查,因为会增加患者疼痛及可能会使血栓脱离移位。患者一定要平卧以减少因流体静力压所致的误差,但有些患者因呼吸困难或关节炎而不能平卧,则应该记录下来,以便在下一次测量时做比较。血压计袖带尺寸一定要适中,若袖带太细,便不能令动脉血管完全压缩,从而导致 ABI 值增高。探子角度:45°~60°,不可将探子用力向下压,否则血管会因受压而影响血液流动,以至于难以听取声音。足部冰冷会影响血液流动,可先用衣物覆盖保暖。ABI 的读数与患者本身血压有重要关系,若患者有高血压病史,ABI 的读数会低,相反,读数会高。

7.下肢静脉曲张弹力袜治疗效果评估

压力疗法的基本概念是足踝压力高于膝部压力,故此静脉血液便可由小腿推进至心脏。一般认为足踝压力要达到 5.33 kPa(40 mmHg)才可有效减低静脉高压。压力疗法有不同方式,包括弹力性绷带、非弹力性绷带、间歇性气体力学压力疗法及压力袜。

(1)弹力性绷带:弹力性绷带能伸展至多于 140%原有长度,当患者活动时,腓肠肌收缩,将血管压向外,当腓肠肌放松时,血管便会弹回至原位,弹力性绷带在任何时间均提供压力,故当患者休息时,压力依然存在,故活动压及休息压均高,尤其适合活动量少的患者。

(2)非弹力性绷带:非弹力性绷带也需要棉垫保护小腿及皮肤,但它的压力绷带只能伸展少许,故此形成坚实的管腔围在小腿外面,它的作用主要靠腓肠肌的收缩动作。非弹力性绷带的活动压很高,但休息压低,因此适用于活动量高的患者。

(3)间歇性气体力学压力疗法:此为一系统连接一个有拉链装置的长靴,患者将小腿及大腿

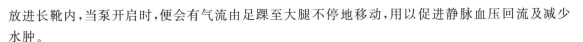

放进长靴内,当泵开启时,便会有气流由足踝至大腿不停地移动,用以促进静脉血压回流及减少水肿。

(4)压力袜:压力袜同样可以帮助静脉血液回流至心脏,压力袜同样可以提供渐进式压力于小腿,英式标准的压力袜可以分为3级。①classⅠ:提供1.87~2.27 kPa(14~17 mmHg),适合于轻微或早期静脉曲张患者,容易穿着但只提供轻微压力,不足以抵挡静脉压高血压。②classⅡ:提供2.40~3.20 kPa(18~24 mmHg)压力,适合于中度或严重的静脉曲张,深静脉栓塞,可作为治疗及预防静脉性溃疡复发。③classⅢ:提供3.33~4.67 kPa(25~35 mmHg)压力,适合于慢性严重性静脉高血压,严重的静脉曲张、淋巴液水肿,可治疗及预防静脉性溃疡复发。

压力袜的作用:①降低静脉血压高,促进血液回流至心脏。②减轻下肢水肿。③促进静脉溃疡愈合,防止复发。④在静脉曲张患者,可以延缓静脉溃疡形成。⑤防止深静脉血栓形成。⑥减轻由淋巴液引起的下肢水肿症状。

压力袜的禁忌证。①动脉性血管病变:因会阻碍动脉血流。②下肢严重水肿,过紧橡皮筋会导致溃疡形成。③心脏病患者,因大量液体会由下肢回流致心脏,增加心脏负荷,引起心室衰竭,故征询医师意见方可使用。④糖尿病或风湿性关节炎患者,因为可能会有小血管病变,压力会导致小血管闭塞,组织缺氧而死。

使用压力袜时评估患者:①患者要明白因他人本身下肢有静脉高血压,需要长期穿着压力袜来防止静脉溃疡,但压力袜并不能治疗其静脉高血压。②下肢若有严重水肿,应先用压力绷带,待水肿减退后才穿压力袜。③皮肤情况,若有皮炎、湿疹等,应先治疗。④下肢感觉迟钝,可能患者不知道是否过紧,应教会其观察足趾温度及颜色改变。⑤观察下肢及足部是否有畸形异常。⑥患者的手部活动能力,因穿弹力袜需要特别的技巧。

压力袜的评估:评估压力袜的压力度、质量、长度、尺寸和颜色。

压力袜的测量:所有患者均需要测量下肢尺寸以购买合适的压力袜,测量压力袜时间最好是早上或解除压力绷带后,因此时下肢水肿消退,故测量比较准确。测量内容包括足踝最窄周径、腓肠肌最大周径、足的长度(由大足趾最尖端部位至足跟)、小腿长度(由足跟至膝下)、若压力袜长及大腿,患者需要站立,测量由足跟至腹股沟长度,并且测量大腿最大的周径。

压力袜穿着及除去的注意事项:①压力袜的穿着及除去均需依照厂家指引以避免并发症的发生。②穿着时间因人而异,一般来说早上起来时穿着,之后才下床,直至晚上沐浴或睡眠时除去。③一般来说,压力袜需要3~6个月更换(依厂家建议),但若有破损,则应立即更换。④定期做 ABI 测量及由医护人员评估是否需要减低或加强压力度,患者不可自行改变压力度。

弹力袜的效果评价:使用医用弹力袜的患者其患肢的沉重感、酸胀感及疼痛感会消失。

健康教育:压力疗法是保守性治疗静脉性高血压的最佳疗法。应保护下肢,避免损伤,穿着适当鞋袜。指导患者腓肠肌收缩运动,以促进静脉回流。不活动时,需要抬高下肢,高于心脏水平。

(二)术后评估

(1)患者的血液循环,包括患肢远端皮肤的温度、色泽、动脉搏动、感觉等有无异常。

(2)伤口的敷料是否干洁,有无渗血、局部伤口有无红肿热痛等感染征象。能否早期离床活动及正常行走。

(3)尿管是否通畅,尿液的量、颜色、性质,有无导管相关性感染的症状。

三、护理诊断(问题)

(一)活动无耐力

与下肢静脉回流障碍有关。

(二)皮肤完整性受损

与皮肤营养障碍、慢性溃疡有关。

(三)疼痛

与术后使用弹力绷带、手术切口有关。

(四)潜在并发症

深静脉血栓形成、小腿曲张静脉破溃出血、下肢静脉溃疡。

四、主要护理措施

(一)促进下肢静脉回流,改善活动能力

1.术后

6 小时内去枕平卧位,患肢抬高 20°～30°,同时进行脚趾屈伸运动,方法:尽量用力使脚趾背屈、趾屈,每次 1～2 分钟,每天 3～4 次。次日晨嘱患者必须下床活动,除自行洗漱外,根据年龄和身体状况要求患者进行行走练习,每次 10～30 分钟,当日活动 2～3 次。在此期间避免静坐或静立不动,以促进静脉血液回流,预防下肢深静脉血栓。回床上休息时,继续用枕头将患肢抬高同时做足背伸屈运动,以促进静脉血回流。另外,注意保持弹力绷带适宜的松紧度,弹力绷带一般需维持两周才可以拆除。术后 6 小时内测生命体征每小时 1 次,动态监测创面敷料,观察肢体有无肿胀、疼痛,注意肢端感觉、温度和颜色的变化。

2.保持合适体位

采取良好坐姿,坐时双膝勿交叉过久,以免影响腘窝静脉回流;卧床休息时抬高患肢 30°～40°,以利静脉回流。

3.避免引起腹内压和静脉压增高的因素

保持大便通畅,避免长时间站立,肥胖者应有计划进行减轻体重。

(二)疼痛护理

1.因弹力绷带加压包扎过紧而导致的下肢缺血性疼痛

此时要检查足背动脉搏动情况,观察足趾皮肤的温度和颜色,如有异常及时通知医师给予处理。

2.腹股沟切口疼痛

观察切口处敷料有无渗血,肢体有无肿胀,并及时通知医师,遵医嘱给予止痛剂。

(三)术后并发症的护理

1.下肢深静脉血栓的形成

术后重视患者的主诉,如出现下肢肿胀、疼痛应警惕深静脉血栓的形成。术后鼓励患者早期活动,用弹性绷带包扎整个肢体,有利于血液回流。有条件则可以给予低分子肝素5～7 天,能有效地预防血栓的形成。

2.切口出血

术后严密观察切口敷料渗出情况及患肢包扎敷料情况,常规应用止血药 1～2 天。

3.切口感染

术后评估切口渗液情况,监测体温变化,如体温升高,切口疼痛,检查切口红肿应警惕切口感染的发生,保持会阴部清洁,防止切口感染。

五、护理效果评估

(1)患者的下肢的色素沉着减轻,肿胀减轻。

(2)患者的活动量逐渐增加,增加活动量无不适感。

(3)患者的疼痛得到及时缓解。

(4)未出现下肢深静脉血栓、切口出血、感染等并发症。

(李 云)

第十六节 动脉硬化闭塞症

动脉硬化闭塞症(ASO)是由于动脉内膜增厚、钙化、继发血栓形成,从而导致管腔狭窄或闭塞的一组慢性缺血性疾病。常发生于全身大、中动脉,累及腹主动脉及其远端主干动脉时,可引起下肢慢性缺血。高危因素包括吸烟、糖尿病、高血压、高脂血症、肥胖等。

ASO严重程度按Fontaine法分为四期:Ⅰ期(轻微症状期),患肢怕冷、发麻、行走易疲劳;Ⅱ期(间歇性跛行期),特征性表现为活动后出现间歇性跛行;Ⅲ期(静息痛期),在安静休息下出现患肢疼痛,以夜间尤甚;Ⅳ期(溃疡和坏死期),出现趾(指)端发黑、坏疽或缺血性溃疡。

辅助检查主要包括:彩色多普勒超声、踝肱指数(ABI)、CT血管造影(CTA)、数字减影血管造影(DSA)、MRA等。

处理原则:非手术治疗包括禁烟、适当锻炼、避免损伤、药物治疗;手术治疗包括经皮腔内血管成形术(PTA)合并支架术、内膜剥脱术、旁路转流术等。

一、护理评估

(一)术前评估

1.健康史

(1)个人情况:患者年龄、性别,职业、居住地、饮食习惯等。

(2)既往史:有无高血压、糖尿病、冠心病、高脂血症及长期大量吸烟史,有无感染史、外伤史及碘过敏史,有无长期在湿冷环境下工作史等。

2.身体状况

(1)全身情况:精神状态、饮食、排泄、睡眠及活动情况如何。

(2)患肢情况:有无疼痛,疼痛性质与程度,皮肤颜色、温度、有无溃疡、坏疽以及足背动脉搏动情况。

(3)辅助检查:包括血常规、肝肾功能、凝血常规、彩色多普勒超声、ABI、CTA等。

3.心理社会状况

(1)是否知晓ASO的病因和可能发生的不良预后。

(2)是否因长期生病和预后不良产生急躁、抱怨、焦虑或悲观情绪。

(3)医疗费用来源及承受能力,家人是否积极支持等。

(二)术后评估

(1)麻醉与手术方式,术中情况。

(2)局部伤口是否出血、渗液,引流管是否通畅等。

(3)生命体征、疼痛、食欲、睡眠、活动耐力及精神状态等。

(4)患肢缺血症状的改善情况。

(5)有无出血、远端血管栓塞、吻合口假性动脉瘤、再灌注综合征、移植血管闭塞等并发症的发生。

二、常见护理诊断/问题

(一)疼痛

与患肢严重缺血、组织坏死有关。

(二)组织完整性受损

与患肢(指/趾)局部组织缺血坏死有关。

(三)有坠床/跌倒的危险

与患肢疼痛、行动无力有关。

(四)潜在并发症

出血、远端血管栓塞、吻合口假性动脉瘤、再灌注综合征、移植血管闭塞等。

三、护理目标

(1)患者诉疼痛减轻,不因疼痛而影响情绪和睡眠。

(2)患者理解局部组织溃疡及坏死原因,学会正确保暖和患肢保护方法。

(3)患者无跌倒/坠床发生。

(4)患者未发生并发症,或并发症发生后得到及时发现与处理。

四、护理措施

(一)非手术治疗的护理

1.疼痛护理

动态评估患者疼痛情况,讲解疼痛原因及处理方法。中重度疼痛影响其食欲、睡眠及情绪状态时,应及时与医师沟通,予以相应药物止痛、镇静治疗。

2.患肢护理

(1)正确保暖:恰当的保暖措施可促进血管扩张,改善患肢血供。冬季可通过暖气、空调、地暖设施等提升房间温度,患者穿宽松保暖的鞋袜、衣服,避免肢体暴露于寒冷环境中。

注意:患肢发凉时,禁用热水袋、烤火炉加温患肢或过热的水泡脚,避免因热疗增加局部组织耗氧量而加重肢体病变程度。

(2)保护患肢:切勿赤足行走,避免外伤。

(3)保持局部清洁干燥:皮肤完整时可用温水洗脚,需先用腕部掌侧皮肤测试水温,以不烫为宜。

(4)溃疡处理:局部溃疡有渗液者,可使用 1:5 000 高锰酸钾溶液浸泡,每次 15～20 分钟,2 次/日,浸泡后用毛巾擦干,足趾间用棉签把水吸干。

(5)患肢观察:每天观察患肢皮肤颜色、温度、组织溃疡等变化,了解缺血状况是否改善。

3.运动锻炼

对于轻、中度局部缺血期和营养障碍期的患者,鼓励长期锻炼,以促进侧支循环建立,改善患肢血供。

(1)步行锻炼:根据个体情况调整每次活动的时间和强度,以不增加患肢疼痛和劳累为宜。一般每次步行 30～60 分钟,每天 2～3 次,每周至少 3 次,至少持续 12 周。

(2)Buerger 锻炼:①平卧于床上,抬高双腿 45°～60°,保持 1～3 分钟(可用棉被或椅子辅助)。②坐于床沿或椅子上,双腿自然下垂,双足行背伸、跖屈活动,脚趾尽量分开做上翘和向下并拢活动,踝关节行左右旋转活动,维持 5 分钟左右。③重新平卧,双腿放平,保暖,休息 5 分钟。④抬高脚跟、脚趾运动 10 次。如此四个步骤循环锻炼,每次 30～60 分钟,每天 3～5 次,以患者不感到患肢不适为宜。

(3)体位指导:休息时头高脚低位,避免长时间站位或坐位,坐时避免双膝交叉,以防血管受压,影响血液循环。

4.药物护理

(1)原发病治疗:高血压、糖尿病、高脂血症者,需长期用药控制原发疾病,可减少下肢 ASO 患者心血管病变风险,延缓全身动脉硬化加重。用药期间同时进行血压、血糖监测,观察药物不良反应及疗效。

(2)抗血小板治疗:使用抗血小板药物(如阿司匹林、氯吡格雷)可降低 ASO 患者心肌梗死、脑卒中及血管源性死亡的风险。注意观察患者有无出血倾向。

(3)间歇性跛行治疗:西洛他唑具有抗血小板活性和舒张血管作用,前列腺素类药物有扩张血管和抗动脉粥样硬化作用,推荐用于间歇性跛行患者改善缺血症状。

5.跌倒防范

告知患者和家属有跌倒/坠床风险,卧床患者用床栏,嘱咐下肢溃疡或坏疽患者避免单独下床活动。

6.心理护理

加强医护患沟通,了解患者及家属的想法和顾虑,讲解 ASO 的病因、患者目前的疾病情况、相关的治疗保健方法,列举成功的病例,让患者参与做出最佳的诊疗决策,取得患者积极配合,增强治疗及康复信心。

(二)手术治疗的护理

1.术前护理

(1)解释:告知患者和家属手术方式、手术耗时,术中可能出现的不适反应,以及术后的注意事项;必要时训练床上排便习惯。

(2)准备:根据手术方式指导患者禁食、禁饮(局麻介入手术除外),备皮、导尿、给药以及特殊耗材准备等。

(3)特殊用药:有高血压者,术晨应及时服用降压药,避免因紧张或手术刺激引起应激性血压升高。

2.术后护理

(1)病情观察:术后 24 小时内密切监测生命体征,注意患肢的保暖并观察患肢皮肤颜色、温度、足背动脉搏动及肢体有无肿胀情况,以评估血供恢复情况。

(2)体位与活动:①股动脉穿刺术后,保持穿刺侧、置管侧肢体平伸制动 6～8 小时,防止局部出血或置入导管打折。指导足部背伸、跖屈及踝关节活动,促进血液循环;制动期间每 2 小时可行轴线翻身,预防压疮并促进患者舒适。②未置管者:24 小时后可下床活动,但需避免下蹲、用力排便及增加腹压的动作。③四肢动脉重建术者:取平卧位,避免患肢关节过屈挤压、扭曲血管;卧床休息 2 周,自体血管移植者若愈合较好,可适当缩短卧床制动时间。

(3)伤口护理:观察穿刺处敷料有无渗液、渗血,一旦浸湿需及时更换,无菌敷料应保持 24 小时以上,以保护伤口愈合,避免出血和感染。

(4)引流管护理:妥善固定引流管,保持引流通畅,观察引流液颜色、性状及每天引流量。

(5)动脉置管护理:除常规的妥善固定、局部观察外,需特别注意以下几方面。①明确置管部位:导管标志上应写明穿刺部位和置管部位,以便于指导患者采取恰当的体位,既保证导管安全又促进患者舒适。②识别导管类别:区分血管鞘和置入导管,遵医嘱从准确的通道给药。③认清三通方向:部分置入导管连接的三通接头,其指示方向与常用的静脉输液三通不同,需仔细看清三通接头上的提示,并与手术医师沟通核实。④预防血液倒流:因动脉压力较静脉高,置管更容易导致血液倒流,指导患者避免局部用力,微量注射泵给药时避免速度过慢(必要时可稀释后加大速度),更换液体时需提前做好准备,动作迅速。

(三)术后并发症的观察及处理

1.穿刺部位出血和血肿形成

(1)观察:出血和血肿是最常见的术后并发症,原因包括术中、术后抗凝溶栓药物应用、置入较大直径的动脉鞘、血管壁损伤严重、局部压迫方法不当、压迫时间过短、过早下床活动、凝血功能异常等。术后6 小时内,严密观察局部情况,避免压迫移位和患者擅自活动。

(2)护理:一旦发生,须立即通知医师处理。遵医嘱调整抗凝溶栓药物、监测凝血功能,并做好患者心理护理。

2.动脉远端栓塞

(1)观察:患者是否突然出现肢体疼痛、皮肤发绀、皮温降低、远端动脉搏动减弱或消失,原有症状加重等。

(2)护理:①一旦发现疑似动脉栓塞现象,立即通知医师处理。②安慰和解释并发症原因,及时处理疼痛症状。③做好血管造影、溶栓的相关准备。

3.再灌注损伤

(1)观察:当病变血管经介入手术再通后 1～2 天内,闭塞段远端肢体出现红、肿、热、痛现象,严重者发生骨筋膜室综合征。需密切观察患肢皮肤颜色、周径、温度和患者主诉情况。

(2)护理:①一旦出现充血、肿痛现象,应及时通知医师,并抬高患肢 20～30 cm 促进回流。②局部可用硫酸镁湿敷,每天 3 次,以减轻肿胀。③遵医嘱使用改善微循环、抗渗出、清除自由基的药物。④出现骨筋膜室综合征时,做好切开减压手术准备。

4.吻合口假性动脉瘤

(1)观察:形成原因包括吻合口缝合不佳或张力过大、人工血管感染或材料缺陷、自体动脉脆弱等。应观察吻合口局部是否出现搏动性包块,可闻及血管杂音,伴感染时有红、肿、热、痛表现。

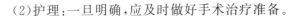

（2）护理：一旦明确，应及时做好手术治疗准备。

五、健康教育

（一）戒烟

吸烟是动脉硬化的主要危险因素之一，烟草中的有害物质可引起血管痉挛、血管内膜损害、脂质代谢异常等，加重或促进动脉硬化的发生发展。因此，对于吸烟的下肢 ASO 患者要严格督促其戒烟，戒烟困难者可在专业人员指导下采用替代疗法辅助。

（二）饮食

宜选择低盐、低脂、低胆固醇、高维生素、纤维素食物，避免刺激性食物和饱餐；糖尿病患者需采用低糖饮食，进餐规律；肥胖者应控制体重。

（三）自我护理与活动锻炼

指导做好患肢自我护理，坚持步行锻炼和 Buerger 锻炼。

（四）定期复查

复查时间分别为术后 1 个月、3 个月、6 个月、12 个月、24 个月，以了解疾病动态，调整用药。一旦出现肢体发凉、苍白、疼痛症状，应及时就诊。

六、护理评价

（1）患者疼痛是否得以及时控制。

（2）患者是否掌握患肢正确保暖方法。

（3）患者是否发生跌倒或坠床等不良事件。

（4）患者是否出现并发症，若并发症发生是否得到及时发现和处理。

（顾雪梅）

第十章

骨科与骨伤科疾病护理

第一节 颈 椎 病

颈椎病指因颈椎间盘本身退变及其继发性改变刺激或压迫相邻脊髓、神经、血管和食管等组织引起相应的症状或体征。依次以 $C_{5\sim6}$、$C_{4\sim5}$、$C_{6\sim7}$ 为好发部位,以中老年人、男性多见。

一、病因与发病机制

(一)颈椎间盘退行性变

颈椎间盘退行性变是颈椎病发生和发展中最基本的原因。

颈椎是脊椎骨中体积最小、活动度最大的椎体,很容易引起退行性变。退变导致椎间盘生物力学性能改变,继而纤维环的胶原纤维变性、出现裂隙。在外力作用下髓核可从此裂隙向后方突出。由于纤维环血运缺乏和生物力学改变,断裂的纤维难以愈合,使髓核的营养障碍。同时,椎间盘高度下降,颈椎出现不稳,形成凸向椎体前方或凸向椎管内的骨赘。逐渐累及软骨下骨产生创伤性关节炎,引起颈痛和颈椎运动受限。在椎间盘、椎骨退变的基础上,连接颈椎的前纵韧带、后纵韧带、黄韧带及项韧带发生松弛使颈椎失去稳定性,逐渐增生、肥厚,特别当后纵韧带及黄韧带增生情况下,椎管和椎间孔容积变小。颈椎间盘退变进展到一定程度,就会影响脊髓、神经和椎动脉等,产生相应的症状。

(二)颈椎骨慢性劳损

长期的屈颈工作姿势和不良的睡眠姿势导致颈椎骨慢性劳损。而慢性劳损是颈椎关节退行性变的主要影响因素。

(三)发育性颈椎椎管狭窄

颈椎先天性椎管狭窄者更易发生退变,而产生临床症状和体征。

(四)其他因素

颈椎外伤、运动型损伤、交通意外等都可引起颈椎病。

二、分型

根据受压部位和临床表现分为以下几种。

(一)神经根型颈椎病

占颈椎病的 $50\%\sim60\%$,是最常见类型。本型主要由于颈椎间盘向后外侧突出,钩椎关或椎间关节增生、肥大,刺激或压迫神经根所致。

(二)脊髓型颈椎病

占颈椎病的 10%～15%。颈椎退变致中央后突之髓核、椎体后缘骨赘、增生肥厚的黄韧带及钙化的后纵韧带等压迫脊髓,为颈椎病诸型中症状最严重的类型。

(三)椎动脉型颈椎病

由于颈椎退变机械性与颈椎节段性不稳定因素,致使椎动脉受到刺激或压迫。

(四)交感神经型颈椎病

本型发病机制尚不明确,可能和颈椎各种结构病变刺激或压迫颈椎旁的交感神经节后纤维所致。

三、临床表现

(一)神经根型颈椎病

表现如下。①神经干性痛或神经丛性痛:神经末梢受到刺激时,出现颈痛和颈部僵硬。病变累及神经根时,则有明显的颈痛和上肢痛。患者表现为颈肩痛、前臂桡侧痛、手的桡侧手指痛。②感觉障碍、感觉减弱和感觉过敏等。上肢有沉重感,可有皮肤麻木或过敏等感觉。③神经支配区的肌力减退、肌萎缩,以大小鱼际和骨间肌为明显。压头试验阳性,表现为颈痛并向患侧手臂放射等诱发根性疼痛。

(二)脊髓型颈椎病

表现为:①颈痛不明显,主要表现为手足无力、麻木,双手持物不稳,握力减退,手不能做精细活动。走路不稳,有足踩棉花感。胸腹部有紧束感。后期可出现大小便功能障碍。②体征:上、下肢感觉、运动和括约肌功能障碍,肌力减弱,四肢腱反射活跃,而腹壁反射、提睾反射、肛门反射减弱甚至消失。Hoffmann 征、Babinski 征、髌阵挛、踝阵挛等阳性。

(三)椎动脉型颈椎病

表现为一过性脑或脊髓缺血症状,如头痛、眩晕、听力减退、视力障碍、语言不清、猝倒等。头部活动时可诱发或加重,体位改变或血供恢复后症状可缓解。椎动脉周围的交感神经纤维受压后,也可出现自主神经症状。

(四)交感神经型颈椎病

交感型颈椎病多与长期低头、伏案工作有关,体征较少,症状较多,表现为颈痛、头痛头晕,面部或躯干麻木发凉、痛觉迟钝、无汗或多汗,眼睛干涩或流泪,瞳孔扩大或缩小,听力减退,视力障碍或失眠,记忆力减退,也可以表现为血压不稳定、心悸、心律失常、胃肠功能减退等症状。

四、实验室及其他检查

临床诊断必须依据临床表现结合影像学检查,而不能单独依靠影像学诊断作为诊断颈椎病的依据。

(一)X 线检查

可示颈椎曲度改变,生理前凸减小、消失或反常,椎间隙狭窄,椎体后缘骨赘形成,椎间孔狭窄。在动力位过伸、过屈位摄片可示颈椎节段性不稳定。表现为在颈椎过伸和过屈位时椎间位移距离大于 3 mm。颈椎管测量狭窄,矢状径小于 13 mm。

（二）CT检查

可示颈椎间盘突出，颈椎管矢状径变小，黄韧带肥厚，硬膜间隙脂肪消失，脊髓受压。

（三）MRI检查

T_2像硬膜囊间隙消失，椎间盘呈低信号，脊髓受压或脊髓内出现高信号区。T_1像示椎间盘向椎管内突入等。

五、治疗要点

（一）非手术治疗

椎动脉型、神经根型和交感型颈椎病一般能经非手术治疗而治愈。

（1）颈椎牵引：临床常用的是枕颌带牵引，取坐位或卧位，头微屈，牵引重量 3～5 kg，每天 2～3 次，每次 20～30 分钟。也可行持续牵引，每天 6～8 小时，2 周为一个疗程。脊髓型一般不采用此方法。

（2）理疗按摩：可以改善局部血循环，减轻肌痉挛，次数不宜过多，手法不宜过重，脊髓型颈椎病不宜采用推拿按摩。

（3）改善不良工作体位和保持良好的睡眠姿势。

（4）可以对症服用复方丹参片和硫酸软骨素等。

（二）手术治疗

经保守治疗半年后效果不明显影响到正常生活和工作，神经根性疼痛剧烈，保守治疗无效，上肢一些肌肉无力萎缩，经保守治疗后仍有发展趋势者，则应采取手术治疗。

对于脊髓型颈椎病，应在确诊后及时手术治疗。根据颈椎病变情况可选择颈椎前路手术、前外侧手术和后路手术。手术包括切除压迫脊髓、神经的组织，行颈椎融合术，以增加颈椎的稳定性。

六、护理评估

（一）术前评估

1.一般情况

（1）一般资料：性别、年龄、职业等。

（2）既往史：有无颈肩部急、慢性损伤史和肩部长期固定史，以往的治疗方法和效果。

（3）家族史：家中有无类似病史。

2.身体状况

（1）局部：疼痛的部位和性质，诱发及加重的因素，缓解疼痛的措施及效果，有无四肢的感觉、活动、肌力及躯干的紧束感。

（2）全身：意识状态和生命体征，生活能力，有无大小便失禁。

（3）辅助检查：患者的各项检查有无阳性发现。

3.心理-社会状况

观察患者的情绪，了解其对疾病的认知程度及对手术的了解程度。评估患者的家庭支持系统对患者的支持帮助能力等。

（二）术后评估

1.手术情况

麻醉方式、手术名称、术中情况、引流管的数量和位置等。

2.身体状况

动态评估生命体征、伤口情况及引流液颜色、性状、量。评估患者有无排尿困难和尿潴留,有无并发症发生的征象等。

七、常见护理诊断/问题

(1)低效性呼吸形态:与颈髓水肿、术后颈部水肿有关。

(2)有受伤害的危险:与肢体无力及眩晕有关。

(3)潜在并发症:术后出血、脊髓神经损伤。

(4)躯体功能活动障碍:与颈肩痛及活动受限有关。

八、护理目标

(1)患者呼吸正常、有效。

(2)患者安全、无眩晕和意外发生。

(3)术后出血、脊髓神经损伤等并发症得到有效预防或及时发现和处理。

(4)患者肢体感觉和活动能力逐渐恢复正常。

九、护理要点

(一)病情观察

重点观察患者有无眩晕、头痛、耳鸣、视力模糊、猝倒、颈肩痛、肢体萎缩等症状,及患者的工作姿势、休息姿势。

(二)非手术治疗的护理

(1)病情观察:观察患者颈部及上肢是否有麻木、压痛,活动是否受限。牵引过程中保持牵引的有效性,观察有无头晕、心悸、恶心等症状,如发现上述症状及时调整牵引。

(2)心理护理:颈椎病病程缓慢,治疗过程漫长,并且没有特效药物。应鼓励患者说出内心感受,积极解答其提出的问题,增加信心,消除焦虑、悲观的心理。

(三)手术护理

1.术前护理

(1)心理护理,向患者介绍手术全过程,指导患者调节情绪、缓解焦虑以配合医师手术。

(2)拟行颈椎后路手术的患者,术中需要俯卧时间较长,因此要在术前进行体位训练,以适应术中卧位。拟行颈椎前路手术的患者,为适应术中牵拉气管,可做正确、系统的气管推移训练。

(3)训练床上大小便。

(4)进行深呼吸及有效咳嗽训练,防止术后肺不张、坠积性肺炎的发生。

2.术后护理

(1)密切观察生命体征的变化,尤其是呼吸功能,及时发现因颈椎前路手术牵拉气管后产生黏膜水肿、呼吸困难。

(2)术后搬动患者时保持颈部平直,切忌扭转,术后患者平卧位,维持脊柱平直,颈肩两侧沙袋固定。颈部垫软枕,保持颈部稍前屈的生理弯曲。

(3)观察伤口敷料渗血情况,引流液的颜色、性质、量,准确记录。发现切口肿胀、发音改变、呼吸困难,要迅速配合医师拆开缝线、取出血肿。如症状不缓解可行气管切开。

（四）健康指导

对于非手术治疗患者,嘱保持正确的工作姿势,经常变换体位。卧床休息时选择高低合适的枕头,以保持脊椎的生理弯曲。根据患者情况行肢体的主动和被动活动。增强肌肉的力量,防止肌肉萎缩和关节僵硬。对手术患者在术后第 1 天可指导进行上、下肢的小关节主、被动功能锻炼。术后 2～3 天可进行上肢的抓握训练,下肢的屈伸训练。术后 3～5 天可带颈托下床活动。颈围固定要延续到术后 3～4 个月,逐步解除固定。注意寒冷季节保暖。

十、护理评价

通过治疗患者是否:①维持正常、有效的呼吸。②未发生意外发伤害、能陈述预防受伤的方法。③未发生并发症,若发生得到及时处理和护理。④患者肢体感觉和活动能力逐渐恢复正常。

（顾雪梅）

第二节 锁 骨 骨 折

一、基础知识

（一）解剖生理

锁骨又名"锁子骨""缺盆骨",位于胸廓前上部两侧,全骨浅居皮下,桥架于胸骨与肩峰之间,是联系肩胛带与躯干的唯一支架。其骨干较细,内侧 2/3 呈三棱棒形,凸向前,有胸锁乳突肌和胸大肌附着,中外 1/3 交界处是骨折的好发部位。锁骨的功能是支持肩胛骨,使上肢骨与胸廓之间保持一定的距离,从而保证上肢的灵活运动。骨折后,近折端受胸锁乳突肌的牵拉而向上向后移位,远折端因上肢本身重量牵拉而向下移位,又因胸大肌、斜方肌、背阔肌的牵拉而向前向内移位,造成断端重叠(图 10-1)。锁骨骨折可发生于各种年龄,但多见于儿童及青壮年,约有 2/3 为儿童患者,又以幼儿多见。

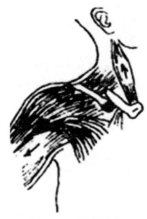

图 10-1 锁骨骨折

（二）病因

直接暴力和间接暴力均可造成锁骨骨折,但多为间接暴力所致。

（三）分类

1.横断骨折

跌倒时肩部外侧或手掌先着地，向上传导的外力经肩锁关节传至锁骨而发生骨折，以斜形或横断骨折为多。除有重叠移位，内侧段因胸锁乳突肌的牵拉向后上方移位，外侧段则由于上肢的重力和胸大肌、斜方肌、三角肌的牵拉而向前下方移位。

2.青枝骨折

幼儿骨质柔嫩而富有韧性，多发生青枝骨折。

3.粉碎骨折

直接暴力所致者，多因棒打、撞击等外力直接作用于锁骨而造成横断或粉碎骨折。粉碎骨折若严重移位，骨折片向下、向内移位时刺破胸膜或肺尖，可造成气胸、血胸。

（四）临床表现

骨折后局部疼痛、肿胀明显，锁骨上、下窝变浅或消失，骨折处异常隆起，出现功能障碍，患肩下垂并向前、内倾斜。患者常以健手托着患侧肘部，以减轻上肢重力牵拉而引起的疼痛。幼儿如不愿活动上肢，穿衣伸袖时哭闹，提示有锁骨骨折。X线检查，可了解骨折和移位情况。

二、治疗原则

（1）幼儿青枝骨折用三角巾悬吊即可，有移位骨折用"8"字绷带固定1～2周。

（2）少年或成年人有移位骨折，手法复位"8"字石膏固定。手法复位可在局麻下进行。患者坐在木凳上，双手叉腰，肩部外旋后伸挺胸，医师站在背后，一脚踏在凳上，顶在患者肩胛间区，双手握住两肩向后、向外、向上牵拉纠正移位。复位后用纱布棉垫保护腋窝，用绷带缠绕两肩在背后交叉呈"8"字形，然后用石膏绷带同样固定，使两肩固定在高度后伸、外旋和轻度外展位置。固定后即可练习握拳、伸屈肘关节及双手叉腰后伸，卧木板床休息，肩胛区可稍垫高，保持肩部后伸。3～4周后拆除。锁骨骨折复位并不难，但不易保持位置，愈合后上肢功能无影响，所以临床不强求解剖复位。

（3）锁骨骨折合并神经、血管压迫症状，畸形愈合影响功能，不愈合或少数要求解剖复位者，可切开复位内固定。

三、护理

（一）护理要点

（1）手法复位固定患者，要经常检查固定情况，既保持有效固定，又不能压迫腋窝。若发现患肢有麻木、发凉、运动障碍时，说明固定过紧，压迫血管神经，应及时调整固定。

（2）对粉碎性骨折，不必强行按压碎片使之复位，以防其刺伤肺尖及臂丛神经。对此种类型患者要严密观察呼吸及患肢运动情况，以便及时发现有无气、血胸及神经症状。

（3）术后患者要严密观察伤口渗血及末梢血循、感觉、运动情况，发现问题及时记录并处理。

（4）保持正常固定姿势。复位后，站立时保持挺胸提肩，卧位时应去枕仰卧于硬板床上。两肩胛间垫一窄枕，以使两肩后伸、外展，维持良好的复位位置。局部未加固定的患者，不可随便更换卧位。

（二）护理问题

有肩关节强直的可能。

（三）护理措施

（1）向患者解释功能锻炼的目的是促进气血运行,防止患肢肿胀,避免肩关节僵直,以取得患者配合。

（2）正确适时指导患者功能锻炼。

（四）出院指导

（1）锁骨骨折复位固定后,极少发生骨折不愈合,即使复位稍差,骨折畸形愈合,也不影响上肢功能,应先向患者及家属说明情况。

（2）复位固定后即出院的患者,应告诉其保持正确姿势,早期禁止做肩前屈动作,防止骨折移位;解除外固定出院的患者,应告诉其全面练习肩关节活动的要求:首先分别练习肩关节每个方向的动作,重点练习薄弱方面如肩前屈,活动范围由小到大,次数由少到多,然后进行各方面动作的综合练习,如肩关节环转活动,两臂做"箭步云手"等。不可过于急躁,活动幅度不可过大,力量不可过猛,以免造成软组织损伤。

（3）按时用药,患者出院时将药的名称、剂量、时间、用法、注意事项,向患者介绍清楚。

（4）饮食调养,骨折早期宜进清淡可口、易消化的半流食或软食;骨折中后期,饮食宜富有营养,增加钙质、胶质和滋补肝肾食品。

（5）注意休息,保持心情愉快,勿急躁。

（顾雪梅）

第三节 肱骨干骨折

一、基础知识

（一）解剖生理

肱骨干是指肱骨外科颈下 1 cm 至肱骨髁上 2 cm 之间的部分,肱骨干中下 1/3 交界处后外侧有桡神经沟,此处骨折易损伤桡神经;肱骨中段有营养动脉穿入下行,中段以下骨折易损伤营养血管而影响骨折愈合。此外,肱骨干骨折有时也伤及由上臂经过的肱动脉、肱静脉、正中神经和尺神经。

（二）病因

直接暴力和间接暴力均可造成肱骨干骨折,肱骨干的上 1/3、中 1/3 骨质较为坚硬。该段骨折多由直接暴力引起,如棍棒打击、重物挤压和机器缠绞等,折线多为横断或粉碎。肱骨干周围有许多肌肉附着,由于肩部和上臂周围肌肉牵拉,在不同平面的骨折可造成不同方向的移位。

（三）分类

1.肱骨干上 1/3 骨折

骨折线若在胸大肌附着点以下,三角肌止点以上,则近折端受三角肌、喙肱肌、肱二头肌和肱三头肌的牵拉而向上向外移位。

2.肱骨干中 1/3 骨折

骨折线若在三角肌止点以下,近折端受三角肌牵拉向前、向外移位,远折端受肱二头肌、肱三头肌牵拉而向上移位。如患者将患肢屈肘悬于胸前,远折端将向内旋转移位。

3.肱骨干下 1/3 骨折

多为间接暴力引起,折线多为斜形或螺旋形,暴力方向、前臂和肘关节的位置不同可引起不同移位,大多都有成角移位(图 10-2)。

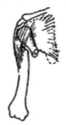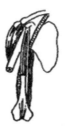

图 10-2 肱骨干骨折

(四)临床表现

伤后患臂疼痛、肿胀明显、活动障碍,患肢不能抬举,局部有明显环形压痛和纵向叩击痛。检查时必须注意腕及手指的功能,以便确定是否合并有神经损伤。肱骨中下 1/3 骨折常易合并桡神经损伤,桡神经损伤后,可出现腕下垂、掌指关节不能伸直,拇指不能伸展,手背第 1、2 掌骨间(虎口区)皮肤感觉障碍。

二、治疗原则

(一)手法复位小夹板固定

肱骨干各型骨折均可在局麻下或臂丛麻醉下行手法整复,根据 X 片移位情况,分析受伤机制,采取复位手法。麻醉后,纵向牵引纠正重叠,推按骨折两断端复位,小夹板固定。长管型石膏也可固定,但限制肩、肘关节活动。若石膏过重造成骨端分离,影响骨折愈合。

(二)骨折合并桡神经损伤

骨折无移位,神经多为挫伤,用小夹板或石膏固定,观察 1~3 月,神经无恢复可手术探查。骨折移位明显,桡神经有嵌入骨折断端可能。手法复位可造成神经断裂,应特别小心。手术探查神经时,同时做骨折复位内固定。晚期神经损伤多为压迫或粘连,应考虑手术治疗。

(三)开放骨折

伤势轻、无神经受损,可彻底清创,关闭伤口,闭合复位外固定,变开放伤为闭合伤。伤情重、错位多可彻底清创,探查神经、血管,同时复位固定骨折。

(四)陈旧性肱骨干骨折不愈合

肱骨干骨折无论用石膏或小夹板固定,都因肢体重量悬吊作用很少发生重叠、旋转及成角畸形,而因牵拉过度造成延迟愈合或不愈合者则多见,用石膏固定尤为常见。治疗肱骨干骨折时,要注意骨折断端分离,早期发现及时处理。已经不愈合者,应手术内固定并植骨促进愈合。

三、护理要点

(一)非手术治疗及术前护理

(1)减轻或预防不良情绪。

(2)给予高蛋白、高热量、高维生素、含钙丰富的饮食。

(3)"U"形石膏托固定时可平卧。患肢以枕垫起,悬垂固定,2 周内只能取坐位或半坐位。

（4）合并桡神经损伤者应注意预防皮肤溃疡。

（5）外固定期间注意观察伤肢血液循环；合并桡神经损伤者观察感觉和运动功能恢复情况；注意肱动脉、肱静脉损伤情况。如发生可出现肢端皮肤苍白、皮温低、肿胀、发绀、湿冷等。

（6）功能锻炼：①早、中期：骨折固定后立即进行伤臂肌肉的舒缩活动。握拳、腕伸屈及主动耸肩等动作，每日 3 次。②晚期：去除固定后逐渐行摆肩。肩屈伸、内收、外展、内外旋等练习。

（二）术后护理

（1）内固定术后或使用外展架固定者，宜半卧位，平卧位时患肢下垫软枕。

（2）疼痛的护理：①找出引起疼痛的原因。②手术切口疼痛可用镇痛药；缺血性疼痛及时解除压迫；感染时及时处理伤口，应用抗生素。③移动时保护患处。

（3）预防血管痉挛：进行神经修复和血管重建术后，可能出现血管痉挛，应做到以下几点：①避免一切不良刺激。②一周内应用扩血管、抗凝药物。③密切观察患肢血液循环变化。④功能锻炼。

四、健康指导

（1）注意保持功能体位。

（2）合并桡神经损伤者遵医嘱服用神经营养药物。

（3）继续进行功能锻炼：复位固定后即可进行手指主动伸屈运动。外固定或手术内固定者，2～3 周后进行腕、肘关节的主动运动和肩关节的内收、外展运动；4～6 周后进行肩关节的旋转活动。

（4）复诊：U 形石膏固定者，肿胀消退后复诊；悬吊石膏固定 2 周后更换长臂石膏托，维持 6 周左右；伴桡神经损伤者，定期复查肌电图。

（顾雪梅）

第四节　肱骨髁上骨折

肱骨髁上骨折指在肱骨干与肱骨髁交界处发生的骨折。多发生于 10 岁以下儿童。易损伤神经和血管，导致前臂缺血性肌挛缩，引起爪形手畸形。

一、病因与发病机制

（一）伸直型骨折

肘关节处于过伸位跌倒时，手掌着地，暴力经前臂向上，加上身体前倾，向下产生剪式应力，尺骨鹰嘴向前的杠杆力，使肱骨干与肱骨髁交界处发生骨折。骨折远端向后上移位，近折端向前下移位，尺神经、桡神经可因肱骨髁上骨折的侧方移位受伤。

（二）屈曲型骨折

此型较少见，由间接暴力引起。跌倒时，肘关节屈曲，肘后方着地，暴力向上传导至肱骨下端，导致髁上屈曲型骨折。较少合并血管和神经损伤。

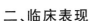

二、临床表现

肘部明显疼痛、肿胀、皮下瘀斑和功能障碍,伸直型骨折肘部向后突出,近折端向前移,并处于半屈位。局部明显压痛,有骨摩擦音及假关节活动,与肘关节脱位相比较肘后三角关系正常。如果合并有正中神经、尺神经、桡神经、肱动脉损伤,则出现前臂和手相应的神经支配区的感觉减弱或消失,及相应的功能障碍。如复位不当可致肘内翻畸形。

三、实验室及其他检查

肘部正、侧位 X 线摄片可以明确骨折部位、类型、移位方向,为选择治疗方法提供依据。

四、诊断要点

根据 X 线片和受伤病史可以明确诊断。

五、治疗要点

(一)手法复位外固定

若受伤时间短,血循环良好,局部肿胀不明显者,可行手法复位后外固定。给予局部麻醉或臂丛神经阻滞麻醉。在持续牵引下,行手法复位,使患肢肘关节屈曲 60°～90°给予后侧石膏托固定 4～5 周,X 线摄片证实骨折愈合良好,即可拆除石膏。

(二)持续牵引

对于手法复位不成功,受伤时间较长,肢体肿胀明显者,可行尺骨鹰嘴牵引,牵引重量 1～2 kg,牵引时间控制在 4～6 周。

(三)手术复位

对于骨折移位严重,手法复位失败,有神经、血管损伤者,采取手术复位。复位方法有经皮穿针内固定、切开复位内固定。

六、护理要点

(一)保持有效的固定

观察固定的屈曲角度,离床活动时要用三角巾悬吊患肢于胸前。发现固定体位改变时,要及时给予纠正。

(二)严密观察

重点观察患肢的血液循环、感觉、活动情况,以利于及时发现外伤后肱动脉、正中神经、尺桡神经的损伤。

(三)康复锻炼

复位固定后当日可作握拳、屈伸手指练习,1 周后可作肩部主动活动,并逐渐加大运动幅度。3 周后去除外固定,可作腕、肘、肩部的屈伸练习。伸直型骨折注意恢复屈曲活动,屈曲型骨折注意恢复增加伸展活动。

(顾雪梅)

第五节 尺、桡骨干骨折

尺、桡骨干骨折可由直接暴力、间接暴力、扭转暴力引起,青少年多见,占各类骨折的 6%。

一、病因与发病机制

（一）直接暴力

由重物打击、机器或车轮的直接碾压,导致同一平面的横形或粉碎性骨折。

（二）间接暴力

跌倒时手掌着地,暴力通过腕关节向上传导,暴力作用首先使桡骨骨折。若暴力较强,则通过骨间膜向内下方传导,可引起低位尺骨斜形骨折。

（三）扭转暴力

跌倒时前臂旋转、手掌着地,或手遭受机器扭转暴力,导致不同平面的尺桡骨螺旋形骨折或斜形骨折。可并发软组织撕裂、神经血管损伤,或合并他处骨折。

二、临床表现

伤侧前臂出现疼痛、肿胀、成角畸形及功能障碍,主要不能进行旋转活动。局部明显压痛,严重者出现剧痛、患肢肿胀、手指屈曲。可扪及骨折端、骨摩擦感及假关节活动。听诊骨传导音减弱或消失。严重者可发生骨筋膜室综合征。

三、实验室及其他检查

正位及侧位 X 线片可见骨折的部位、类型及移位方向,及是否合并有桡骨头脱位或尺骨小头脱位。

四、诊断要点

可依据临床检查、X 线正侧位片确诊。

五、治疗要点

（一）手法复位外固定

可在局部麻醉或臂丛神经阻滞麻醉下进行,重点是矫正旋转移位,恢复骨膜紧张度,紧张的骨间膜牵动骨折端复位。复位成功后,用小夹板或石膏托固定。

（二）切开复位内固定

不稳定骨折或手法复位失败者倾向于切开复位,螺钉钢板或髓内针内固定术治疗。

六、护理要点

（一）保持有效的固定

注意观察石膏或夹板是否有松动和移位。

（二）维持患肢良好血液循环

术后抬高患肢,观察患肢皮肤的颜色、温度、有无肿胀及桡动脉搏动情况。如出现剧痛,手部皮肤苍白、发凉、麻木,被动伸指疼痛,桡动脉搏动减弱或消失等表现时,提示骨筋膜室综合征的发生。如有缺血表现,立即通知医师处理。

（三）康复锻炼

术后 2 周开始练习手指屈伸活动和腕关节活动。4 周后开始练习肘、肩关节活动。8～10 周后 X 线片证实骨折愈合后,可进行前臂旋转活动。

（顾雪梅）

第六节 桡骨远端骨折

桡骨远端骨折（Colles 骨折）指距桡骨远端关节面 3 cm 内的骨折,占全身骨折的6.7％～11％,多见于有骨质疏松的中老年人。

一、病因与发病机制

多由间接暴力引起,通常跌倒时腕关节处于背伸位、手掌着地、前臂旋前,应力由手掌传导到桡骨下端发生骨折。骨折远端向背侧及桡侧移位。

二、临床表现

骨折部疼痛、肿胀,可出现典型畸形,由于骨折远端向背侧移位,侧面看呈"银叉"畸形,骨折远端向桡侧移位,并有缩短桡骨茎突上移畸形,正面看呈"枪刺刀样"畸形（见图 10-3）。检查局部压痛明显,腕关节活动障碍,皮下出现瘀斑。

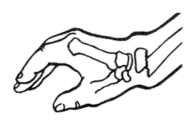

图 10-3 骨折后典型移位

三、实验室及其他检查

X 线片可见骨折端移位表现有:桡骨远骨折端向背侧移位,远端向桡侧移位,骨折端向掌侧成角。可同时有下尺桡关节脱位及尺骨茎突撕脱骨折。

四、诊断要点

根据 X 线检查结果和受伤史可明确诊断。

五、治疗要点

（一）手法复位外固定

局部麻醉下手法复位后,用超过腕关节的小夹板固定或石膏夹板在屈腕、尺偏位固定2周,消肿后,腕关节中立位继续用小夹板或改用前臂管型石膏固定。

（二）切开复位内固定

严重粉碎性骨折有明显移位者,桡骨下端关节面破坏;手法复位失败,或复位后不能维持固定者,应切开复位,用松质骨螺钉或钢针固定。

六、护理要点

（一）保持有效的固定

骨折复位固定后不可随意移动位置,注意维持骨折远端旋前、掌曲、尺偏位。避免腕关节旋后或旋前。肿胀消除后要及时调整石膏或夹板的松紧度。

（二）密切观察患肢血液循环情况

如有无腕部肿胀、疼痛、颜色异常、皮温降低等。

（三）康复锻炼

复位当天或手术后次日可做肩部的前后摆动练习,2～3天后可做肩肘部的主动活动。2～3周后可进行手和腕部的抗阻力练习。后期做腕部的主动屈伸练习和前臂的旋前、旋后牵引练习。

（顾雪梅）

第七节　腰椎间盘突出症

腰椎间盘突出症指由于腰椎间盘变性、纤维环破裂、髓核突出致使相邻的组织神经受到压迫或刺激而引起的一种临床综合征。发病年龄多在20～50岁,男性多见。

一、病因与发病机制

随年龄增长,纤维环和髓核水分减少,弹性降低,椎间盘变薄,易于脱出,因此腰椎间盘退行病变是腰椎间盘突出症的基本病因。腰椎间盘大约从18岁就开始发生退变,腰椎间盘在脊柱的负重与运动中承受强大力量,致使腰椎间盘发生力学、生物化学的一些改变。腰椎间盘突出诱发因素有以下几点。

（一）损伤

损伤是引起腰椎间盘突出的重要原因,在儿童与青少年期的损伤与椎间盘突出的发病密切相关。如投掷铁饼或标枪时,脊柱轻度负荷时躯干快速旋转,纤维环可水平破裂,椎间盘突出。

（二）遗传因素

腰椎间盘突出症家族发病也有报道,印第安人、爱斯基摩人和非洲黑种人发病率较低。

（三）妊娠

妊娠期间整个韧带系统处于松弛状态,腰骶部又要承受大于平时的重力,加上后纵韧带松弛,增加了椎间盘膨出的机会。

（四）职业

职业与腰椎间盘突出症也有密切关系,如驾驶员长期处于坐位和颠簸状态,重体力劳动者和举重运动员因过度负荷可造成椎间盘病变。

二、病理生理

椎间盘由髓核、纤维环和软骨终板构成。在日常生活工作中,椎间盘承受了人体大部分重量,劳损程度严重;椎间盘血液供应不丰富,营养物质不易渗透。另外,随着年龄增长,椎间盘中蛋白多糖、硫酸软骨素、Ⅱ型胶原含量明显下降,极易发生退行性变。

腰椎间盘突出分为 4 种病理类型。

（一）椎间盘膨出型

纤维环部分破裂,呈环状凸起,表面完整无断裂,均匀性地向椎管内膨出,可压迫神经根。

（二）椎间盘突出型

椎间盘纤维环断裂,髓核突向纤维环薄弱处或突入椎管,到达后纵韧带前方,引起临床症状。

（三）椎间盘脱出型

纤维环完全破裂,髓核突出到后纵韧带下抵达硬膜外间隙,突出的髓核可位于神经根内侧、外侧或椎管前方。

（四）游离型

纤维环完全破裂,椎间盘髓核碎块穿过后纵韧带、游离于椎管内或位于相邻椎间隙平面,有马尾神经或神经根受压的表现。

三、临床表现

（一）症状

1.腰腿痛

腰腿痛是椎间盘突出的主要症状,咳嗽、喷嚏、排便等腹压增高时疼痛加重。腰椎间盘突出症 95％ 发生在 $L_{4\sim5}$ 或 L_5S_1,多有腰痛和坐骨神经痛。疼痛常为放射性神经根性痛,$L_{4\sim5}$ 突出时,疼痛沿大腿后外侧经腘窝、小腿外侧到足背及拇趾,L_5S_1 突出时,疼痛沿大腿后侧,经腘窝到小腿后侧、足背外侧。患者常取弯腰、屈髋、屈膝位。不能长距离步行。

2.麻木

当椎间盘突出刺激了本体感觉和触觉纤维,可仅出现下肢麻木而不疼痛,麻木区为受累神经支配区。

3.马尾神经受压症状

多见于中央型腰椎间盘突出症。纤维环和髓核组织突出压迫马尾神经,出现左右交替的坐骨神经痛和会阴区的麻木感,大、小便和性功能障碍。

4.间歇性跛行

由于受压,神经根充血、水肿、炎性反应,患者长距离行走时,出现腰背痛或患侧下肢痛或麻木感加重。取蹲位或坐位休息后症状可缓解,再行走症状又出现,称为间歇性跛行。由于老年人腰椎间盘突出多伴腰椎管狭窄,易引起间歇性跛行。

5.肌瘫痪

神经根受压时间长、压力大时神经麻痹,肌瘫痪。表现足下垂或足跖屈无力。

(二)体征

1.脊柱变形和腰椎运动受限

腰椎前凸减小或消失或反常,常出现腰椎侧凸,腰椎各方向的活动度都会受到影响而减低。以前屈受限最明显。因腰椎前屈时,促使更多的髓核物质从破裂的纤维环向后方突出,加重了对神经根的压迫。

2.压痛

在病变间隙的棘突旁有不同程度的压痛,疼痛可向同侧臀部和下肢放射,放射性的压痛点对腰椎间盘突出症有诊断和定位价值。压痛点在 $L_{4\sim5}$ 椎间盘较明显。

3.感觉、肌力与腱反射改变

感觉障碍按受累神经根所支配的区域分布,可表现为主观和客观的麻木。受累神经根所支配的肌肉,有不同程度的肌萎缩与肌力减退。膝反射、跟腱反射减弱或消失。

(三)特殊体征

1.直腿抬高试验和加强试验

检查时,患者仰卧,患肢轻度内收、内旋位,膝关节伸直,抬高患肢,出现坐骨神经痛时为直腿抬高试验阳性。将患肢直腿抬高直到出现坐骨神经痛,然后将抬高的肢体稍降低,使其放射痛消失,然后再突然被动屈曲踝关节,出现坐骨神经放射痛为加强试验阳性。

2.健肢抬高试验

患者仰卧,直腿抬高健侧肢体时,患侧出现坐骨神经痛者为阳性。

3.股神经牵拉试验

患者俯卧位,患肢膝关节完全伸直。检查者上提患肢使髋关节处于过伸位,出现大腿前方疼痛者为阳性。

四、实验室及其他检查

(一)X 线检查

腰椎间盘突出症患者,部分患者腰椎平片可示正常,部分患者腰椎正位片可示腰椎侧弯;侧位片腰椎生理前凸变小或消失,甚至反常,病变椎间隙宽度失去规律性。X 线检查对腰椎间盘突出症的诊断和鉴别诊断有重要参考价值。

(二)CT 检查

CT 诊断椎间盘突出,除观察椎间盘对神经的影响外,还能判断出椎间盘是否突出及突出的程度和范围。

(三)MRI 检查

通过不同层面的矢状像及椎间盘的轴位像,可以观察腰椎间盘突出的部位、类型、变性程度、神经根受压情况。MRI 检查对诊断椎间盘突出有重要意义。

五、诊断要点

影像学检查是诊断腰椎间盘突出症不可缺少的手段。可与临床表现相结合做出正确诊断。

六、治疗要点

(一)非手术治疗

适宜初次发作经休息后症状明显缓解,影像学检查病变不严重者。

1.卧床休息

卧硬板床休息可以减少椎间盘承受的压力,减轻临床症状,是基本的治疗方法。一般卧床3～4周就能缓解症状。

2.牵引

可使腰椎间隙增大,后纵韧带紧张,纤维环外层纤维张力减低,利于突出的髓核部分还纳。一般采用骨盆牵引,牵引重量7～15 kg,抬高床脚作反牵引,每天2次,每次1～2小时,持续10～15天。

3.理疗按摩

适宜发病早期的患者,局部按摩和热疗可增加血液循环,缓解肌痉挛,但中央型椎间盘突出者不宜进行推拿按摩。

4.药物治疗

可减轻神经根无菌性炎性水肿,以消除腰腿痛。镇痛药物常用非甾体消炎药,如阿司匹林、布洛芬等;硬膜外注射类固醇和麻醉药物,可起到消炎止痛作用。常用的硬膜外注射药物有醋酸泼尼松龙75 mg、2%利多卡因4～6 mL,每周注射1次,共3～4周;髓核化学溶解法,将胶原蛋白酶注入椎间盘内,以溶解髓核和纤维环,使其内压降低或突出髓核缩小。

(二)手术治疗

有10%～20%的腰椎间盘突出症患者需手术治疗,其适应证有:腰椎间盘突出症病史大于半年,症状或马尾神经损伤严重,经过保守治疗无效;腰椎间盘突出症并有腰椎椎管狭窄。治疗方法有后路经椎板间髓核切除术、经腹膜后椎间盘前路切除术、经皮髓核切除术、脊柱植骨融合术等。

七、护理评估

(一)术前评估

1.一般情况

(1)一般资料:性别、年龄、职业、营养状况、生活自理能力,压疮、跌倒/坠床的危险性评分。

(2)既往史:有无先天性的椎间盘疾病、既往有无腰外伤、慢性损伤史,是否做过腰部手术。

(3)外伤史:评估患者有无急性腰扭伤或损伤史。询问受伤时患者的体位、受伤后的症状和腰痛的特点和程度,有无采取制动和治疗措施。

2.身体状况

(1)症状:疼痛的部位和性质,诱发及加重的因素,缓解疼痛的措施及效果,本次疼痛发作后的治疗情况。

(2)体征:评估下肢的感觉、运动和反射情况,患者行走的姿势、步态,有无大小便失禁现象。

(3)辅助检查:患者的各项检查有无阳性发现。

3.心理-社会状况

观察患者的情绪,了解其对疾病的认知程度及对手术的了解程度。评估患者的家庭支持系统对患者的支持帮助能力等。

(二)术后评估

1.手术情况

麻醉方式、手术名称、术中情况、引流管的数量和位置等。

2.身体状况

动态评估生命体征、伤口情况及引流液颜色、性状、量。评估患者有无排尿困难和尿潴留,下肢感觉运动功能,有无并发症发生的征象等。

八、常见护理诊断/问题

(1)慢性疼痛:与椎间盘突出压迫神经、肌肉痉挛及术后切开疼痛有关。

(2)躯体活动障碍:与疼痛、牵引或手术有关。

(3)潜在并发症:脑脊液漏、神经根粘连等。

九、护理目标

(1)患者疼痛减轻或消失。

(2)患者能够使用适当的辅助器具增加活动范围。

(3)患者未发生并发症,或发生并发症能够及时发现和处理。

十、护理要点

(一)非手术护理

(1)心理护理:腰腿疼痛会影响患者正常生理功能,给患者带来极大的痛苦。所以要倾听患者的倾诉,正确疏导,消除其疑虑。

(2)卧床休息:急性期绝对卧硬板床休息3~4周,症状缓解后可戴腰围下床活动。

(3)保持正确睡眠姿势:枕头高度适宜,仰卧位时腰部、膝部垫软枕使其保持一定曲度,放松肌肉。

(4)保持有效的骨盆牵引:牵引重量依患者个体差异在7~15 kg之间调整,以不疼痛为标准。牵引期间注意观察患者体位、牵引是否有效,注意预防压疮的发生。

(二)手术护理

1.术前护理

向患者及家属解释手术方式及术后可能出现的问题,训练患者正确翻身、练习床上大小便,以适应术后的卧床生活。

2.术后护理

(1)术后移动患者时要用3人搬运法,保持患者身体轴线平直。术后24小时内要保持平卧。

(2)密切观察生命体征,保持呼吸道通畅。注意下肢颜色、温度、感觉及运动情况。

(3)保持引流管通畅,观察并记录引流液的颜色、性质、量的变化。观察切口敷料渗液情况。

(4)每2小时为患者进行轴式翻身一次,在骨隆凸处加垫保护,并适当按摩受压部位。

(5)术后给予清淡、易消化、富含营养、适当粗纤维的饮食,如新鲜蔬菜、水果、米粥,预防便秘。

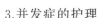

3.并发症的护理

椎间隙感染是术后严重并发症,表现为发热、腰部疼痛、肌肉痉挛。遵医嘱正确应用抗生素。术后开始腰部和臀部肌肉的锻炼和直腿抬高训练,以防肌肉萎缩和神经根粘连。

(三)健康指导

指导患者正确功能锻炼,防止肌肉萎缩、肌力下降。术后早期,可做深呼吸和上肢的运动,以防并发肺部感染和上肢失用综合征。下肢可做静力舒缩、屈伸移动、直腿抬高练习,以防发生神经根粘连。根据患者情况进行腰背肌的锻炼。术后 7 天开始可为"飞燕式",1~2 周以后为"五点式""三点法",每天 3~4 次,每次动作重复 20~30 次。循序渐进持之以恒。指导患者出院后注意腰部保暖,减少腰部扭转承受挤压,拾物品时,要保持腰部的平直,下蹲弯曲膝部,取高处物品时不要踮脚伸腰,以保护腰椎。加强自我调理,保持心情愉快,调理饮食,增强机体抵抗力。出院后继续卧硬板床,3 个月内多卧床休息。防止身体肥胖,减少腰椎负担。

十一、护理评价

通过治疗患者是否:①疼痛减轻,舒适增加。②肢体感觉、运动等功能恢复。③未发生并发症,或发生并发症被及时发现。

(杜　棣)

第八节　股骨颈骨折

一、基础知识

(一)解剖生理

1.内倾角

股骨颈指股骨头下至粗隆间的一段较细部,股骨颈与股骨干相交处形成夹角称颈干角,又名内倾角。正常成人颈干角为 125°～135°,平均 127°,幼儿可达 150°,若小于 125°为髋内翻,大于135°为髋外翻。内翻时股骨颈变短,大粗隆位置升高,沿大粗隆顶端向内的水平线高于股骨头凹,内、外翻均可引起功能障碍,影响正常步态。但临床多发生髋内翻畸形,股骨颈骨折治疗时应注意恢复正常的颈干角。

2.前倾角

下肢中立位时,股骨头与股骨干还在同一冠状面上,股骨头居前,因而股骨颈向前倾斜与股骨干之冠状面形成一个夹角,称前倾角。新生儿为 20°～40°,随年龄增长而逐渐减小,成人为 12°～15°。股骨上端大部分为松质骨,股骨颈近乎中空。股骨头表层有 0.5～1.0 cm 的致密区,股骨颈内侧骨皮质最为坚厚,称股骨距。因此当股骨颈骨折进行内固定时,理想的位置是靠近内侧皮质深达股骨头表层的致密区,固定最为牢固。

3.血液供应

股骨头、颈供血较差,其主要供血来源有三。

(1)关节囊支为股骨头、颈的主要供血来源,来自由股动脉发出的旋股内动脉,分成上、下干骺端动脉,分别由上、下方距股骨头软骨缘下 0.5 cm 处,经关节囊进入股骨头,彼此交通形成血管网。

(2)网韧带支来自闭孔动脉的髋臼支,沿圆韧带进入股骨头,供血范围较小,仅供股骨头内下方不到 1/3 的范围,但为儿童生长期的重要血供来源。

(3)骨干营养支在儿童期不穿过骺板,在成年一般也只达股骨颈,仅小部分与关节囊支有吻合,故当股骨颈骨折或股骨头脱位时,均可损伤关节囊支和圆韧带支而影响血液供应,导致骨折愈合迟缓或不愈合,甚或发生股骨头缺血性坏死。

(二)病因

股骨颈骨折多发于老人,平均年龄在 60 岁以上。由于老人肾气衰弱,股骨颈骨质疏松、脆弱,不需太大外力即可造成骨折。骨折多为间接外力引起,如平地滑倒,大粗隆部着地;或下肢于固定情况下,躯体猛烈扭转;或自高坠下足跟着地时沿股骨纵轴的冲击应力,均可引起股骨颈骨折。而青壮年的股骨颈骨折,多由严重损伤引起,如工、农业和交通事故,或由高处跌坠等引起,偶有因过量负重、行走过久而引起的疲劳性骨折。

(三)分型

股骨颈骨折,从不同方面有多种分型方法,而正确的分型对指导治疗和预后都有很重要的意义。

(1)按外力作用方向和损伤机制,可分为内收型和外展型:①内收型骨折移位大时将严重损伤关节囊血管,使骨折愈合迟缓,股骨头缺血坏死率增高。②外展型骨折比较稳定,血循环破坏少,愈合率高,预后较好。

(2)按骨折移位程度,分为有移位型骨折和无移位型骨折。

(3)按骨折部位,可分为头下型、颈型和基底型三种,以颈型最多,头下型次之,基底型多见于儿童。前两型骨折部位均在关节囊内,故又称囊内骨折;后一型的骨折部位在关节囊外,故又称囊外骨折。

(4)按骨折线倾斜度可分为稳定型和不稳定型。

(5)按骨折时间可分为新鲜型和陈旧型,一般以骨折在三周以内者为新鲜性骨折,若骨折后由于某种原因失治或误治,超过三周者为陈旧性骨折。

除以上各型外,还有因负重过度、长久行走而引起的股骨颈疲劳性骨折。

(四)临床表现

1.肢体功能障碍

虽因不同类型而有很大差异,但都有程度不等的功能受限。无移位的线形或嵌插型骨折,伤后尚可站立或勉强行走,特别是疲劳性骨折,能坚持较长时间的劳动。

2.肿胀

在不同类型的股骨颈骨折中,差异很大。关节囊内骨折多无明显肿胀和瘀斑,有些可在腹股沟中点出现小片瘀斑。外展嵌插型骨折也无明显肿胀,股骨颈基底部骨折多有明显肿胀,甚或可沿内收肌向下出现大片瘀血斑。

3.畸形

在不同类型的股骨颈骨折中,差异很大。无移位骨折,外展嵌插型骨折和疲劳性骨折的早期,均无明显畸形。而有移位的内收型骨折和股骨颈基底部骨折,多有明显畸形。

4.疼痛

腹股沟中点部的压痛,大粗隆部的叩击痛,沿肢体纵轴的推、顶、叩击、扭旋等的疼痛和大腿滚动试验阳性,为股骨颈骨折所共有。

二、治疗原则

(一)新鲜股骨颈骨折的治疗

1.无移位或外展嵌插型骨折

无需整复,卧床休息和限制活动即可。患肢外展 30°,膝下垫枕使髋、膝关节屈曲 30°～40°,大粗隆部外贴止痛膏,挤砖法固定维持体位。也可于上述体位下采用皮肤牵引,以对抗肌肉收缩,预防骨折移位。一般牵引 6～8 周,骨折愈合后,可扶拐下床进行不负重活动。

2.内收型股骨颈骨折

临床上最多见的一种,治疗比较困难,不愈合率和股骨头坏死率也较高。为提高治愈率,减少并发症,在全身情况允许的情况下,应尽早整复固定,常用的固定方法为经皮进行三根鳞纹钉内固定。术后置患肢于外展 30°中立位,膝关节微屈,膝下垫软枕或其他软物,固定 3～4 周,可下床扶拐不负重行走。

(二)陈旧性股骨颈骨折的治疗

可根据不同情况,采取下述方法处理。

(1)骨折时间在 1 个月左右,可先用胫骨结节或皮肤牵引,1 周后拍 X 线片检查。若仍未完成复位者,可实行"牵拉推挤内旋外展"手法复位。复位后进行鳞纹针经皮内固定,3～4 周后可扶拐下床不负重活动。

(2)骨折时间在 2～3 个月者,可进行股骨髁上牵引,1～2 周拍 X 线片检查。若复位仍不满意者,可辅以手法矫正残余错位,然后进行鳞纹针固定术,3～4 周后扶拐下床不负重活动。

(3)若骨折日久,折端上移,吸收均较严重,骨折不易愈合并有股骨头坏死的可能者,或陈旧性股骨颈骨折不愈合者,可以采用鳞纹针固定加股骨颈植骨手术。植骨方法多采用带肌蒂骨瓣或带血管蒂骨瓣,如股方肌骨瓣移植或带旋髂深血管的髂骨瓣移植较为常用,以改善局部血供,有利于骨折愈合和股骨头复活。

三、护理

(一)护理要点

(1)股骨颈骨折多见于老年人,感觉及反应都比较迟钝,生活能力低下,并且有不少老年人合并有其他疾病,如心脏病、高血压、糖尿病、脑血栓、偏瘫、失语、大小便失禁、气管炎、哮喘病等。因此,护理人员首先应细致地观察、了解病情,给予及时适当的治疗和护理,同时要加强基础护理,预防肺炎、泌尿系感染、褥疮等并发症的发生。

(2)鳞纹钉内固定术后,应严密观察患者体位摆放是否正确,正确的体位应保持患肢外展中立位,严禁侧卧、患肢内收、外旋、盘腿坐,以防鳞纹钉移位。

(3)陈旧性股骨颈骨折进行"带血管骨瓣移植术"后,4 周内禁止患者坐起,以防骨瓣、血管蒂脱落。伤口置负压引流管的患者,应注意观察引流液的量、颜色、性质,以及时发现出血的速度及量,为治疗提供依据。

（二）护理问题

(1)疼痛。

(2)肿胀。

(3)应激的心理反应。

(4)有发生意外的可能。

(5)营养不良。

(6)生活自理能力下降。

(7)失眠。

(8)伤口感染。

(9)有发生并发症的可能。

(10)纳差。

(11)不能保持正确体位。

(12)功能锻炼主动性差。

(13)移植的骨瓣和血管有脱落的可能。

(14)股骨头置换有脱位的可能。

（三）护理措施

(1)一般护理措施。①创伤骨折、外固定过紧、压迫、伤口感染等均可引起疼痛,针对引起疼痛的不同原因对症处理,对疼痛严重而诊断已明确者,在局部对症处理前可应用吗啡、哌替啶、布桂嗪、曲马朵等镇痛药物,减轻患者的痛苦。②适当抬高患肢,如无禁忌应尽早恢复肌肉、关节的功能锻炼,促进损伤局部血液循环,以利于静脉血液及淋巴液回流,防止、减轻或及早消除肢体肿胀。③突然的创伤刺激的较重的伤势,可能会遗留较严重的肢体功能障碍或丧失,患者会有焦虑、恐惧、忧郁、消沉、悲观失望等应激的心理反应,要有针对性地进行医疗卫生知识宣教,及时了解患者的思想情绪波动,通过谈心、聊天,有的放矢地进行心理护理。④有些骨折及老年患者合并有潜在的心脏病、高血压、糖尿病等疾患,受到疼痛刺激后,可能诱发脑血管意外、心肌梗死、心脏骤停等意外的发生,应予以密切观察,以防发生意外。⑤加强营养,提高机体的抗病能力,对严重营养缺乏的患者可从静脉补充脂肪乳剂、氨基酸、人血清蛋白等。⑥股骨颈骨折因牵引、手术或保持有效固定的被迫体位,长期不能下床,导致生活自理能力下降。应从生活上关心体贴患者,以理解宽容的态度主动与患者交往,了解生活所需,尽量满足患者的要求,并引导患者做一些力所能及的事,以助于锻炼和增强信心。同时告诫患者力所不及的事不要勉强去做,以免影响体位引起骨折错位。⑦因疼痛、恐惧、焦虑、对环境不熟悉、生活节奏被打乱等常导致患者失眠,应同情、关心、体贴患者,消除影响患者情绪的不良因素,使患者尽快适应医院环境。避免一切影响患者睡眠的不良刺激,如噪声、强光等,为患者创造一个安静舒适的优良环境,鼓励患者适当娱乐,分散患者对疾病的注意力。⑧注意观察伤口情况,伤口疼痛的性质是否改变,有无红肿、波动感。对于伤口污染或感染严重的,应根据情况拆除缝线,敞开伤口、中药外洗、抗生素湿敷等。同时定期细菌培养,合理有效使用抗生素,积极控制感染。⑨保持病室空气新鲜,温湿度适宜,定期紫外线消毒,预防感染。鼓励患者做扩胸运动、深呼吸、拍背咳痰、吹气球等,以改善肺功能,预防发生坠积性肺炎。保持床铺平整、松软、清洁、干燥、无皱褶、无渣屑。经常为患者温水擦浴,保持皮肤清洁。每日定时按摩骶尾部、膝关节、足跟等受压部位,预防褥疮发生。督促患者多饮水,便后清洗会阴部,预防泌尿系感染。多食新鲜蔬菜和水果,以防发生胃肠道感染和大便秘结。鼓励患者及早进行正确的活动锻炼,如肌肉的等长收缩、关节活动,辅以肌肉按摩,指导髌骨以及关节的被动活动,以促进血液循环、维持肌力和关节的正常活动度,以防止发生肌肉萎缩、关节僵硬、骨质疏松等并发症。

(2)老年患者胃肠功能差,常发生紊乱:损伤早期,因情绪不佳,肝失条达,横逆反胃,往往导致消化功能减弱。①指导患者食素淡可口、易消化吸收的软食物,如米粥、面条、藕粉、青菜、水果等,忌食油腻或不易消化的食物,同时要注意色、香、味俱全,以提高患者食欲。②深入病房与之亲切交谈,进行思想、情感上的沟通,使患者心情舒畅、精神愉快。③做好口腔护理、保持口腔清洁。④加强功能锻炼,在床上进行一些力所能及的活动,促进消化功能恢复。⑤必要时,少食多餐,口服助消化的药物,以利消化。

(3)骨折整复后,要求患者被动体位,且时间较长,老年患者因耐受力差等因素,往往不能保持正确体位。①可向患者讲解股骨颈的生理解剖位置,说明保持正确体位的重要性和非正确体位会出现的不良后果,以取得患者积极合作。②患者应保持患肢外展中立位(内收型骨折外展20°~30°,外展型骨折外展15°左右即可),忌侧卧、盘腿、内收、外旋,以防鳞纹钉移位,造成不良后果。③老年患者因皮下脂肪较薄,长时间以同一姿势卧床难免不适,因此应保持床铺清洁平整、干燥,硬板床上褥子应厚些,并经常按摩受压部位,同时可协助患者适当半坐位,避免时间过长,以减轻不适。④抬高患肢,以利消肿止痛。⑤必要时穿丁字鞋,两腿之间放一枕头,以防患肢外旋、内收。

(4)由于对功能锻炼的目的不甚了解,甚至误认为功能锻炼会影响骨折愈合和对位,老年患者体质差,懒于活动等因素可导致功能锻炼主动性差。①向患者说明功能锻炼的目的及意义,打消思想顾虑,使其主动进行功能锻炼,配合治疗和护理。②督促和指导患者功能锻炼,使其掌握正确的功能锻炼方法,如股四头肌的等长收缩,踝、趾关节的自主运动。同时应给患者经常推拿、按摩髌骨,以防肌肉萎缩,髌骨粘连,膝、踝关节强直等。功能锻炼应循序渐进,量力而行,以不感到疲劳为度。③患者下床活动时,应指导患者正确使用双拐,患肢保持外展、不负重行走,2~3个月摄X线片复查后,再酌情负重行走。

(5)移植的骨瓣和血管束在未愈合的情况下,如果髋关节活动度过大或患肢体位摆放不正确,均有造成脱落的可能。①术后4周内患者保持平卧位,禁止坐起和下床活动。患肢需维持在外展20°~30°中立位,禁止外旋、内收。②术后4~6周后,移植的骨瓣和血管束已部分愈合,方可鼓励和帮助患者坐起并扶拐下床做不负重活动。待3个月后拍X线片检查,再酌情由轻到重进行负重行走。

(6)护理搬动方法不当、早期功能锻炼方法不正确、患者个体差异等因素均可造成所置换股骨头脱位的可能。①了解患者的手术途径、关节类型,以便做好术后护理,避免关节脱位。②术后应保持患肢外展中立位,必要时穿防外旋鞋,以防外旋引起脱位。③搬动患者时需将髋关节及患肢整个托起,指导患者将患肢保持水平位,防止内收及屈髋,避免造成髋脱位。④鼓励患者尽早进行床上功能锻炼,并使其掌握正确的功能锻炼方法,即在术后疼痛消失后,在床上锻炼股四头肌、臀肌,足跖屈、背伸等,以增强髋周围的肌肉力量,固定股骨头,避免过早进行直腿抬高活动。⑤如发生髋关节脱位,应绝对卧床休息,制动,以防发生血管、神经损伤,然后酌情处理。

(杜　棣)

第九节 关 节 脱 位

一、概述

关节稳态结构受到损伤,使关节面失去正常的对合关系,称为关节脱位。除了骨端对合失常外,其病理表现还有相应的骨端骨折、关节周围软组织损伤、关节腔的血肿及后期关节粘连异位骨化,丧失功能,可并发神经血管损伤。创伤性脱位最多见,上肢脱位较下肢脱位常见。发生脱位的部位以肩关节、肘关节、髋关节多见。

（一）护理评估

1.健康史

(1)一般情况:如年龄、出生时的情况、对运动的喜好等。

(2)外伤史:评估患者有无突发外伤史,受伤后的症状和疼痛的特点、受伤后的处理方法。

(3)既往史:患者以前有无类似外伤病史、有无关节脱位的习惯、既往脱位后的治疗和回复情况等。

2.身体状况

(1)局部情况:患肢疼痛程度。有无血管和神经受压的表现、皮肤有无受损。

(2)全身情况:生命体征、躯体活动能力、生活自理能力等。

(3)辅助检查:X线检查有无阳性结果发现。

3.心理-社会状况

患者的心理状态,对本次治疗有无信心。患者所具有的疾病知识和对治疗、护理的期望。

（二）常见护理诊断/问题

(1)疼痛:与关节脱位引起局部组织损伤及神经受压有关。

(2)躯体功能障碍:与关节脱位、疼痛、制动有关。

(3)有皮肤完整受损的危险:与外固定压迫局部皮肤有关。

(4)潜在并发症:血管、神经受损。

（三）护理目标

(1)患者疼痛逐渐减轻直至消失,感觉舒适。

(2)患者关节活动能力和舒适度得到改善。

(3)患者皮肤完整,未出现压疮。

(4)患者未出现血管、神经损伤,若发生能被及时发现和处理。

（四）护理措施

1.体位

抬高患肢并保持患肢处于关节的功能位,以利于回流,减轻肿胀。

2.缓解疼痛

(1)局部冷热敷:受伤 24 小时内局部冷敷,达到消肿止痛目的;受伤 24 小时后,局部热敷以减轻肌肉痉挛引起的疼痛。

（2）镇痛：应用心理暗示、转移注意力或放松治疗法等非药物镇痛方法缓解疼痛,必要时遵医嘱给予镇痛剂。

3.病情观察

定时观察患肢远端血运、皮肤颜色、温度、感觉和活动情况等,若发现患肢苍白、发冷、疼痛加剧、感觉麻木等,及时通知医师。

4.保持皮肤完整性

使用石膏固定或牵引的患者,避免因固定物压迫而损伤皮肤。对皮肤感觉功能障碍的肢体,防止烫伤和冻伤。

5.心理护理

关节脱位多由意外事故造成,患者常焦虑、恐惧。在生活上给予帮助,加强沟通,使之心情舒畅,从而愉快地接受并配合治疗。

（五）护理评价

（1）疼痛得到有效控制。

（2）关节功能得以恢复,满足日常活动需要。

（3）皮肤完整,无压疮或感染发生。

（4）发生血管、神经损伤,若发生能被及时发现和处理。

二、肩关节脱位

肩关节脱位最为常见,约占全身关节脱位的1/2。肩胛盂关节面小而浅,关节囊和韧带松大薄弱,有利于肩关节活动,但缺乏稳定性,容易脱位。

（一）病因与发病机制

肩关节脱位分为前脱位、后脱位、下脱位、盂上脱位,前脱位又分为喙突下脱位、盂下脱位、锁骨下脱位（见图10-4）,由于肩关节前下方组织薄弱,以前脱位最为多见。

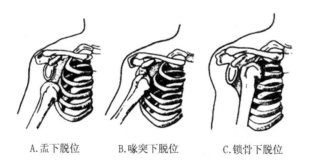

A.盂下脱位　　　B.喙突下脱位　　　C.锁骨下脱位

图10-4　脱位类型

导致肩关节脱位最常见的暴力形式为间接外力。摔倒时肘或手撑地,肩关节处于外展、外旋和后伸位,肱骨头滑出肩胛盂窝,位于喙突的下方,发生最常见的喙突下脱位。当肩关节极度外展、外旋和后伸,以肩峰作为支点通过上肢的杠杆作用发生盂下脱位。前脱位除了前关节囊损伤外,可有前缘的盂缘软骨撕脱,称 Bankart 损伤。也可造成肩胛下肌近止点处肌腱损伤,造成关节不稳定,成为脱位复发的潜在因素。肱骨头后上骨软骨塌陷骨折称 Hill-Saehs 损伤,肩关节脱位还常合并肱骨大结节撕脱骨折和肩袖损伤。

(二)临床表现

1.一般表现

外伤性肩关节前脱位主要表现为肩关节疼痛、周围软组织肿胀、关节活动受限。健侧手常用以扶持患肢前臂,头倾向患肩,以减少活动及肌牵拉,减轻疼痛。

2.局部特异体征

(1)弹性固定:上臂保持固定在轻度外展前屈位,任何方向上的活动都导致疼痛。

(2)Dugas征阳性:患肢肘部贴近胸壁,患手不能触及对侧肩部;反之,患手放到对侧肩,患肘不能贴近胸壁。

(3)畸形:从前方观察患者,患肩失去正常饱满圆钝的外形,呈"方肩"畸形,患肢较健侧长,是肱骨头脱出于喙突下所致。

(4)关节窝空虚:除方肩畸形外,触诊肩峰下有空虚感,可在肩关节盂外触到脱位肱骨头。

(三)诊断要点

结合外伤病史,如跌倒时手掌撑地,肩部出现外展外旋,或肩关节后方直接受到剧烈撞击,就诊时患者特有的体态和临床表现,及X线检查可以确诊。

(四)实验室及其他检查

影像学检查X线检查可以了解脱位的类型,还能明确是否合并骨折。必要时行MRI检查,可进一步了解关节囊、韧带及肩袖损伤。

(五)治疗要点

包括急性期的复位、固定和恢复期的功能锻炼。

1.复位

(1)手法复位:新鲜脱位应尽早进行复位,以便早期解除病痛。切忌暴力强行手法复位,以免损伤神经、血管、肌肉,甚至造成骨折。经典方法有:①Hippocrates法,医师站于患者的患侧,沿患肢畸形方向缓慢持续牵引的同时以足蹬于患侧腋窝,逐渐增加牵引力量,轻柔旋转上臂,借用足作为支点,内收上臂,完成复位(见图10-5)。②Stimson法,患者俯卧于床,患肢垂于床旁,用布带将2.3~4.5 kg重物悬系患肢手腕自然牵拉10~15分钟,肱骨头可在持续牵引中自动复位。该法安全、有效(见图10-6)。

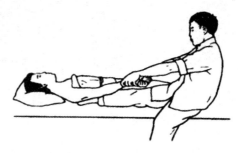

图 10-5　肩关节前脱位 Hippocrates 法复位

(2)切开复位:如手法正确仍不能完成复位者,可采用切开复位。切开复位指征:软组织阻挡、肩胛盂骨折移位、合并大结节骨折、肱骨头移位明显,影响复位和稳定者。

2.固定

复位成功后,损伤的关节囊、韧带、肌腱、骨与软骨必须通过制动来修复。应使患肢内旋肘关节屈曲90°于胸前,腋窝垫棉垫,以三角巾悬吊或将上肢以绷带与胸壁固定。关节囊破损明显或仍有肩关节半脱位者,将患侧手置于对侧肩上,上肢贴胸壁,腋窝垫棉垫,用绷带固定于胸壁前。40岁以下患者宜制动3～4周;40岁以上患者,制动时间可相应缩短,因为年长者复发性肩关节脱位发生率相对较低,而肩关节僵硬却常有发生。

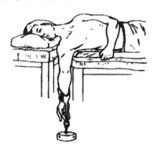

图 10-6　肩关节脱位 Stimson 法复位

3.功能锻炼

肩关节的活动锻炼应开始于制动解除以后,而且应循序渐进,切忌操之过急。固定期间,活动腕部和手指,症状缓解后指导患者用健手被动外展和内收患肢。3周后指导患者锻炼患肢。方法:弯腰90°,患肢自然下垂,以肩为顶点做圆锥环转,范围逐渐增大。4周后,指导患者手指爬墙外展、举手摸头顶、借力臂上举等,使肩关节功能恢复。

(六)护理要点

1.心理护理

给予患者生活上的照顾,及时解决困难,精神安慰,缓解紧张心理。

2.病情观察

移位的骨端可压迫邻近的血管和神经,引起患肢缺血、感觉、运动障碍。对皮肤感觉功能障碍的肢体要防止烫伤。定时检查患肢末端的血液循环状况,若发现患肢苍白、发冷、大动脉搏动消失,提示有大动脉损伤的可能,应及时处理。动态观察患肢的感觉和运动,以了解患肢神经损伤的程度和恢复情况。

3.复位

做好复位前的身体与心理准备。复位前给予适当的麻醉,以减轻疼痛,同时使用肌肉松弛剂,利于复位。复位成功后被动活动。

4.固定

向患者及家属讲解复位后固定的目的、方法、意义、注意事项。使之充分了解关节脱位后复位固定的重要性。固定期间,要保持固定有效,经常观察患者肢体位置是否正确;固定时间不宜过长,固定时间过长易发生关节僵硬;固定时间过短,损伤得不到充分修复,易发生再脱位。一般固定3周左右,若合并骨折、陈旧性脱位、习惯性脱位,应适当延长固定的时间。由于肩关节脱位患肢固定于胸壁,注意腋窝下要垫棉垫以保护腋窝胸壁皮肤。40岁以上患者可适当缩短制动时间,注意肩关节僵硬的发生。

5.缓解疼痛

早期正确复位固定可使疼痛缓解或消失。移动患者时,帮患者托扶固定患肢,动作轻柔,避免因活动患肢加重疼痛。指导患者和家属应用心理暗示、松弛疗法等转移注意力而缓解疼痛。遵医嘱应用镇痛剂,促进患者舒适与睡眠。

6.健康指导

向患者及家属讲解关节脱位治疗和康复知识,讲述功能锻炼的重要性和必要性,指导并使患者能自觉地按计划进行正确的功能锻炼,减少盲目性。

三、肘关节脱位

全身大关节中,肘关节脱位的发生率相对低,约占总发病数的1/5。脱位后如不及时复位,容易导致前臂缺血性痉挛。

(一)病因与脱位机制

肘关节脱位可有后脱位、外侧方脱位、内侧方脱位和前脱位,其中后脱位最常见(见图10-7),多为间接暴力所致。摔倒时前臂旋后位手掌撑地,由于肱骨滑车横轴线向外倾斜,使所传达的暴力达到肘部时转成肘外翻及前臂旋后过伸的应力,尺骨鹰嘴突在鹰嘴窝内呈杠杆作用,导致尺桡骨近端同时被推向后外侧,产生后脱位。肘前关节囊及肱前肌撕裂,后关节囊及内侧副韧带损伤,可合并肱骨内上髁骨折、正中神经和尺神经损伤。晚期可发生骨化性肌炎。

(二)临床表现

1.一般表现

伤后局部疼痛、肿胀、功能和活动受限。

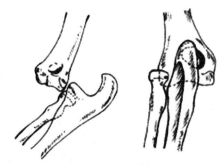

图 10-7　肘关节后脱位

2.特异体征

(1)畸形:肘后突,前臂短缩,肘后三角相互关系改变,鹰嘴突出内外髁,肘前皮下可触及肱骨下端。

(2)弹性固定:肘处于半屈近于伸直位,屈伸活动有阻力。

(3)关节窝空虚:肘后侧可触及鹰嘴的半月切迹。

3.并发症

脱位后,由于肿胀而压迫周围神经血管。后脱位时可伤及正中神经、尺神经、肱动脉。

(1)正中神经损伤:成"猿手"畸形,拇指、示指、中指感觉迟钝或消失,不能屈曲,拇指不能外展和对掌。

(2)尺神经损伤:成"爪状手"畸形,表现为手部尺侧皮肤感觉消失,小鱼际及骨间肌萎缩,掌指关节过伸,拇指不能内收其他四指不能外展及内收。

(3)动脉受压:患肢血循环障碍,表现为患肢苍白、发冷、大动脉搏动减弱或消失。

(三)实验室及其他检查

X线检查用以证实脱位及发现合并的骨折。

（四）诊断要点

有外伤史,以跌倒手掌撑地最常见,根据临床表现和 X 线检查可明确诊断。

（五）治疗要点

1.复位

一般均能通过闭合方法完成复位。助手沿畸形关节方向对前臂和上臂作牵引和反牵引,术者从肘后用双手握住肘关节,以指推压尺骨鹰嘴向前下,同时矫正侧方移位,助手在复位过程中配合维持牵引并逐渐屈肘,出现弹跳感则表示复位成功。

2.固定

用长臂石膏或超关节夹板固定肘关节于功能位,3 周后去除固定。

3.功能锻炼

要求主动渐进活动关节,避免超限和被动牵拉关节。固定期间,可主动伸掌、握拳、屈伸手指等,去除固定后练习肘关节屈伸旋转以利功能恢复。

（六）护理要点

1.固定

注意观察固定的正确有效,固定期间保持肘关节的功能位,不可随意放松。

2.保持清洁、平整

肘关节周围皮肤保持清洁,石膏夹板内衬物保持平整。

3.指导活动

指导患者活动患侧掌指,按摩患肢,防止肌肉萎缩。

四、桡骨头半脱位

桡骨头半脱位是小儿多见的日常损伤,俗称牵拉肘。多发生在 5 岁以内,以 2～3 岁最常见。

（一）损伤机制与病理

患儿肘关节处于伸直位,前臂旋前时突然受到牵拉致伤。前臂旋前时,桡骨头容易从环状韧带的撕裂处脱出,使环状韧带嵌于肱桡关节间隙内。一般环状韧带滑脱不到桡骨头周径的一半,所以屈肘和前臂旋后容易复位。5 岁以后,环状韧带增厚,附着力渐强,不易发生半脱位。

（二）临床表现

患儿被牵拉受伤后,因疼痛哭闹,不让触动患部,不肯使用患肢,特别是举起前臂。检查发现前臂多呈旋前位,半屈;桡骨头处可有压痛,但无肿胀和畸形;肘关节活动受限。

（三）辅助检查与诊断

X 线检查无阳性发现。诊断主要依靠牵拉病史、症状和体征。

（四）治疗要点

1.复位

闭合复位多能成功。方法是一手握住患儿的前臂和腕部,另一手握住肘关节,拇指压住桡骨头,使前臂旋后多能获得复位。

2.固定

复位后无须特殊固定,用三角巾或布带悬吊患肢于功能位 1 周即可。

（五）护理要点

嘱患儿家属勿强力牵拉患儿手臂,复位后症状不能立即消除者,要密切观察一段时间来明确复位是否成功。

五、髋关节脱位

髋关节是身体最大的杵臼关节,结构稳固,周围有强大韧带和肌肉附着,只有高能暴力才能导致脱位,如车祸中高速暴力撞击。按股骨头的移位方向,髋关节脱位分为前脱位、后脱位和中心脱位,其中后脱位最多见,占85%～90%。以髋关节后脱位为例详细阐述。

(一)病因、病理与分类

1.脱位机制

髋关节后脱位一般发生于交通事故时,患者处于髋关节屈曲内收和屈膝体位,强力使大腿急剧内收、内旋时,迫使股骨颈前缘抵于髋臼前缘形成支点,因杠杆作用股骨头冲破后关节囊,滑向髋臼后方形成后脱位。如暴力自前方作用于屈曲的膝,沿股骨纵轴传达到髋,也可使股骨头向后方脱位。

2.分类

临床上按有无合并骨折分型。①Ⅰ型:无骨折伴发,复位后无临床不稳定。②Ⅱ型:闭合手法不可复位,无股骨头或髋臼骨折。③Ⅲ型:不稳定,合并关节面、软骨或骨碎片骨折。④Ⅳ型:脱位合并髋臼骨折,须重建,恢复稳定和外形。⑤Ⅴ型:合并股骨头或股骨颈骨折。

(二)临床表现

脱位后出现髋部疼痛,髋关节活动受限。患肢呈屈曲、内收、内旋及短缩畸形,臀部可触及向后上突出移位的股骨头。可合并坐骨神经损伤,表现为大腿后侧、小腿后侧及外侧和足部全部感觉消失,膝关节屈曲,小腿和足部全部肌瘫痪,足部出现神经营养性瘫痪。

(三)实验室及其他检查

X线检查X线正位、侧位和斜位像可明确诊断。应注意是否合并骨折,特别是容易漏诊的股骨干骨折。CT可清楚显示髋臼后缘及关节内骨折情况。

(四)诊断要点

根据明显暴力外伤史,临床表现有疼痛、髋关节不能活动等确定诊断。

(五)治疗要点

对于Ⅰ型损伤可采取24小时内闭合复位治疗。对于Ⅱ～Ⅴ型损伤,多主张早期切开复位和对并发的骨折进行内固定。

1.闭合复位方法

应充分麻醉,使肌肉松弛。

(1)Allis法(见图10-8):患者仰卧于地面垫上,助手双手向下按压两侧髂前上棘以固定骨盆。术者一手握住患肢踝部,另一前臂置于小腿上端近腘窝处,使髋、膝关节屈曲90°,再向上用力提拉持续牵引。待肌松弛后,再缓慢内旋、外旋,当听到或感到弹响,表示股骨头滑入髋臼,然后伸直患肢。若局部畸形消失、关节活动恢复,表示复位成功。

(2)Stimson法:患者俯卧于检查床上,患侧下肢悬空,髋及膝各屈曲90°。助手固定骨盆,术者一手握住患者的踝部,另一手置于小腿近侧,靠近腘窝部,沿股骨纵轴向下牵拉,即可复位(见图10-9)。

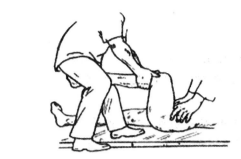

图 10-8 Allis 法复位

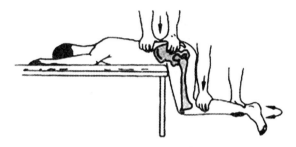

图 10-9 Stimson 法复位

2.切开复位术

当有梨状肌阻挡、关节囊嵌闭或骨软骨碎片卷入关节时,手法复位多失败。合并髋臼骨折片较大,影响关节稳定时,应手术切开复位,同时将骨折复位内固定。

3.固定

复位后患肢皮牵引 3 周。4 周后可持腋杖下地活动,3 个月后可负重活动。

4.功能锻炼

固定期间进行股四头肌收缩训练、未固定关节的活动。3 周后,活动关节。4 周后,皮牵引去除,指导患者拄双拐下地活动。3 个月内患肢不负重,以防股骨头缺血坏死及受压变形。3 个月后,经 X 线证实股骨头血供良好者,尝试去拐步行。

(六)护理要点

1.指导活动

髋关节脱位后常需皮牵引,牵引期间指导患者行股四头肌收缩训练,防止肌肉萎缩。

2.预防压疮

需长期卧床者注意做好皮肤护理预防压疮。

3.饮食护理

注意合理膳食,保持排便规律,预防便秘。

(杜 棣)

第十节 骨性关节炎

本病属中医学"痹证""痛证"等范畴。如《素问·长刺节论》云:"病在骨,骨重不可举,骨髓酸痛,寒气至,名曰骨痹"。又如《灵枢·寒热病》中:"骨痹,举节不用而痛"等皆与本病类似。按疼痛所在的部位,本病又可散见于"膝痹""环跳痹""肩痹""腰脊痛""肘痛"等病中;按疼痛特点,本病多属于"痛痹";按证候特点,则本病多属于本虚标实痹、虚实错杂痹。

中医认为本病多由于素体肝肾亏虚,加以劳损外伤的基础上感受外邪而发病。"肝主筋,肾主骨",本病早期为肝肾亏虚,寒凝痹阻表现为主;晚期肾虚痰瘀互结,肌筋僵直,严重影响关节运动。

一、辨证纲目

(一)肝肾亏虚,骨节劳损

证候:周身或局部骨关节疼痛,尤以腰膝多见,不耐劳作,劳累后尤著。腰膝酸软,活动无力,时打软腿。形体瘦弱,面色欠华,头昏目暗,或伴耳鸣,舌淡苔薄白,脉弦细无力或虚弱。

辨析:①辨证:肝主筋,肾主骨,肝肾亏虚,筋骨失去濡养,则筋骨劳损,骨节不耐劳作;骨节失荣,不荣则痛;肾主腰膝,肾虚则腰膝酸软,活动无力。肝肾精血亏虚则全身气血亦不足,故面色欠华,耳目失聪。舌脉表现均为虚象,为肝肾气血亏损之候。②病机:肝肾亏虚,筋骨痿弱,骨节劳损,不荣则痛。

(二)寒凝瘀阻,骨质增生

证候:骨节冷痛,疼痛剧烈,得寒加重,得热则减,夜间痛甚。伴关节冷感或麻木,功能活动受限,全身畏冷,四肢不温。关节疼痛于开始活动时痛甚,活动后减轻,活动时关节有摩擦声。舌淡黯,苔白,脉沉迟弦。

辨析:①辨证:气血得寒则凝而不行,得热则运行通畅。寒凝瘀阻,结于骨节,则发为骨赘,不通则痛。阳虚则寒,机体阳虚则畏冷,肢端欠温,舌淡黯,脉迟。骨质增生,影响骨节运动则功能障碍,活动时有摩擦声。脉弦而沉主寒而痛。②病机:寒邪痹阻,瘀凝不散,骨刺形成,不通则痛。

(三)虚夹痰瘀,骨节僵痹

证候:骨节疼痛,活动不灵,或骨节僵硬,活动不能,关节周围骨肉瘦削,或见关节处骨突形成,关节畸形。关节局部麻木或轻度肿胀。舌淡黯,脉细涩或迟缓。

辨析:①辨证:骨节痹痛日久,肢节失于运动,局部代谢障碍,气血运行阻滞,则骨赘继续生长,形成恶性循环,则关节痛且活动不灵,当骨刺连接成骨桥时,则关节活动不能,关节外观畸形。局部瘀痰阻滞,则关节微肿,麻木,舌质淡黯主虚夹瘀滞,脉象亦反映出阻痹。②病机:经络不通,正气虚弱,骨节失灵。

二、康复治疗方法

本病的治疗,总的原则是补虚泻实,解痉止痛,滑利关节。根据患者病痛部位,在辨证治疗的同时配合针灸推拿等外治法,效果良好。

(一)辨证选方

1.肝肾亏虚,骨节劳损

治法:补益肝肾、强筋壮骨、荣节止痛。

方药:补肾壮骨汤(《林如高正骨经验》)加味:杜仲9 g,酒续断9 g,芡实9 g,补骨脂9 g,煅狗骨15 g,狗脊9 g,无名异20 g,淫羊藿10 g,乳香10 g,威灵仙15 g,制川乌10 g。上肢加桑枝15 g,羌活9 g;脊柱加熟地黄15 g,狗脊10 g;下肢加木瓜15 g,川牛膝10 g;兼气虚者加生黄芪30 g。

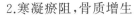

2.寒凝瘀阻,骨质增生

治法:散寒活血、祛瘀散结、滑利关节。

方药:阳和汤(《外科证治全生集》)加味:熟地黄15 g,白芥子10 g,麻黄9 g,肉桂3 g(冲服),炮姜炭6 g,鹿角胶9 g(烊化冲服),制川草乌各9 g,鸡血藤15 g,蜈蚣2条,细辛3 g,炮山甲10 g,威灵仙15 g,制乳没各10 g,甘草5 g。痛在上肢者加姜黄、青风藤、透骨草;痛在脊柱者加地龙、鹿衔草、补骨脂、葫芦巴;痛在下肢者加木防己、独活、木瓜、泽兰。

3.虚夹痰瘀,骨节僵痹

治法:补虚祛瘀、化痰行痹、活络利节。

方药:独活寄生汤(《千金方》)合骨刺增生丸(《外伤科学》经验方)加减:炙黄芪24 g,生麻黄9 g,秦艽10 g,细辛2 g,川芎9 g,当归10 g,鸡血藤15 g,淫羊藿15 g,莱菔子15 g,白芥子15 g,马钱子(制用)6 g,五灵脂10 g,制乳没各10 g,乌梢蛇15 g,地鳖虫10 g。上半身痛者加地龙、姜黄、蜈蚣;下半身痛者加穿山甲、鹿角霜、无名异、三桠苦。

(二)敷熨法

1.热敷法

取防风、川芎、透骨草各200 g,当归100 g,生川草乌各50 g,捣碎,用醋水各1 500 mL煎煮30分钟过滤。取净铁末3 000 g,武火煅烧至红透,将药水倒入淬干。用时取铁末少许,调温水醋,袋装,热敷于患病之关节,每次1～2小时,每日1次,15天为1个疗程。用时注意烫伤。

2.糟药热敷法

取原蚕沙、川芎、干姜、生麻黄、细辛、生川乌各15 g,研细,和糟炒热,纱布包,热敷患处,冷后再炒,日2次。注意热敷后保持患处干暖。

3.药盐热熨法

取吴茱萸、乳香、没药、陈艾、干姜、原蚕沙、羌活、透骨草、花椒各15 g,食盐50 g,合炒至药物微黄色,布包,热熨患处,冷后再炒。每日2次,每副药用3～5天,5副药为1个疗程。

4.药纱布热熨法

取川椒、桂枝、生川草乌、生麻黄、生南星、透骨草、红花、石菖蒲、威灵仙各20 g,加入75％乙醇溶液适量浸没药物,2周后去滓留汁。将纱布叠成5～8层,按疼痛部位的大小,浸于药水中,用时取出,置于患处,用电吹风加热,使热量内透,每次20～30分钟,每日2次,20次为1个疗程。

(三)搽擦疗法

取川芎、淫羊藿、威灵仙、红花、徐长卿各50 g,米醋1 000 mL,共煮数沸,去渣备用。用时用纱布蘸药水搽患处,至皮肤发红为度。每日1次,也可用正红花油、骨友灵搽剂、骨质宁搽剂等涂搽局部,注意勿搽破皮肤。

(四)熏洗疗法

取羌独活、艾绒、川椒、透骨草、苏木、威灵仙、乌梅、防风、甲珠各15 g,煎水3 000 mL乘热将患处置于药水上方,先熏后洗,熏时用大毛巾盖住肢体,待稍凉后,用毛巾蘸药水热敷,最后将患处浸入药汁泡洗,每日2次,每剂药用3～5天。

(五)中药电离子导入疗法

取威灵仙100 g,莪术80 g,当归120 g,生草乌100 g,细辛50 g,透骨草150 g,血竭30 g,红花150 g,全蝎50 g,地鳖虫100 g,防己100 g,制马钱子50 g,乌梢蛇80 g。加水500 mL,熬至

2 000 mL,药渣再加水 2 000 mL,熬至 500 mL,取二药汁合,文火浓缩至 600 mL 贮瓶备用。用时取适量药汁,倒在消过毒的绒布垫上,将其浸透,再将浸透的绒布垫置于患处两侧,再将直流电药物离子导入机的电极置于绒布垫上,按机器使用的规定进行治疗,每日 1 次,1 周 1 个疗程,至少使用 3 个疗程。

(六)拔罐疗法

1.空气罐

取竹罐或玻璃罐,用火焰排空法,扣拔疼痛关节周围,留罐 5～10 分钟,每日 1 次。

2.药物罐

取当归、伸筋草、生川草乌、陈艾、白芷、川芎、石菖蒲等各 15 g,放于锅内煮,将竹罐倒扣于药汁中,待药水滚开后,迅速抽出竹罐,扣于疼痛关节周围,1～2 分钟取下再拔。

(七)红外线药物疗法

取羌活、红花、松节油、威灵仙、防风、白芍、乌梅、川芎等各 15 g,加水 500 mL,反复煎熬至 40 mL,再用 40 mL 米醋相合,药物涂患处。将红外线灯对着疼痛涂药部位照射,灯距 30～50 cm,至皮肤出现桃红斑,约 45 ℃为宜,每日 1 次,每次 30 分钟。

(八)饮食疗法

1.千金拔狗脊炖猪尾

千斤拔 30 g,狗脊 30 g,猪尾 1 条。洗净煎汤,饮汤食肉,每日 1 剂。

2.狗骨苡米汤

狗胫骨 200 g,杜仲 15 g,薏苡仁 200 g,肉苁蓉 15 g,放于高压锅内煮烂,喝汤去渣,隔日 1 剂,忌辛辣之品,可酌加精盐少许。

(九)药酒疗法

1.乌鸡桂圆酒

桂圆肉、乌鸡、黄芪、当归、玉竹、五加皮。将药物浸于适量白酒中,15 日后取上层澄清液备用,每服20～30 mL,每日 2 次。

2.蛇虫酒

取蕲蛇 30 g,蜈蚣 2 条,全蝎 9 g,羌活 30 g,生熟地各 30 g,忍冬藤 30 g,木防己 15 g,威灵仙 15 g,牛膝 15 g,当归 20 g,甘草 6 g,大枣 10 枚,白酒 1500 mL。上方浸 15 日,取酒,每服15 mL,每日 3 次。

(十)针灸疗法

1.针刺疗法

以痛点及局部穴位为主。如下肢:髋部取环跳、居髎、秩边、髀关;膝部取犊鼻、膝阳关、梁丘、足三里、委中、膝眼、鹤顶等;踝部取解溪、昆仑、跗阳、丘墟、中封等穴。上肢:肩部取肩髎、肩髃、天宗、巨骨、外关、肩井等,肘部取曲池、手三里、青灵、四渎、小海等;腕部取阳溪、阳池、阳谷、腕骨等穴。一般用温补法,留针 20 分钟,隔日 1 次,10 次 1 个疗程。

2.艾灸疗法

可取上述针刺之穴位施灸每次 5～10 壮,每次 3～5 穴,每日 1 次。

3.耳穴治疗

取穴为肾、内分泌、皮质下、肩、肘、腕、髋、膝、踝、颈椎、腰椎及耳壳反应点,每次取 3～5 穴,双耳交替埋耳针或贴王不留行,冬季 5～7 日一换,夏季 2～3 日一换。

4.穴位注射疗法

取穴以痛点及以上针刺疗法所用的穴位,适当部位可注入关节腔。用药可取当归注射液、红花注射液、马钱子注射液、骨宁注射液等,亦可取醋酸泼尼松龙或醋酸地塞米松等和盐酸利多卡因或盐酸普鲁卡因混合液。每穴用量1～2 mL,一般1周1次,严格消毒,以防感染。

(十一)按摩疗法

因部位不同可取手足三阴三阳经做提拿舒经活络法,再取局部穴位做点按推揉法,最后还可做旋转活动关节法。按摩疗法,患者可自我施行,坚持不懈。

(十二)火龙疗法

每日一次,一般选择下午进行治疗,十二次为一疗程。中药以生川乌生草乌、乳香、秦艽、杜仲、马钱子、独活、桑寄生、红花、伸筋草、当归、细辛、透骨草、川牛膝等协定组方,粉碎成粉末,每剂可用5天。关闭门窗,给患者取舒适体位,清洁治疗区皮肤,按摩使局部肌肉放松;拔火罐数个,留至皮肤轻微发红即可;用药酒调药沫至泥状并在微波炉内加热2～3分钟,温热时均匀敷于治疗区域(薄厚2～4 mm),蒸热的一条毛巾敷盖上面,另两条毛巾盖于患者外露部位,设置防火墙;毛巾不宜过干或过湿,以拧不出水为宜;用注射器抽好乙醇并在毛巾上喷洒(喷洒要均匀,尽量避免在毛巾边缘喷洒,以免烧伤皮肤);点燃喷洒在毛巾上的乙醇(点火选择:上身—后背自下而上.前身自上而下;手部—手背从下向上,手心从上向下;腿部—前内从下向上、后外从上向下);点火之前要告诉.患者感觉局部热了即提醒,以免烫伤皮肤;待几分钟后患者感觉到热时即刻扑火(用蒸热的毛巾覆盖,并用中单包裹,盖被子保温);待3～5分钟降温后,揭去覆盖.上面的毛巾再次喷点,反复3～5分钟即可;取下毛巾及药末,清洁治疗区,整理用物。

三、骨性关节炎护理要点

(一)主要护理诊断

(1)疼痛:与软骨变性、骨质改变有关。

(2)生活自理能力下降:与关节疼痛、僵硬及关节、肌肉功能障碍等有关。

(3)躯体移动障碍:与关节疼痛、僵硬及关节、肌肉功能障碍等有关。

(4)有废用综合征的危险:与关节炎反复发作、疼痛和关节骨质破坏有关。

(5)预感性悲哀:与疾病久治不愈、关节可能致残、影响生活质量有关。

(二)一般护理措施

1.生活护理

(1)保持病室环境干燥、空气流通,避免潮湿。

(2)避免关节受到反复的冲击力或扭力,尽量减少做频繁登高运动,关节不要长时间负重,肥胖者尽可能减轻体重。

(3)床铺、马桶、椅子高度最好比普通的加高10 cm,防止膝关节过度屈曲。

2.心理护理

进行针对性的心理指导,使患者树立战胜疾病的信心,配合治疗。

3.饮食护理

加强营养,多摄取蛋白质、高维生素及含钙食物,如牛奶、鸡蛋、豆制品、虾皮、新鲜水果和蔬菜。

4.用药护理

严格遵医嘱服药,不可随意增减药物剂量或擅自停药。向患者及家属讲解药物的作用及不良反应,注意服药后的疗效观察。

(三)症状护理

1.关节疼痛护理

骨关节炎患者的疼痛特点是隐匿发作,持续疼痛,多发生于活动后,休息可以缓解。

(1)评估患者关节疼痛的部位、程度、持续时间、性质,关节肿胀程度及活动受限的程度。

(2)注意休息和体位,关节疼痛者,创造适宜的环境,卧床休息,减少关节负重。

(3)协助患者采用冰敷、热敷、制动、伸展性锻炼,休息疼痛的关节,垫鞋垫或穿厚底、有减震功能的鞋等。

(4)使用辅助性器械,如助行器,拐杖、扶手等。

(5)遵医嘱给予止痛药并观察疗效及不良反应,及时评价患者关节疼痛的减轻或缓解程度。

2.晨僵的护理

骨关节炎患者的晨僵时间一般比较短暂,通常不会超过 30 分钟。

(1)评估患者晨僵的时间。

(2)指导患者在晨起后用温水浸泡僵硬的关节后再活动关节。

(3)可予僵硬的关节行穴位按摩。

3.关节肿胀的护理

(1)评估患者关节肿胀的程度及关节活动度。

(2)给予患者肿胀的关节以中药湿热敷、熏蒸、艾灸等措施,或可行适当的理疗,如静电治疗等。

(四)出院宣教

(1)生活规律,劳逸结合,注意保暖。

(2)饮食清淡、规律、富含营养及维生素、蛋白质,易消化。

(3)避免关节受到反复的冲击力或扭力,减少负重运动。

(4)严格遵医嘱服药,不可擅自增减药物或停药。

(5)定期门诊复查随访。

(王晓红)

第十一节 类风湿关节炎

类风湿关节炎(rheumatoid arthritis,RA)是一种以对称性、慢性、进行性多关节炎为主要表现的自身免疫性疾病。其侵犯的靶器官主要是关节滑膜,滑膜炎可反复发作,而致关节软骨及骨质破坏,最终导致关节畸形及功能障碍。本病可累及多器官、多系统,引起系统性病变,常见有心包炎、心肌炎、胸膜炎、间质性肺炎、肾淀粉样变以及眼部疾患等。RA 多发于 40～50 岁的中年女性,男女发病率之比为 1∶3 左右。我国发病率为 0.32%～0.36%。

根据类风湿关节炎的临床表现当属于中医学痹病的范畴,与"历节""顽痹""尪痹"等相似。

对于本病,后世医家逐渐完善其理法方药,如宋代《太平圣惠方》《圣济总录》记载大量治疗本病的方药。明·李梴《医学入门》说:"顽痹,风寒湿三邪交侵……初入皮肤血脉,邪轻易治;留连筋骨,久而不痛不仁者难治,久久不愈。"强调本病的顽固性。万全《保命歌括》言:"须制对症药,日夜饮之,虽留连不愈,能守病禁",是说本病只要坚持对症用药,即使不能治愈,也能控制病情进展,强调本病治疗的长期性。

近年来,随着中医、中西医结合研究的不断深入,本病无论在基础理论研究,还是临床经验的积累方面,均取得了可喜的成果。中医药治疗本病具有自身优势和特点。

一、病因病机

一般将类风湿关节炎的病因病机概括归纳为正气亏虚、邪气侵袭、痰浊瘀血三个方面,简称为"虚、邪、瘀"。

(一)正气虚弱

即人体精气血津液等物质不足及脏腑经络组织功能失调。正气亏虚,外邪易侵。《内经》特意强调了"邪之所凑,其气必虚",在《素问·评热病论》中曰:"风雨寒热,不得虚,邪不能独伤人。"故正气不足,诸虚内存,是本病发生的重要内部原因。正虚主要与以下因素有关:①禀赋不足,《灵枢·五变》曰:"粗理而肉不坚者,善病痹",即是说先天腠理不密,肌肉疏松者,邪气易侵,而易致痹病;②劳逸失度,《素问·宣明五气》曰:"久立伤骨,久行伤筋",指出了劳累过度,耗伤正气,气血不足,而伤筋骨致痹;③病后产后,气血大亏,内失荣养,外邪易侵,而致本病。唐·昝殷《经效产宝》曰:"产后伤虚,腰间疼痛,四肢少力,不思饮食。"

(二)邪气侵袭

指六淫之邪侵袭人体。《内经》中多次强调了外邪的致病作用,《素问·痹论》曰"所谓痹者,各以其时重感于风寒湿之气"。《素问·评热病论》则有"不与风寒湿气合,故不为痹"。《灵枢·刺节真邪》也有"邪气者……其中人也深,不能自去"。汉·华佗《中藏经》继承并发展了这一观点,增加了"暑邪"致痹,并首次明确了风寒暑湿为痹病的病因,提出"痹者,风寒暑湿之气中于人,则使之然也","痹者闭也,五脏六腑感于邪气……故曰痹"。概括的说明风、寒、湿、热邪是痹病发生发展的外部条件。邪气侵袭主要与以下因素有关:①季节气候异常;②居处环境欠佳;③起居调摄不慎。

(三)痰瘀气滞

瘀血痰浊气滞是痹病的一个重要病理变化,故《素问·痹论》说"痹在于脉则血凝而不流",《素问·调经论》则说"血气不和,百病乃变化而生"。《素问·调经论》中曰:"血气与邪并客于分腠之间,其脉坚大。"《素问·五藏生成》说:"卧出而风吹之,血凝于肤者为痹。"《灵枢·阴阳二十五人》曰:"切循其经络之凝涩,结而不通者,此于身皆为痛痹,甚则不行,故凝涩。"《素问·平人气象论》说:"脉涩曰痹。"以上这些是说患痹之人必有"瘀血"存在,而导致气血壅滞,痹阻经脉。《中藏经》曰:"气痹者,愁忧喜怒过多……",强调情志郁滞而致痹。宋·陈言《三因极一病证方论》谓:"支饮作痹。"明·方贤《奇效良方》则进一步说:"支饮为病,饮之为痰故也。"清·董西园提出的"痹非三气,患在痰瘀"是对此病因的最佳概括。痰瘀气滞主要与以下因素有关:①七情郁滞;②跌仆外伤;③饮食所伤。

正气亏虚、邪气侵袭、痰瘀气滞三者关系密切。正虚是RA发病的内在因素,起决定性作用;邪侵是发病的重要条件,在强调正虚的同时,也不能否认在一定条件下,邪气致病的重要性,有时甚至起主导作用;不通(痰瘀)是发病的病理关键。在本病发展变化过程中,病理机制甚为复杂。一般可以出现以下四种情况:①邪随虚转,证分寒热;②邪瘀搏击,相互为患,"不通"尤甚;③邪正交争,虚因邪生,"不通""不荣"并见;④正虚痰瘀,相互为患,交结难解。痹必有虚、痹必有邪、痹必有瘀,凡 RA 患者体内虚邪瘀三者共存,缺一不可。但不同的患者,虚、邪、瘀三者的具体内容不同、程度不同。虚邪瘀三者紧密联系,相互影响,相互为患,互为因果,形成双向恶性循环,即正虚易感邪,邪不祛则正不安;正虚则鼓动气血无力易致瘀,瘀血不祛新血不生则虚更甚;瘀血阻滞则易留邪,邪滞经脉则瘀血难祛。使 RA 的临床表现错综复杂,变证丛生。

本病的病性是本虚标实,正虚(肝肾脾虚)为本,邪实、痰瘀为标。基本病机是素体本虚,气血不足,肝肾亏损,风寒湿邪痹阻脉络,流注关节,痰瘀痹阻。本病初起,外邪侵袭,多以邪实为主。病久邪留伤正,可出现气血不足、肝肾亏虚之候,并可因之造成气血津液运行无力,而风寒湿等邪气侵袭,又可直接影响气血津液运行,如此恶性循环,导致痰瘀形成。痰瘀互结终使关节肿大、强直、畸形而致残,不通不荣并现。病位在肢体、关节、筋骨、脉、肌肉,与肝、脾(胃)、肾等脏腑关系密切。病变后期多累及脏腑,可发展成脏腑痹。

二、临床表现

(一)关节表现

RA 常表现为对称性多关节炎、持续性梭形肿胀和压痛,常伴有晨僵。受累关节以近端指间关节、掌指关节、腕、肘、肩、膝和足趾关节最为多见,伴活动受限。最为常见的关节畸形是腕和肘关节强直、掌指关节的半脱位、手指向尺侧偏斜和呈"天鹅颈"样及"纽扣花"样等表现。需细致检查的具体关节包括双手近端指间、掌指关节,双侧腕关节、肘关节、肩关节及膝关节等 28 个关节,检查内容应包括关节肿胀、触痛、压痛、积液和破坏 5 个方面。

(二)关节外表现

大约有 40% 的 RA 患者有关节外表现。关节外表现的出现,常提示患者预后不佳,其致死率较无关节外表现者高,尤其合并有血管炎、胸膜炎、淀粉样变性和 Felty 综合征患者。RA 的关节外表现男女发病相当,可见于各年龄段。

1.类风湿结节

多见于类风湿因子(RF)阳性的患者,其发生率为 20%～25%,类风湿结节的出现多反映病情活动及关节炎较重。其表现为位于皮下的软性无定形可活动或固定于骨膜的橡皮样小块物,大小不等,直径数毫米至数厘米,一般数个,无自觉症状,多见于关节隆突部及关节伸面经常受压部位,如肘关节的鹰嘴突、坐骨和骶骨的突出部位、头枕部及手足伸肌腱、屈肌腱及跟腱上。经过积极治疗可短期内消失。

2.血液系统异常

RA 患者可出现正细胞正色素性贫血,在患者的炎症控制后,贫血也可以改善。在病情活动的 RA 患者常可见血小板增多。当 RA 患者合并脾大以及白细胞减少时需考虑 Felty 综合征,Felty 患者也可出现血小板减少。

3.肺部病变

RA 患者肺部受累很常见,其中男性多于女性。可出现弥漫性肺间质纤维化、肺实质疾病及胸膜炎。肺间质病变是影响患者预后的重要因素,弥漫性肺间质纤维化多发生在晚期患者,出现咳嗽、呼吸困难、气促及右心衰竭表现;X 线片可见肺部弥漫性蜂窝状阴影,预后不良。肺实质结节通常无临床症状,多见于 RF 阳性、滑膜炎较为广泛的 RA 患者;X 线片上可见肺部小结节,可单发或多发。胸膜炎大多临床上没有症状;有症状者可出现胸痛、胸膜摩擦音,可以发生中至大量胸腔积液,胸膜活检可见类风湿结节。

4.心脏病变

可表现为心包炎、心肌炎、心瓣膜病变等。其中心包炎最常见,常随原发病的缓解而好转。同时 RA 本身也是发生心血管病变的独立危险因素。

5.眼部病变

常见巩膜或角膜的周围深层血管充血,视物模糊,如干燥性角结膜炎和巩膜外层炎、慢性结膜炎;其他少见的有葡萄膜炎、表层巩膜结节病变和角膜溃疡。

6.神经系统病变

神经受压是本病患者出现神经系统病变的常见原因。最常见的受累神经有正中神经、尺神经和桡神经。末梢神经损害,指、趾的远端较重,常呈手套、袜套样分布,麻木感,感觉减退,振动感丧失。

7.其他

部分患者常伴有乏力、低热、食欲减退等症状。RA 可引起肾脏损害,为并发淀粉样病变。但近来认为,既然 RA 是结缔组织病,其本身引起肾小球肾炎也是可能的。

三、辅助检查

(一)实验室检查

1.血常规检查

RA 患者的贫血一般是正细胞正色素性贫血,其程度和 RA 的病情活动度相关;血小板数增多;白细胞数大多正常,或部分升高。

2.炎性标志物

RA 患者的红细胞沉降率(ESR)和 C 反应蛋白(CRP)常升高,并且和疾病的活动度相关,其中 CRP 的升高和骨破坏有一定的相关性。

3.滑囊液检查

滑液中白细胞 $5\,000\sim50\,000/mm^3$,以中性粒细胞为主,占 $60\%\sim80\%$。葡萄糖浓度较血清减低;黏蛋白凝固试验差,补体水平多降低,类风湿因子多阳性。

4.自身抗体

目前国内检测的类风湿因子(RF)主要为 IgM 型。RF 阳性占 $70\%\sim80\%$。RF 并非 RA 的特异抗体,可见于多种疾病中。有些抗体诊断的特异性较 RF 明显提高,并可在疾病早期出现,如抗核周因子抗体(APF)、抗角蛋白抗体(AKA)、抗 RA33 抗体、抗聚角蛋白微丝抗体(AFA)、抗环瓜氨酸多肽抗体(CCP)、抗 Sa 抗体以及抗突变型瓜氨酸波形蛋白抗体(MCV)等。近来发现抗类风湿关节炎协同核抗原抗体(RANA)阳性,是诊断 RA 的一项有力证据,阳性率 15% 左右。

5.其他免疫学检查

在急性活动期,常可见体液免疫亢进,血清免疫球蛋白 IgG、IgM 及 IgA 大多增高,尤其以 IgG 增高为最明显,IgM、IgA 变化较轻微,补体水平多正常或轻度升高。

(二)影像学检查

1.X线

早期关节周围软组织肿胀,骨质疏松,继之出现关节间隙狭窄,关节边缘骨质破坏囊状透亮区;后期关节软骨破坏、侵蚀、关节间隙狭窄、强直和畸形。一般多查手足关节。美国风湿病学会的X线分期标准如下。Ⅰ期:关节或关节面骨质疏松;Ⅱ期:关节面下骨质疏松,偶见关节面囊性破坏或骨质侵蚀破坏;Ⅲ期:明显关节面破坏或骨侵蚀破坏,关节间隙狭窄,关节半脱位等改变;Ⅳ期:除Ⅱ、Ⅲ期病变外,并有纤维性或骨性强直。

2.CT、磁共振成像(MRI)

可发现早期RA滑膜炎及骨质破坏,对本病的早期诊断有重要价值。

四、诊断与鉴别诊断

(一)诊断标准

类风湿关节炎的诊断主要依靠临床表现,自身抗体及影像学改变。常用诊断标准为1987年美国风湿病学会(ACR)分类标准,但该诊断标准对于早期RA的敏感性较差。为了提高RA早期诊断率,现多采用2010年ACR和欧洲风湿病防治联合会(EULAR)联合制定的ACR/EULAR类风湿关节炎分类标准。

缓解标准:①晨僵时间不超过15分钟;②无疲乏感;③无关节压痛;④无关节痛,关节活动时无痛;⑤关节或腱鞘无软组织肿胀;⑥红细胞沉降率(魏氏法)低于30 mm/h(女性)或20 mm/h(男性)。符合5条或5条以上并至少连续2个月者考虑为临床缓解;有活动性血管炎表现、心包炎、胸膜炎、心肌炎和(或)近期无原因的体重下降或发热者,不能认为缓解。

(二)类风湿关节炎的分期

1.活动期

多出现在RA早中期,以实证为主。多表现为关节肿胀、疼痛明显,甚者可伴高热、红斑等,各项炎性指标较高。

2.缓解期

缓解期多出现在RA的中晚期,以虚证或虚实夹杂为主。关节症状多缓解,但晚期患者可伴关节畸形。

(三)鉴别诊断

本病应与骨痹、肾痹等相鉴别。

1.骨痹

两者均可见骨节变形之状。骨痹是以四肢关节沉重、疼痛,甚则强直畸形,屈伸或转动不利为特点,病变部位在骨,涉及脏腑主要在肾。而本病则以关节肿大、变形、僵硬,不能屈伸,筋缩肉卷,身体尪羸,骨质受损为特点,病变部位涉及全身肌肉筋骨关节,主要累及脏腑在肝肾,两者不难鉴别。

2.肾痹

两者都可见肾虚,病甚可见骨关节肿大僵硬或畸形等。肾痹为骨痹不已,加之肾虚,复感外邪,内舍于肾;或虽无肾虚,但邪舍于肾经及肾之外府,表现以"尻以代踵,脊以代头"之状。而本病是以正气亏虚,外邪侵入肾累及肝为主要特点,表现为关节疼痛,甚则关节肿大变形,蜷曲不伸,步履艰难,两者不难鉴别。

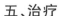

五、治疗

RA目前尚无特效疗法,治疗的目的是保持关节活动和协调功能,在不同的病期采用不同的疗法,并充分个体化。治疗原则是:①抗炎止痛,减轻症状;②控制和减轻病情活动,防止或减少骨关节破坏;③最大限度保持关节功能;④尽量维持患者正常生活和劳动能力。

(一)一般措施

(1)RA急性期由于关节明显肿痛,必须卧床休息,症状基本控制后才能逐渐适度活动。

(2)由于本病病程长,容易反复发作,故在调养中要十分注意生活起居。

(3)急性期过后,应逐渐增加活动锻炼,包括主动和被动活动,并与理疗相结合。

(4)在整个病程中,应避免或去除诱因,如寒冷、潮湿、疲劳、精神刺激、外伤及感染等。

(5)饮食应含丰富的蛋白质及维生素,增加营养。适宜的膳食调补,对本病的治疗有益。

(二)活动期治疗

活动期多出现在RA早中期,以邪实痹为主,治疗以"祛邪通络"为原则,常运用疏风散寒,清热利湿,行气活血等法。

1.辨证论治

(1)风寒湿痹:肢体关节疼痛,重着、肿胀、屈伸不利。冬春、阴雨天易作,局部皮色不红,触之不热,遇寒冷疼痛增加,得热痛减,舌质淡,苔白,脉弦。风偏胜者:疼痛游走不定,或呈放射性、闪电样,涉及多个关节,以上肢多见,或有表证;舌苔薄白,脉浮缓。寒偏胜者:痛有定处,疼痛剧烈,局部欠温,得热则缓;舌苔薄白,脉弦紧。湿偏胜者:疼痛如坠如裹,重着不移,肿胀不适,或麻木不仁,以腰及下肢为多见;舌苔白腻,脉濡。

治法:祛风通络,散寒除湿,活血养血。

方药:通痹汤(《娄多峰论治风湿病》)。当归、丹参、海风藤、独活、钻地风各18 g,鸡血藤、透骨草、香附各21 g。若风偏胜者,加防风9 g,羌活12 g,威灵仙15 g;寒偏胜者,加制川乌、制草乌、桂枝各9 g;湿偏胜者,加薏苡仁、萆薢各30 g;风湿痹阻者,以羌活胜湿汤加减;兼气虚者,加黄芪、白术各30 g;兼阳虚者,加淫羊藿、仙茅各15 g;疼痛部位不同,可加引经药。

本证为邪实痹寒证,多见于RA病程的早期,好发于春秋或冬春季节更替之时,多由外感风寒湿之邪,痹阻关节经络所致,病位较浅,多在肌表经络之间,经治后易趋康复。但若体弱,或失治误治易兼见气虚、阳虚之象。患者往往对气候变化敏感,甚则局部肌肉萎缩、关节僵硬等。

(2)风湿热痹:肢体关节游走性疼痛、重着,局部灼热红肿,或有热感,痛不可触,遇热则痛重,得冷稍舒,口渴不欲饮,烦闷不安,溲黄,或有恶风发热,舌红,苔黄腻,脉濡数或浮数。

治法:疏风除湿,清热通络。

方药:清痹汤(《娄多峰论治风湿病》)。忍冬藤60 g,败酱草、青风藤、老鹳草各30 g,土茯苓21 g,丹参20 g,络石藤18 g,香附15 g。诸药相合,共达疏风除湿、清热通络之目的。若风邪胜者,加防风9 g,羌活18 g,灵仙、海桐皮各15 g;热邪胜者,加生石膏30 g,知母20 g;湿邪胜者,加薏苡仁30 g,萆薢15 g;风热表证者,加金银花15 g,连翘9 g。

本证为邪实痹热证,多见于RA病程的早期,多由外感风湿热之邪,或感风寒湿邪郁久化热,痹阻关节经络所致,病位不深,应积极治疗。若治疗不当,热毒炽盛,病邪深入,治疗困难,故掌握病机,及时施治极为重要。

(3)湿热痹阻:肢体关节肿胀、疼痛、重着,触之灼热或有热感,口渴不欲饮,身热,舌质红,苔黄腻,脉濡数或滑数。

治法:清热利湿,活血通络。

方药:当归拈痛汤(《医学启源》)。知母、泽泻、猪苓、白术各20 g,当归、人参、葛根、苍术各15 g,茵陈、羌活各12 g,升麻、防风、黄芩各9 g,炙甘草6 g。若发热明显者,加生石膏、忍冬藤各30 g;关节红肿热痛、斑疹隐隐者,加生地、丹皮、元参各20 g;关节肿胀明显者,加白花蛇舌草、菝葜各30 g,萆薢20 g;下肢肿痛明显者,可加川牛膝、木瓜、薏苡仁各30 g。

本证是RA临床常见证型之一,多见于RA的活动期,治疗时尤应注重清热除湿,热邪虽可速清,而湿邪难以快除,湿与热相搏,如油入面,胶着难愈,故本证可持续时间较长。若失治误治,病延日久,病邪深入,必然殃及筋骨,而致骨质破坏。本方的特点是祛邪为主,且祛邪不伤正,兼扶正通络。临证根据情况适当加减变化,效果突出。

(4)热毒痹阻:关节红肿热痛,不可触摸,动则疼甚,屈伸不利,肌肤出现皮疹或红斑,高热或有寒战,面赤咽痛,口渴心烦,甚则神昏谵语,溲黄,大便干,舌红或绛,苔黄,脉滑数或弦数。

治法:清热解毒,凉血通络。

方药:清瘟败毒饮(《疫毒一得》)加减。生石膏、生地、犀角(水牛角代替)各30 g,桔梗、黄芩、甘草各9 g,丹皮、生栀子、知母、玄参各20 g,连翘、赤芍各15 g,竹叶、黄连各12 g。诸药合用,共奏清热解毒,凉血通络之功。若肿痛者,加防己20 g,忍冬藤30 g,桑枝、苍术各15 g;高热神昏谵语者,加安宫牛黄丸;衄血、尿血者,加藕节炭20 g,白茅根15 g,茜草12 g;有痰瘀化热者,加黄檗9 g。

本证是RA的急性活动期,此时可配合成药针剂如清开灵注射液、双黄连注射液等清热解毒凉血通络,必要时配合西药如非甾体消炎药、糖皮质激素等以"急则治其标"。病情稳定后逐步撤减西药,以中药巩固治疗。

(5)寒湿痹阻:肢体关节冷痛、重着、顽麻,痛有定处,屈伸不利,昼轻夜重,畏冷肢凉,遇寒痛剧,得热痛减,或痛处肿胀,舌质胖淡,舌苔白滑,脉弦紧,弦缓或沉紧。

治法:祛湿散寒,通络止痛。

方药:顽痹寒痛饮(《娄多峰论治风湿病》)。独活、老鹳草、络石藤、黄芪、丹参、鸡血藤各30 g,当归、醋元胡各20 g,桂枝15 g,制川乌、制草乌各9 g,甘草10 g。全方共奏温经散寒,通络止痛之效。若偏湿者,加薏苡仁30 g,防己15 g;关节畸形者,加炒山甲9 g,乌梢蛇15 g,全蝎12 g等。

本证为邪实痹寒证,多见于RA病程的早期,好发于春秋或冬春季节更替之时,多由外感风寒湿之邪痹阻关节经络所致,以邪实为主,应积极正确治疗,以免病久体虚,病邪深入。

(6)寒热错杂:肢体关节疼痛、肿胀,自觉局部灼热,关节活动不利,全身畏风恶寒,舌苔黄白相兼,脉象紧数;或关节红肿热痛,伴见结节红斑,但局部畏寒喜热,遇寒痛增,苔黄或白,脉弦或紧或数;或关节冷痛,沉重,局部喜暖,但伴有身热不扬,口渴喜饮;或肢体关节疼痛较剧,逢寒更甚,局部畏寒喜暖、变形,伸屈不利,伴午后潮热,夜卧盗汗,舌质红,苔薄白;或寒痹症状,但舌苔色黄;或热痹表现,但舌苔色白而厚。

治法:益气养血,通经活络。

方药:顽痹尪羸饮(《娄多峰论治风湿病》)。黄芪、桑寄生、制首乌、透骨草各30 g,当归、丹参各20 g,白术、五加皮各15 g,淫羊藿、炒山甲各10 g,乌梢蛇12 g,甘草9 g。全方共奏益气养血,通经活络之效。若偏寒者,加桂枝12 g,制川乌、制草乌各9 g;偏热者,加败酱草20 g,丹皮15 g;气虚重者,用黄芪30 g;血虚者,加熟地20 g;关节畸形者,加全蝎15 g;肌肤麻木者,加丝瓜络

20 g;肌肉瘦削者,加山药 30 g;纳呆者,加炒山楂、炒麦芽各 15 g;不寐者,加炒枣仁 15 g,夜交藤 20 g;痰瘀互结、留恋病所者,可加破血散瘀搜风之土鳖虫、蜈蚣等虫类药。

本证可见寒热并存,其病机复杂,但非寒热之邪并侵,而多由气血不通,壅滞经脉,形成虚实寒热夹杂、错综复杂的状态,为邪实之痹。治疗扶正祛邪、清热散寒兼顾,但以益气养血,活血通络为主。

以上方药,水煎服,每日 1 剂;病情严重者,每日 2 剂。

2.特色专方

(1)乌头汤:乌头 6 g,麻黄、芍药、黄芪、炙甘草各 9 g,白蜜 400 mL。乌头与蜜先煎,然后以水 600 mL,煮取 200 mL,去滓,纳蜜煎中,更煎之,服 140 mL,日 1 剂。温经散寒,除湿宣痹。适用于 RA 寒湿痹阻证,症见关节疼痛剧烈,每逢阴雨天或值冬季频作,遇寒加剧,得温则减,痛处不红不热,恶寒,舌淡苔白或腻或滑,脉弦紧等。运用乌头汤加味治疗 RA 患者 64 例,对照组 24 例口服雷公藤多苷片,连服2个月。结果治疗组在改善关节疼痛、肿胀、晨僵及功能障碍等方面较对照组明显好转。药理研究表明乌头汤有较明显的抗炎镇痛作用。

(2)白虎加桂枝汤:知母 18 g,石膏 30～50 g,甘草、粳米各 6 g,桂枝 9 g。水煎服,日 1 剂。清热通络,疏风胜湿。适用于 RA 感寒后日久化热,热象偏重而寒湿未解,或病邪为湿热,但机体阳气偏盛之时,症见关节红肿疼痛,局部畏寒、怕风,口渴喜饮,舌红苔黄腻,脉数有力等。研究表明本方具有镇痛、抗炎、退热的作用。

(3)木防己汤:生石膏 30 g,桂枝 18 g,木防己、杏仁各 12 g,生香附、炙甘草各 9 g,苍术 15 g。水煎服,日 1 剂。清利湿热。适用于 RA 湿热痹阻证,症见关节红肿疼痛,屈伸不利甚则僵硬、变形。

(4)桂枝芍药知母汤:桂枝、麻黄、知母、防风各 12 g,芍药 9 g,甘草 6 g,生姜、白术各 15 g,附子 10 g。水煎服,日 1 剂。祛风除湿,温经散寒,滋阴清热。适用于 RA 寒热错杂证,即对于局部或全身辨证寒热不明显,或寒热并存,症见关节局部灼热感而全身畏寒怕风,遇寒疼痛加剧;或关节肿胀畏寒,遇寒加重,但触之局部发热;或上肢热下肢凉,或下肢热上肢凉。

3.针灸疗法

(1)毫针。①辨证取穴:寒湿痹阻:肾俞、三焦、关元、命门、气海、阴陵泉、三阴交;风湿热痹:风池、肺俞、脾俞、阴陵泉、三阴交、大椎、曲池、合谷、足三里;湿热痹阻:肺俞、脾俞、合谷、足三里、阴陵泉、丰隆、三阴交;热毒痹阻:大椎、曲池、肺俞、合谷、太冲、三阴交、局部点刺放血;寒湿痹阻:肾俞、三焦、关元、命门、气海、阴陵泉、三阴交;寒热错杂:肝俞、肾俞、太溪、风池、合谷、足三里、太冲;气滞血瘀:膻中、太冲、内关、肝俞、肺俞、膈俞、合谷、足三里、血海。②按部位取穴:颈肩部,风池、颈夹脊、大椎、肩井、肩三针、外关等;髀部疼痛:环跳、环跳上、居髎、悬钟;股部疼痛:秩边、承扶、阴陵泉;膝部,血海、梁丘、内膝眼、外膝眼、阴陵泉、阳陵泉、膝阳关、三阴交、犊鼻、足三里等;双手,合谷、阳溪、神门、阳池、阿是穴等;双足,解溪、昆仑、太溪、三阴交、阿是穴等。③按症状取穴:疼痛,风胜者游走疼痛:加风池、风门、膈俞、肝俞;寒重者加命门、关元;湿重者加阴陵泉、足三里、丰隆;热重者加曲池、合谷。肿胀:加脾俞、阴陵泉、丰隆。发热:加大椎、陶道、曲池。

方法:平补平泻法,针刺得气后留针 30 分钟,1～2 日 1 次。或适当加用低频脉冲电流 10 分钟。

(2)耳针:相应区压痛点、交感、神门;方法:强刺激,留针 10～20 分钟,1～2 日 1 次。

(3)皮肤针:阿是穴(压痛点)及受累关节周围和有关穴位。治法:采用重刺法。按病变部位取穴施治,如膝关节疼痛,可选取足阳明胃经和足太阴脾经叩打,以后再重点叩打梁丘、犊鼻、阳陵泉、膝阳关和阿是穴。方法:一是循经叩打,沿经络循行,由肢体远端向近端,或由近端向远端叩打后,在皮肤上可出现与经络走行一致的红线(皮肤小出血点);二是重点穴位叩打,即重点叩打受累关节周围的穴位。每日叩打1次。病程较久者加大疗程。适用于 RA 风邪、热邪较盛或瘀血明显者。

(4)刺血疗法:根据疼痛部位,按经络循行,在局部上取 1～2 个阿是穴和病灶局部周围处。方法:阿是穴用散刺放血法,病灶局部周围处用围刺放血。均用梅花针重叩刺(叩刺范围略大于火罐口)至皮肤出血后,或用三棱针点刺放血。针后拔罐。关节炎用闪罐法,脊背痛用走罐法。隔日 1 次,5 次为 1 疗程。适用于 RA 热盛或瘀血者。研究表明,本法具有改善局部血液循环、促进代谢产物排出,促进炎症、水肿的吸收和消散,调节机体免疫功能等作用。

4.拔罐与刮痧疗法

(1)拔罐疗法:用镊子夹住乙醇棉球,点燃后在火罐内壁中段绕 1～2 圈,或稍作短暂停留后,迅速退出并及时将罐扣在病变部位上,须注意操作时不要烧到罐口,以免灼伤皮肤。火罐一般留置 5～15 分钟,夏季及肌肤薄处时间宜短,以免起泡。病变范围小的部位或压痛点可用单罐法;范围较广泛的可用多罐法;肌肉比较松弛或僵硬以及局部皮肤麻木或功能减退可采用闪罐法。起罐时用一手拿住火罐,另一手将火罐口边缘的皮肤轻轻按下,待空气缓缓进入罐内后,罐即落下,切不可硬拔,以免损伤皮肤。本法适应于 RA 之颈腰部僵硬疼痛、功能受限,肩、膝关节冷痛、沉重,屈伸不利者。与火针相配合可治疗近端指间关节肿胀疼痛;结合临床,配合其他疗法进行综合治疗,可以提高临床疗效,1～3 次即可显效。

(2)刮痧疗法:治疗时,患者取俯卧位,选取边缘光滑圆润的瓷勺或水牛角板,以食油或水为介质,刮取脊背夹脊穴、腘窝处,至出现痧痕为止;然后再令患者取仰卧位,刮取肘关节周围、指关节周围及膝关节前侧,到出现痧痕为止。每日 1 次。活血通络。适用于感受外邪所致 RA。若风寒湿痹则加刮八髎穴,若痰湿痹阻则加刮背部督脉诸穴,手法力度中等,操作范围较广泛。

5.外治法

(1)中药外洗:二草二皮汤:伸筋草、透骨草、海桐皮、五加皮各 60 g。若局部冷痛欠温,皮色淡暗者,加细辛、生川乌、生草乌、桂枝各 30～60 g;红肿热痛者,加大黄、芒硝、栀子各 30～60 g;刺痛明显者,加苏木、丹参、生乳香、生没药各 30～60 g;肿胀明显,按之濡,肢困者,加萆薢、防己各 30～60 g;关节坚肿、僵直、顽痰凝结者,加白芥子、半夏各 30～90 g。水煎外洗,3 日 1 剂。适用于 RA 的四肢关节病变者。

(2)热熨疗法:是用中药或其他传热的物体,加热后用布包好,放在病变部位上,做来回往返或旋转移动而进行治疗的一种方法。熨法通过皮肤受热使热气进入体内,起到舒筋活络、行血消瘀、散寒祛邪、缓解疼痛等作用。适用于 RA 属于寒痹者,症见关节冷痛,得热则舒怕风怕冷等。本法又可分为砖熨、盐熨、药熨等多种。①砖熨:将砖块放在炉上烧至烫手,用厚布包好,置于患部熨之,治疗部位垫 3～5 层布,以防烫伤。热度降低后可再换 1 块热砖,反复多次。②盐熨:用食盐放于锅内文火炒至热烫,倒一半入布袋内,扎紧袋口,放在疼痛部位来回热熨,待冷后换另一半热盐装入袋中交替使用。每天 1～3 次,每次约 40 分钟。③药熨:大葱白 250 g,青盐 250 g。将葱白打碎放入炒烫的青盐中,再同炒 1～2 分钟,装入布袋,热熨痛处,药袋冷即更换。每日 2 次,每次 30 分钟。也可根据病情采用其他温经通络、调和气血等具有芳香性味的药物粉末,用热酒、醋等炒热后,以布包或装袋,置患部熨敷,或在患部往返移动,使皮肤受热均匀。温度过低

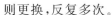

则更换,反复多次。

(3)石蜡疗法:本法适用于由 RA 引起的关节发凉、肿胀、疼痛,颈、肩、腰背部疼痛(肌肉)僵硬、功能受限。治疗前,病变局部要清洗擦净,毛发处涂以凡士林,然后按照规定的方法进行治疗。治疗结束后,除去石蜡。拭去汗液,穿好衣服休息 15～30 分钟,出汗过多的患者应补充盐水饮料或热茶。常用方法有以下几种。①蜡饼敷贴法:取一瓷盘,大小依病变部位的面积而定。盘内铺一层胶布。将石蜡加热熔化,倒入盘内,厚 2～3 cm。待表层石蜡冷却凝固后(表层温度为50～53 ℃,内层温度为 54～58 ℃),连同胶布一起取出,敷在患处。也可将熔化的石蜡液倒入无胶布的盘中,待冷却成饼之后,用刀子将石蜡与盘边分开,取出放在患处。然后,盖上油布,再用布单、棉被包裹保温。每次治疗 30～60 分钟,每日或隔日 1 次,20 次为 1 个疗程。本法适用于RA 病变部位较大者。②浸蜡法:当熔化的石蜡冷却至 55 ℃时,先在患部涂一层薄蜡,然后让患者的手或足迅速伸入蜡液内,再立刻提起,经反复多次,使患者的手或足部形成 0.5～1.0 cm 厚的蜡套,此时,再让患者将手或足放入蜡液内不再提起,进行治疗。每日 1 次,每次 30～60 分钟,20 次为 1 个疗程。本法适用于 RA 四肢关节病变者。

(三)缓解期治疗

缓解期多出现于 RA 的中晚期,以正虚痹、痰瘀痹为主,多表现为本虚为主或虚实并见。病机特点多为本虚标实、虚实夹杂。故治疗以"扶正为主兼祛邪通络"为原则,标本兼顾,可选用滋补肝肾,益气养血,养阴温阳,健脾益胃等法。

1.辨证论治

(1)虚热证:四肢关节肿胀、僵硬、疼痛,局部热感,活动不利,发热(自觉发热、五心烦热、头面烘热、骨蒸潮热)或低热不退,颧红,乏力,盗汗,口鼻干燥,咽干咽痛,口干苦欲饮,小便短黄,大便干结,舌质红少津,无苔或薄黄苔,脉细数。

治法:滋阴清热,通经活络。

方药:历节清饮(《娄多峰论治风湿病》)。忍冬藤 60 g,嫩桑枝、晚蚕沙、土茯苓、萆薢、青风藤、丹参、生黄芪各 30 g,香附、怀生地、石斛、知母各 20 g,山栀子 12 g,防己 15 g。全方共奏滋阴清热,通经活络之功。若兼风热表证加连翘 9 g,葛根 20 g;气分热盛者,加生石膏 15 g;湿热盛者,加防己 12 g,白花蛇舌草、薏苡仁、菝葜各 30 g;伤阴者,加麦冬 20 g,玉竹 15 g;若痛不可触近者,加片姜黄 9 g,海桐皮 15 g。

(2)虚寒证:肢体关节筋骨冷痛,肿胀,抬举无力,屈伸不利,形寒肢冷,四肢欠温,腰膝冷痛喜温,神疲乏力,男子阳痿,女子宫寒,月经后期、痛经,小便频数色白,舌淡胖,苔白滑,脉沉迟无力。

治法:温阳散寒,通络止痛。

方药:阳和汤(《外科证治全生集》)加味。熟地、黄芪、淫羊藿、丹参各 30 g,当归、杜仲各 20 g,鹿角胶 15 g,肉桂、白芥子、姜炭、制川乌、制草乌各 9 g,制附片 3～9 g,麻黄、生甘草各 6 g。全方共奏温阳散寒,通络止痛之效。若风胜者,加防风 9 g,羌活、灵仙各 20 g;寒胜者,加细辛 3～5 g;湿胜者,加炒薏苡仁30 g,萆薢 20 g,苍术 15 g;阳虚便溏明显者,加巴戟天、补骨脂各 30 g。本证临床以妇女产后感邪所致的 RA 多见,临床上除温阳散寒外,还应益气养血。

(3)肝肾亏虚:四肢关节肿胀、僵硬、疼痛,甚则变形,功能受限,伴头晕眼花、耳鸣,形体消瘦,腰膝酸困不适,失眠多梦,男子遗精,女子月经量少等,舌质红或淡红,无苔、少苔或薄黄苔,脉细数。

治法:滋补肝肾,通经活络。

方药:独活寄生汤(《备急千金要方》)。独活 25 g,桑寄生、当归、芍药、熟地各 20 g,茯苓、人参各 18 g,杜仲 15 g,牛膝、川芎、秦艽各 12 g,防风 9 g,肉桂、甘草各 6 g,细辛 3 g。诸药相伍,共奏滋补肝肾,通经活络之功。若寒偏盛者,加细辛 3 g,麻黄 9 g,或加制川乌、制草乌各 9 g;热偏重者,加生石膏 20 g,土茯苓、败酱草各 30 g,丹皮 15 g;风偏胜者,加威灵仙 15 g,重用防风 12 g;湿邪偏盛者,加防己 15 g,蚕沙 12 g,五加皮 10 g;气虚者加黄芪 30 g;关节畸形者,加炒山甲 6 g,乌蛇 15 g,全蝎 12 g;脾虚腹满,食少便溏者,加白术 30～60 g,薏苡仁 30 g,焦三仙各 9～12 g;上肢疼痛明显者,加姜黄、羌活各 15 g;阳虚明显者,加附子 9 g,淫羊藿 10 g,或配服鹿茸。本证多见于 RA 中晚期,骨质破坏者,遵循"缓则治其本"的原则,滋补肝肾,强筋壮骨,抑制骨质破坏。

(4)气血两虚:四肢骨节烦疼,僵硬,变形,肌肉萎缩,筋脉拘急,怕风怕冷,手足发麻,神疲乏力,气短懒言,面色淡白或萎黄,头晕目眩,唇甲色淡,心悸,纳呆,多梦或失眠,常伴见腰膝酸软无力、气短,女子月经量少色淡,延期甚或经闭,舌淡无华或舌淡红,苔少或无苔,脉沉细或细弱无力。

治法:益气养血,通阳蠲痹。

方药:黄芪桂枝青藤汤(《娄多峰论治风湿病》)。黄芪 90 g,桂枝 15 g,白芍、青风藤、鸡血藤各 30 g,炙甘草 6 g,生姜 5 片,大枣 5 枚。上药相伍,共奏益气养血,通阳蠲痹之功。若风邪偏盛者,加海风藤 30 g;湿邪偏盛下肢为甚者,白芍用量不宜超过 30 g,去甘草,加萆薢、茯苓各 30 g;寒邪偏盛,冷痛局部欠温,遇寒加重,得温舒者,重用桂枝,加川乌、草乌各 9 g,或加细辛 3 g;痹久兼痰浊内阻,关节肿大,局部有结节或畸形,色淡暗者,加胆南星、僵蚕各 9 g;兼瘀血肢体刺痛,舌质紫暗或有瘀斑者,重用鸡血藤,加山甲珠 9 g,赤芍 12 g,丹参 30 g;气虚甚而乏力少气,倦怠者,可重用黄芪 120 g,加党参 15 g;伴畏风自汗者,去生姜,减青风藤、桂枝,加防风 9 g,白术 15 g,或加五味子 10 g,牡蛎 20 g;血虚心悸,肢体麻木者,重用白芍,加首乌、枸杞各 15 g;偏阴血虚者,咽干耳鸣,失眠梦扰,盗汗,烦热,颧红,加左归丸治之;肿胀甚者加白芥子、皂角各 6 g。

本证为正虚痹,多见于 RA 晚期,病久耗气伤血者。本方以扶正治本为主,是娄多峰教授在黄芪桂枝五物汤基础上加味而成。临床可根据病情将药物用量加减:如黄芪 90～120 g,桂枝 15～30 g,白芍 30～60 g,青风藤 30～45 g,鸡血藤 15～30 g,炙甘草 6～9 g,大枣 5～10 枚。临床观察,黄芪用 30 g 左右,疗效多不明显,用至 90～120 g 效果显著,曾在辨证无误的情况下,发现个别患者按方中剂量服 2～3 剂后,出现头胀痛、目赤、或身痛加重,或腹泻等现象,一般 6 剂药后,或配佐药或减量续服,上述反应可逐渐消失,故本方黄芪用量宜从 30 g 开始,逐步加大剂量,疗效显著。

(5)气虚血瘀:肢体关节肌肉刺痛,痛处固定不移,拒按,往往持久不愈,或局部有硬结、瘀斑,或关节变形,肌肤麻木,甚或肌萎着骨,肌肤无泽,面淡而晦暗,身倦乏力,少气懒言,口干不欲饮,妇女可见闭经、痛经,舌质淡紫有瘀斑或瘀点,脉沉涩或沉细无力。

治法:益气养血,活血化瘀。

方药:补阳还五汤(《医林改错》)加减。生黄芪 30～60 g,当归尾、白术各 15 g,赤芍、川芎、茯苓、丹参各 12 g,红花、桃仁各 9 g,地龙、党参各 10 g,升麻、桂枝、甘草各 6 g。诸药合用,共奏益气养血,活血化瘀之功效。若偏寒者,加制附子 6 g;上肢重者,加桑枝 15 g,威灵仙 12 g;下肢大关节肿痛者,加川牛膝 15 g,川续断、独活各 20 g,生薏苡仁 30 g;气虚多汗、心悸者,可合生脉散加减。

(6)痰瘀互结:关节肿痛变形,痛处不移,多为刺痛,屈伸不利,或僵硬,局部色暗,肢体麻木,皮下结节,面色黧黑,肌肤失去弹性按之稍硬,或有痰核瘀斑,或胸闷痰多,眼睑浮肿,口唇紫暗;

舌质紫暗或有斑点,苔白腻或薄白,脉弦涩。

治法:活血祛痰,行气通络。

方药:化瘀通痹汤(《娄多峰论治风湿病》)加减。当归 18 g,丹参、透骨草各 30 g,鸡血藤 21 g,制乳香、制没药各 9 g,香附、延胡索、陈皮各 12 g,白芥子 9 g,云茯苓 20 g。诸药相合,共达活血化痰,行气通络之目的。若偏寒者,加桂枝 12 g,制川乌 9 g;偏热者,加败酱草 30 g,丹皮 15 g;气虚者,加黄芪 30 g;血虚者,加首乌、生地各 20 g;关节畸形者,加炒山甲 9 g,乌蛇 18 g,全蝎 15 g;伴见血管炎、脉管炎患者,合四妙勇安汤以清热解毒,活血养阴,量大力专;臂肘肿胀者,多为淋巴回流阻塞,加莪术,或指迷茯苓丸配以水蛭、泽兰、蜈蚣。本证为痰瘀痹,多见于 RA 中晚期,病程漫长,久病不愈,正气亏虚,多痰多瘀,痰瘀胶结,难以祛除,又加重病情,形成恶性循环。因此化瘀祛痰应与扶正结合起来,痰瘀才能祛除。

以上各证型若关节疼痛甚者,可选用石楠叶、老鹳草、岗稔根、忍冬藤、虎杖、金雀根等;由于本病顽固难愈,非草木之品所能奏效,故可参以血肉有情之物如蕲蛇、乌梢蛇、白花蛇等外达肌肤,内走脏腑之截风要药,及虫蚁搜剔之虫类药。

以上方药,水煎服,每日 1 剂;病情严重者,每日 2 剂。

2.针灸疗法

(1)毫针。辨证取穴:①虚热证:肺俞、肝俞、肾俞、太溪、照海、阴陵泉、三阴交、曲池、大椎;②虚寒证:肝俞、肾俞、太溪、关元、大椎、命门;③肝肾亏虚:肝俞、脾俞、肾俞、太溪、关元、命门、足三里、照海;④气血两虚:太溪、膈俞、气海、膻中、血海、脾俞、胃俞、足三里、合谷;⑤气虚血瘀:肺俞、脾俞、膻中、血海、合谷、足三里、关元;⑥痰瘀互结:肝俞、脾俞、肾俞、丰隆、阴陵泉、三阴交、合谷、足三里。方法:平补平泻法,针刺得气后留针 30 分钟,1～2 日 1 次。

(2)水针刀:先配制抗风湿合剂(利多卡因针 4 mL,正清风痛宁针 50 mg,曲安奈德针 50 mg,雪莲针 4 mL,维丁胶钙针 10 mL,维生素 B_{12} 针 1 mg,混合后备用)。在患者四肢各关节周围找准肿痛之点,一般为肌腱、关节囊、滑囊、腱鞘等软组织受损处。皮肤常规消毒后,根据四肢关节大小、肌肉厚薄不同,选择大中小型号鹰嘴水针刀,按水针刀垂直进针刀法,水针刀沿肌腱神经血管平行进针,避开神经血管,待患者有酸、胀、沉感时,抽无回血,注入抗风湿合剂 1～4 mL,然后行割拉摇摆松解 3～5 下,出针刀,术毕,贴创可贴。针刀隔 3 日 1 次,5 次为 1 个疗程。适用于 RA 关节纤维强直,功能受限者。可配合手法治疗,活动关节,使其恢复屈伸功能。对于病程长、反复发作者,可注射蛇毒注射液 1～2 mL,寻骨风注射液 2～4 mL,每日 1～2 次,20 次为 1 个疗程。

(3)穴位埋线:由于 RA 病变部位较多,针刺治疗有时标本不能兼顾,此时可以埋线代替针刺,如治本背俞穴以埋线,关节局部治疗配合针刺,以达标本兼治之目的。本法适应证同针刺,但其作用时间比针刺更持久,可达 1 周。埋线有以下 2 种方法。①刺针埋线法(注线法):常规消毒局部皮肤,镊取一段长 1～2 cm 已消毒的羊肠线,放置在腰椎穿刺针针管的前端,后接针芯,左手拇食指绷紧或捏起进针部位皮肤,右手持针,刺入到所需深度;当出现针感后,边推针芯,边退针管,将羊肠线埋植在穴位的皮下组织或肌层内,针孔处敷盖消毒纱布。②三角针埋线法(穿线法):在距离穴位 1～2 cm 处的两侧,用龙胆紫作进出针点的标记。皮肤消毒后,在标记处用 2% 的利多卡因作皮内麻醉,用持针器夹住带羊肠线的皮肤缝合针,从一侧局麻点刺入,穿过穴位下方的皮下组织或肌层,从对侧局麻点穿出,捏起两针孔之间的皮紧贴皮肤剪断两端线头,放松皮肤,轻轻揉按局部,使肠线完全埋入皮下组织内。敷盖纱布 3～5 天。埋线多选肌肉比较丰满部位的穴位,以背腰部和腹部穴最常用。选穴原则与针刺疗法相同。但取穴要精简,每次埋线 1～

3 穴,可间隔 2 周治疗 1 次。

(4)灸法:艾灸通过其温热刺激和艾叶的散寒功效,可达到温经通络、散寒除湿、舒筋活络的作用。适用于 RA 虚证和寒证等,以怕风怕冷为主要表现者。

一般灸法:取阿是穴、大椎、肩髃、曲池、合谷、风市、足三里、三阴交、绝骨、身柱、腰阳关、肾俞、气海。方法:每次选 4~6 穴,施艾卷温和灸,每穴施灸 10~20 分钟,每日 1~2 次。

箱灸:将整支艾条平均分为 7~8 份(每份 3 cm 左右),点燃后均匀地放在特制的灸箱内(注意勿与箱边接触,以防点燃灸箱),之后盖好,放置于治疗部位,等艾条燃完后把箱子取下即可。本法多与针刺配合,亦可单独使用,治疗过程中医务人员要多询问患者,防止烫伤。

发泡药膏天灸法:按患病部位选穴。肩关节痛取肩髃、肩髎、肩贞;上肢关节痛取曲池、肩髃、外关、合谷、后溪;肘关节痛取曲池、少海、手三里;下肢关节痛取环跳、阳陵泉、绝骨、足三里;髋关节痛取秩边、环跳;踝关节痛取丘墟、昆仑、太溪;膝关节痛取膝眼、阳陵泉、梁丘、曲泉;全身关节痛取曲池、足三里、外关、阳陵泉、绝骨。任取一种发泡药物研为细末,用开水调和成膏,取制备的药膏如黑豆或绿豆大 1 粒或若干粒,分别敷于选好的穴位上,外加大小适中的橡皮盖或小纸圆圈(以防发泡大),再用胶布固定,经 8~24 小时后取下。局部有绿豆大的水泡,过 5~7 日后水泡自然吸收,无瘢痕,有暂时性色素沉着。每次取 1~3 个穴位,诸穴交替使用。每隔 5~6 天在不同穴位上,轮流灸治。一般敷贴 3~5 次,疼痛消失。除药后局部起泡过大者,可用消毒针挑破,流尽黄水,涂以甲紫溶液。本灸法所治的 RA,包括四肢多关节疼痛、肩部风湿痹痛,腰背部风湿痛等多部位,怕风怕冷,遇寒加重者。本法诸发泡药物为干品研末使用;也可用鲜药,将鲜药捣烂如泥膏状,用量、用法均同,其疗效亦相同。

3.推拿疗法

应用本法治疗 RA,病情早期以和营通络,滑利关节为原则;后期骨性强直者以舒筋通络,活血止痛为原则。

4.火龙疗法

应用火龙疗法,先暴露治疗部位,将准备好的药饼贴敷于患处,取一条温热的湿毛巾拧干后,完全盖住药饼,并沿药饼边缘 1 cm 处略按压成环状凹陷,用注射器抽取乙醇 20 mL,沿环状凹陷内表面滴撒,然后点燃乙醇,待药物发热至患处难以耐受时,用另一条湿毛巾盖灭火焰,直到患处温热感消退,再次在毛巾表面滴撒 20 mL 乙醇后点燃,待难以耐受时盖灭火焰。如此反复进行 3 次,为 1 次完整治疗,每天治疗 1 次。5 次为 1 个疗程,每个疗程间隔 2 天,治疗 4 个疗程后统计疗效。

六、类风湿关节炎护理措施

(一)护理评估

(1)关节和(或)肌肉疼痛发作的时间、性质,关节形态及活动度、舌苔、脉象。

(2)病程长短及生活自理能力。

(3)对疾病的认知程度、宗教信仰、家庭经济情况、工作生活环境等心理社会状况。

(4)通过四诊等评估归纳出患者的病因及具体证型。

(二)一般护理常规

1.生活起居

病室环境清洁干燥,空气流通,温度适宜。恶寒发热、关节红肿疼痛、屈伸不利者宜卧床休息,保持关节功能位,避免受压,病情稳定后可适当下床活动;脊柱变形者宜睡硬板床。风寒湿痹

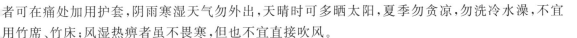

者可在痛处加用护套,阴雨寒湿天气勿外出,天晴时可多晒太阳,夏季勿贪凉,勿洗冷水澡,不宜用竹席、竹床;风湿热痹者虽不畏寒,但也不宜直接吹风。

2.病情观察

观察疼痛的部位、性质、时间及与气候变化的关系。观察皮肤、汗出、体温、舌苔、脉象及伴随症状等变化。出现心悸、胸闷、动则喘促,甚则下肢水肿,不能平卧等症状,立即汇报医师,配合处理。

3.用药护理

中药煎剂宜温服,祛风利湿药应在饭后服用,注意观察有无皮疹、口腔溃疡、消化道反应等不适症状。中药煎剂中有川草乌、附子等有毒性的药物时,服药后要注意观察有无毒性反应,如发现患者唇舌发麻、头晕心悸、脉迟、呼吸困难、血压下降等症状时,应立即停药,及时配合医师进行抢救。

4.饮食护理

饮食以高热量、高蛋白、高维生素、易消化的食物为主,忌生冷、肥甘厚腻之品。痹证急性期特别是兼有发热时的饮食应以清淡为主,久病偏虚时可适当滋补。风寒湿痹者宜食温热食物,如狗肉、羊肉、葱、姜等以疏风除湿,散寒和络。行痹者可多食豆豉、蚕蛹、荆芥粥等祛风除湿;痛痹者可多食羊肉、狗肉、乌头粥等,并可多用姜椒以散寒除湿;着痹者可常服薏苡仁、赤小豆、扁豆、茯苓粥等健脾祛湿之品。酒类性热又能通经活络,可适量饮用,如五加皮酒、木瓜酒等。风湿热痹者,应忌辛辣、煎炒和烟酒等食物,宜多食蔬菜、瓜果和清凉饮料,如丝瓜、苋菜、冬瓜、藕、香蕉、西瓜、果汁、绿豆汤等以清热除湿。

5.情志护理

本病病程较长,主动关心、体贴、耐心帮助患者,设法减轻患者的心理压力,鼓励患者树立战胜疾病的信心,积极配合治疗。

(三)临证(症)护理

(1)风寒湿痹者肢体关节疼痛处可予艾灸、隔姜灸 15~20 分钟;或拔火罐留罐 10 分钟;或食盐 500 g,大葱数段,炒热后布包熨患处 15~20 分钟;也可予中药熏蒸 20 分钟或当归酒按摩 5~10 分钟以祛风散寒、除湿止痛;还可贴狗皮膏、麝香止痛膏或伤湿止痛膏等。

(2)风湿热痹者肢体关节红肿疼痛处可予金黄散或青敷膏外敷,每日 1 次;油松节、牛膝、黄芩水煎稍冷后外洗患处,每日 1~2 次,以清热除湿、消肿止痛,局部禁用温热疗法。

(四)并发症护理

(1)卧床休息,必要时予氧气吸入。

(2)观察心率、脉搏、呼吸等变化,必要时予心电监护。

(3)夜寐不安时,可予耳穴压豆,取穴:神门、交感、心;也可予穴位按摩,取穴:攒竹、鱼腰、太阳等以宁心安神。

(4)根据病情轻重,积极配合医师处理或抢救。

(五)健康指导

(1)起居有常,室内干燥,注意防寒保暖,避免涉水、汗出当风。

(2)饮食有节,忌生冷之品。

(3)根据关节病变部位每日做一次关节功能锻炼操,如手指运动、腕掌部运动、肩肘部运动等,活动量由小到大,活动方式由被动到主动,以可耐受为度。

(4)严格按医嘱服药,不可随意增减药物剂量或自行停药,注意定期复查。

(王晓红)

第十一章

产科疾病护理

第一节　妊娠剧吐

妊娠剧吐是指妊娠期恶心，频繁呕吐，不能进食，导致脱水，酸、碱平衡失调以及水、电解质紊乱，甚至肝肾功能损害，严重可危及孕妇生命。其发生率为 0.3％～1％。

一、病因

尚未明确，可能与下列因素有关。

（一）绒毛膜促性腺激素（HCG）水平增高

因早孕反应的出现和消失的时间与孕妇血清 HCG 值上升、下降的时间一致；另外多胎妊娠、葡萄胎患者 HCG 值，显著增高，发生妊娠剧吐的比率也增高；而终止妊娠后，呕吐消失。但症状的轻重与血 HCG 水平并不一定呈正相关。

（二）精神及社会因素

恐惧妊娠、精神紧张、情绪不稳、经济条件差的孕妇易患妊娠剧吐。

（三）幽门螺旋杆菌感染

近年研究发现妊娠剧吐的患者与同孕周无症状孕妇相比，血清抗幽门螺旋杆菌的 IgG 浓度升高。

（四）其他因素

维生素缺乏，尤其是维生素 B_6 缺乏可导致妊娠剧吐；变态反应；研究发现几种组胺受体亚型与呕吐有关，临床上抗组胺治疗呕吐有效。

二、病理生理

（1）频繁呕吐导致失水、血容量不足、血液浓缩、细胞外液减少，钾、钠等离子丢失使电解质平衡失调。

（2）不能进食，热量摄入不足，发生负氮平衡，使血浆尿素氮及尿酸升高；由于机体动用脂肪组织供给热量，脂肪氧化不全，导致丙酮、乙酰乙酸及 β-羟丁酸聚集，产生代谢性酸中毒。

（3）由于脱水、缺氧血转氨酶值升高，严重时血胆红素升高。机体血液浓缩及血管通透性增加，另外，钠盐丢失，不仅尿量减少，尿中可出现蛋白及管型。肾脏继发性损害，肾小管有退行性

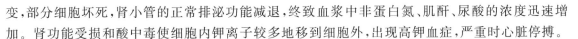

变,部分细胞坏死,肾小管的正常排泌功能减退,终致血浆中非蛋白氮、肌酐、尿酸的浓度迅速增加。肾功能受损和酸中毒使细胞内钾离子较多地移到细胞外,出现高钾血症,严重时心脏停搏。

(4)病程长达数周者,可致严重营养缺乏,由于维生素 C 缺乏,血管脆性增加,可致视网膜出血。

三、临床表现

(一)恶心、呕吐

多见于年轻初孕妇,一般停经 6 周左右出现恶心、呕吐,逐渐加重直至频繁呕吐不能进食。

(二)水电解质紊乱

严重呕吐、不能进食导致失水、电解质紊乱,使氢、钠、钾离子大量丢失,出现低钾血症。营养摄入不足可致负氮平衡,使血浆尿素氮及尿素增高。

(三)酸、碱平衡失调

机体动用脂肪组织供给能量,使脂肪代谢中间产物酮体增多,引起代谢性酸中毒。病情发展,可出现意识模糊。

(四)维生素缺乏

频繁呕吐、不能进食可引起维生素 B_1 缺乏,导致 Wernicke-Korsakoff 综合征。维生素 K 缺乏,可致凝血功能障碍,常伴血浆蛋白及纤维蛋白原减少,增加孕妇出血倾向。

四、辅助检查

(1)尿液检查:患者尿比重增加,尿酮体阳性,肾功能受损时,尿中可出现蛋白和管型。

(2)血液检查:血液浓缩,红细胞计数增多,红细胞比容上升,血红蛋白值增高;血酮体可为阳性,二氧化碳结合力降低;肝、肾功能受损害时胆红素、转氨酶、肌酐和尿素氮升高。

(3)眼底检查:严重者出现眼底出血。

五、诊断及鉴别诊断

根据病史、临床表现及妇科检查,诊断并不困难。可用 B 超检查排除滋养叶细胞疾病,此外尚需与可引起呕吐的疾病,如急性病毒性肝炎、胃肠炎、胰腺炎、胆管疾病、脑膜炎、脑血管意外及脑肿瘤等鉴别。

六、并发症

(一)Wernicke-Korsakoff 综合征

发病率为妊娠剧吐患者的 10%,是由于妊娠剧吐长期不能进食,导致维生素 B_1 缺乏引起的中枢系统疾病,Wernicke 脑病和 Korsakoff 综合征是一个病程中的先后阶段。

维生素 B_1 是糖代谢的重要辅酶,参与糖代谢的氧化脱羧代谢,维生素 B_1 缺乏时,体内丙酮酸及乳酸堆积,发生糖代谢的三羧酸循环障碍,使得主要靠糖代谢供给能量的神经组织、骨骼肌和心肌代谢出现严重障碍。病理变化主要发生在丘脑、下丘脑的脑室旁区域、中脑导水管的周围区灰质、乳头体、第四脑室底部、迷走神经运动背核,可出现不同程度的神经细胞和神经纤维轴索或髓鞘的丧失,伴有星形细胞和小胶质细胞的增生。毛细血管扩张,血管的外膜和内皮细胞明显增生,有散在小出血灶。

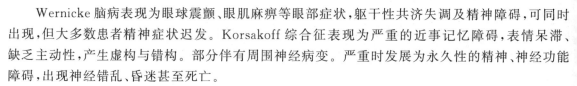

Wernicke 脑病表现为眼球震颤、眼肌麻痹等眼部症状,躯干性共济失调及精神障碍,可同时出现,但大多数患者精神症状迟发。Korsakoff 综合征表现为严重的近事记忆障碍,表情呆滞、缺乏主动性,产生虚构与错构。部分伴有周围神经病变。严重时发展为永久性的精神、神经功能障碍,出现神经错乱、昏迷甚至死亡。

（二）Mallory-Weis 综合征

胃-食管连接处的纵向黏膜撕裂出血,引起呕血和黑粪。严重时,可使食管穿孔,表现为胸痛、剧吐、呕血,需急症手术治疗。

七、治疗与护理

治疗原则:休息,适当禁食,计出入量,纠正脱水、酸中毒及电解质紊乱,补充营养,并需要良好的心理支持。

（一）补液治疗

每日应补充葡萄糖液、生理盐水、平衡液,总量 3 000 mL 左右,加维生素 B_6 100 mg。维生素 C 2～3 g,维持每日尿量大于等于 1 000 mL,肌内注射维生素 B_1,每日 100 mg。为了更好地利用输入的葡萄糖,可适当加用胰岛素。根据血钾、血钠情况决定补充剂量。根据二氧化碳结合力值或血气分析结果,予以静脉滴注碳酸氢钠溶液。

一般经上述治疗 2～3 日后,病情大多迅速好转,症状缓解。待呕吐停止后,可试进少量流食,以后逐渐增加进食量,调整静脉输液量。

（二）终止妊娠

经上述治疗后,若病情不见好转,反而出现下列情况,应迅速终止妊娠:①持续黄疸。②持续尿蛋白;③体温升高,持续在 38 ℃以上。④心率大于 120 次/分钟。⑤多发性神经炎及神经性体征。⑥出现 Wernicke-Korsakoff 综合征。

（三）妊娠剧吐并发 Wernicke-Korsakoff 综合征的治疗

如不紧急治疗,该综合征的死亡率高达 50％,即使积极处理,死亡率约 17％。在未补给足量维生素 B_1 前,静脉滴注葡萄糖会进一步加重三羧酸循环障碍,使病情加重,导致患者昏迷甚至死亡。对长期不能进食的患者应给维生素 B_1,400～600 mg 分次肌内注射,以后每日 100 mg 肌内注射至能正常进食为止,然后改口服,并给予多种维生素。同时应对其内分泌及神经状态进行评价,对病情严重者及时终止妊娠。早期大量维生素 B_1 治疗,上述症状可在数日至数周内有不同程度的恢复,但仍有 60％患者不能得到完全恢复,特别是记忆恢复往往需要 1 年左右的时间。

八、预后

绝大多数妊娠剧吐患者预后良好,仅少数病例因病情严重而需终止妊娠。然而对胎儿方面,曾有报道妊娠剧吐发生酮症者,所生后代的智商较低。　　　　　　　　　　　　（李　艳）

第二节　自　然　流　产

流产是指妊娠不足 28 周、胎儿体重不足 1 000 g 而终止者。流产发生于妊娠 12 周前者称早期流产,发生在妊娠 12 周至不足 28 周者称晚期流产。流产又分为自然流产和人工流产,本节内容仅限于自然流产。自然流产的发生率占全部妊娠的 15％左右,多数为早期流产,是育龄妇女的常见病,严重影响了妇女生殖健康。

一、病因和发病机制

导致自然流产的原因很多,可分为胚胎因素和母体因素。早期流产常见的原因是胚胎染色体异常、孕妇内分泌异常、生殖器官畸形、生殖道感染、血栓前状态、免疫因素异常等;晚期流产多由宫颈功能不全等因素引起。

(一)胚胎因素

胚胎染色体异常是自然流产最常见的原因。据文献报道,46％～54％的自然流产与胚胎染色体异常有关。流产发生越早,胚胎染色体异常的频率越高,早期流产中染色体异常的发生率为53％,晚期流产为 36％。

胚胎染色体异常包括数量异常和结构异常。在数量异常中第一位的是染色三体,占 52％,除 1 号染色三体未见报道外,各种染色三体均有发现,其中以 13、16、18、21 及 22 号染色体最常见,18-三体约占1/3;第二位的是 45,X 单体,约占 19％;其他依次为三倍体占 16％,四倍体占5.6％。染色体结构异常主要是染色体易位,占 3.8％,嵌合体占 1.5％,染色体倒置、缺失和重叠也见有报道。

多数三体胚胎是以流产或死胎告终,但也有少数能成活,如 21 三体、13 三体、18 三体等。单体是减数分裂不分离所致,以 X 单体最为多见,少数胚胎如能存活,足月分娩后即形成特纳综合征。三倍体常与胎盘的水泡样变性共存,不完全水泡状胎块的胎儿可发育成三倍体或第 16 号染色体的三体,流产较早,少数存活,继续发育后伴有多发畸形,未见活婴。四倍体活婴极少,绝大多数极早期流产。在染色体结构异常方面,不平衡易位可导致部分三体或单体,易发生流产或死胎。总之,染色体异常的胚胎多数结局为流产,极少数可能继续发育成胎儿,但出生后也会发生某些功能异常或合并畸形。若已流产,妊娠产物有时仅为一空孕囊或已退化的胚胎。

(二)母体因素

1.夫妇染色体异常

习惯性流产与夫妇染色体异常有关,习惯性流产者夫妇染色体异常发生频率为 3.2％,其中多见的是染色体相互易位,占 2％,罗伯逊易位占 0.6％。着床前配子在女性生殖道时间过长,配子发生老化,流产的机会也会增加。在促排卵及体外受精等辅助生殖技术中,是否存在配子老化问题目前尚不清楚。

2.内分泌因素

(1)黄体功能不良(luteal phase defect,LPD):黄体中期黄体酮峰值低于正常标准值,或子宫内膜活检与月经时间同步差 2 天以上即可诊断为 LPD。高浓度黄体酮可阻止子宫收缩,使妊娠子宫保持相对静止状态;黄体酮分泌不足,可引起妊娠蜕膜反应不良,影响受精卵着床和发育,导致流产。孕期黄体酮的来源有两条途径:一是由卵巢黄体产生,二是胎盘滋养细胞分泌。孕 6～8 周后卵巢黄体产生黄体酮逐渐减少,之后由胎盘产生黄体酮替代,如果两者衔接失调则易发生流产。在习惯性流产中有 23％～60％的病例存在黄体功能不全。

(2)多囊卵巢综合征(polycystic ovarian syndrome,PCOS):有人发现在习惯性流产中多囊卵巢的发生率可高达 58％,而且其中有 56％的患者 LH 呈高分泌状态。现认为 PCOS 患者高浓度的 LH 可能导致卵细胞第二次减数分裂过早完成,从而影响受精和着床过程。

(3)高泌乳素血症:高水平的泌乳素可直接抑制黄体颗粒细胞增生及其分泌功能。高泌乳素血症的临床主要表现为闭经和泌乳,当泌乳素水平高于正常值时,则可表现为黄体功能不全。

(4)糖尿病:血糖控制不良者流产发生率可高达 15%～30%,妊娠早期高血糖还可能造成胚胎畸形的危险因素。

(5)甲状腺功能:目前认为甲状腺功能减退或亢进与流产有着密切的关系,妊娠前期和早孕期进行合理的药物治疗,可明显降低流产的发生率。有学者报道,甲状腺自身抗体阳性者流产发生率显著升高。

3.生殖器官解剖因素

(1)子宫畸形:米勒管先天性发育异常导致子宫畸形,如单角子宫、双角子宫、双子宫、子宫纵隔等。子宫畸形可影响子宫血供和宫腔内环境造成流产。母体在孕早期使用或接触己烯雌酚可影响女胎子宫发育。

(2)Asherman 综合征:由宫腔创伤(如刮宫过深)、感染或胎盘残留等引起宫腔粘连和纤维化。宫腔镜下行子宫内膜切除或黏膜下肌瘤切除手术也可造成宫腔粘连。子宫内膜受损伤可影响胚胎种植,导致流产发生。

(3)宫颈功能不全:是导致中晚期流产的主要原因。宫颈功能不全在解剖上表现为宫颈管过短或宫颈内口松弛。由于存在解剖上的缺陷,随着妊娠的进程子宫增大,宫腔压力升高,多数患者在中、晚期妊娠出现无痛性的宫颈管消退、宫口扩张、羊膜囊突出、胎膜破裂,最终发生流产。宫颈功能不全主要由于宫颈局部创伤(分娩、手术助产、刮宫、宫颈锥形切除、Manchester 手术等)引起,先天性宫颈发育异常较少见;另外,胚胎时期接触己烯雌酚也可引起宫颈发育异常。

(4)其他:子宫肿瘤可影响子宫内环境,导致流产。

4.生殖道感染

有一些生殖道慢性感染被认为是早期流产的原因之一。能引起反复流产的病原体往往是持续存在于生殖道而母体很少产生症状,而且此病原体能直接或间接导致胚胎死亡。生殖道逆行感染一般发生在妊娠 12 周以前,过此时期,胎盘与蜕膜融合,构成机械屏障,而且随着妊娠进程,羊水抗感染力也逐步增强,感染的机会减少。

(1)细菌感染:布鲁菌属和弧菌属感染可导致动物(牛、猪、羊等)流产,但在人类还不肯定。

(2)沙眼衣原体:文献报道,妊娠期沙眼衣原体感染率为 3%～30%,但是否直接导致流产尚无定论。

(3)支原体:流产患者宫颈及流产物中支原体的阳性率均较高,血清学上也支持人支原体和解脲支原体与流产有关。

(4)弓形虫:弓形虫感染引起的流产是散发的,与习惯性流产的关系尚未完全证明。

(5)病毒感染:巨细胞病毒经胎盘可累及胎儿,引起心血管系统和神经系统畸形,致死或流产。妊娠前半期单纯疱疹感染流产发生率可高达 70%,即使不发生流产,也易累及胎儿、新生儿。妊娠初期风疹病毒感染者流产的发生率较高。人免疫缺陷病毒感染与流产密切相关,Temmerman 等报道,HIV-1 抗体阳性是流产的独立相关因素。

5.血栓前状态

系凝血因子浓度升高,或凝血抑制物浓度降低而产生的血液易凝状态,尚未达到生成血栓的程度,或者形成的少量血栓正处于溶解状态。

血栓前状态与习惯性流产的发生有一定的关系,临床上包括先天性和获得性血栓前状态,前者是由于凝血和纤溶有关的基因突变造成,如凝血因子 V 突变、凝血酶原基因突变、蛋白 C 缺陷症、蛋白 S 缺陷症等;后者主要是抗磷脂抗体综合征、获得性高半胱氨酸血症以及机体存在各种引起血液高凝状态的疾病等。

各种先天性血栓形成倾向引起自然流产的具体机制尚未阐明,目前研究得比较多的是抗磷脂抗体综合征,并已肯定它与早、中期胎儿丢失有关。普遍的观点认为高凝状态使子宫胎盘部位血流状态改变,易形成局部微血栓,甚至胎盘梗死,使胎盘血供下降,胚胎或胎儿缺血缺氧,引起胚胎或胎儿发育不良而流产。

6.免疫因素

免疫因素引起的习惯性流产,可分自身免疫型和同种免疫型。

(1)自身免疫型:主要与患者体内抗磷脂抗体有关,部分患者同时可伴有血小板减少症和血栓栓塞现象,这类患者可称为早期抗磷脂抗体综合征。在习惯性流产中,抗磷脂抗体阳性率约为 21.8%。另外,自身免疫型习惯性流产还与其他自身抗体有关。

在正常情况下,各种带负电荷的磷脂位于细胞膜脂质双层的内层,不被免疫系统识别;一旦暴露于机体免疫系统,即可产生各种抗磷脂抗体。抗磷脂抗体不仅是一种强烈的凝血活性物质,激活血小板和促进凝血,导致血小板聚集,血栓形成;同时可直接造成血管内皮细胞损伤,加剧血栓形成,使胎盘循环发生局部血栓栓塞,胎盘梗死,胎死宫内,导致流产。近来的研究还发现,抗磷脂抗体可能直接与滋养细胞结合,从而抑制滋养细胞功能,影响胎盘着床过程。

(2)同种免疫型:现代生殖免疫学认为,妊娠是成功的半同种异体移植现象,孕妇由于自身免疫系统产生一系列的适应性变化,从而对宫内胚胎移植物表现出免疫耐受,不发生排斥反应,妊娠得以继续。

在正常妊娠的母体血清中,存在一种或几种能够抑制免疫识别和免疫反应的封闭因子,也称封闭抗体,以及免疫抑制因子,而习惯性流产患者体内则缺乏这些因子。因此,使得胚胎遭受母体的免疫打击而排斥。封闭因子既可直接作用于母体淋巴细胞,又可与滋养细胞表面特异性抗原结合,从而阻断母儿之间的免疫识别和免疫反应,封闭母体淋巴细胞对滋养细胞的细胞毒作用。还有认为封闭因子可能是一种抗独特型抗体,直接针对 T 淋巴细胞或 B 淋巴细胞表面特异性抗原受体(BCR/TCR),从而防止母体淋巴细胞与胚胎靶细胞起反应。

几十年来,同种免疫型习惯性流产与 HLA 抗原相容性的关系一直存有争议。有学者提出习惯性流产可能与夫妇 HLA 抗原的相容性有关,在正常妊娠过程中夫妇或母胎间 HLA 抗原是不相容的,胚胎所带的父源性 HLA 抗原可以刺激母体免疫系统,产生封闭因子。同时,滋养细胞表达的 HLA-G 抗原能够引起抑制性免疫反应,这种反应对胎儿具有保护性作用,能够抑制母体免疫系统对胎儿胎盘的攻击。

7.其他因素

(1)慢性消耗性疾病:结核和恶性肿瘤常导致早期流产,并威胁孕妇的生命;高热可导致子宫收缩;贫血和心脏病可引起胎儿胎盘单位缺氧;慢性肾炎、高血压可使胎盘发生梗死。

(2)营养不良:严重营养不良直接可导致流产。现在更强调各种营养素的平衡,如维生素 E 缺乏也可造成流产。

(3)精神、心理因素:焦虑、紧张、恐吓等严重精神刺激均可导致流产。近来还发现,噪音和振动对人类生殖也有一定的影响。

（4）吸烟、饮酒等：近年来育龄妇女吸烟、饮酒，甚至吸毒的人数有所增加，这些因素都是流产的高危因素。孕期过多饮用咖啡也增加流产的危险性。

（5）环境毒性物质：影响生殖功能的外界不良环境因素很多，可以直接或间接对胚胎造成损害。过多接触某些有害的化学物质（如砷、铅、苯、甲醛、氯丁二烯、氧化乙烯等）和物理因素（如放射线、噪音及高温等），均可引起流产。

尚无确切的依据证明使用避孕药物与流产有关，然而，有报道宫内节育器避孕失败者，感染性流产发生率有所升高。

二、病理

早期流产时胚胎多数先死亡，随后发生底蜕膜出血，造成胚胎的绒毛与蜕膜层分离，已分离的胚胎组织如同异物，引起子宫收缩而被排出。有时也可能蜕膜海绵层先出血坏死或有血栓形成，使胎儿死亡，然后排出。8周以内妊娠时，胎盘绒毛发育尚不成熟，与子宫蜕膜联系还不牢固，此时流产妊娠产物多数可以完整地从子宫壁分离而排出，出血不多。妊娠8～12周时，胎盘绒毛发育茂盛，与蜕膜联系较牢固。此时若发生流产，妊娠产物往往不易完整分离排出，常有部分组织残留宫腔内影响子宫收缩，致使出血较多。妊娠12周后，胎盘已完全形成，流产时往往先有腹痛，然后排出胎儿、胎盘。有时由于底蜕膜反复出血，凝固的血块包绕胎块，形成血样胎块稽留于宫腔内。血红蛋白因时间长久被吸收形成肉样胎块，或纤维化与子宫壁粘连。偶有胎儿被挤压，形成纸样胎儿，或钙化后形成石胎。

三、临床表现

（一）停经

多数流产患者有明显的停经史，根据停经时间的长短可将流产分为早期流产和晚期流产。

（二）阴道流血

发生在妊娠12周以内流产者，开始时绒毛与蜕膜分离，血窦开放，即开始出血。当胚胎完全分离排出后，由于子宫收缩，出血停止。早期流产的全过程均伴有阴道流血，而且出血量往往较多。晚期流产者，胎盘已形成，流产过程与早产相似，胎盘继胎儿分娩后排出，一般出血量不多。

（三）腹痛

早期流产开始阴道流血后宫腔内存有血液，特别是血块，刺激子宫收缩，呈阵发性下腹痛，特点是阴道流血往往出现在腹痛之前。晚期流产则先有阵发性的子宫收缩，然后胎儿胎盘排出，特点是往往先有腹痛，然后出现阴道流血。

四、临床类型

根据临床发展过程和特点的不同，流产可以分为7种类型。

（一）先兆流产

先兆流产（threatened abortion）指妊娠28周前，先出现少量阴道流血，继之常出现阵发性下腹痛或腰背痛。

妇科检查：宫颈口未开，胎膜未破，妊娠产物未排出，子宫大小与停经周数相符。妊娠有希望继续者，经休息及治疗后，若流血停止及下腹痛消失，妊娠可以继续；若阴道流血量增多或下腹痛加剧，则可能发展为难免流产。

（二）难免流产

难免流产（inevitable abortion）是先兆流产的继续，妊娠难以持续，有流产的临床过程，阴道出血时间较长，出血量较多，而且有血块排出，阵发性下腹痛，或有羊水流出。

妇科检查：宫颈口已扩张，羊膜囊突出或已破裂，有时可见胚胎组织或胎囊堵塞于宫颈管中，甚至露见于宫颈外口，子宫大小与停经周数相符或略小。

（三）不全流产

不全流产（incomplete abortion）指妊娠产物已部分排出体外，尚有部分残留于宫腔内，由难免流产发展而来。妊娠8周前发生流产，胎儿胎盘成分多能同时排出；妊娠8～12周时，胎盘结构已形成并密切连接于子宫蜕膜，流产物不易从子宫壁完全剥离，往往发生不全流产。由于宫腔内有胚胎组织残留，影响子宫收缩，以致阴道出血较多，时间较长，易引起宫内感染，甚至因流血过多而发生失血性休克。

妇科检查：宫颈口已扩张，不断有血液自宫颈口内流出，有时尚可见胎盘组织堵塞于宫颈口或部分妊娠产物已排出于阴道内，而部分仍留在宫腔内。一般子宫小于停经周数。

（四）完全流产

完全流产（complete abortion）指妊娠产物已全部排出，阴道流血逐渐停止，腹痛逐渐消失。

妇科检查：宫颈口已关闭，子宫接近正常大小。常常发生于妊娠8周以前。

（五）稽留流产

稽留流产（missed abortion）又称过期流产，指胚胎或胎儿已死亡滞留在宫腔内尚未自然排出者。患者有停经史和（或）早孕反应，按妊娠时间计算已达到中期妊娠但未感到腹部增大，病程中可有少量断续的阴道流血，早孕反应消失。尿妊娠试验由阳性转为阴性，血清β-HCG值下降，甚至降至非孕水平。B超检查子宫小于相应孕周，无胎动及心管搏动，子宫内回声紊乱，难以分辨胎盘和胎儿组织。

妇科检查：阴道内可少量血性分泌物，宫颈口未开，子宫较停经周数小，由于胚胎组织机化，子宫失去正常组织的柔韧性，质地不软，或已孕4个月尚未听见胎心，触不到胎动。

（六）习惯性流产

习惯性流产（habitual abortion）指自然流产连续发生3次或3次以上者。每次流产多发生于同一妊娠月份，其临床经过与一般流产相同。早期流产的原因常为黄体功能不足、多囊卵巢综合征、高泌乳素血症、甲状腺功能低下、染色体异常、生殖道感染及免疫因素等。晚期流产最常见的原因为宫颈内口松弛、子宫畸形、子宫肌瘤等。宫颈内口松弛者于妊娠后，常于妊娠中期，胎儿长大，羊水增多，宫腔内压力增加，胎囊向宫颈内口突出，宫颈管逐渐短缩、扩张。患者多无自觉症状，一旦胎膜破裂，胎儿迅即排出。

（七）感染性流产

感染性流产（infected abortion）是指流产合并生殖系统感染。各种类型的流产均可并发感染，包括选择性或治疗性的人工流产，但以不全流产、过期流产和非法堕胎为常见。感染性流产的病原菌常常是阴道或肠道的寄生菌（条件致病菌），有时为混合性感染。厌氧菌感染占60%以上，需氧菌中以大肠埃希菌和假芽孢杆菌为多见，也见有β-溶血链球菌及肠球菌感染。患者除了有各种类型流产的临床表现和非法堕胎史外，还出现一系列感染相关的症状和体征。

妇科检查：宫口可见脓性分泌物流出，宫颈举痛明显，子宫体压痛，附件区增厚或有痛性包块。严重时感染可扩展到盆腔、腹腔乃至全身，并发盆腔炎、腹膜炎、败血症及感染性休克等。

五、病因筛查及诊断

诊断流产一般并不困难。根据病史及临床表现多能确诊,仅少数需进行辅助检查。确诊流产后,还应确定流产的临床类型,同时还要对流产的病因进行筛查,这对决定流产的处理方法很重要。

(一)病史

应询问患者有无停经史和反复流产史,有无早孕反应、阴道流血,应询问阴道流血量及其持续时间,有无腹痛,腹痛的部位、性质及程度,还应了解阴道有无水样排液,阴道排液的色、量及有无臭味,有无妊娠产物排出等。

(二)体格检查

观察患者全身状况,有无贫血,并测量体温、血压及脉搏等。在消毒条件下进行妇科检查,注意宫颈口是否扩张,羊膜囊是否膨出,有无妊娠产物堵塞于宫颈口内;宫颈阴道部是否较短,甚至消退,内外口松弛,可容一指通过,有时可触及羊膜囊或见有羊膜囊突出于宫颈外口。子宫大小与停经周数是否相符,有无压痛等。并应检查双侧附件有无肿块、增厚及压痛。检查时操作应轻柔,尤其对疑为先兆流产者。

(三)辅助检查

对诊断有困难者,可采用必要的辅助检查。

1.B超显像

目前应用较广,对鉴别诊断与确定流产类型有实际价值。对疑为先兆流产者,可根据妊娠囊的形态、有无胎心反射及胎动来确定胚胎或胎儿是否存活,以指导正确的治疗方法。一般妊娠5周后宫腔内即可见到孕囊光环,为圆形或椭圆形的无回声区,有时由于着床过程中的少量出血,孕囊周围可见环形暗区,此为早孕双环征。孕6周后可见胚芽声像,并出现心管搏动。孕8周可见胎体活动,孕囊约占宫腔一半。孕9周可见胎儿轮廓。孕10周孕囊几乎占满整个宫腔。孕12周胎儿出现完整形态。不同类型的流产及其超声图像特征有所差别,可帮助鉴别诊断。

(1)先兆流产声像图特征:子宫大小与妊娠月份相符,少量出血者孕囊一侧见无回声区包绕,出血多者宫腔有较大量的积血,有时可见胎膜与宫腔分离,胎膜后有回声区,孕6周后可见到正常的心管搏动。

(2)难免流产声像图特征:孕囊变形或塌陷,宫颈内口开大,并见有胚胎组织阻塞于宫颈管内,羊膜囊未破者可见到羊膜囊突入宫颈管内或突出宫颈外口,心管搏动多已消失。

(3)不全流产声像图特征:子宫较正常妊娠月份小,宫腔内无完整的孕囊结构,代之以不规则的光团或小暗区,心管搏动消失。

(4)完全流产声像图特征:子宫大小正常或接近正常,宫腔内空虚,见有规则的宫腔线,无不规则光团。

B超检查在确诊宫颈机能不全引起的晚期流产中也很有价值。通过B超可以观察宫颈长度、内口宽度、羊膜囊突出等情况,能够客观地评价妊娠期宫颈结构,且具有无创伤可重复等优点,近年来临床应用较多。可作为宫颈功能评价的超声指标较多,如宫颈长度、宫颈内口宽度、宫颈漏斗宽度、羊膜囊楔度等。一般认为,宫颈结构随着妊娠进程有所变化,故动态观察妊娠期宫颈结构变化的意义更大。目前国内规定:孕12周时如三条径线中有一异常即提示宫颈功能不全,这包括宫颈长度<25 mm、宽度>32 mm 和内径>5 mm。

另外,以超声多普勒血流频谱显示孕妇子宫动脉和胎儿脐动脉,可判断宫内胎儿健康状况及母体并发症。目前常用动脉血流频谱的收缩期速度峰值与舒张期速度最低值的比值,估计动脉血管的阻力,早孕期动脉阻力高者,胎儿血供和营养不足,可诱发胚胎发育停止。

2.妊娠试验

用免疫学方法,近年临床多用试纸法,对诊断妊娠有意义。为进一步了解流产的预后,多选用血清β-HCG的定量测定。一般妊娠后 8～9 天在母血中即可测出 β-HCG,随着妊娠的进程,β-HCG逐渐升高,早孕期 β-HCG 倍增时间为 48 小时左右,孕 8～10 周达高峰。血清 β-HCG 值低或呈下降趋势,提示可能发生流产。

3.其他激素测定

其他激素主要有血黄体酮的测定,可以协助判断先兆流产的预后。甲状腺功能低下和亢进均易发生流产,测定游离 T_3 和 T_4 有助于孕期甲状腺功能的判断。人胎盘泌乳素(HPL)的分泌与胎盘功能密切相关,妊娠 6～7 周时血清 HPL 正常值为 0.02 mg/L,8～9 周为 0.04 mg/L。HPL 低水平常常是流产的先兆。正常空腹血糖值为 5.9 mmol/L,异常时应进一步做糖耐量试验,排除糖尿病。

4.血栓前状态测定

血栓前状态的妇女可能没有明显的临床表现,但母体的高凝状态使子宫胎盘部位血流状态改变,形成局部微血栓,甚至胎盘梗死,使胎盘血供下降,胚胎或胎儿缺血缺氧,引起胚胎或胎儿发育不良而流产。如下诊断可供参考:D-二聚体、FDP 数值增加表示已经产生轻度凝血-纤溶反应的病理变化;而对虽有危险因子参与,但尚未发生凝血-纤溶反应的患者,却只能用血浆凝血机能亢进动态评价,如血液流变学和红细胞形态检测;另外凝血和纤溶有关的基因突变造成凝血因子 V 突变、凝血酶原基因突变、蛋白 C 缺陷症、蛋白 S 缺陷症,抗磷脂抗体综合征、获得性高半胱氨酸血症以及机体存在各种引起血液高凝状态的疾病等均需引起重视。

(四)病因筛查

引发流产发生的病因众多,特别是针对习惯性流产者,进行系统的病因筛查,明确诊断,及时干预治疗,为避免流产的再次发生是必要的。筛查内容包括胚胎染色体及夫妇外周血染色体核型分析、生殖道微生物检测、内分泌激素测定、生殖器官解剖结构检查、凝血功能测定、自身抗体检测等。

六、处理

流产为妇产科常见病,一旦发生流产症状,应根据流产的不同类型,及时进行恰当的处理。

(一)先兆流产处理原则

(1)休息镇静:患者应卧床休息,禁止性生活,阴道检查操作应轻柔,精神过分紧张者可使用对胎儿无害的镇静剂,如苯巴比妥(鲁米那)0.03～0.06 g,每日 3 次。加强营养,保持大便通畅。

(2)应用黄体酮或 HCG:黄体功能不足者,可用黄体酮 20 mg,每日或隔日肌内注射 1 次,也可使用 HCG 以促进黄体酮合成,维持黄体功能,用法为 1 000 U,每日肌内注射 1 次,或 2 000 U,隔日肌内注射 1 次。

(3)其他药物:维生素 E 为抗氧化剂,有利孕卵发育,每日 100 mg 口服。基础代谢率低者可以服用甲状腺素片,每日 1 次,每次 40 mg。

(4)出血时间较长者,可选用无胎毒作用的抗生素,预防感染,如青霉素等。

(5)心理治疗:要使先兆流产患者的情绪安定,增强其信心。

(6)经治疗两周症状不见缓解或反而加重者,提示可能胚胎发育异常,进行 B 超检查及 β-HCG测定,确定胚胎状况,给以相应处理,包括终止妊娠。

(二)难免流产处理原则

(1)孕 12 周内可行刮宫术或吸宫术,术前肌内注射催产素 10 U。

(2)孕 12 周以上可先催产素 5～10 U 加于 5％葡萄糖液 500 mL 内静脉滴注,促使胚胎组织排出,出血多者可行刮宫术。

(3)出血多伴休克者,应在纠正休克的同时清宫。

(4)清宫术后应详细检查刮出物,注意胚胎组织是否完整,必要时做病理检查或胚胎染色体分析。

(5)术后应用抗生素预防感染。出血多者可使用肌内注射催产素以减少出血。

(三)不全流产处理原则

(1)一旦确诊,无合并感染者应立即清宫,以清除宫腔内残留组织。

(2)出血时间短,量少或已停止,并发感染者,应在控制感染后再做清宫术。

(3)出血多并伴休克者,应在抗休克的同时行清宫术。

(4)出血时间较长者,术后应给予抗生素预防感染。

(5)刮宫标本应送病理检查,必要时可送检胎儿的染色体核型。

(四)完全流产处理原则

如无感染征象,一般不需特殊处理。

(五)稽留流产处理原则

1.早期过期流产

宜及早清宫,因胚胎组织机化与宫壁粘连,刮宫时有可能遇到困难,而且此时子宫肌纤维可发生变性,失去弹性,刮宫时出血可能较多并有子宫穿孔的危险。故过期流产的刮宫术必须慎重,术时注射宫缩剂以减少出血,如一次不能刮净可于 5～7 天后再次刮宫。

2.晚期过期流产

均为妊娠中期胚胎死亡,此时胎盘已形成,诱发宫缩后宫腔内容物可自然排出。若凝血功能正常,可先用大剂量的雌激素,如己烯雌酚 5 mg,每日 3 次,连用 3～5 天,以提高子宫肌层对催产素的敏感性,再静脉滴注缩宫素(5～10 单位加于 5％葡萄糖液内),也可用前列腺素或依沙吖啶等进行引产,促使胎儿、胎盘排出。若不成功,再做清宫术。

3.预防 DIC

胚胎坏死组织在宫腔稽留时间过长,尤其是孕 16 周以上的过期流产,容易并发 DIC。所以,处理前应检查血常规、出凝血时间、血小板计数、血纤维蛋白原、凝血酶原时间、凝血块收缩试验、D-二聚体、纤维蛋白降解产物及血浆鱼精蛋白副凝试验(3P 试验)等,并做好输血准备。若存在凝血功能异常,应及早使用纤维蛋白原、输新鲜血或输血小板等,高凝状态可用低分子肝素,防止或避免 DIC 发生,待凝血功能好转后再行引产或刮宫。

4.预防感染

过期流产病程往往较长,且多合并有不规则阴道流血,易继发感染,故在处理过程中应使用抗生素。

（六）习惯性流产处理原则

有习惯性流产史的妇女,应在怀孕前进行必要的检查,包括夫妇双方染色体检查与血型鉴定及其丈夫的精液检查,女方尚需进行内分泌、生殖道感染、血栓前状态、生殖道局部或全身免疫等检查及生殖道解剖结构的详细检查,查出原因者,应于怀孕前及时纠治。

1.染色体异常

若每次流产均由于胚胎染色体异常所致,这提示流产的病因与配子的质量有关。如精子畸形率过高者建议到男科治疗,久治不愈者可行供者人工授精(AID)。如女方为高龄,胚胎染色体异常多为三体,且多次治疗失败可考虑做赠卵体外受精——胚胎移植术(IVF)。夫妇双方染色体异常可做 AID,或赠卵 IVF 及种植前诊断(PGD)。

2.生殖道解剖异常

完全或不完全子宫纵隔可行纵隔切除术。子宫黏膜下肌瘤可在宫腔镜下行肌瘤切除术,壁间肌瘤可经腹肌瘤挖出术。宫腔粘连可在宫腔镜下做粘连分离术,术后放置宫内节育器 3 个月。宫颈内口松弛者,于妊娠前作宫颈内口修补术。若已妊娠,最好于妊娠 14～16 周行宫颈内口环扎术,术后定期随诊,提前住院,待分娩发动前拆除缝线,若环扎术后有流产征象,治疗失败,应及时拆除缝线,以免造成宫颈撕裂。国际上有对于有先兆流产症状的患者进行紧急宫颈缝扎术获得较好疗效的报道。

3.内分泌异常

黄体功能不全者主要采用孕激素补充疗法。孕时可使用黄体酮 20 mg 隔日或每日肌内注射至孕 10 周左右,或 HCG 1 000～3 000 U,隔日肌内注射 1 次。如患者存在多囊卵巢综合征、高泌乳素血症、甲状腺功能异常或糖尿病等,均宜在孕前进行相应的内分泌治疗,并于孕早期加用孕激素。

4.感染因素

孕前应根据不同的感染原进行相应的抗感染治疗。

5.免疫因素

自身免疫型习惯性流产的治疗多采用抗凝剂和免疫抑制剂治疗。常用的抗凝剂有阿司匹林和肝素,免疫抑制剂以泼尼松为主,也有使用人体丙种球蛋白治疗成功的报道。同种免疫型习惯性流产采用主动免疫治疗,自 20 世纪 80 年代以来,国外有学者开始采用主动免疫治疗同种免疫型习惯性流产。即采用丈夫或无关个体的淋巴细胞对妻子进行主动免疫致敏,其目的是诱发女方体内产生封闭抗体,避免母体对胚胎的免疫排斥。

6.血栓前状态

目前多采用低分子肝素(LMWH)单独用药或联合阿司匹林是目前主要的治疗方法。一般 LMWH 5 000 IU 皮下注射,每天 1～2 次。用药时间从早孕期开始,治疗过程中必须严密监测胎儿生长发育情况和凝血-纤溶指标,检测项目恢复正常,即可停药。但停药后必须每月复查凝血-纤溶指标,有异常时重新用药。有时治疗可维持整个孕期,一般在终止妊娠前 24 小时停止使用。

7.原因不明习惯性流产

当有怀孕征兆时,可按黄体功能不足给以黄体酮治疗,每日 10～20 mg 肌内注射,或 HCG 2 000 U,隔日肌内注射一次。确诊妊娠后继续给药直至妊娠 10 周或超过以往发生流产的月份,并嘱其卧床休息,禁忌性生活,补充维生素 E 并给予心理治疗,以解除其精神紧张,并安抚其情绪。同时在孕前和孕期尽量避免接触环境毒性物质。

（七）感染性流产

流产感染多为不全流产合并感染。治疗原则应积极控制感染，若阴道流血不多，应用广谱抗生素2～3日，待控制感染后再行刮宫，清除宫腔残留组织以止血。若阴道流血量多，静脉滴注广谱抗生素和输血的同时，用卵圆钳将宫腔内残留组织夹出，使出血减少，切不可用刮匙全面搔刮宫腔，以免造成感染扩散。术后继续应用抗生素，待感染控制后再行彻底刮宫。若已合并感染性休克者，应积极纠正休克。若感染严重或腹、盆腔有脓肿形成时，应行手术引流，必要时切除子宫。

七、护理

（一）护理评估

1.病史

停经、阴道流血和腹痛是流产孕妇的主要症状。应详细询问患者停经史、早孕反应情绪；阴道流血的持续时间与阴道流血量；有无腹痛，腹痛的部位、性质及程度。此外，还应了解阴道有无水样排液，排液的色、量和有无臭味，以及有无妊娠产物排出等。对于既往病史，应全面了解孕妇在妊娠期间有无全身性疾病、生殖器官疾病、内分泌功能失调及有无接触有害物质等，以识别发生流产的诱因。

2.身心诊断

流产孕妇可因出血过多而出现休克，或因出血时间过长、宫腔内有残留组织而发生感染。因此，护士应全面评估孕妇的各项生命体征。判断流产类型，尤其须注意与贫血及感染相关的征象（表11-1）。

表 11-1 各型流产的临床表现

类型	病史			妇科检查	
	出血量	下腹痛	组织排出	宫颈口	子宫大小
先兆流产	少	无或轻	无	闭	与妊娠周数相符
难免流产	中～多	加剧	无	扩张	相符或略小
不全流产	少～多	减轻	部分排出	扩张或有物堵塞或闭	小于妊娠周数
完全流产	少～无	无	全部排出	闭	正常或略大

流产孕妇的心理状况以焦虑和恐惧为特征。孕妇面对阴道流血往往会不知所措，甚至有过度严重化情绪，同时对胎儿健康的担忧也会直接影响孕妇的情绪反应，孕妇可能会表现伤心、郁闷、烦躁不安等。

3.诊断检查

（1）产科检查：在消毒条件下进行妇科检查，进一步了解宫颈口是否扩张、羊膜是否破裂、行无妊娠产物堵塞于宫颈口内；子宫大小与停经周数是否相符、有无压痛等，并应检查双侧附件有无肿块、增厚及压痛等。

（2）实验室检查：多采用放射免疫方法对绒毛膜促性腺激素（HCG）、胎盘生乳素（HPL）、雌激素和孕激素等进行定量测定，如测定的结果低于正常值，提示有流产可能。

（3）B超显像：超声显像可显示有无胎囊、胎动、胎心等，从而可诊断并鉴别流产及其类型，指导正确处理。

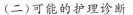

（二）可能的护理诊断

1.有感染的危险

与阴道出血时间过长、宫腔内有残留组织等因素有关。

2.焦虑

与担心胎儿健康等因素有关。

（三）预期目标

（1）出院时护理对象无感染征象。

（2）先兆流产孕妇能积极配合保胎措施，继续妊娠。

（四）护理措施

对于不同类型的流产孕妇，处理原则不同，其护理措施亦有差异。护理在全面评估孕妇身心状况的基础上，综合病史及诊断检查，明确基本处理原则，认真执行医嘱，积极配合医师为流产孕妇进行诊断，并为之提供相应的护理措施。

1.先兆流产孕妇的护理

先兆流产孕妇需卧床休息，禁止性生活，禁用肥皂水灌肠，以减少各种刺激。护士除了为其提供生活护理外，通常遵医嘱给孕妇适量镇静剂、孕激素等。随时评估孕妇的病情变化，如是否腹痛加重、阴道流血量增多等。此外，由于孕妇的情绪状态也会影响其保胎效果，因此护士还应注意观察孕妇的情绪反应，加强心理护理，从而稳定孕妇情绪，增强保胎信心。护士须向孕妇及家属讲明以上保胎措施的必要性，以取得孕妇及家属的理解和配合。

2.妊娠不能再继续者的护理

护士应积极采取措施，及时采取终止妊娠的措施，协助医师完成手术过程，使妊娠产物完全排出，同时开放静脉，做好输液、输血准备。并严密检测孕妇的体温、血压及脉搏。观察其面色、腹痛、阴道流血及与休克有关的征象。有凝血功能障碍者应予以纠正，然后再行引产或手术。

3.预防感染

护士应检测患者的体温、血象及阴道流血，以及分泌物的性质、颜色、气味等，并严格执行无菌操作规程，加强会阴部的护理。指导孕妇使用消毒会阴垫，保持会阴部清洁，维持良好的卫生习惯。当护士发现感染征象后应及时报告医师，并按医嘱进行抗感染处理。此外，护士还应嘱患者流产后1个月返院复查，确定无禁忌证后，方可开始性生活。

4.协助患者顺利渡过悲伤期

患者由于失去婴儿，往往会出现伤心、悲哀等情绪反应。护士应给予同情和理解，帮助患者及家属接受现实，顺利渡过悲伤期。此外，护士还应与孕妇及家属共同讨论此次流产的原因，并向他们讲解有关流产的相关知识，帮助他们为再次妊娠做好准备。有习惯性流产史的孕妇在下一次妊娠确诊后卧床休息，加强营养，禁止性生活。补充B族维生素、维生素E、维生素C等，治疗期必须超过以往发生流产的妊娠月份。病因明确者，应积极接受对因治疗。黄体功能不足者。按医嘱正确使用黄体酮治疗，以预防流产；子宫畸形者须在妊娠前先进行矫正手术。宫颈内口松弛者应在未妊娠前做宫颈内口松弛修补术。如已妊娠，则可在妊娠14～16周时行子宫内口缝扎术。

（五）护理评价

（1）护理对象体温正常，血红蛋白及白细胞数正常，无出血、感染征象。

（2）先兆流产孕妇配合保胎治疗，继续妊娠。

（李　艳）

第三节 胎儿窘迫

胎儿窘迫是指孕妇、胎儿、胎盘等各种原因引起的胎儿宫内缺氧,影响胎儿健康甚至危及生命。胎儿窘迫是一种综合征,主要发生在临产过程。也可发生在妊娠后期。发生在临产过程者,可以是妊娠后期的延续和加重。

一、病因

胎儿窘迫的病因涉及多方面,可归纳为三大类。

（一）母体因素

妊娠妇女患有高血压疾病、慢性肾炎、妊娠高血压综合征、重度贫血、心脏病、肺源性心脏病、高热、吸烟、产前出血性疾病和创伤、急产或子宫不协调性收缩、缩宫素使用不当、产程延长、子宫过度膨胀、胎膜早破等;或者产妇长期仰卧位,镇静药、麻醉药使用不当等。

（二）胎儿因素

胎儿心血管系统功能障碍、胎儿畸形,如严重的先天性心血管疾病、母婴血型不合引起的胎儿溶血、胎儿贫血、胎儿宫内感染等。

（三）脐带、胎盘因素

脐带因素有长度异常、缠绕、打结、扭转、狭窄、血肿、帆状附着;胎盘因素有植入异常、形状异常、发育障碍、循环障碍等。

二、病理生理

胎儿窘迫的基本病理生理变化是缺血、缺氧引起的一系列变化。缺氧早期或者一过性缺氧时。机体主要通过减少胎盘和自身耗氧量代偿,胎儿则通过减少对肾与下肢血供等方式来保证心脑血流量,不产生严重的代偿障碍及器官损害。缺氧严重则可引起严重的并发症。缺氧初期通过自主神经反射兴奋交感神经,使肾上腺儿茶酚胺及皮质醇分泌增多,引起血压上升及心率加快。此时胎儿的大脑、肾上腺、心脏及胎盘血流增加,而肾、肺、消化系统等血流减少,出现羊水减少、胎儿发育迟缓等。若缺氧继续加重,则转为兴奋迷走神经,血管扩张,有效循环血量减少,主要器官的功能由于血流不能保证而受损,于是胎心率减慢。缺氧继续发展下去可引起严重的器官功能损害,尤其可以引起缺血缺氧性脑病甚至胎死宫内。此过程基本是低氧血症至缺氧,然后至代谢性酸中毒,主要表现为胎动减少、羊水少、胎心监护基线变异差、出现晚期减速甚至呼吸抑制。由于缺氧时肠蠕动加快,肛门括约肌松弛引起胎粪排出。此过程可以形成恶性循环,更加重母体及胎儿的危险。不同原因引起的胎儿窘迫表现过程可以不完全一致,所以应加强监护、积极评价、及时发现高危征象并积极处理。

三、临床表现

胎儿窘迫的主要表现为胎心音改变、胎动异常及羊水胎粪污染或羊水过少,严重者胎动消失。根据其临床表现,胎儿窘迫可以分为急性胎儿窘迫和慢性胎儿窘迫。急性胎儿窘迫多发生

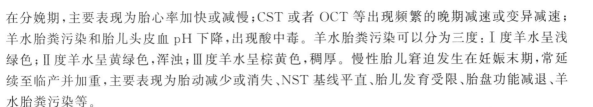

在分娩期,主要表现为胎心率加快或减慢;CST或者OCT等出现频繁的晚期减速或变异减速;羊水胎粪污染和胎儿头皮血pH下降,出现酸中毒。羊水胎粪污染可以分为三度:Ⅰ度羊水呈浅绿色;Ⅱ度羊水呈黄绿色,浑浊;Ⅲ度羊水呈棕黄色,稠厚。慢性胎儿窘迫发生在妊娠末期,常延续至临产并加重,主要表现为胎动减少或消失、NST基线平直、胎儿发育受限、胎盘功能减退、羊水胎粪污染等。

四、处理原则

急性胎儿窘迫者,应积极寻找原因并给予及时纠正。若宫颈未完全扩张、胎儿窘迫情况不严重者,给予吸氧,嘱产妇左侧卧位,若胎心率变为正常,可继续观察;若宫口开全、胎先露部已达坐骨棘平面以下3 cm者,应尽快助产经阴道娩出胎儿;若因缩宫素使宫缩过强造成胎心率减慢者。应立即停止使用,继续观察,病情紧迫或经上述处理无效者立即剖宫产结束分娩。慢性胎儿窘迫者,应根据妊娠周、胎儿成熟度和窘迫程度决定处理方案。首先应指导妊娠妇女采取左侧卧位,间断吸氧,积极治疗各种并发症或并发症,密切监护病情变化。若无法改善,则应在促使胎儿成熟后迅速终止妊娠。

五、护理评估

(一)健康史

了解妊娠妇女的年龄、生育史、内科疾病史如高血压疾病、慢性肾炎、心脏病等;本次妊娠经过,如妊娠高血压综合征、胎膜早破、子宫过度膨胀(如羊水过多和多胎妊娠);分娩经过,如产程延长(特别是第二产程延长)、缩宫素使用不当。了解有无胎儿畸形、胎盘功能的情况。

(二)身心状况

胎儿窘迫时,妊娠妇女自感胎动增加或停止。在窘迫的早期可表现为胎动过频(每24小时大于20次);若缺氧未纠正或加重,则胎动转弱且次数减少,进而消失。胎儿轻微或慢性缺氧时,胎心率加快(>160次/分钟);若长时间或严重缺氧。则会使胎心率减慢。若胎心率<100次/分钟则提示胎儿危险。胎儿窘迫时主要评估羊水量和性状。

孕产妇夫妇因为胎儿的生命遭遇危险而产生焦虑,对需要手术结束分娩产生犹豫、无助感。对于胎儿不幸死亡的孕产妇夫妇,其感情上受到强烈的创伤,通常会经历否认、愤怒、抑郁、接受的过程。

(三)辅助检查

1.胎盘功能检查

出现胎儿窘迫的妊娠妇女一般24小时尿E_3值急骤减少30%~40%,或于妊娠末期连续多次测定在每24小时10 mg以下。

2.胎心监测

胎动时胎心率加速不明显,基线变异率<3次/分钟,出现晚期减速、变异减速等。

3.胎儿头皮血血气分析

结果示pH<7.20。

六、护理诊断/诊断问题

(一)气体交换受损(胎儿)

与胎盘子宫的血流改变、血流中断(脐带受压)或血流速度减慢(子宫-胎盘功能不良)有关。

（二）焦虑

与胎儿宫内窘迫有关。

（三）预期性悲哀

与胎儿可能死亡有关。

七、预期目标

（1）胎儿情况改善，胎心率在 120～160 次/分钟。

（2）妊娠妇女能运用有效的应对机制控制焦虑。

（3）产妇能够接受胎儿死亡的现实。

八、护理措施

（1）妊娠妇女左侧卧位，间断吸氧。严密监测胎心变化，一般每 15 分钟听 1 次胎心或进行胎心监护，注意胎心变化。

（2）为手术者做好术前准备，如宫口开全、胎先露部已达坐骨棘平面以下 3 cm 者，应尽快阴道助产娩出胎儿。

（3）做好新生儿抢救和复苏的准备。

（4）心理护理。①向孕产妇提供相关信息，包括医疗措施的目的、操作过程、预期结果及孕产妇需做的配合；将真实情况告知孕产妇，有助于其减轻焦虑，也可帮助产妇面对现实。必要时陪伴产妇，对产妇的疑虑给予适当的解释。②对于胎儿不幸死亡的父母亲，护理人员可安排一个远离其他婴儿和产妇的单人房间，陪伴他们或安排家人陪伴他们，勿让其独处；鼓励其诉说悲伤，接纳其哭泣及抑郁的情绪，陪伴在旁提供支持及关怀；若他们愿意，护理人员可让他们看看死婴并同意他们为死产婴儿做一些事情，包括沐浴、更衣、命名、拍照或举行丧礼，但事先应向他们描述死婴的情况，使之有心理准备。解除"否认"的态度而进入下一个阶段，提供足印卡、床头卡等作为纪念，帮助他们使用适合自己的压力应对技巧和方法。

九、结果评价

（1）胎儿情况改善，胎心率在 120～160 次/分钟。

（2）妊娠妇女能运用有效的应对机制来控制焦虑，叙述心理和生理上的感受。

（3）产妇能够接受胎儿死亡的现实。

（李　艳）

第四节　异位妊娠

受精卵在于子宫体腔以外着床称为异位妊娠，习称宫外孕。异位妊娠依受精卵在子宫体腔外种植部位不同分为输卵管妊娠、卵巢妊娠、腹腔妊娠、阔韧带妊娠和宫颈妊娠（图 11-1）。

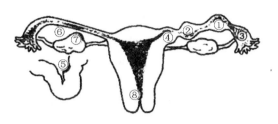

①输卵管壶腹部妊娠;②输卵管峡部妊娠;③输卵管伞部妊娠;④输卵管间质部妊娠;⑤腹腔妊娠;⑥阔韧带妊娠;⑦卵巢妊娠;⑧宫颈妊娠

图 11-1 异位妊娠的发生部位

异位妊娠是妇产科常见的急腹症,发病率约 1%,是孕产妇的主要死亡原因之一。以输卵管妊娠最常见。输卵管妊娠占异位妊娠 95% 左右,其中壶腹部妊娠最多见,约占 78%,其次为峡部、伞部、间质部妊娠较少见。

一、病因

(一)输卵管炎症

此是异位妊娠的主要病因。可分为输卵管黏膜炎和输卵管周围炎。输卵管黏膜炎轻者可发生黏膜皱褶粘连、管腔变窄。或使纤毛功能受损,从而导致受精卵在输卵管内运行受阻并于该处着床;输卵管周围炎病变主要在输卵管浆膜层或浆肌层,常造成输卵管周围粘连、输卵管扭曲、管腔狭窄、蠕动减弱而影响受精卵运行。

(二)输卵管手术史输卵管绝育史及手术史者

输卵管妊娠的发生率为 10%~20%。尤其是腹腔镜下电凝输卵管及硅胶环套术绝育,可因输卵管瘘或再通而导致输卵管妊娠。曾经接受输卵管粘连分离术、输卵管成形术(输卵管吻合术或输卵管造口术)者,在再次妊娠时输卵管妊娠的可能性亦增加。

(三)输卵管发育不良或功能异常

输卵管过长、肌层发育差、黏膜纤毛缺乏、双输卵管、输卵管憩室或有输卵管副伞等,均可造成输卵管妊娠。输卵管功能(包括蠕动、纤毛活动以及上皮细胞分泌)受雌、孕激素调节。若调节失败,可影响受精卵正常运行。

(四)辅助生殖技术

近年,由于辅助生育技术的应用,使输卵管妊娠发生率增加,既往少见的异位妊娠,如卵巢妊娠、宫颈妊娠、腹腔妊娠的发生率增加。1998 年,美国报道因助孕技术应用所致输卵管妊娠的发生率为 2.8%。

(五)避孕失败

宫内节育器避孕失败,发生异位妊娠的机会较大。

(六)其他

子宫肌瘤或卵巢肿瘤压迫输卵管,影响输卵管管腔通畅,使受精卵运行受阻。输卵管子宫内膜异位可增加受精卵着床于输卵管的可能性。

二、病理

(一)输卵管妊娠的特点

输卵管管腔狭小,管壁薄且缺乏黏膜下组织,其肌层远不如子宫肌壁厚与坚韧,妊娠时不能形成完好的蜕膜,不利于胚胎的生长发育,常发生以下结局:

1.输卵管妊娠流产

多见于妊娠 8～12 周输卵管壶腹部妊娠。受精卵种植在输卵管黏膜皱襞内,由于蜕膜形成不完整,发育中的胚泡常向管腔突出,最终突破包膜而出血,胚泡与管壁分离,若整个胚泡剥离落入管腔,刺激输卵管逆蠕动经伞端排出到腹腔,形成输卵管妊娠完全流产,出血一般不多。若胚泡剥离不完整,妊娠产物部分排出到腹腔,部分尚附着于输卵管壁,形成输卵管妊娠不全流产,滋养细胞继续侵蚀输卵管壁,导致反复出血,形成输卵管血肿或输卵管周围血肿,血液不断流出并积聚在直肠子宫陷窝形成盆腔血肿,量多时甚至流入腹腔。

2.输卵管妊娠破裂

多见于妊娠 6 周左右输卵管峡部妊娠。受精卵着床于输卵管黏膜皱襞间,胚泡生长发育时绒毛向管壁方向侵蚀肌层及浆膜,最终穿破浆膜,形成输卵管妊娠破裂。输卵管肌层血管丰富。短期内可发生大量腹腔内出血,使患者出现休克。其出血量远较输卵管妊娠流产多,腹痛剧烈;也可反复出血,在盆腔与腹腔内形成血肿。孕囊可自破裂口排出,种植于任何部位。若胚泡较小则可被吸收;若过大则可在直肠子宫陷凹内形成包块或钙化为石胎。

输卵管间质部妊娠虽少见,但后果严重,其结局几乎均为输卵管妊娠破裂。由于输卵管间质部管腔周围肌层较厚、血运丰富,因此破裂常发生于孕 12～16 周。其破裂犹如子宫破裂,症状较严重,往往在短时间内出现低血容量休克症状。

3.陈旧性宫外孕

输卵管妊娠流产或破裂,若长期反复内出血形成的盆腔血肿不消散,血肿机化变硬并与周围组织粘连,临床上称为陈旧性宫外孕。

4.继发性腹腔妊娠

无论输卵管妊娠流产或破裂,胚胎从输卵管排入腹腔内或阔韧带内,多数死亡,偶尔也有存活者。若存活胚胎的绒毛组织附着于原位或排至腹腔后重新种植而获得营养,可继续生长发育,形成继发性腹腔妊娠。

(二)子宫的变化

输卵管妊娠和正常妊娠一样,合体滋养细胞产生 HCG 维持黄体生长,使类固醇激素分泌增加,致使月经停止来潮、子宫增大变软、子宫内膜出现蜕膜反应。若胚胎受损或死亡,滋养细胞活力消失,蜕膜自宫壁剥离而发生阴道流血。有时蜕膜可完整剥离,随阴道流血排出三角形蜕膜管型;有时呈碎片排出。排出的组织见不到绒毛,组织学检查无滋养细胞,此时血 β-HCG 下降。子宫内膜形态学改变呈多样性,若胚胎死亡已久,内膜可呈增生期改变,有时可见 Arias-Stella(A-S)反应,镜检见内膜腺体上皮细胞增生、增大,细胞边界不清,腺细胞排列成团突入腺腔,细胞极性消失,细胞核肥大、深染,细胞质有空泡。这种子宫内膜过度增生和分泌反应,可能为类固醇激素过度刺激所引起;若胚胎死亡后部分深入肌层的绒毛仍存活,黄体退化迟缓,内膜仍可呈分泌反应。

三、临床表现

输卵管妊娠的临床表现与受精卵着床部位、有无流产或破裂,以及出血量多少与时间长短等有关。

（一）症状

典型症状为停经后腹痛与阴道流血。

1.停经

除输卵管间质部妊娠停经时间较长外,多有 6~8 周停经史。有 20%~30%患者无停经史,将异位妊娠时出现的不规则阴道流血误认为月经。或由于月经过期仅数日而不认为是停经。

2.腹痛

腹痛是输卵管妊娠患者的主要症状。在输卵管妊娠发生流产或破裂之前,由于胚胎在输卵管内逐渐增大,常表现为一侧下腹部隐痛或酸胀感。当发生输卵管妊娠流产或破裂时,突感一侧下腹部撕裂样疼痛,常伴有恶心、呕吐。若血液局限于病变区,主要表现为下腹部疼痛,当血液积聚于直肠子宫陷凹时,可出现肛门坠胀感。随着血液由下腹部流向全腹,疼痛可由下腹部向全腹部扩散,血液刺激膈肌,可引起肩胛部放射性疼痛及胸部疼痛。

3.阴道流血

胚胎死亡后。常有不规则阴道流血,色暗红或深褐,量少呈点滴状,一般不超过月经量,少数患者阴道流血量较多,类似月经。阴道流血可伴有蜕膜管型或蜕膜碎片排出,系子宫蜕膜剥离所致。阴道流血一般常在病灶去除后方能停止。

4.晕厥与休克

由于腹腔内出血及剧烈腹痛,轻者出现晕厥,严重者出现失血性休克。出血量越多越快,症状出现越迅速越严重,但与阴道流血量不成正比。

5.腹部包块

输卵管妊娠流产或破裂时所形成的血肿时间较久者,由于血液凝固并与周围组织或器官（如子宫、输卵管、卵巢、肠管或大网膜等）发生粘连形成包块,包块较大或位置较高者,腹部可扪及。

（二）体征

根据患者内出血的情况,患者可呈贫血貌。腹部检查:下腹压痛、反跳痛明显,出血多时,叩诊有移动性浊音。

四、处理原则

处理原则以手术治疗为主,其次是药物治疗。

（一）药物治疗

1.化学药物治疗

主要适用于早期输卵管妊娠、要求保存生育能力的年轻患者。符合下列条件可采用此法:①无药物治疗的禁忌证;②输卵管妊娠未发生破裂或流产;③输卵管妊娠包块直径≤4 cm;④血 β-HCG<2 000 U/L;⑤无明显内出血,常用甲氨蝶呤（MTX）,治疗机制是抑制滋养细胞增生,破坏绒毛,使胚胎组织坏死、脱落、吸收。但在治疗中若病情无改善,甚至发生急性腹痛或输卵管破裂症状,则应立即进行手术治疗。

2.中医药治疗

中医学认为本病属血瘀少腹,不通则痛的实证。以活血化瘀、消癥为治则,但应严格掌握指征。

(二)手术治疗

手术治疗分为保守手术和根治手术。保守手术为保留患侧输卵管,根治手术为切除患侧输卵管。手术治疗适用于:①生命体征不稳定或有腹腔内出血征象者;②诊断不明确者;③异位妊娠有进展者(如血β-HCG处于高水平,附件区大包块等);④随诊不可靠者;⑤药物治疗禁忌证者或无效者。

1.保守手术

此适用于有生育要求的年轻妇女,特别是对侧输卵管已切除或有明显病变者。

2.根治手术

此适用于无生育要求的输卵管妊娠内出血并发休克的急症患者。

3.腹腔镜手术

这是近年治疗异位妊娠的主要方法。

五、护理

(一)护理评估

1.病史

应仔细询问月经史,以准确推断停经时间。注意不要将不规则阴道流血误认为末次月经,或由于月经仅过期几天,不认为是停经。此外,对不孕、放置宫内节育器、绝育术、输卵管复通术、盆腔炎等与发病相关的高危因素应予高度重视。

2.身心状况

输卵管妊娠发生流产或破裂前,症状及体征不明显。当患者腹腔内出血较多时呈贫血貌,严重者可出现面色苍白,四肢湿冷,脉快、弱、细,血压下降等休克症状。体温一般正常,出现休克时体温略低,腹腔内血液吸收时体温略升高,但不超过38℃。下腹有明显压痛、反跳痛,尤以患侧为重,肌紧张不明显,叩诊有移动性浊音。血凝后下腹可触及包块。

由于输卵管妊娠流产或破裂后,腹腔内急性大量出血及剧烈腹痛,以及妊娠终止的现实都将是孕妇出现较为激烈的情绪反应。可表现为哭泣、自责、无助、抑郁和恐惧等行为。

3.诊断检查

(1)腹部检查:输卵管妊娠流产或破裂者,下腹部有明显压痛或反跳痛,尤以患侧为甚,轻度腹肌紧张;出血多时,叩诊有移动性浊音;如出血时间较长,形成血凝块,在下腹可触及软性肿块。

(2)盆腔检查:输卵管妊娠未发生流产或破裂者,除子宫略大较软外,仔细检查可能触及胀大的输卵管并有轻度压痛。输卵管妊娠流产或破裂者,阴道后穹隆饱满,有触痛。将宫颈轻轻上抬或左右摇动时引起剧烈疼痛,称为宫颈抬举痛或摇摆痛,是输卵管妊娠的主要体征之一。子宫稍大而软,腹腔内出血多时子宫检查呈漂浮感。

(3)阴道后穹隆穿刺:是一种简单、可靠的诊断方法,适用于疑有腹腔内出血的患者。由于腹腔内血液易积聚于子宫直肠陷凹,抽出暗红色不凝血为阳性,说明存在血腹症。无内出血、内出血量少、血肿位置较高或子宫直肠陷凹有粘连者,可能抽不出血液,因而穿刺阴性不能排除输卵管妊娠存在。如有移动性浊音,可做腹腔穿刺。

(4)妊娠试验:放射免疫法测血中 HCG,尤其是 β-HCG 阳性有助诊断。虽然此方法灵敏度高,异位妊娠的阳性率一般可达 $80\%\sim90\%$,但 β-HCG 阴性者仍不能完全排除异位妊娠。

(5)血清黄体酮测定:对判断正常妊娠胚胎的发育情况有帮助,血清黄体酮值<5 ng/mL 应考虑宫内妊娠流产或异位妊娠。

(6)超声检查:B 超显像有助于诊断异位妊娠。阴道 B 超检查较腹部 B 超检查准确性高。诊断早期异位妊娠。单凭 B 超现象有时可能会误诊。若能结合临床表现及 β-HCG 测定等,对诊断的帮助很大。

(7)腹腔镜检查:适用于输卵管妊娠尚未流产或破裂的早期患者和诊断有困难的患者,腹腔内有大量出血或伴有休克者,禁做腹腔镜检查。在早期异位妊娠患者,腹腔镜可见一侧输卵管肿大,表面紫蓝色,腹腔内无出血或有少量出血。

(8)子宫内膜病理检查:诊刮仅适用于阴道流血量较多的患者,目的在于排除宫内妊娠流产。将宫腔排出物或刮出物做病理检查,切片中见到绒毛,可诊断为宫内妊娠,仅见蜕膜未见绒毛者有助于诊断异位妊娠。现已经很少依靠诊断性刮宫协助诊断。

(二)护理诊断

1.潜在并发症

出血性休克。

2.恐惧

与担心手术失败有关。

(三)预期目标

(1)患者休克症状得以及时发现并缓解。

(2)患者能以正常心态接受此次妊娠失败的事实。

(四)护理措施

1.接受手术治疗患者的护理

(1)护士在严密监测患者生命体征的同时,配合医师积极纠正患者休克症状,做好术前准备。手术治疗是输卵管异位妊娠的主要处理原则。对于严重内出血并发休克的患者,护士应立即开放静脉,交叉配血,做好输血输液的准备。以便配合医师积极纠正休克,补充血容量,并按急症手术要求迅速做好手术准备。

(2)加强心理护理:护士于术前简洁明了地向患者及家属讲明手术的必要性,并以亲切的态度和切实的行动赢得患者及家属的信任,保持周围环境的安静、有序,减少和消除患者的紧张、恐惧心理,协助患者接受手术治疗方案。术后,护士应帮助患者以正常的心态接受此次妊娠失败的现实,向她们讲述异位妊娠的有关知识,一方面可以减少因害怕再次发生移位妊娠而抵触妊娠的不良情绪,另一方面也可以增加和提高患者的自我保健意识。

2.接受非手术治疗患者的护理

对于接受非手术治疗方案的患者,护士应从以下几方面加强护理。

(1)护士需密切观察患者的一般情况、生命体征,并重视患者的主诉,尤应注意阴道流血量与腹腔内出血量不成比例,当阴道流血量不多时,不要误认为腹腔内出血量亦很少。

(2)护士应告诉患者病情发展的一些指征,如出血增多、腹痛加剧、肛门坠胀感明显等,以便当患者病情发展时,医患均能及时发现,给予相应处理。

(3)患者应卧床休息,避免腹部压力增大,从而减少异位妊娠破裂的机会。在患者卧床期间,护士需提供相应的生活护理。

(4)护士应协助正确留取血标本,以检测治疗效果。

(5)护士应指导患者摄取足够的营养物质,尤其是富含铁蛋白的食物,如动物肝脏、肉类、豆类、绿叶蔬菜以及黑木耳等,以促进血红蛋白的增加,增强患者的抵抗力。

3.出院指导

输卵管妊娠的预后在于防治输卵管的损伤和感染,因此护士应做好妇女的健康保健工作,防止发生盆腔感染。教育患者保持良好的卫生习惯,勤洗浴、勤换衣,性伴侣稳定。发生盆腔炎后须立即彻底治疗,以免延误病情。另外,由于输卵管妊娠者中约有 10% 的再发生率和 50%～60% 的不孕率。因此,护士需告诫患者,下次妊娠时要及时就医,并且不宜轻易终止妊娠。

(五)护理评价

(1)患者的休克症状得以及时发现并纠正。

(2)患者消除了恐惧心理.愿意接受手术治疗。 （李 艳）

第五节 过 期 妊 娠

平时月经周期规则,妊娠达到或超过 42 周(>294 天)尚未分娩者,称为过期妊娠。其发生率占妊娠总数的 3%～15%。过期妊娠使胎儿窘迫、胎粪吸入综合征、过熟综合征、新生儿窒息、围生儿死亡、巨大儿,以及难产等不良结局发生率增高,并随妊娠期延长而增加。

一、病因

过期妊娠可能与下列因素有关。

(一)雌、孕激素比例失调

内源性前列腺素和雌二醇分泌不足而黄体酮水平增高,导致孕激素优势.抑制前列腺素和缩宫素的作用,延迟分娩发动。导致过期妊娠。

(二)头盆不称

部分过期妊娠胎儿较大,导致头盆不称和胎位异常,使胎先露部不能紧贴子宫下段及宫颈内口,反射性子宫收缩减少,容易发生过期妊娠。

(三)胎儿畸形

如无脑儿,由于无下丘脑,垂体肾上腺轴发育不良或缺如,促肾上腺皮质激素产生不足,胎儿肾上腺皮质萎缩,使雌激素的前身物质 16α-羟基硫酸脱氢表雄酮不足,从而雌激素分泌减少;小而不规则的胎儿不能紧贴子宫下段及宫颈内口诱发宫缩,导致过期妊娠。

(四)遗传因素

某家族、某个体常反复发生过期妊娠,提示过期妊娠可能与遗传因素有关。胎盘硫酸酯酶缺乏症是一种罕见的伴性隐性遗传病,可导致过期妊娠。其发生机制是因胎盘缺乏硫酸酯酶,胎儿肾上腺与肝脏产生的 16α-羟基硫酸脱氢表雄酮不能脱去硫酸根转变为雌二醇及雌三醇,从而使血雌二醇及雌三醇明显减少,降低子宫对缩宫素的敏感性,使分娩难以启动。

二、临床表现

(一)胎盘

过期妊娠的胎盘病理有两种类型:一种是胎盘功能正常,除重量略有增加外。胎盘外观和镜检均与妊娠足月胎盘相似;另一种是胎盘功能减退,肉眼观察胎盘母体面呈片状或多灶性梗死及钙化,胎儿面及胎膜常被胎粪污染,呈黄绿色。

(二)羊水

正常妊娠 38 周后,羊水量随妊娠推延逐渐减少,妊娠 42 周后羊水减少迅速,约 30% 减至 300 mL 以下;羊水粪染率明显增高,是足月妊娠的 2~3 倍,若同时伴有羊水过少,羊水粪染率达 71%。

(三)胎儿

过期妊娠胎儿生长模式与胎盘功能有关,可分以下 3 种。

1.正常生长及巨大儿

胎盘功能正常者,能维持胎儿继续生长,约 25% 成为巨大儿,其中 1.4% 胎儿出生体重>4 500 g。

2.胎儿成熟障碍

10%~20% 过期妊娠并发胎儿成熟障碍。胎盘功能减退与胎盘血流灌注不足、胎儿缺氧及营养缺乏等有关。由于胎盘合成、代谢、运输及交换等功能障碍,胎儿不易再继续生长发育。临床分为3 期:第 Ⅰ 期为过度成熟期,表现为胎脂消失、皮下脂肪减少、皮肤干燥松弛多皱褶,头发浓密,指(趾)甲长,身体瘦长,容貌似"小老人"。第 Ⅱ 期为胎儿缺氧期,肛门括约肌松弛,有胎粪排出,羊水及胎儿皮肤黄染,羊膜和脐带绿染,同胎儿患病率及围生儿死亡率最高。第 Ⅲ 期为胎儿全身因粪染历时较长广泛黄染,指(趾)甲和皮肤呈黄色,脐带和胎膜呈黄绿色,此期胎儿已经历和渡过第 Ⅱ 期危险阶段,其预后反较第 Ⅱ 期好。

3.胎儿生长受限

小样儿可与过期妊娠共存,后者更增加胎儿的危险性,约 1/3 过期妊娠死产儿为生长受限小样儿。

三、处理原则

应根据胎盘功能、胎儿大小、宫颈成熟度综合分析,以确诊过期妊娠,并选择恰当的分娩方式终止妊娠,在产程中密切观察羊水情况、胎心监护,出现胎儿窘迫征象,行剖宫产尽快结束分娩。

四、护理

(一)护理评估

1.病史

准确核实孕周,确定胎盘功能是否正常是关键。诊断过期妊娠之前必须准确核实孕周。

2.身心诊断

平时月经周期规则,妊娠达到或超过 42 周(>294 天)未分娩者,可诊断为过期妊娠。由于孕妇结果的不可预知、恐惧、焦虑、猜测是过期妊娠孕妇常见的情绪反应。

3.诊断检查

实验室检查:①根据B超检查确定孕周,妊娠20周内,B超检查对确定孕周有重要意义。妊娠5～12周内以胎儿顶臀径推算孕周较准确,妊娠12～20周以内以胎儿双顶径、股骨长度推算预产期较好。②根据妊娠初期血、尿HCG增高的时间推算孕周。

(二)可能的护理诊断

1.有新生儿受伤的危险

与过期胎儿生长受限有关。

2.焦虑

与担心分娩方式、过期胎儿预后有关。

(三)预期目标

(1)新生儿不存在因护理不当而产生的并发症。

(2)患者能平静地面对事实,接受治疗和护理。

(四)护理措施

1.预防过期妊娠

(1)加强孕期宣教,使孕妇及家属认识过期妊娠的危害性。

(2)定期进行产前检查,适时结束妊娠。

2.加强监测,判断胎儿在宫内情况

(1)教会孕妇进行胎动计数:妊娠超过40周的孕妇,通过计数胎动进行自我监测尤为重要。胎动计数>30次/12小时为正常,<10次/12小时或逐日下降,超过50%,应视为胎盘功能减退,提示胎儿宫内缺氧。

(2)胎儿电子监护仪检测:无应激试验(NST)每周2次,胎动减少时应增加检测次数;住院后需每日1次监测胎心变化。NST无反应型需进一步做缩宫素激惹试验(OCT),若多次反复相互现胎心晚期减速,提示胎盘功能减退、胎儿明显缺氧。因NST存在较高假阳性率,需结合B超检查,估计胎儿安危。

3.终止妊娠应根据胎盘功能、胎儿大小、宫颈成熟度综合分析,选择恰当的分娩方式

(1)终止妊娠的指征:已确诊过期妊娠,严格掌握终止妊娠的指征有:①宫颈条件成熟;②胎儿体重>4 000 g或胎儿生长受限;③12小时内胎动<10次或NST为无反应型,OCT可疑;④尿E/C比值持续低值;⑤羊水过少(羊水暗区<3 cm)和(或)羊水粪染;⑥并发重度子痫前期或子痫。终止妊娠的方法应酌情而定。

(2)引产:宫颈条件成熟、Bishop评分>7分者,应予引产;胎头已衔接者,通常采用人工破膜,破膜时羊水多而清者,可静脉滴注缩宫素。在严密监视下经阴道分娩。对羊水Ⅱ度污染者,若阴道分娩,要求在胎肩娩出前用负压吸管或吸痰管吸净胎儿鼻咽部黏液。

(3)剖宫产:出现胎盘功能减退或胎儿窘迫征象,不论宫颈条件成熟与否,均应行剖宫产尽快结束分娩。过期妊娠时,胎儿虽有足够储备力,但临产后宫缩应激力的显著增加超过其储备力,出现隐性胎儿窘迫,对此应有足够认识。最好应用胎儿监护仪,及时发现问题,采取应急措施,适时选择剖宫产挽救胎儿。进入产程后。应鼓励产妇左侧卧位、吸氧。产程中最好连续监测胎心,注意羊水性状,必要时取胎儿头皮血测pH,及早发现胎儿窘迫,并及时处理。过期妊娠时,常伴有胎儿窘迫、羊水粪染,分娩时应做相应准备。胎儿娩出后立即在直接喉镜指引下行气管插管吸出气管内容物,以减少胎粪吸入综合征的发生。过期儿患病率和死亡率均增高,应及时发现和处

理新生儿窒息、脱水、低血容量及代谢性酸中毒等并发症。

（五）护理评价

(1)患者能积极配合医护措施。

(2)新生儿未发生窒息。

（边英俊）

第六节 前置胎盘

妊娠 28 周后,胎盘附着于子宫下段,甚至胎盘下缘达到或覆盖宫颈内口,其位置低于胎先露部,称为前置胎盘。前置胎盘是妊娠晚期严重并发症,也是妊娠晚期阴道流血最常见的原因。其发病率国外报道 0.5%,国内报道 0.24%~1.57%。

一、病因

目前尚不清楚,高龄初产妇(年龄＞35 岁)、经产妇及多产妇、吸烟或吸毒妇女为高危人群。其病因可能与下述因素有关。

（一）子宫内膜病变或损伤

多次刮宫、分娩、子宫手术史等是前置胎盘的高危因素。上述情况可损伤子宫内膜,引起子宫内膜炎或萎缩性病变,再次受孕时子宫蜕膜血管形成不良、胎盘血供不足,刺激胎盘面积增大延伸到子宫下段。前次剖宫产手术瘢痕可妨碍胎盘在妊娠晚期向上迁移。增加前置胎盘的可能性。据统计发生前置胎盘的孕妇,85%~95% 为经产妇。

（二）胎盘异常

双胎妊娠时胎盘面积过大,前置胎盘发生率较单胎妊娠高一倍;胎盘位置正常而副胎盘位于子宫下段接近宫颈内口;膜状胎盘大而薄,扩展到子宫下段,均可发生前置胎盘。

（三）受精卵滋养层发育迟缓

受精卵到达子宫腔后,滋养层尚未发育到可以着床的阶段,继续向下游走到达子宫下段,并在该处着床而发育成前置胎盘。

二、分类

根据胎盘下缘与宫颈内口的关系,将前置胎盘分为 3 类(图 11-2)。

(1)完全性前置胎盘:又称中央性前置胎盘,胎盘组织完全覆盖宫颈内口。

(2)部分性前置胎盘:宫颈内口部分为胎盘组织所覆盖。

(3)边缘性前置胎盘:胎盘附着于子宫下段,胎盘边缘到达宫颈内口,未覆盖宫颈内口。

胎盘位于子宫下段,与胎盘边缘极为接近,但未达到宫颈内口,称为低置胎盘。胎盘下缘与宫颈内口的关系可因宫颈管消失、宫口扩张而改变。前置胎盘类型可因诊断时期不同而改变,如临产前为完全性前置胎盘,临产后因口扩张而成为部分性前置胎盘。目前临床上均依据处理前最后一次检查结果来决定其分类。

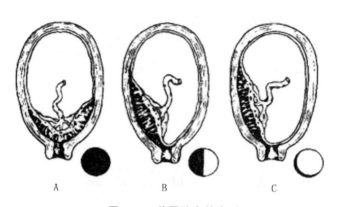

图 11-2　前置胎盘的类型

A.完全性前置胎盘;B.部分性前置胎盘;C.边缘性前置胎盘

三、临床表现

(一)症状

前置胎盘的典型症状是妊娠晚期或临产时,发生无诱因、无痛性反复阴道流血。妊娠晚期子宫下段逐渐伸展,牵拉宫颈内口,宫颈管缩短;临产后规律宫缩使宫颈管消失成为软产道的一部分。宫颈外口扩张,附着于子宫下段及宫颈内口的胎盘前置部分不能相应伸展而与其附着处分离,血窦破裂出血。前置胎盘出血前无明显诱因,初次出血量一般不多,剥离处血液凝固后,出血自然停止;也有初次即发生致命性大出血而导致休克的。由于子宫下段不断伸展,前置胎盘出血常反复发生,出血量也越来越多。阴道流血发生的迟早、反复发生次数、出血量多少与前置胎盘类型有关。完全性前置胎盘初次出血时间早,多在妊娠28周左右,称为"警戒性出血"。边缘性前置胎盘出血多发生于妊娠晚期或临产后,出血量较少。部分性前置胎盘的初次出血时间、出血量及反复出血次数,介于两者之间。

(二)体征

患者一般情况与出血量有关,大量出血呈现面色苍白、脉搏增快微弱、血压下降等休克表现。腹部检查:子宫软,无压痛,大小与妊娠周数相符。由于子宫下段有胎盘占据,影响胎先露部入盆,故胎先露高浮,易并发胎位异常。反复出血或一次出血量过多,使胎儿宫内缺氧,严重者胎死宫内。当前置胎盘附着于子宫前壁时,可在耻骨联合上方听到胎盘杂音。临产时检查见宫缩为阵发性,间歇期子宫完全松弛。

四、处理原则

处理原则是抑制宫缩、止血、纠正贫血和预防感染。根据阴道流血量、有无休克、妊娠周数、胎位、胎儿是否存活、是否临产及前置胎盘类型等综合作出决定。

(一)期待疗法

应在保证孕妇安全的前提下尽可能延长孕周,以提高围生儿存活率。适用于妊娠<34 周、胎儿体重<2 000 g、胎儿存活、阴道流血量不多、一般情况良好的孕妇。

尽管国外有资料证明,前置胎盘孕妇的妊娠结局住院与门诊治疗并无明显差异,但我国仍应强调住院治疗。住院期间密切观察病情变化,为孕妇提供全面优质护理是期待疗法的关键措施。

(二)终止妊娠

1.终止妊娠指征

孕妇反复发生多量出血甚至休克者,无论胎儿成熟与否,为了母亲安全应终止妊娠;期待疗法中发生大出血或出血量虽少,但胎龄达孕 36 周以上,胎儿成熟度检查提示胎儿肺成熟者;胎龄未达孕 36 周,出现胎儿窘迫征象,或胎儿电子监护发现胎心异常者;出血量多,危及胎儿;胎儿已死亡或出现难以存活的畸形,如无脑儿。

2.剖宫产

剖宫产可在短时间内娩出胎儿,迅速结束分娩,对母儿相对安全,是处理前置胎盘的主要手段。剖宫产指征应包括:完全性前置胎盘,持续大量阴道流血;部分性和边缘性前置胎盘出血量较多,先露高浮,短时间内不能结束分娩;胎心异常。术前应积极纠正贫血、预防感染等,备血,做好处理产后出血和抢救新生的准备。

3.阴道分娩

边缘性前置胎盘、枕先露、阴道流血不多、无头盆不称和胎位异常,估计在短时间内能结束分娩者,可予试产。

五、护理

(一)护理评估

1.病史

除个人健康史外,在孕产史中尤其注意识别有无剖宫产术、人工流产术及子宫内膜炎等前置胎盘的易发因素。此外妊娠中特别是孕 28 周后,是否出现无痛性、无诱因、反复阴道流血症状,并详细记录具体经过及医疗处理情况。

2.身心状况

患者的一般情况与出血量的多少密切相关。大量出血时可见面色苍白、脉搏细速、血压下降等休克症状。孕妇及其家属可因突然阴道流血而感到恐惧或焦虑,既担心孕妇的健康,更担心胎儿的安危,可能显得恐慌、紧张、手足无措。

3.诊断检查

(1)产科检查:子宫大小与停经月份一致,胎儿方位清楚,先露高浮,胎心可以正常,也可因孕妇失血过多致胎心异常或消失。前置胎盘位于子宫下段前壁时,可于耻骨联合上方听见胎盘血管杂音。临产后检查,宫缩为阵发性,间歇期子宫肌肉可以完全放松。

(2)超声波检查:B 超断层相可清楚看到子宫壁、胎头、宫颈和胎盘的位置,胎盘定位准确率达 95% 以上,可反复检查,是目前最安全、有效的首选检查方法。

(3)阴道检查:目前一般不主张应用。只有在近临产期出血不多时,终止妊娠前为除外其他出血原因或明确诊断决定分娩方式前考虑采用。要求阴道检查操作必须在输血、输液和做好手术准备的情况下方可进行。怀疑前置胎盘的个案,切忌肛查。

(4)术后检查胎盘及胎膜:胎盘的前置部分可见陈旧血块附着呈黑紫色或暗红色,如这些改变位于胎盘的边缘,而且胎膜破口处距胎盘边缘<7 cm,则为部分性前置胎盘。如行剖宫产术,术中可直接了解胎盘附着的部分并确立诊断。

（二）护理诊断

1.潜在并发症

出血性休克。

2.有感染的危险

与前置胎盘剥离面靠近子宫颈口、细菌易经阴道上行感染有关。

（三）预期目标

（1）接受期待疗法的孕妇血红蛋白不再继续下降,胎龄可达或更接近足月。

（2）产妇产后未发生产后出血或产后感染。

（四）护理措施

根据病情须立即接受终止妊娠的孕妇,立即安排孕妇去枕侧卧位,开放静脉,配血,做好输血准备。在抢救休克的同时,按腹部手术患者的护理进行术前准备,并做好母儿生命体征监护及抢救准备工作。接受期待疗法的孕妇的护理措施如下。

1.保证休息

减少刺激孕妇需住院观察,绝对卧床休息,尤以左侧卧位为佳,并定时间断吸氧,每日3次,每次1小时,以提高胎儿血氧供应。此外,还需避免各种刺激,以减少出血可能。医护人员进行腹部检查时动作要轻柔,禁做阴道检查和肛查。

2.纠正贫血

除采取口服硫酸亚铁、输血等措施外,还应加强饮食营养指导,建议孕妇多食高蛋白及含铁丰富的食物,如动物肝脏、绿叶蔬菜和豆类等,一方面有助于纠正贫血,另一方面还可以增强机体抵抗力,同时也促进胎儿发育。

3.监测生命体征

及时发现病情变化严密观察并记录孕妇生命体征,阴道流血的量、色,流血事件及一般状况,检测胎儿宫内状态。按医嘱及时完成实验室检查项目,并交叉配血备用。发现异常及时报告医师并配合处理。

4.预防产后出血和感染

（1）产妇回病房休息时严密观察产妇的生命体征及阴道流血情况,发现异常及时报告医师处理,以防止或减少产后出血。

（2）及时更换会阴垫,以保持会阴部清洁、干燥。

（3）胎儿分娩后,及早使用宫缩剂,以预防产后大出血;对新生儿严格按照高危儿处理。

5.健康教育

护士应加强对孕妇的管理和宣教。指导围孕期妇女避免吸烟、酗酒等不良行为,避免多次刮宫、引产或宫内感染,防止多产,减少子宫内膜损伤或子宫内膜炎。对妊娠期出血,无论量多少均应就医,做到及时诊断、正确处理。

（五）护理评价

（1）接受期待疗法的孕妇胎龄接近（或达到）足月时终止妊娠。

（2）产妇产后未出现产后出血和感染。

（边英俊）

第七节 胎盘早剥

妊娠 20 周以后或分娩期正常位置的胎盘在胎儿娩出前部分或全部从子宫壁剥离,称为胎盘早剥(placental abruption)。胎盘早剥是妊娠晚期严重并发症,具有起病急、发展快特点,若处理不及时可危及母儿生命。胎盘早剥的发病率:国外 1%～2%,国内 0.46%～2.1%。

一、病因

胎盘早剥确切的原因及发病机制尚不清楚,可能与下述因素有关。

(一)孕妇血管病变

孕妇患严重妊娠期高血压疾病、慢性高血压、慢性肾脏疾病或全身血管病变时,胎盘早剥的发生率增高。妊娠合并上述疾病时,底蜕膜螺旋小动脉痉挛或硬化,引起远端毛细血管变性坏死甚至破裂出血,血液流至底蜕膜层与胎盘之间形成胎盘后血肿。致使胎盘与子宫壁分离。

(二)机械性因素

外伤尤其是腹部直接受到撞击或挤压;脐带过短(<30 cm)或脐带围绕颈、绕体相对过短时,分娩过程中胎儿下降牵拉脐带造成胎盘剥离;羊膜穿刺时刺破前壁胎盘附着处,血管破裂出血引起胎盘剥离。

(三)宫腔内压力骤减

双胎妊娠分娩时,第一胎儿娩出过速;羊水过多时,人工破膜后羊水流出过快,均可使宫腔内压力骤减,子宫骤然收缩,胎盘与子宫壁发生错位剥离。

(四)子宫静脉压突然升高

妊娠晚期或临产后,孕妇长时间仰卧位,巨大妊娠子宫压迫下腔静脉,回心血量减少,血压下降。此时子宫静脉淤血、静脉压增高、蜕膜静脉床淤血或破裂,形成胎盘后血肿,导致部分或全部胎盘剥离。

(五)其他一些高危因素

如高龄孕妇、吸烟、可卡因滥用、孕妇代谢异常、孕妇有血栓形成倾向、子宫肌瘤(尤其是胎盘附着部位肌瘤)等与胎盘早剥发生有关。有胎盘早剥史的孕妇再次发生胎盘早剥的危险性比无胎盘早剥史者高 10 倍。

二、分类及病理变化

胎盘早剥主要病理改变是底蜕膜出血并形成血肿,使胎盘从附着处分离。按病理类型,胎盘早剥可分为显性、隐性及混合性 3 种(图 11-3)。若底蜕膜出血量少,出血很快停止,多无明显的临床表现,仅在产后检查胎盘时发现胎盘母体面有凝血块及压迹。若底蜕膜继续出血,形成胎盘后血肿,胎盘剥离面随之扩大,血液冲开胎盘边缘并沿胎膜与子宫壁之间经过颈管向外流出,称为显性剥离或外出血。若胎盘边缘仍附着于子宫壁或由于胎先露部固定于骨盆入口,使血液积聚于胎盘与子宫壁之间,称为隐性剥离或内出血。由于子宫内有妊娠产物存在,子宫肌不能有效收缩,以压迫破裂的血窦而止血,血液不能外流,胎盘后血肿越积越大,子宫底随之升高。当出血达到一定程度时,血液终会冲开胎盘边缘及胎膜外流,称为混合型出血。偶有出血穿破胎膜溢入羊水中成为血性羊水。

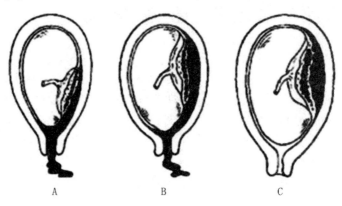

图 11-3　胎盘早剥类型
A.显性剥离;B.隐性剥离;C.混合性剥离

胎盘早剥发生内出血时,血液积聚于胎盘与子宫壁之间,随着胎盘后血肿压力的增加,血液浸入子宫肌层,引起肌纤维分离、断裂甚至变性,当血液渗透至子宫浆膜层时,子宫表面现紫蓝色淤斑,称为子宫胎盘卒中,又称为库弗莱尔子宫。有时血液还可渗入输卵管系膜、卵巢生发上皮下、阔韧带内。子宫肌层由于血液浸润、收缩力减弱,造成产后出血。

严重的胎盘早剥可以引发一系列病理生理改变。从剥离处的胎盘绒毛和蜕膜中释放大量组织凝血活酶,进入母体血循环,激活凝血系统,导致弥散性血管内凝血(DIC),肺、肾等脏器的毛细血管内微血栓形成,造成脏器缺血和功能障碍。胎盘早剥持续时间越长,促凝物质不断进入母血,激活纤维蛋白溶解系统,产生大量的纤维蛋白原降解产物(FDP),引起继发性纤溶亢进。发生胎盘早剥后,消耗大量凝血因子,并产生高浓度 FDP,最终导致凝血功能障碍。

三、临床表现

根据病情严重程度,Sher 将胎盘早剥分为 3 度。

(一)Ⅰ度

多见于分娩期,胎盘剥离面积小,患者常无腹痛或腹痛轻微,贫血体征不明显。腹部检查见子宫软,大小与妊娠周数相符,胎位清楚,胎心率正常。产后检查见胎盘母体面有凝血块及压迹即可诊断。

(二)Ⅱ度

胎盘剥离面为胎盘面积 1/3 左右。主要症状为突然发生持续性腹痛、腰酸或腰背痛,疼痛程度与胎盘后积血量成正比。无阴道流血或流血量不多,贫血程度与阴道流血量不相符。腹部检查见子宫大于妊娠周数,子宫底随胎盘后血肿增大而升高。胎盘附着处压痛明显(胎盘位于后壁则不明显),宫缩有间歇,胎位可扪及,胎儿存活。

(三)Ⅲ度

胎盘剥离面超过胎盘面积 1/2。临床表现较Ⅱ度重。患者可出现恶心、呕吐、面色苍白、四肢湿冷、脉搏细数、血压下降等休克症状,且休克程度大多与阴道流血量不成正比。腹部检查见子宫硬如板状,宫缩间歇时不能松弛,胎位扪不清,胎心消失。

四、处理原则

纠正休克、及时终止妊娠是处理胎盘早剥的原则。患者入院时,情况危重、处于休克状态,应积极补充血容量,及时输入新鲜血液,尽快改善患者状况。胎盘早剥一旦确诊,必须及时终止妊娠。终止妊娠的方法根据胎次、早剥的严重程度、胎儿宫内状况及宫口开大等情况而定。此外,对并发症如凝血功能障碍、产后出血和急性肾衰竭等进行紧急处理。

五、护理

(一)护理评估

1.病史

孕妇在妊娠晚期或临产时突然发生腹部剧痛,有急性贫血或休克现象,应引起高度重视。护士需结合有无妊娠期高血压疾病或高血压病史、胎盘早剥史、慢性肾炎史、仰卧位低血压综合征史及外伤史,进行全面评估。

2.身心状况

胎盘早剥孕妇发生内出血时,严重者常表现为急性贫血和休克症状,而无阴道流血或有少量阴道流血。因此对胎盘早剥孕妇除进行阴道流血的量、色评估外,应重点评估腹痛的程度、性质,孕妇的生命体征和一般情况,以及时、准确地了解孕妇的身体状况。胎盘早剥孕妇入院时情况危急,孕妇及其家属常常感到高度紧张和恐惧。

3.诊断检查

(1)产科检查:通过四步触诊判断胎方位、胎心情况、宫高变化、腹部压痛范围和程度等。

(2)B超检查:正常胎盘B超图像应紧贴子宫体部后壁、前壁或侧壁,若胎盘与子宫体之间有血肿时,在胎盘后方出现液性低回声区,暗区常不止一个,并见胎盘增厚。若胎盘后血肿较大时,能见到胎盘胎儿面凸向羊膜腔,甚至能使子宫内的胎儿偏向对侧。若血液渗入羊水中,见羊水回声增强、增多,系羊水浑浊所致。当胎盘边缘已与子宫壁分离,未形成胎盘后血肿,则见不到上述图像,故B超检查诊断胎盘早剥有一定的局限性。重型胎盘早剥时常伴胎心、胎动消失。

(3)实验室检查:主要了解患者贫血程度及凝血功能。重型胎盘早剥患者应检查肾功能与二氧化碳结合力。若并发DIC时进行筛选试验血小板计数、凝血酶原时间、纤维蛋白原测定),结果可疑者可做纤溶确诊试验(凝血酶时间、优球蛋白溶解时间、血浆鱼精蛋白副凝时间)。

(二)可能的护理诊断

1.潜在并发症

弥散性血管内凝血。

2.恐惧

此与胎盘早剥引起的起病急、进展快,危及母儿生命有关。

3.预感性悲哀

此与死产、切除子宫有关。

(三)预期目标

(1)孕妇出血性休克症状得到控制。

(2)患者未出现凝血功能障碍、产后出血和急性肾衰竭等并发症。

（四）护理措施

胎盘早剥是一种妊娠晚期严重危及母儿生命的并发症,积极预防非常重要。护士应使孕妇接受产前检查,预防和及时治疗妊娠期高血压疾病、慢性高血压、慢性肾病等;妊娠晚期避免仰卧位及腹部外伤;施行外倒转术时动作要轻柔;处理羊水过多和双胎者时,避免子宫腔压力下降过快等。对于已诊断为胎盘早剥的患者,护理措施如下。

1.纠正休克

改善患者的一般情况护士应迅速开放静脉,积极补充其血容量,及时输入新鲜输血。既能补充血容量,又可补充凝血因子。同时密切监测胎儿状态。

2.严密观察病情变化

及时发现并发症凝血功能障碍表现为皮下、黏膜或注射部位出血,子宫出血不凝,有时有尿血、咯血及呕血等现象;急性肾衰竭可表现为尿少或无尿。护士应高度重视上述症状,一旦发现,及时报告医师并配合处理。

3.为终止妊娠做好准备

一旦确诊,应及时终止妊娠,以孕妇病情轻重、胎儿宫内状况、产程进展、胎产式等具体状态决定分娩方式,护士需为此做好相应准备。

4.预防产后出血

胎盘早剥的产妇胎儿娩出后易发生产后出血,因此分娩后应及时给予宫缩剂,并配合按摩子宫,必要时按医嘱做切除子宫的术前准备。未发生出血者,产后仍应加强生命体征观察,预防晚期产后出血的发生。

5.产褥期的处理

患者在产褥期应注意加强营养,纠正贫血。更换消毒会阴垫,保持会阴清洁,预防感染。根据孕妇身体情况给予母乳指导。死产者及时给予退乳措施,可在分娩后 24 小时内尽早服用大剂量雌激素,同时紧束双乳,少进汤类;水煎生麦芽当茶饮;针刺足临泣、悬钟等穴位等。

（五）护理评价

（1）母亲分娩顺利,婴儿平安出生。

（2）患者未出现并发症。

（边英俊）

第八节　产后出血

产后出血是指胎儿娩出后 24 小时内失血量超过 500 mL。它是分娩期的严重并发症。居我围产妇死亡原因首位。其发病率占分娩总数 2%～3%,其中 80% 以上在产后 2 小时内发生产后出血。

一、病因

临床上产后出血的主要原因有子宫收缩乏力、胎盘因素、软产道裂伤及凝血功能障碍等,这些病因可单一存在,也可互相影响,共同并存。

（一）子宫收缩乏力

产后出血的原因依次为子宫收缩乏力、胎盘因素、软产道裂伤及凝血功能障碍。这些因素可互为因果，相互影响。

子宫收缩乏力是产后出血最常见的原因。胎儿娩出后，子宫肌收缩和缩复对肌束间的血管能起到有效的压迫作用。影响子宫肌收缩和缩复功能的因素，均可引起子宫收缩乏力性产后出血。常见因素如下。

1.全身因素

产妇精神极度紧张，对分娩过度恐惧，尤其对阴道分娩缺乏足够信心；临产后过多使用镇静剂、麻醉剂或子宫收缩抑制剂；合并慢性全身性疾病；体质虚弱等均可引起子宫收缩乏力。

2.产科因素

产程延长、产妇体力消耗过多，或产程过快，可引起子宫收缩乏力。前置胎盘、胎盘早剥、妊娠期高血压疾病、严重贫血、宫腔感染等产科并发症及合并症可使子宫肌层水肿、缺血，甚至平滑肌坏死引起子宫收缩乏力。

3.子宫因素

子宫肌纤维发育不良，如子宫畸形或子宫肌瘤；子宫纤维过度伸展，如巨大胎儿、多胎妊娠、羊水过多；子宫肌壁受损，如有剖宫产、肌瘤剔除、子宫穿孔等子宫手术史；产次过多、过频可造成子宫肌纤维受损，均可引起子宫收缩乏力。

4.药物因素

临产后过度应用麻醉剂、镇静剂、子宫收缩抑制剂（如硫酸镁、沙丁胺醇）以及缩宫素使用不当等，均可造成产后子宫收缩乏力。

（二）胎盘因素

1.胎盘滞留

胎盘大多在胎儿娩出后15分钟内娩出，如30分钟后胎盘仍不娩出，胎盘剥离面血窦不能关闭而导致产后出血。常见于膀胱充盈，使已剥离的胎盘滞留宫腔；宫缩剂使用不当，使剥离后的胎盘嵌顿于宫腔内；第三产程时过早牵拉脐带或挤压宫底，影响胎盘正常剥离。胎盘剥离不全部位血窦开放而出血。

2.胎盘粘连或胎盘植入

胎盘绒毛仅穿入子宫壁表层为胎盘粘连。胎盘绒毛穿入子宫壁肌层为胎盘植入。部分性胎盘粘连或植入表现为胎盘部分剥离，部分未剥离，导致子宫收缩不良，已剥离面的血窦开放而致出血。完全性胎盘粘连或植入因胎盘未剥离而无出血。

3.胎盘部分残留

当部分胎盘小叶、胎膜或副胎盘残留于宫腔时，影响子宫收缩而出血。

（三）软产道裂伤

常因为急产、子宫收缩过强、产程进展过快、软产道未经充分扩张、软产道组织弹性差、巨大儿分娩、会阴助产不当、未做会阴侧切或会阴侧切切口过小等，在胎儿娩出时可致软产道撕裂。

（四）凝血功能障碍

任何原因引起的凝血功能异常均可导致产后出血。

（1）妊娠合并凝血功能障碍性疾病：如血小板减少症、白血病、再生障碍性贫血、重症肝炎等。

（2）妊娠并发症导致凝血功能障碍：如重度妊娠期高血压疾病、胎盘早剥、死胎、羊水栓塞等均可影响凝血功能，从而发生弥散性血管内凝血（DIC），导致子宫大量出血。

二、临床表现

产后出血主要表现为阴道大量流血及失血性休克导致的相关症状和体征。

（一）症状

产后出血产妇会出现休克症状，面色苍白、冷汗淋漓、口渴、心慌、头晕、烦躁、畏寒、寒战，甚至表情淡漠、呼吸急促，很快会陷入昏迷状态。

胎儿娩出后立即出现鲜红色的阴道流血，应为软产道裂伤；胎儿娩出数分钟后出现暗红色阴道流血，可能是胎盘因素引起；胎盘娩出后见阴道流血较多，可能为子宫收缩乏力或胎盘、胎膜残留；胎儿娩出后阴道持续流血并且有出血不凝的现象，可能发生凝血功能障碍；如果产妇休克症状明显，但阴道流血量不多，可能发生软产道裂伤而造成阴道壁血肿，此类产妇会有尿频或明显的肛门坠胀感。

（二）体征

产妇会出现脉压缩小、血压下降、脉搏细速，子宫收缩乏力和胎盘因素所致产后出血的产妇，子宫轮廓不清、触不到宫底，按摩后子宫可收缩变硬，停止按摩子宫又变软，按摩子宫时会有大量出血。如有宫腔积血或胎盘滞留，宫底可升高，按摩子宫并挤压宫底部等刺激宫缩时，可使胎盘或者积血排出。若腹部检查宫缩较好、子宫轮廓清晰，但阴道流血不止，可考虑为软产道裂伤或凝血功能障碍所致。

三、处理原则

针对出血原因，迅速止血，补充血容量。纠正失血性休克。同时防止感染。

四、护理评估

（一）病史

评估产妇有无与产后出血相关的病史。例如，孕前有无出血性疾病，有无重症肝炎，有无子宫肌壁损伤史，有无多次人流史，有无产后出血史。孕期产妇有无妊娠合并妊娠期高血压疾病、前置胎盘、胎盘早剥、多胎妊娠，产妇有无合并内科疾病。分娩期产妇有无过多使用镇静剂，情绪是否稳定，是否产程过长或者急产，有无产妇衰竭、有无软产道裂伤等情况。

（二）身心状况

评估产妇产后出血所导致症状和体征的严重程度。产后出血发生初期，产妇有代偿功能，症状、体征可能不明显，待机体出现失代偿情况，可能很快进入休克期，并且容易发生感染。当产妇合并有内科疾病时，可能出血不多，也会很快进入休克状态。

（三）辅助检查

1.评估产后出血量

注意阴道流血是否凝固，同时估计出血量。通常有以下 5 种方法。①称重法：失血量（mL）=［胎儿娩出后所有使用纱布、敷料总重（g）－使用前纱布、敷料总重（g）］/1.05（血液比重 g/mL）。②容积法：用产后接血容器收集血液后，放入量杯测量失血量。③面积法：可按接血纱布血湿面积粗略估计失血量。④休克指数（shock index，SI）：用于未作失血量收集或外院转诊产妇的失血量估计,为粗略计算。休克指数(SI)=脉率/收缩压。SI=0.5,血容量正常;SI=1.0,失血量10%~30%(500~1 500 mL);SI=1.5,失血量30%~50%(1 500~2 500 mL);SI=2.0,失血量50%~70%(2 500~3 500 mL)。⑤血红蛋白测定:血红蛋白每下降10 g/L,失血400~500 mL。但是在产后出血早期,由于血液浓缩,血红蛋白值常不能准确反映实际出血量。

2.测量生命体征和中心静脉压

观察血压下降的情况;呼吸短促,脉搏细速,体温开始低于正常后升高,通过观察体温情况来判断有无感染征象。中心静脉压测定结果若低于$1.96×10^{-2}$ kPa提示右心房充盈压力不足,即血容量不足。

3.实验室检查

抽取产妇血进行生化指标化验,如血常规、出凝血时间、凝血酶原时间、纤维蛋白原测定等。

五、护理诊断

(1)潜在并发症:出血性休克。

(2)有感染的危险:与出血过多、机体抵抗力下降有关。

(3)恐惧:与出血过多、产妇担心自身预后有关。

六、护理目标

(1)及时补充血容量,产妇生命体征尽快恢复平稳。

(2)产妇无感染症状发生,体温、血常规指标等正常。

(3)产妇能理解病情,并且预后无异常。

七、护理措施

(一)预防产后出血

1.妊娠期

加强孕前及孕期保健,如有凝血功能障碍等相关疾病的产妇,应积极治疗后再孕,定期接受产检,及时治疗高危妊娠。对有产后出血危险的高危妊娠者,应提早入院,住院待产。

2.分娩期

第一产程严密观察产妇的产程进展,鼓励产妇进食和休息,防止疲劳和产妇衰竭,防止产程延长或急产,适当使用镇静剂以保证产妇休息。第二产程严格执行无菌技术,指导产妇正确使用腹压;严格掌握会阴切开的时机,保护会阴,避免胎儿娩出过快,胎儿(胎肩)娩出后使用宫缩剂,以加强子宫收缩,减少出血。第三产程时,不可过早牵拉脐带,挤压子宫,待胎盘剥离征象出现后及时协助胎盘娩出,并仔细检查胎盘、胎膜,软产道有无裂伤或血肿。若阴道出血量多,应查明原因,及时处理。

3.产后观察

产后2小时产妇仍于产房观察,80%的产后出血发生在这一期间。注意观察产妇子宫收缩,恶露的色、质、量,会阴切口处有无血肿,定时测量产妇的生命体征,发现异常,及时处理。督促产妇及时排空膀胱,以免因膀胱充盈影响宫缩致产后出血。尽可能进行早接触、早吸吮,可刺激子宫收缩,减少阴道出血量。重视产妇主诉,同时对有高危因素的产妇,保持静脉通畅。做好随时急救的准备。

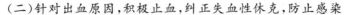

(二)针对出血原因,积极止血,纠正失血性休克,防止感染

1.子宫收缩乏力

子宫收缩乏力所致产后出血,可加强子宫收缩,通过使用宫缩剂、按摩子宫、宫腔填塞或结扎血管等方法止血。

(1)使用宫缩剂:胎儿、胎盘娩出后即刻使用宫缩剂促进子宫收缩。可用缩宫素肌内注射或静脉滴注,卡前列甲酯栓纳肛、地诺前列酮宫肌内注射射等均可促进子宫收缩,用药前注意产妇有无禁忌证。

(2)按摩子宫:胎盘娩出后。一手置于产妇腹部。触摸子宫底部,拇指在前,其余四指在后,均匀而有节律地按摩子宫,促使子宫收缩,直至子宫收缩正常为止(图 11-4)。如效果不佳,可采用腹部-阴道双手压迫子宫方法。一手在子宫体部按摩子宫体后壁。另一手戴无菌手套深入阴道握拳置于阴道前穹窿处,顶住子宫前壁,两手相对紧压子宫,均匀而有节律地按摩,不仅可以刺激子宫收缩且可压迫子宫内血窦,减少出血(图 11-5)。

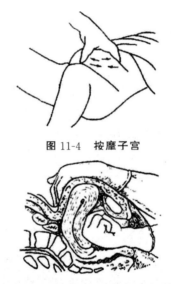

图 11-4　按摩子宫

图 11-5　腹部-阴道双手压迫子宫

(3)宫腔填塞:一种是宫腔纱条填塞法,应用无菌纱布条填塞宫腔,有明显的局部止血作用,适用于子宫全部松弛无力,以及经过子宫按摩、应用宫缩剂仍然无效者。术者用卵圆钳将无菌纱布条送入宫腔内,自宫底由内向外填紧宫腔。压迫止血,助手在腹部固定子宫。一般于 24 小时后取出纱条,填塞纱条后要严密观察子宫收缩情况,观察生命体征,警惕填塞不紧,若留有空隙,可造成隐匿性出血,以及宫腔内继续出血、积血而阴道不流血的假象。24 小时后取出纱条,取出纱布前应先使用宫缩剂和抗生素。另一种是宫腔填塞气囊(图 11-6),宫腔纱布条填塞可能会造成填塞不均匀、填塞不紧等情况而造成隐性出血,纱条填塞无效时或可直接使用宫腔气囊填塞。在气泵的作用下向气球囊充气配合止血辅料对子宫腔进行迅速止血,它对宫腔加压均匀,并且止血效果较好,操作简单,便于抢救时能及时使用。

(4)结扎盆腔血管:如遇子宫收缩乏力、前置胎盘等严重产后出血的产妇,上述处理无效时,可经阴道结扎子宫动脉上行支、下行支或结扎髂内动脉。

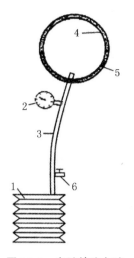

图 11-6 宫腔填塞气囊

气囊球 4 外球面上设置有止血敷料 5,硅胶管 3 一端固定连接气球囊 4,另一
端连接气泵 1,硅胶管 3 上设置有压力显示表 2 和放气开关 6

(5)动脉栓塞:在超声提示下,行股动脉穿刺插入导管至髂内动脉或子宫动脉,注入吸收性明
胶海绵栓塞动脉。栓塞剂可于 2~3 周自行吸收,血管恢复畅通,但需要在产妇生命体征平稳时
进行。

(6)子宫切除:如经积极抢救无效者,危及产妇生命,根据医嘱做好全子宫切除术的术前
准备。

2.胎盘因素

怀疑有胎盘滞留时应立即做阴道检查或宫腔探查,做好必要的刮宫准备。胎盘已剥离者,可
协助产妇排空膀胱,牵拉脐带,按压宫底,协助胎盘娩出。若胎盘部分剥离、部分粘连时,可徒手
进入宫腔,协助剥离胎盘后取出。若胎盘部分残留者,徒手不能取出胎盘,使用大刮匙刮取残留
胎盘;胎盘植入者,不可强行剥离,做好子宫切除的准备。

3.软产道裂伤

应及时准确地进行修复缝合。如果出现血肿,则需要切开血肿、清除积血、缝合止血,同时补
充血容量,必要时可置橡皮片引流。

4.凝血功能障碍

排除以上各种因素后,根据血生化报告,针对不同病因治疗,及时补充新鲜全血,补充血小
板、纤维蛋白原,或凝血酶原复合物、凝血因子等。如果发生弥散性血管内凝血应进行抗凝与抗
纤溶治疗。积极抢救。

5.失血性休克

对失血量多的产妇,其休克程度与出血量、出血速度和产妇自身状况有关。在抢救的同时,
观察宫缩情况,尽可能正确地判断出血量,判断出血程度,并补充相同的血量为原则,止血治疗的
同时进行休克抢救。建立有效的静脉通路,测量中心静脉压,根据医嘱补充晶体和胶体,纠正低
血压。给予产妇安静的环境,平卧,吸氧并保暖,纠正酸中毒,同时观察产妇的意识状态、皮肤颜
色、生命体征和尿量。根据医嘱使用广谱抗生素防止感染。

（三）健康指导

（1）产后出血后，产妇抵抗力下降、活动无耐力，医护人员应主动给予产妇关心，使其增加安全感，并且帮助产妇进行生活护理，鼓励产妇说出内心感受，针对产妇的情况，逐步改善饮食，纠正贫血，逐步增加活动量，促进预后。

（2）指导产妇加强营养和适度活动等自我保健知识，同时宣教关于自我观察子宫复旧和恶露情况，自我护理会阴伤口、功能锻炼等方法，指导其定时产后检查，随时根据医师的检查结果调节产后自我恢复的方案。向产妇提供产后避孕指导，产褥期禁止盆浴，禁止性生活。晚期产后出血可能发生于分娩 24 小时之后，于产褥期发生大量出血，也可能发生于产后 1～2 周，应予以高度警惕。

（潘 娣）

第九节 子宫破裂

子宫破裂是指在分娩期或妊娠晚期子宫体部或子宫下段发生破裂。是产科严重的并发症，若不及时诊治，可随时威胁母儿生命。

根据子宫破裂发生的时间可分为妊娠期破裂和分娩期破裂；根据子宫破裂发生的部位可分为子宫体部破裂和子宫下段破裂；根据子宫破裂发生的程度可分为完全性破裂和不完全性破裂。完全破裂是指子宫壁的全层破裂，导致宫腔内容物进入腹腔，破裂常发生于子宫下段。不完全破裂是指子宫内膜、肌层部分或全部破裂，而浆膜层完整，常发生于子宫下段，宫腔与腹腔不相通，而往往在破裂侧进入阔韧带之间，形成阔韧带血肿。

一、病因

（一）梗阻性难产

它是引起子宫破裂最常见的原因。骨盆狭窄、头盆不称、软产道阻塞（发育畸形、瘢痕或肿瘤等），胎位异常（肩先露、额先露），胎儿异常（巨大胎儿、胎儿畸形）等，均可以导致胎先露部下降受阻，子宫上段为克服产道阻力而强烈收缩，使子宫下段过分伸展变薄超过最大限度，而发生子宫破裂。

（二）瘢痕子宫

剖宫产、子宫修补术、子宫肌瘤剔除术等都会使术后子宫肌壁留有瘢痕，于妊娠晚期或者临产后因子宫收缩牵拉及宫腔内压力增高而致子宫瘢痕破裂。宫体部瘢痕多于妊娠晚期发生自发破裂，多为完全破裂；子宫下段瘢痕破裂多发生于临产后，为不完全破裂。前次手术后伴感染或愈合不良者，发生子宫破裂概率更大。

（三）手术创伤

多发生于不适当或粗暴的阴道助产手术，如宫颈口未开全时行产钳或臀牵引术，强行剥离植入性胎盘或严重粘连胎盘，行毁胎术、穿颅术时器械、胎儿骨片伤及子宫等情况均可导致子宫破裂。

（四）其他

分娩前肌内注射缩宫素或过量静脉滴注缩宫素,使用前列腺素栓剂及其他子宫收缩药物使用不当,均可导致子宫收缩过强,造成子宫破裂。多产、高龄、子宫畸形或发育不良、多次刮宫史、宫腔感染等都会增加子宫破裂的概率。

二、临床表现

子宫破裂多发生于分娩期,通常是个逐渐发展的过程,可分为先兆子宫破裂和子宫破裂两个阶段。其症状与破裂发生的时间、部位、范围、出血量、胎儿及子宫肌肉收缩情况有关。

（一）先兆子宫破裂

子宫病理性缩复环形成、下腹部压痛、胎心率异常、血尿,是先兆子宫破裂的四大主要表现。

1.症状

常见于产程长、有梗阻性难产因素的产妇。产妇通常在临产过程中,当宫缩愈强。但胎儿下降受阻,产妇表现为烦躁不安、疼痛难忍、下腹部拒按、呼吸急促、脉搏加快,同时膀胱受压充血,出现排尿困难及血尿。

2.体征

因胎先露部下降受阻,子宫收缩过强,子宫体部肌肉增厚变短,子宫下段肌肉变薄拉长,在两者间形成环状凹陷,称为病理性缩复环。可见该环逐渐上升至脐平或脐上,压痛明显(图11-7)。因子宫收缩过强过频,胎儿可能触不清,胎心率先加快后减慢或听不清,胎动频繁。

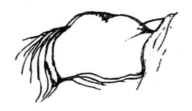

图 11-7　病理性缩复环

（二）子宫破裂

1.症状

产妇突感下腹部撕裂样剧痛,子宫收缩停止,腹部稍感舒适。后因血液、羊水进入腹腔,出现全腹持续性疼痛,伴有面色苍白、冷汗淋漓、脉搏细速、呼吸急促等现象。

2.体征

产妇全腹压痛、反跳痛,腹壁下可扪及胎体,子宫位于侧方,胎心胎动消失。阴道出血可见鲜血流出,下降中的胎儿先露部消失,扩张的宫颈口回缩,部分产妇可扪及子宫下段裂口及宫颈。若为子宫不完全破裂者,上述体征不明显,仅在不全破裂处有压痛、腹痛,若破裂口累及两侧子宫血管,可致急性大出血或形成阔韧带内血肿,查体时可在子宫一侧扪及逐渐增大且有压痛的包块。

三、处理原则

（一）先兆子宫破裂

立即抑制宫缩,使用麻醉药物或者肌内注射哌替啶,即刻行剖宫产终止妊娠。

（二）子宫破裂

在输血、输液、吸氧等抢救休克的同时，无论胎儿是否存活，都尽快做好剖宫产的准备，进行手术治疗。根据产妇全身状况、破裂的部位和程度、破裂的时间、有无感染征象等决定手术方法。

四、护理

（一）护理评估

1.病史

收集产妇既往有无与子宫破裂相关的病史，如子宫手术瘢痕、剖宫产史；此次妊娠有无出现高危因素，如胎位不正、头盆不称等；临产期间有无滥用缩宫素。

2.身心状况

评估产妇目前的临床表现和生命体征、情绪变化。如宫缩的强度、间隔时间、腹部疼痛的性质，有无排尿困难、有无血尿、有无出现病理性缩复环，同时监测胎儿宫内情况，了解有无出现胎儿窘迫征象。产妇精神状态有无烦躁不安、恐惧、焦虑、衰竭等现象。

3.辅助检查

（1）腹部检查：全腹压痛，反跳痛，腹肌紧张，移动性浊音阳性，胎体可以清楚的扪及，子宫缩小，位于胎儿侧边，胎动停止，胎心消失。阴道检查发现宫颈口较前缩小，先露上升。阴道检查可以加重病情，故除产后疑子宫破裂者需探查宫腔外，一般不做阴道检查。

（2）实验室检查：血常规检查可了解有无白细胞计数升高、血红蛋白下降等感染、出血征象；同时尿常规检查可了解有无肉眼血尿。

（3）超声检查：可协助发现子宫破裂的部位和胎儿的位置。

（二）护理诊断

1.疼痛

与产妇出现强直行宫缩、子宫破裂有关。

2.组织灌注不足

与子宫破裂后出血量多有关。

3.预感性悲哀

与担心自身预后和胎儿可能死亡有关。

（三）护理目标

（1）及时补充血容量，产妇低血容量予以纠正。

（2）能够抑制强直性子宫收缩，产妇疼痛略有缓解。

（3）产妇情绪能够得到安抚和平稳。

（四）护理措施

1.预防子宫破裂

向孕产妇宣教，做好优生优育工作，避免多次人工流产，减少多产。认真做好产前检查，如有瘢痕子宫、产道异常者提前入院待产。正确处理产程，严密观察产程进展，尽早发现先兆子宫破裂的征象并进行及时处理。严格掌握使用缩宫素的指征和禁忌证，避免滥用，滴注缩宫素时应有专人看护并记录，从小剂量起，逐渐增加，严防发生过强宫缩。

2.先兆子宫破裂的护理

密切观察产程进展，注意胎儿心率变化。待产时，如果宫缩过强过频，下腹部压痛明显，或出

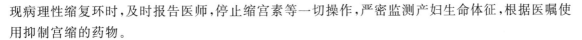

现病理性缩复环时,及时报告医师,停止缩宫素等一切操作,严密监测产妇生命体征,根据医嘱使用抑制宫缩的药物。

3.子宫破裂的护理

迅速开放静脉通路,短时间内补充液体、输血,补足血容量,同时吸氧、保暖,纠正酸中毒,进行抗休克处理,根据医嘱做好手术前各项准备,严密监测产妇生命体征、24小时液体出入量,各种实验室检查结果,评估出血量,根据医嘱使用抗生素防止感染。

4.心理支持

协助医师根据产妇的情况,向产妇及家属解释病情治疗计划,取得家属的支持和产妇的配合。如果出现胎儿死亡的产妇,要努力开解其悲伤的心情,鼓励其说出内心感受,为其提供安静的环境,同时给予关心和生活上的护理,努力帮助其接受现实,调整情绪,为产妇提供相应的产褥期休养计划,做好关于其康复的各种宣教。

(潘 娣)

第十节 产褥感染

产褥感染是指分娩时及产褥期生殖道受病原体感染,引起局部和全身的炎性变化。发病率为6%,是产妇死亡的四大原因之一。产褥病率是指分娩24小时以后的10日内,用口表每4小时测温1次,体温有2次达到或超过38℃。可见产褥感染与产褥病率的含义不同。虽然造成产褥病率的原因以产褥感染为主,但也包括产后生殖道以外的其他感染与发热,如泌尿系感染、乳腺炎、上呼吸道感染等。

一、病因

(一)感染来源

1.自身感染

女性生殖道对细菌的侵入有一定的防御功能,其对入侵病原体的反应与病原体的种类、数量、毒力及机体的免疫力有关。妇女阴道有自净作用,羊水中含有抗菌物质。妊娠和正常分娩通常不会给产妇增加感染机会。只有在机体免疫力、细菌毒力和细菌数量三者之间的平衡失调,才会增加产褥感染的机会,导致感染发生。

2.外来感染

由被污染的衣物、用具、各种手术器械、物品等接触患者后引起感染,常常与无菌操作不严格有关。产后住院期间探视者、陪伴者的不洁护理和接触,是引起产褥感染极其重要的来源,也是极容易被疏忽的感染因素,应引起产科医师、医院管理者的高度重视。

(二)感染病原体

引起产褥感染的病原体种类较多,较常见者有链球菌、大肠埃希菌、厌氧菌等,其中内源性需氧菌和厌氧菌混合感染的发生有逐渐增高的趋势。需氧性链球菌是外源性感染的主要致病菌,有极强的致病力、毒力和播散力,可致严重的产褥感染。大肠埃希菌属包括大肠埃希菌及其相关的革兰氏阴性杆菌、变形杆菌等,亦为外源性感染的主要致病菌之一,也是菌血症和感染性休克最常见的病原体。在阴道、尿道、会阴周围均有寄生,平常不致病,产褥期机体抵抗力低下时可迅速增殖而发病。厌氧性链球菌存在于正常阴道中,当产道损伤、机体抵抗力下降,可迅速大量繁殖,并与大肠埃希菌混合感染,其分泌物异常恶臭。

（三）感染诱因

1.一般诱因

机体对入侵的病原体的反应,取决于病原体的种类、数量、毒力以及机体自身的免疫力。女性生殖器官具有一定的防御功能,任何削弱产妇生殖道和全身防御功能的因素均有利于病原体的入侵与繁殖,如贫血、营养不良,和各种慢性疾病,如肝功能不良、妊娠合并心脏病、糖尿病,等等,以及临近预产期前性交、羊膜腔感染。

2.与分娩相关的诱因

（1）胎膜早破:完整的胎膜对病原体的入侵起着有效的屏障作用,胎膜破裂导致阴道内病原体上行性感染,是病原体进入宫腔并进一步入侵输卵管、盆腔、腹腔的主要原因。

（2）产程延长、滞产、多次反复的肛查和阴道检查增加了病原体入侵机会。

（3）剖宫产操作中无菌措施不严格、子宫切口缝合不当,导致子宫内膜炎的发生率为阴道分娩的20倍,并伴随严重的腹壁切口感染,尤以分枝杆菌所致者为甚。

（4）产程中宫内仪器使用不当或使用次数过多、使用时间过长,如宫内胎儿心电监护、胎儿头皮血采集等,将阴道及宫颈的病原体直接带入宫腔而感染。宫内监护超过8小时者,产褥病率可达71％。

（5）各种产科手术操作（产钳助产、胎头吸引术、臀牵引等）,以及产道损伤、产前产后出血、宫腔填塞纱布、产道异物、胎盘残留,等等,均为产褥感染的诱因。

二、分型及临床表现

发热、腹痛和异常恶露是最主要的临床表现。由于机体抵抗力不同,炎症反应程度、范围和部位的不同,临床表现有所不同。根据感染发生的部位可将产褥感染分为以下几种类型。

（一）急性外阴、阴道、宫颈炎

此常由于分娩时会阴损伤或手术产、孕前有外阴阴道炎者而诱发,表现为局部灼热、坠痛、肿胀,炎性分泌物刺激尿道可出现尿痛、尿频、尿急。会阴切口或裂伤处缝线嵌入肿胀组织内,针孔流脓。阴道与宫颈感染者其黏膜充血、水肿、溃疡、化脓,日久可致阴道粘连甚至闭锁。病变局限者,一般体温不超过38 ℃,病情发展可向上或宫旁组织,导致盆腔结缔组织炎。

（二）剖宫产腹部切口、子宫切口感染

剖宫产术后腹部切口的感染多发生于术后3～5天,局部红肿、触痛。组织侵入有明显硬结,并有浑浊液体渗出,伴有脂肪液化者其渗出液可呈黄色浮油状,严重患者组织坏死,切口部分或全层裂开,伴有体温明显升高,超过38 ℃。Soper报道剖宫产术后的持续发热主要为腹部切口的感染,尤其是普通抗生素治疗无效者。

据报道,3.97％的剖宫产术患者有切口感染、愈合不良,常见的原因有合并糖尿病、妊娠期高血压疾病、贫血等。剖宫产术后子宫切口感染者则表现为持续发热,早期低热多见,伴有阴道出血增多,甚至晚期产后大出血,子宫切口缝合过紧过密是其因素之一。妇检子宫复旧不良、子宫切口处压痛明显,B超检查显示子宫切口处隆起呈混合性包块,边界模糊,可伴有宫腔积液（血）,彩色多普勒超声检查显示有子宫动脉血流阻力异常。

（三）急性子宫内膜炎、子宫肌炎

此为产褥感染最常见的类型,由病原体经胎盘剥离而侵犯至蜕膜所致者为子宫内膜炎,侵及子宫肌层者为子宫肌炎,两者常互相伴随。临床表现为产后 3～4 天开始出现低热,下腹疼痛及压痛,恶露增多且有异味,如早期不能控制,病情加重,出现寒战、高热、头痛、心率加快、白细胞及中性粒细胞增高,有时因下腹部压痛不明显及恶露不一定多而容易误诊。Figucroa 报道急性子宫内膜炎的患者 100％有发热,61.6％其恶露有恶臭,60％患者子宫压痛明显。最常培养分离出的病原体主要有溶血性葡萄球菌、大肠埃希菌、链球菌等。当炎症波及子宫肌壁时,恶露反而减少,异味亦明显减轻,容易误认为病情好转。感染逐渐发展可于肌壁间形成多发性小脓肿,B 超检查显示子宫增大复旧不良、肌层回声不均,并可见小液性暗区,边界不清。如继续发展,可导致败血症甚至死亡。

（四）急性盆腔结缔组织炎、急性输卵管炎

此多继发于子宫内膜炎或宫颈深度裂伤,病原体通过淋巴道或血行侵及宫旁组织,并延及输卵管及其系膜。临床表现主要为一侧或双侧下腹持续性剧痛,妇检或肛查可触及宫旁组织增厚或有边界不清的实质性包块,压痛明显,常常伴有寒战和高热。炎症可在子宫直肠聚积聚形成盆腔脓肿,如脓肿破溃则向上播散至腹腔。如侵及整个盆腔,使整个盆腔增厚呈巨大包块状,不能辨别其内各器官,整个盆腔似乎被冻结,称为"冰冻骨盆"。

（五）急性盆腔腹膜炎、弥漫性腹膜炎

炎症扩散至子宫浆膜层。形成盆腔腹膜炎,继续发展为弥漫性腹膜炎,出现全身中毒症状:高热、寒战、恶心、呕吐、腹胀、下腹剧痛,体检时下腹明显压痛、反跳痛。产妇因产后腹壁松弛,腹肌紧张多不明显。腹膜炎性渗出及纤维素沉积可引起肠粘连,常在直肠子宫陷凹形成局限性脓肿,刺激肠管和膀胱导致腹泻、里急后重及排尿异常。病情不能彻底控制者可发展为慢性盆腔炎。

（六）血栓性静脉炎

细菌分泌肝素酶分解肝素导致高凝状态,加之炎症造成的血流淤滞静脉脉壁损伤,尤其是厌氧菌和类杆菌造成的感染极易导致血栓性静脉炎。可累及卵巢静脉、子宫静脉、髂内静脉、髂总静脉及下腔静脉,病变常为单侧性,患者多在产后 1～2 周,继子宫内膜炎之后出现寒战、高热、反复发作,持续数周,不易与盆腔结缔组织炎鉴别。下肢血栓性静脉炎者:病变多位于一侧股静脉和腘静脉及大隐静脉,表现为弛张热、下肢持续性疼痛、局部静脉压痛或触及硬索状包块,血液循环受阻,下肢水肿,皮肤发白,称为股白肿。可通过彩色多普勒超声血流显像检测确诊。

（七）脓毒血症及败血症

病情加剧则细菌进入血液循环引起脓毒血症、败血症,尤其是当感染血栓脱落时,可致肺、脑、肾脓肿或栓塞死亡。

三、处理原则

治疗原则是抗感染。辅以整体护理、局部病灶处理、手术或中医中药治疗。

（一）支持疗法

纠正贫血与电解质紊乱,增强免疫力。半卧位以利脓液流于陶氏腔,使之局限化。进食高蛋白、易消化的食物,多饮水,补充维生素,纠正贫血和水、电解质紊乱。发热者以物理退热方法为主,高热者酌情给予 50～100 mg 双氯芬酸栓塞肛门退热,一般不使用安替比林退热,以免体温不升。重症患者应少量多次输新鲜血或血浆、清蛋白,以提高机体免疫力。

(二)清除宫腔残留物

有宫腔残留者应予以清宫,对外阴或腹壁切口感染者可采用物理治疗,如红外线或超短波局部照射,有脓肿者应切开引流,盆腔脓肿者行阴道后穹隆穿刺或切肿引流,并取分泌物培养及药物敏感试验。严重的子宫感染,经积极的抗感染治疗无效,病情继续扩展恶化者,尤其是出现败血症、脓毒血症者,应果断及时地行子宫全切术或子宫次全切除术,以清除感染源,拯救患者的生命。

(三)抗生素的应用

应注意需氧菌与厌氧菌以及耐药菌株的问题。首选广谱高效抗生素,如青霉素、氨苄阿林、头孢类或喹诺酮类抗生素等,必要时进行细菌培养及药物敏感试验,并应用相应的有效抗生素。感染严重者,可短期加用肾上腺糖皮质激素,提高机体应激能力。

(四)活血化瘀

血栓性静脉炎者产后在抗感染同时,加用肝素48～72小时,即肝素50 mg加5％葡萄糖溶液静脉滴注,6～8小时一次,体温下降后改为每日2次,维持4～7日,并口服双香豆素、双嘧达莫(潘生丁)等。也可用活血化瘀中药及溶栓类药物治疗。若化脓性血栓不断扩散,可考虑结扎卵巢静脉、髂内静脉等,或切开病变静脉直接取栓。

四、护理

(一)护理评估

1.病史

认真进行全身及局部体检,注意有无引起感染的诱因,排除可致产褥病率的其他因素或切口感染等,查血尿常规、C反应蛋白(CRP)、红细胞沉降率(ESR)则有助于早期诊断。

2.身心状况

通过全身检查,三合诊或双合诊检查,有时可触到增粗的输卵管或盆腔脓肿包块,辅助检查如B超、彩色超声多普勒、CT、磁共振等检测手段能对产褥感染形成的炎性包块、脓肿以及静脉血栓作出定位及定性诊断。

3.辅助检查

病原体的鉴定对产褥感染诊断与治疗非常重要,方法有以下几种。

(1)病原体培养:常规消毒阴道与宫颈后,用棉拭子通过宫颈管。取宫腔分泌物或脓液进行需氧菌和厌氧菌的双重培养。

(2)分泌物涂片检查:若需氧培养结果为阴性,而涂片中出现大量细菌,应疑厌氧菌感染。

(3)病原体抗原和特异抗体检查:已有许多商品药盒问世,可快速检测。

(4)B超、CT、磁共振成像等检测手段,能够了解由感染形成的炎性包块大小、脓肿的位置及性状。

(二)护理诊断

(1)疼痛:与产褥感染有关。

(2)体温过高:与伤口、宫内等感染有关。

(3)焦虑:与自身疾病有关。

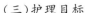

（三）护理目标

(1)产妇疼痛减轻,体温正常。

(2)产妇感染得到控制,舒适感增加。

(3)产妇焦虑减轻或消失,能积极配合治疗。

（四）护理措施

(1)卧床休息:取半卧位,有利于恶露的排出及炎症的局限。

(2)注意观察子宫复旧情况:给予宫缩剂即缩宫素,促使子宫收缩,及时排出恶露。

(3)饮食:增强营养,提高机体抵抗力,高热量、高蛋白、高维生素、易消化饮食。产后 3 天内不能吃过于油腻、汤太多的食物。饮食中必须含足量的蛋白质、矿物质及维生素。少食或不食辛辣刺激性食物。保持精神愉快,心情舒畅,避免精神刺激。

(4)体温升高的护理:严密观察体温、脉搏,每 4 小时测量 1 次,体温在 39 ℃以上者,可采取物理降温(冰帽、温水、乙醇擦洗),鼓励患者多饮水。

(5)食欲缺乏者:可静脉补液,注意纠正酸中毒,纠正电解质紊乱,必要时输血。

(6)保持会阴部清洁、干燥:每日消毒、擦洗外阴 2 次;会阴水肿严重者,可用 50％硫酸镁湿热敷;会阴伤口感染扩创引流者每日用消毒液换药或酌情坐浴;盆腔脓肿切开者,注意引流通畅。

(7)抗感染治疗:使用大剂量的抗生素。应用抗生素的原则是早用、快速、足量;对于严重的病例要采取联合用药(氨苄霉素、庆大霉素、卡那霉素、甲硝唑等);必要时取分泌物做药敏试验。

(8)下肢血栓性静脉炎:卧床休息,局部保暖并给予热敷,以促进血液循环而减轻肿胀,注意抬高患肢,防栓子脱落栓塞肺部。急性期过后,指导和帮助患者逐渐增加活动。

(9)做好患者的口腔、乳房护理感染患者实施床边隔离,尤其是患者使用的便盆要严格隔离,防止交叉感染;及时消毒患者用物,产妇出院后应严格消毒所用物品。

（五）护理评价

(1)产妇疼痛减轻,体温正常。

(2)产妇感染得到控制,舒适感增加。

(3)产妇焦虑减轻或消失,积极配合治疗。

（潘　娣）

第十二章

肾移植护理

第一节 术前准备

一、社会心理评估

(一)社会心理评估内容

主要为精神心理状态,如认知能力、有无焦虑、抑郁、自杀观念、人格障碍等;既往治疗依从性,如坚持目前及过去的医疗方案的情况、坚持健康检测(如胰岛素、血压监测等),饮食和液体控制,体育锻炼,定期随访和治疗情况等;有无烟、酒及其他物质滥用史;社会支持状况;感知健康、应对方式、生活质量,如感知医疗条件、感知日常生活中健康相关损害、对移植程序的期望和理解、平时应对健康相关应激和其他生活应激的策略。通过心理评估,为制订移植过程各阶段的护理心理干预措施提供依据。

(二)评估患者的依从性

评估患者在接受药物治疗时必须展示可信赖程度,对于没有能力长期坚持服药的患者,应制定用药规定,每个规定都有具体标准,而患者必须承诺达到这些标准才能进行移植手术。

(三)术前必要的宣教

术前应对肾移植受者及其家属作耐心的教育和宣传,介绍手术方案和将接受的治疗,使之了解有关移植的基本知识,减少对手术的恐惧和不安,保证在移植前具有良好的情绪和精神准备。

二、免疫学选配

ABO 血型相容试验、淋巴细胞毒交叉配合实验、群体反应抗体的检测(PRA)、人类白细胞抗原系统(HLA)等移植前对受者进行抽血 5 mL 于抗凝试管中,保存时间<2 个月。

三、术前透析

对于等待移植 ESRD 的患者,具有透析指征的均应进行透析治疗,充分的透析能够纠正人体内酸碱、电解质失衡,清除水潴留及毒素,维持重要器官的正常功能,改善一般状态。因此,受体术前伴有明显水肿、营养不良、血钾升高、心功能状态不良时,应及时进行术前透析。血液透析的患者通常在术前 24 小时内增加透析一次,确保患者水、电解质在正常范围内;腹膜透析的患者

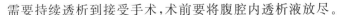

需要持续透析到接受手术,术前要将腹腔内透析液放尽。

不同的透析种类不会影响移植肾的存活率。而且近年的研究表明,无透析肾移植受者与透析后移植受者的肾脏存活率相当,透析也不再是肾移植受体术前必需的治疗,如果患者一般情况良好,有合适的供肾能够立即进行移植时,可以不经过透析直接进行移植手术。

四、纠正贫血

终末期肾病的患者并发贫血情况显著,肾移植术前要求患者的血红蛋白最好能维持在 70 g/L 以上,以使患者更容易耐受术后治疗。补充铁剂及维生素是纠正贫血治疗的辅助方法,常采用硫酸亚铁、复合维生素 B 和叶酸口服。此外,术前输血也是改善贫血的一个手段,但目前主张肾移植术前避免输血,对于某些病情严重的患者(如严重贫血、急性大出血、手术等),输血还是必要的。近年来促红细胞生成素(EPO)的广泛应用,可有效地改善终末期肾病的贫血状况,EPO 的用量需要个体化,根据患者情况具体选择。

五、控制感染

术前要特别注意皮肤、黏膜有无感染,有无潜在感染病灶,进行口腔牙齿、耳鼻喉、扁桃体、胃肠道、肛周、阴道、尿道口等感染好发部位的检查。有感染病灶必须在术前控制,对于受者乙型肝炎表面抗原阳性或患丙型肝炎者,目前还不列为移植的禁忌证,但需要慎重考虑是否移植;对于肝炎活动期、肝功能异常者、病毒、结核感染者近期不能手术,待感染控制,抗病毒治疗机体恢复正常后才可以接受肾移植手术。

六、术前常规检查

(一)体格检查
全面检查心血管、呼吸系统、肝脏、脾脏及全身淋巴结,注意皮肤及黏膜有无感染,有无隐性感染病灶等。

(二)实验室检查
各种常规,包括血常规、尿常规、粪便常规及粪便隐血试验、出凝血功能、肝功能(包括转氨酶、胆红素、总蛋白、清蛋白、血糖)、肾功能、电解质等指标;除此之外还须检查咽拭子、痰培养、尿培养、乙肝和丙肝抗原抗体及巨细胞病毒抗体测定等。

(三)影像学检查
心电图、X 线胸片、泌尿系统平片、肝、胆、胰、脾、肾脏的 B 超检查等。

七、患者准备

(一)一般术前准备
称体重、测量生命体征;备血、配血型;准备好各项实验室检查结果;准备好胸片、心电图、CT 片等检查报告;备齐需带入手术室的药品及物品:腹带、清蛋白、甲泼尼龙、病历等;进行青霉素、普鲁卡因过敏试验。

(二)胃肠道准备
术前一天晚进流质,术晨禁食,并用温盐水或肥皂水进行灌肠,尽量排尽粪便。

（三）个人卫生准备

为防止切口感染，术前应用抗菌浴液或香皂清洗全身，腹部皮肤特别是腹透患者更应该清洗干净。另外，指、趾间隙、肛周、尿道口、阴道口等部位也需要重点清洗，剪发、剪指甲。护士应根据手术部位进行备皮，根据医院感染控制的要求，术前当日备皮，尽量采用不损伤皮肤的备皮方法。

（四）术前宣教

指导患者学会有效咳嗽、深呼吸、床上排泄，以防止术后尿潴留和肺部感染的发生。指导患者一些特殊体位，如屈腿抱膝，用于硬膜外麻醉的患者要配合的麻醉体位，以便麻醉医师注射麻醉。教会患者一些沟通技巧，简单介绍手术的一般情况和术后恢复情况。

（五）入手术室前准备

术前 30 分钟注射镇静药物，通常是东莨菪碱。患者更换清洁消毒的住院服，病房护士与手术室工作人员进行交接，由手术室工作人员将患者接入手术室。

八、物品准备

（一）消毒隔离房间的准备

根据病房面积大小装置符合空气消毒要求的高强度墙壁紫外线灯，或可移动的紫外线循环风机一台。病房内空气每日紫外线灯照射消毒 2～3 次，每次 30 分钟；或紫外线循环风机消毒 2 次，每次 60 分钟。病室每日通风 2～3 次。术前用 500 mg/L 的含氯消毒液擦拭室内一切物品以及地面、桌面等，备齐消毒好的隔离衣、帽、鞋、口罩等物，便于工作人员进入隔离病房使用。床单包括床上被服用物包裹消毒床罩，采用臭氧消毒备用。在移植病房门口需放置快速手消毒液 1 瓶，每 2 周更换 1 次。

（二）病室内物品的准备

准备术后补液用物如治疗车、治疗盘、输液盒（包括止血带、棉签、一次性输液器、尼龙针头、静脉留置针、20 mL 及 5 mL 一次性空针、3M 贴膜、肝素帽等）。准备手套、大引流瓶、量杯、体温表（患者每人一支体温表，用 75% 的乙醇浸泡消毒，每周消毒体温表两次）、氧气装置、别针、橡皮筋等。准备患者个人用品如毛巾、肥皂、牙刷、牙膏、漱口杯、发梳、洗发水、面盆、便器、饭盒、吸管、口罩、内衣裤、拖鞋（鞋底防滑）、卫生纸等。准备监护抢救仪器如监护器、输液泵、推注泵、呼吸机等，检查其处于备用状态。根据病情需要准备常用药品如复方电解质果糖溶液、术后静脉用免疫抑制剂、常用抗生素、清蛋白、止血药等。准备抢救用药，使其处于备用状态。

（石小玉）

第二节 术 后 护 理

一、术后护理评估

包括生命体征、疼痛评估、自理能力评估、跌倒/坠床高危、压疮高危、营养评估、导管危险因素评估、社会心理因素评估、血栓危险因素评估、危重患者高危评估等。

二、保护性隔离措施

保护性隔离措施谢绝家属探视,有感染性疾病者禁止入室,工作人员进入病房前应换隔离鞋、戴帽子、口罩、穿好隔离衣。接触患者前必须用消毒液洗手或戴手套。控制工作人员入室人数,每次不宜超过 5 人。患者不得随意外出,若需外出检查、治疗等,必须戴口罩及帽子,注意保暖。一切进入室内的物品、仪器设备表面均用 500 mg/L 的含氯消毒液擦拭或用紫外线距离用物<1 m 处照射半小时以上,禁止将花卉带入室内。隔离病室护士应做好工作人员、患者及家属的教育工作,自觉遵守消毒隔离制度。

三、病情观察与监护

(一)六大生命体征监测

1.体温

肾移植术后患者每小时测体温 1 次,待平稳后改为 4 小时 1 次。由于创面组织渗液的吸收,患者体温可有轻度升高,通常在 38.5 ℃ 以下。若患者出现不明原因的高热,应鉴别是感染拟或排斥引起的高热。

2.脉搏

脉搏的快慢与血压有一定的关系。术后早期出现脉搏增快并血压下降,应注意有无出血情况的可能。

3.血压

术后每小时测量血压 1 次,平稳后第 2 天改为每 4 小时 1 次,第 3 天改为每日 2 次。患者术后血压要略高于术前基础血压 2.00~3.07 kPa(15~23 mmHg)为宜,以保证移植肾的血流灌注。如血压升高明显可遵医嘱采取适当措施,如减慢输液速度或给予口服降压药物硝苯地平、美托洛尔等;如术后血压偏低则需要及时处理,可应用 5% 葡萄糖液 250 mL 加多巴胺 80~120 mg,缓慢静脉滴注。

4.呼吸

术后患者呼吸一般正常,给予低流量吸氧,并保持血氧饱和度达到 95% 以上。咳嗽和深呼吸是预防肺部感染的主要方法,此外,要鼓励患者尽早下床活动,减少呼吸道感染的发生。

5.神志

严密观察患者神志的变化,注意有无神志淡漠的休克早期表现。如患者出现烦躁、幻觉、兴奋难眠等精神症状,常与应用免疫抑制药物有关,要做到药物的个体化治疗,并做好患者的安全防护,必要时使用保护性约束,防止患者发生意外。

6.疼痛

术后采用疼痛数字量表评估患者疼痛,若评分≥4 分以上,要及时汇报医师给予处理,指导使用镇痛泵的患者自主给药;口服用药 1 小时,静脉用药 30 分钟需再次评估,并将结果及时记录于体温单、一般护理记录单。

(二)尿量的监测

移植肾的血液循环建立后,一般 3~8 分钟患者即可排尿,尿量是观察移植肾功能恢复的重要指标,术后测定并记录每小时尿量,使用精密计尿器(精确到 1 mL),不仅可以准确记录每小时尿量,还便于观察尿液的颜色、性质、滴数,以便及时判断异常情况。

（三）移植肾区伤口观察与护理

术后观察患者的手术切口及引流情况,应经常检查负压引流导管是否通畅,防止扭曲、堵塞、脱落等现象发生,经常挤压引流管并保持负压状态,如负压引流出血性液体≥100 mL/h 以上,应警惕出血的可能。询问患者移植肾区有无疼痛,调整腹带的松紧度,既保护伤口又能使患者感到舒适。

四、术后一般护理

（一）体位护理

按外科麻醉后常规护理,患者取去枕平卧位 6 小时,12 小时后可以取半卧位,抬高床头 30°～45°。有调查表明,半卧位能够大大降低术后肺部感染的发病率。术后活动的方式应由床上过渡到床下,由室内过渡到室外,活动量由小到大。术后当日卧床可以左右平移身体,在床上翻身;术后 2～3 天可以在床上半坐,术后 4～7 天可以下床进行适当的室内活动。

（二）正确执行术后医嘱

执行术后医嘱,术后多尿期移植患者输液时,应避免在有内瘘的肢体上进行。术后患者通常留置导尿管 3～5 天,应做好会阴护理,防止泌尿系统感染。每日口腔护理 2 次,选择合适的漱口液,督促患者三餐前后及睡前漱口。为预防肺部感染,协助患者翻身、拍背,有效咳痰,可给予雾化吸入每日 2 次。

五、多尿期的护理

若供肾来源于活体或缺血时间较短的尸体,术后早期便可出现多尿。主要原因为患者术前存在不同程度的水钠潴留,血肌酐、尿素氮值增高引起渗透性利尿,术中使用甘露醇和利尿剂,以及由于供肾因低温保存损害而影响肾小管重吸收作用等因素,肾移植术后 24 小时内 90% 以上的尸体供肾与活体供肾患者会出现多尿期,每小时尿量达 400～1 200 mL 以上。护理上尤应注意加强对出入量的管理,维持水、电解质平衡,根据补液原则做到"量出为入,宁少勿多",输液速度根据每小时尿量调整。其中出量主要包括尿量、引流液量、不显性失水,入量主要包括输液量和饮水量。补液量及速度主要根据患者的尿量来调整,基本计算方法为:每小时补液量＝每小时尿量＋30 mL(成人不显性失水约 30 mL/h)。当每小时尿量少于 100 mL 时,应及时告知医师处理,必要时使用利尿药物;如每小时尿量超过 300 mL 则要适当控制,可以通过输液速度和量进行调整。

上海长征医院器官移植中心研制的复方果糖电解质溶液,可对肾移植术后多尿期患者进行循环补液治疗。该溶液具有以下特点:①溶液配方采用乳酸钠,具有纠正酸中毒的作用,对 Na^+、Ca^{2+}、K^+、Mg^{2+}、Cl^- 等浓度进行调整,有效避免了多尿期易发生的电解质紊乱并发症。②肾移植手术可引起机体应激,造成胰岛素分泌减少,血糖增高。该溶液用果糖替代葡萄糖直接供给热能,果糖的代谢不需要依赖胰岛素。因此有效解决了原补液治疗中输入葡萄糖引起血糖过高的问题。③该溶液每袋 1 000 mL,无须添加其他药物,有效解决了原补液方案由于频繁换液及加药而增加的护理工作量和液体污染的危险。有报道,完成一次循环补液,应用该溶液补液与应用原补液方案相比,护理人员平均节约护理操作时间为 23 分钟。

六、少尿或无尿期护理

肾移植术后紧邻两小时之间尿量突然减少,则首先检查导尿管是否通畅,有无导管扭曲、受压、血块阻塞等情况。排除了上述情况,可进行床旁移植肾彩超检查,观察移植肾血供和阻力指数情况、测量移植肾大小。若术后患者尿量少于 30 mL/h,则需考虑血容量不足或血压偏低。可在短时间内增加输入液量,若尿量随之增加,则可认定为输液不足,必须调整输液速度,待血容量补足后再给予利尿剂,尿量即可明显增加。若经以上处理后尿量仍不增加,而且少尿同时伴有手术部位肿胀、疼痛加重,出现明显的肉眼血尿等情况,应减慢输液速度,进一步查找少尿或无尿的原因。常见原因如下:①肾后性梗阻;②尿外渗;③肾功能延迟恢复;④急性肾小管坏死;⑤急性排斥反应;⑥环孢素急性中毒。少尿或无尿的患者应严格记录 24 小时出入量,严格限制液体入量,在补液过程中须控制输液速度,加强对患者电解质的监测,以防出现高钾血症,一旦患者出现血 K^+ 升高的表现如血清 K^+>5.5 mmol/L、心电图 T 波高尖、QRS 波增宽、QT、PR 间期延长等,应及时通知医师处置。

七、饮食护理

术后给予禁食 1~2 天,待胃肠道功能恢复后给予流质,逐渐过渡到半流质、普食。钠盐及植物蛋白的摄入量应根据术后患者肾功能的恢复情况确定。

八、排斥反应的观察与护理

根据排斥反应发生的机制、病理、时间与过程的不同,可分为四种类型:超急性、加速性、急性与慢性排斥反应。急性排斥反应是临床上最常见的一种排斥反应,多发生于肾移植后 1 周至6 个月,严密观察,早期发现十分重要。

急性排斥反应常见临床表现如下:①体温升高,是急性排斥反应早期最常见的症状,不明原因的发热常在后半夜或凌晨发生,至中午或下午体温恢复正常,次日又出现;②尿量减少,是最早出现的症状,若尿量减少至 1/3 应警惕排斥反应的发生;③血压升高,相对于患者原有基础血压高出的数值有意义;④体重增加,排斥反应发生时水、钠潴留往往使患者的体重增加;⑤移植肾区肿大、压痛,表现为触诊移植肾变硬、肿胀,患者主诉疼痛;⑥全身症状,患者主诉头痛、乏力、纳差、肌肉酸痛等,无其他诱因;⑦实验室检查及其他检查:血肌酐、尿素氮值升高。

急性排斥反应的护理:注意监测患者的肾功能,每日观察并记录患者的尿量、体温、体重及移植肾区情况,督促患者遵医嘱按时、按量服药,加强消毒隔离,防止感染的发生。应用甲泼尼龙(MP)冲击治疗时,250 mL 液体 30 分钟内滴入,应注意观察胃肠道反应及有无精神症状;应用抗淋巴细胞生物制剂,包括多克隆抗体(ALG、ATG)和单克隆抗体(OKT3)时,滴注速度宜慢,500 mL 液体控制在 3~4 小时滴完。生物制剂可发生过敏反应,过敏试验为阴性方可用药,用药前可应用地塞米松等抗过敏药物,用药时注意观察有无体温升高、寒战、过敏等不良反应,用药过程中应定期检查血常规及肝、肾功能。

九、免疫抑制剂应用与护理

术后第 2~3 天即开始口服免疫抑制剂,主要有泼尼松、环孢素或他克莫司、吗替麦考酚酯、西罗莫司、中药等。护理人员应向患者做好用药指导,嘱患者口服免疫抑制剂时一定要遵医嘱用药,切勿自行增减药物剂量,向患者说明准确准时服用免疫抑制剂的重要性及自行用药可能带来的危害,向患者介绍各类免疫抑制剂的用药方法、不良反应、注意事项、浓度监测等知识,保证安全正确用药。

(石小玉)

第三节 并发症的观察与护理

一、外科并发症

(一)出血或血肿

出血或血肿是肾移植术后早期最常见的并发症之一,往往发生在术后 24～48 小时或术后 1 个月内。临床上表现为伤口渗血,突发性移植肾区剧烈疼痛,并向腰背部或直肠、肛门方向放射,移植肾局部肿胀、压痛显著,并有肌紧张,负压引流管持续大量引流出鲜红血液。患者迅速出现出血性休克,局部穿刺可见新鲜血液。术后严密观察生命体征变化,每小时测血压、脉搏、呼吸 1 次。注意患者四肢感觉、皮肤色泽、甲床颜色等;观察尿量变化,尿量每小时少于 30 mL,提示可能肾血流灌注不足;注意切口的局部情况,有无渗血、渗液。注意引流液量及性质,如引流液量多且色鲜红应通知医师,及时采取止血措施;保持输液通畅,及时补充血容量,静脉输注全血及代血浆,维持血压在正常范围;提防休克的发生。一旦出现急性大出血应立即通知医师行手术探查,以免延误抢救时机。

(二)移植肾破裂

移植肾破裂是肾移植术后早期最常见的严重并发症之一,主要发生在 2 周以内。主要临床表现为移植肾区突发剧痛,并出现逐步增大的肿块,伴血压降低、尿量减少等内出血症状。术后患者应严格卧床休息,掌握好术后下床时间。术后早期不宜做屈髋、弯腰等易损伤移植肾的动作;留置尿管的患者应及时清空尿袋,保持引流通畅;咳嗽时应双手按压伤口,必要时给予止咳药;保持大便通畅,可给予大黄片、麻仁软胶囊、乳果糖(杜密克)等通便药物;对突发性下腹痛的患者要注意移植肾大小、质地,腹部有无隆起及生命体征变化,严密监测患者切口负压引流的性质和量。如患者突发血压下降、尿量减少、切口负压引流量突然增多且颜色鲜红,并伴移植肾区肿胀、剧痛,应立即通知医师采取相应的急救措施。

(三)移植肾功能延迟恢复(DGF)

严格记录每小时尿量及 24 小时出入量,并注意尿液的色、质。如尿量每小时<30 mL,首先要加强对血压的监测,如发现血压偏低可应用升压药物,保证移植肾脏灌注良好。及时进行血液透析是帮助肾功能恢复的有效治疗手段,根据病情选择适当的透析方式,合理使用抗凝剂,密切观察伤口渗血渗液情况,最好行无肝素血液透析治疗以减少出血等并发症。血液透析过程中,需监测血压和血容量的变化,注意对超滤量和超滤速度的控制,防止血压过低导致肾脏血供不足,不利于移植肾肾功能恢复。由于患者对 DGF 没有正确的认识,缺乏足够的思想准备,害怕移植肾失去功能,容易产生焦虑、恐惧心理。护士要真诚对待患者,稳定患者的情绪,讲解 DGF 发生原因、发展规律、治疗护理方法及注意事项等,并邀请恢复期的患者现身说法,减轻患者的紧张心理,使其树立战胜疾病的信心。

(四)尿瘘

为肾移植术后早期并发症,常见部位为输尿管瘘、输尿管-膀胱吻合口瘘,多发生在术后 15 天以内。临床上表现为发热,腹部压痛,局部皮肤水肿,患者少尿而负压引流液量显著增多且有尿的气味和成分,切口漏尿或切口不愈合等。护理上密切观察伤口渗液情况,如伤口渗液或引流量明显增多且有尿液的气味和成分,应及时报告医师处理;保持伤口敷料干燥,预防伤口感染;加强营养,改善全身情况,利于术后伤口尽快愈合;保持移植肾输尿管支架管和气囊导尿管引流通畅,防止滑脱;留置导尿管期间,遵循无菌操作原则,给予会阴护理,保持尿道口清洁;拔除导尿管后嘱患者每小时排尿 1 次,防止尿液在膀胱内过度膨胀导致吻合口瘘。

(五)尿路感染

肾移植术后尿路感染比较常见,临床表现为发热、尿路刺激症状、尿液检查有红细胞或白细胞、尿液细菌培养阳性。肾移植术后留置导尿期间,要严格遵循无菌操作原则,预防尿路感染的发生,可采用氯己定溶液清洗外阴部。病情允许情况下,鼓励患者大量饮水。观察患者小便的颜色、性状,倾听患者的主诉,有无排尿不适等临床表现,如尿频、尿痛、尿急等尿路刺激症状,及时报告医师,遵医嘱给予积极治疗。

二、免疫抑制剂相关并发症

(一)感染

由于移植术后大剂量激素和免疫抑制药物的长期应用使患者机体的免疫力受到抑制,易并发各种感染,尤其是肺部感染,是肾移植术后患者死亡的主要原因之一。护理上主要是做好消毒隔离工作,预防感染;注意观察,早期发现感染的征兆,及时治疗。

1.消毒隔离

严格执行病房保护性隔离制度,做好病室、物品、空气、人员的消毒隔离工作。各项操作遵循无菌原则,工作人员应注意手卫生。定期做空气培养,监测消毒效果。

2.预防肺部感染

肺部感染是移植术后严重并发症,可危及患者生命。为预防肺部感染,护士应每天协助患者翻身、叩背,鼓励患者进行有效咳嗽排痰,并注意痰液的变化,必要时做痰细菌培养加药敏实验,以指导用药;还可给予 NS 10 mL＋庆大霉素 8 万 U 雾化吸入,每日 2 次,有助于痰液咳出。加强口腔卫生,做好口腔护理。护士应注意观察患者口腔黏膜有无充血、肿胀、糜烂、溃疡等情况。常用复方替硝唑漱口液三餐前后含漱;如合并真菌感染,则采用 1%～3%碳酸氢钠溶液与复方替硝唑或 1%呋喃西林溶液交替含漱。

3.预防皮肤感染

保持床单整洁、干燥,观察受压皮肤有无红肿、破溃,预防压疮;服用免疫抑制剂易引起的皮肤痤疮、带状疱疹等,应加强患者皮肤护理。

(二)消化道并发症

常见胃、十二指肠溃疡穿孔、出血。护理评估应详细询问患者有无溃疡病史、目前的发作及治疗情况,明确告知患者隐瞒病史会给患者预后带来不必要的痛苦。对于有溃疡史或轻度溃疡的患者,应采用预防性治疗措施,并尽可能减轻患者精神上的紧张,避免不必要的精神刺激,饮食宜清淡、易消化,并注意少量多餐,忌食酸辣、胀气、刺激性的食物,以减轻消化道反应,平时注意观察患者有无反酸、上腹隐痛、黑便等表现,遵医嘱给予保护胃黏膜的药物。患者出现呕血时应协助其头偏向一侧,防止窒息。

(三)肝脏并发症

注意观察患者有无肝脏损害的表现,如乏力、食欲减退、皮肤黄染、肝大等,定期监测肝功能,发现异常及时与医师联系,遵医嘱应用保肝药物,调整免疫抑制药物,并加强消毒隔离措施,防止感染。

(四)术后糖尿病

严密监测患者血糖、尿糖的变化,督促糖尿病患者定时服用降糖药和注射胰岛素。嘱患者注意饮食控制体重,少食含糖分高的食物,特别是含单糖和双糖的食物,饮食量要恒定,可进适量含纤维素的食品,如粗粮、蔬菜等,忌食高糖、高淀粉食物。保持良好的精神状态。

(石小玉)

第四节 康复期护理

一、自我监测

学会排斥反应的自我观察,了解排斥反应的信号,发现异常及时与医师联诊。每日填写一张肾移植术后排斥反应观察表,包括以下内容。

(一)体温

每天记录 2 次,以晨起、午睡后为主。

(二)尿量

可分别记录日尿量和夜尿量及 24 小时总量,准确记录出入量。

(三)体重

每日定时测量体重,最好在清晨排便后、早餐前,穿同样衣服测量。

(四)检验结果

记录血常规、肝肾功能、血药浓度等常用检查结果,按日期记录。

(五)服药种类和剂量

记录免疫抑制剂用量的增减。

二、饮食指导

由于免疫抑制剂的长期使用,不同程度地影响着机体代谢,并可造成血压、血糖、甘油三酯、尿酸、胆固醇等升高,血钙、镁降低,加速蛋白质分解,引起肝功能损害、白细胞减少、水肿等。因此患者必须重视和了解免疫抑制剂对营养代谢带来的不良反应,总的要求是低蛋白、低磷、高热量、高维生素及高必需氨基酸饮食,并调节水、电解质的摄入量。

合理搭配:①要保证机体获得足够的能量,每天最好供应 8 368～12 552 kJ 或每千克体重 146.4～167.4 kJ(2 000～3 000 kcal 或每千克体重 35～40 kcal),由糖类(碳水化合物)及脂肪提供。患者应少食多餐,相对固定每日三餐的时间,保持体重的相对稳定,术后体重最好能维持在低于标准体重5%的范围之内。②适量摄入蛋白质,以优质蛋白质为主,如鸡蛋、奶制品、鱼、家禽类,因为蛋白质有利于伤口的愈合。麦淀粉、藕粉、玉米淀粉、马铃薯、芋头等淀粉类食物蛋白质含量低,可以代替部分主食以减少植物性蛋白质的来源。③根据尿量调节饮水,尿量正常的患者鼓励其少量多次饮水,保证出入水量平衡,饮水量不少于 2 000 mL/d,避免电解质紊乱,减少尿路感染的发生。此外,术后大部分患者因疾病和免疫抑制剂的应用等原因,都有不同程度的高血压,故建议在术后半年恢复期内,给予低盐饮食;对血压正常且不伴有水肿的患者,则不需要严格控制盐的摄入量。多尿时钠盐 $3 \sim 5$ g/d,少尿时限制钠、钾摄入,选择含钾较低的蔬菜如冬瓜、南瓜、黄瓜、甜椒、丝瓜、大白菜、芹菜、茄子等,并可将水果、肉类及蔬菜经过开水煮沸后倒去汤汁去除钾。④脂类:由于免疫抑制剂可引起高脂血症,饮食以清淡为主,多吃新鲜蔬菜、瓜类和粗粮,少吃油腻、油煎、油炸及脂类含量高的食物。胆固醇的摄入量应控制在 300 mg/d 以内,脂肪酸的摄入量不超过总热量的 30%,少食含胆固醇量较高的食物如动物内脏、蛋黄、软体动物等。⑤补钙:可服用含钙丰富的食物如牛奶、鱼罐头、骨头汤等,还可以服用易吸收的钙剂。同时适当增加户外活动,勤晒太阳,促进钙的吸收。

忌用提高免疫功能的食物及保健品,如木耳、甲鱼、鹿茸、红枣、香菇、人参和蜂王浆等,患者在使用各种保健品时应谨慎,以避免降低免疫抑制剂的作用。

三、服药指导

(1)术后 3 天就开始指导患者认识服用药物的名称、作用、服用次数、剂量、不良反应和注意事项,使用时要做到剂量准确,应用准时,严格核对。

(2)定时定量服用免疫抑制剂,不得随意地减量、停药或漏服。经常忘记服药的患者最好定制闹铃提醒。

(3)定期复查血常规、肝肾功能、血药浓度等,根据浓度调整剂量,抽血时间需安排在最后一次用药后 12 小时,进食前抽血,以免影响测定结果。

(4)学会观察药物不良反应如高血压、高血糖、高血脂、神经毒性、消化道出血等。

(5)如服药期间发生呕吐、腹泻等症状时要补足所服用剂量。

四、感染预防措施

(1)术后 6 个月内外出时戴口罩,尽量不到公共场所或人多嘈杂的环境去。

(2)防止着凉、感冒,气温下降时及时增加衣服。

(3)饭前、便后洗手,饭后漱口和早晚刷牙,保持良好的卫生习惯。

(4)注意饮食卫生,食具每日消毒并专用,生吃水果要洗净,食品要新鲜烧熟,不吃变质食物,戒除烟酒嗜好。做好家居环境以及用物的消毒。

(5)勤换内衣裤,注意外阴清洁,避免皮肤抓伤和感染。

(6)避免与传染病患者接触,勿接近各种动物如猫、狗、鸡、鸽等,以免感染细菌或寄生虫。

五、门诊随访

指导患者应定期门诊随访,建立患者随访档案。随访时间为术后第 1~3 个月内每周 1 次,第 4~6 个月每 2 周 1 次,半年后改为每月 1 次,5 年以上可每 3 个月 1 次。如有病情变化,随时就诊。随访内容包括肝肾功能、血液生化、血药浓度、血尿常规等项目均应记录在随访登记本上。

六、注意保护移植肾

患者移植肾放置于髂窝内,距体表较浅,表面仅为皮肤、皮下组织及肌肉层,缺乏肾脂肪囊的缓冲作用,在外力挤压时极易受到挫伤。因此,平时应加强保护,活动中注意保护移植肾不受外

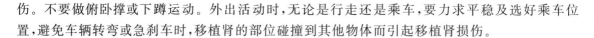

伤。不要做俯卧撑或下蹲运动。外出活动时,无论是行走还是乘车,要力求平稳及选好乘车位置,避免车辆转弯或急刹车时,移植肾的部位碰撞到其他物体而引起移植肾损伤。

七、其他生活指导

肾移植后患者每天应适当参加户外活动,如散步、骑固定自行车、游泳等有氧运动。做到劳逸结合,活动量采取渐进方式,一般不宜从事重体力劳动。术后 6 个月一般可重返工作岗位。每天饮食起居有规律,特别强调勿吸烟、饮酒。

（石小玉）

第五节　心理特点与心理护理

一、移植受者的心理特点及影响因素

以下所论及器官移植者的心理反应,主要是指器官接受者的心理反应,较集中地凸显体现在患者接受器官移植的 3 个阶段,后两个阶段关联密切,通常放在一起阐述。

（一）异体物质期的心理反应

此期为器官移植术后初期,患者的心理反应主要包括罪恶感、异物感等。

1.罪恶感

接受器官者常有一种难以排遣的罪恶感。他们大多不能接受自己所面对的现实,即"以损害他人健康为代价来延续自己的生命",即使了解到器官"共同"已死亡,仍觉得自己的生存机会是以他人的死亡为基础,从而陷入极度的忧郁与自责。有的患者甚至无端的猜测自己的器官"供体"是死囚犯,为自己不得不依赖"罪犯的器官"生存而感到无地自容,其中产生严重罪恶感的患者,可迅速导致病情恶化。

2.排斥感

有的患者一想到自己体内有某个器官是他人提供的,就会产生一种强烈的异物感和排斥感,他们会为自己丧失了原来的个体独特性和完整性而悲伤不已,唯恐所移植的他人器官与自己机体的功能不协调,成天担心自己的生命安全会随时受到威胁。此外,患者的异物感及其排斥程度,还受器官移植的受体与供体二者之间的个人情感关系的影响。有的器官提供者健在且与器官接受者有矛盾或冲突,后者就会从心理上产生对前者的排斥,甚至拒绝接受其为自己提供器官。曾有报道,一个患者接受肾脏移植后 3 个月内一直保持着良好状态,但当他有一天突然获悉自己的移植肾来自一个被他深恶痛绝的亲属后,立即陷入了深深的忧郁,很快便肾衰竭而死亡。另据法国的一项调查表明,近年来由于人们心理上的排斥,愿意接受器官移植的患者较往年减少了约一半。

（二）异体同化期的心理反应

异体同化期还可以细分为部分同化期和完全同化期两个阶段,此期间患者的不良心理反应较前明显减轻。此时,器官接受者基本趋于康复,他们大多四处走访、打听,希望了解器官提供者的一切。患者对器官提供者的全部历史、个性特征及其生活琐事等,都抱有浓厚的兴趣,有的患者犹如获得心爱物品一样,总想就其来龙去脉弄个水落石出。随之,器官接受者随异体器官提供者的部分同化或全部同化,便可通过患者的言谈举止加以表现。一旦器官提供者的详情被某些器官接受者了解后,后者的心理活动即可明显地受前者心理特征的影响,此即患者的异体同化期心理反应的基本特点。有关临床报道表明,有的女性患者接受男性提供的肾脏后,其心理活动特征可出现男性化倾向;而有男性患者接受女性提供的肾脏后,其心理活动则可出现女性化倾向。如一例美国的心肺移植患者接受移植成功后,许多生活习惯和心理活动特征发生了改变,而且几乎所有改变均与器官提供者生前的个性相符,呈现出典型的异体同化反应。如接受他人器官的女患者之前从不喝啤酒、从不光顾炸鸡店、喜好红色和金色等,但她器官移植后恢复之初最想做的事却是"要一杯啤酒";被允许后自行驾车后便直奔肯德基快餐店,突然喜欢起绿色和蓝色来。后经证实,"啤酒、炸鸡、蓝色、绿色"等,都是器官提供者生前十分鲜明的个性特征。

器官移植者在异体同化的心理反应,还表现为对医护人员、仪器、药物等的高度依赖,包括接受人工角膜移植、安装人工心脏起搏器或置换人工心脏瓣膜等治疗的患者在内,他们大多认为其器官功能或生命取决于医护人员、仪器、药物等,被动地接受着各种治疗方案,期盼"奇迹"发生。

肾移植开创移植先河,其外科技术日臻成熟,成功率越来越高,但肾移植患者心理反应的发生率居高不下。据文献调查 292 例肾移植患者的资料显示,其中 94 名患者(32.3%)均发生以焦虑和忧郁为主的不良心理反应,7 名患者曾有自杀行为。又如加拿大学者对 40 多名患者实施连续 10 年研究的报告指出,肾移植后的早期阶段,患者的主要心理特征是欣快和再生感,且伴有"奇迹般康复"或彻底摆脱病痛的幻想;当患者得知日后仍需按期到医院检查全身健康状况和移植器官的功能、观察和治疗各种并发症时,又可因"幻想破灭"而沮丧万分,以"得过且过"的态度作适应为其应对策略,被称为"得过且过综合征"。此类综合征实际是器官移植患者的一种适应预防与防御的心理反应。可将其分为以下两类。

1.退缩性夸大样防御

在患者意识中只对移植器官部分的自我排斥有抑郁和焦虑,而否定对自身死亡威胁的抑郁的焦虑,此类患者的身心预后较差。

2.进展性轻躁狂样防御

患者一方面对移植器官部分发生排斥反应有抑郁和焦虑;另一方面,也因关心自身生命而产生的抑郁和焦虑,此类患者的身心预后良好。

总之,来自临床的大量资料表明,器官移植患者的心理反应,直接关系其疾病过程及预后。若患者对自己移植器官的功能及其整个健康状况将面对的威胁有一定的心理准备。且能适度应对,其预后一般较好;若患者仅对移植器官的功能再次丧失有所准备,而对自己生存威胁全然否认,其预后则较差。

二、移植患者的心理护理

(一)移植患者的心理评估

患者术前期待移植机会的到来,术后又担心手术的危险性及移植的成功率,加上术后保护性隔离,不允许家属的探视,心态通常会变得比较敏感甚至出现神经质,常因身体出现稍许不适紧张焦虑;且器官移植的费用昂贵,因此审慎选择身心条件及预期较好的受者,及早发现患者术后适应上的高危因素,可以确保移植手术及术后康复的最佳效果。具体评估内容详见本章第一节。

（二）移植患者的心理健康教育

术前应向患者及家属讲解器官移植的风险与益处，使其有足够的心理准备，并尽早进行经济状况的评估。向术后患者介绍使用免疫移植剂的作用、不良反应、自身情绪变化对机体免疫功能影响。指导家属给予患者强有力的情感及物质方面的支持。在患者出院随访期间，向其说明良好服药依从性的重要性，参与力所能及的社会活动及工作的必要性，从而提高生存质量。

（三）移植患者的心理护理措施

1.术前心理护理措施

手术前向患者及家属介绍器官移植术的科学性、可靠性、延长生命的希望与前景、手术的基本过程及风险、积极配合治疗及护理的重要性，从而帮助其顺利度过等待器官移植的日子，减轻面临手术的焦虑。强化患者的社会心理支持系统，合理安排生活，进行经济方面的评估，使患者以良好的心理状态迎接器官移植手术。

2.术后心理护理措施

认真观察患者的心理状态和情绪反应，及时处理术后疼痛、情绪烦躁、睡眠不佳等问题。向患者介绍术后使用免疫移植剂的作用及副作用、常规检验指标的正常范围、自身情绪变化对机体免疫功能的影响。在病情许可的情况下，患者可适当安排文娱活动，减少对移植器官的过分关注，重新恢复正常的人际关系和社会生活，逐步回归社会。做好康复宣教工作，指导家属配合做好患者的心理及躯体护理。出院前，向患者及家属说明按时按量服用免疫抑制剂的重要性、排斥反应的临床表现、预防感染的方法、术后活动程度、随访时间等事项。加强器官移植患者的社会支持，减轻其心理压力，提高治疗依从性及生活质量。还可通过"移植之家""肾友之家"等团体，对患者进行回访服务、健康教育、组织联谊活动，提供社会心理支持，帮助患者顺利完成患者角色的转化。例如，某"肾友之家"的一位肾移植患者，因移植肾失去功能而心灰意冷，在肾友们的鼓励和支持下，使他认识到，无论遇到多大的困难，都应该树立信心和勇气，积极面对现实。后来，这位肾友接受了第二次肾移植手术，康复情况良好。

（石小玉）

第六节　儿童肾移植护理

随着近些年移植医学的飞跃发展，大多数终末期肾病的儿童可以选择进行肾脏移植，通过移植，儿童可以正常成长、上学、生活，明显提高生活质量。由于儿童在生理、解剖等方面有一些不同于成人的特点，因此儿童肾移植外科手术难度较大，术后护理也有较多不同于成人肾移植术后的一些特点。

一、术前护理

（一）术前评估

1.精神心理状态评估

尿毒症会影响患儿神经系统的功能，部分患儿有头昏、头痛、乏力、理解力及记忆力减退等症状，严重者可出现烦躁不安、肌肉颤动、抽搐，甚至嗜睡和昏迷，因此护理人员应对患儿的精神神经状态进行评估,及时发现问题制定对策。其次,部分尿毒症患儿的智力发育滞后,护理人员应评估患儿的智力情况,是否与年龄相符合。患儿多数是临时通知前来入院手术,与护理人员没有充分的时间来认识和熟悉,因此护理人员对患儿进行采血、输液等治疗时,多数患儿比较紧张和恐惧,因此护理人员要主动接触患儿,消除患儿的紧张和不安情绪,加强对家长的健康教育和术前讲解。

2.儿童依从性评估

患儿因不懂得治疗的重要性,不能自觉地克服用药过程中给身体带来的异常口感或疼痛等不适,常常出现哭闹、挣扎,而造成药物摄入量不足或其他意外发生;肾移植术后免疫抑制药物治疗是需要终身应用的,因此护理人员应在术前就要对患儿进行依从性评估,以利于及时采取对策。

3.心肺功能评估

尿毒症患儿可发生心力衰竭、心律失常和心肌受损等并发症,因此术前应完善胸片、心脏彩超检查,及时发现心肺功能异常。

4.血管状况评估

儿童血管细小,无论是采用成人供肾还是婴儿供肾,血管吻合技术上都比较困难,肾移植术后血管并发症发生较多,从而影响移植肾功能恢复,因此术前应给与血管彩超等检查,以利于掌握儿童受者血管具体情况;护理人员也应评估患儿外周静脉条件,如血管条件差的可建议置入深静脉置管,减轻患儿痛苦,利于术后各项治疗的顺利执行。

5.儿童发育情况评估

尿毒症对儿童的生长发育有一定的影响,尤其是对于较小年龄就出现肾功能不全的患儿,身高、体重与同龄儿童有一定的差距,护理人员应对其进行评估记录,已计算用药剂量并与术后可以进行长期对照。

6.术前配型

患儿术前需要进行配型,护理人员应评估其配型结果,为保证手术的成功率,供受者 ABO 血型相符,淋巴毒试验为阴性,PRA 结果为阴性,患儿方可接受移植手术。患儿入院后,护理人员立即为其抽取配型标本,取得结果后马上汇报医师,以便于确定患儿是否可以接受手术。

(二)透析护理

年龄较小的患儿多采取维持腹膜透析的方式,护理人员要注意腹膜透析时严格无菌操作,观察透析液出入是否平衡,观察透析液的性质及颜色,观察导管出口处有无红、肿、热、痛、分泌物等,防止出现腹膜炎,并记录透析脱水量。

(三)术前准备

1.个人准备

按照医嘱要求进行术前检验、术前影像检查、肠道准备、皮肤准备、青霉素皮试等;与患儿进行良好的沟通,使其能够配合进入手术室。

2.物品准备

准备单人或双人病房,使用紫外线空气消毒,物品表面及地面使用1∶500有效氯消毒液擦拭。根据受者年龄备好适用的病员服、血压计、留置针等物品;准备监护仪、推注泵、输液泵、约束带等物品。

3.药品准备

根据儿童年龄换算术中用药品剂量,根据医嘱准备术中用抗 CD25 单克隆抗体、甲泼尼龙、抗生素、肝素等药品。

二、术后护理

(一)全麻术后常规护理

1.严密观察生命体征

儿童血容量少,心排血量较低,心储备可能不足以充分灌注移植肾,因此术后要严密控制血压,保证开放血流后术后血压比术前血压高 1.33~2.67 kPa(10~20 mmHg),适宜的血压有利于移植肾的灌注。年龄小的患儿,术后多见心率增快,护理人员应每小时记录血压、脉搏、呼吸,观察其变化情况。体温是观察排斥和感染的重要指标,出现高热则提示有感染或者有排斥反应可能,因此,每 4 小时监测 1 次体温,当患儿出现体温变化时应及时报告医师,给予合理的处理措施。

2.疼痛护理

患儿术后多因伤口疼痛而发生哭闹和躁动,护理人员应给予安抚,可以给患儿观看动画片、讲故事等分散注意力,必要时允许父母一人陪同。

3.导管护理

患儿术后一般有吸氧管、导尿管、负压引流管、深静脉置管/浅静脉留置针、腹透管/血透置管,较多儿童不能完全配合医护人员,因此,护理人员应妥善固定各个导管,留出足够的长度,绑紧腹带,必要时给予四肢约束,防止导管脱出。

4.严格记录尿量及出入量

年龄较小的患儿因血管较细,术后可能会出现少尿,此时要准确记录每小时尿量和出入量,维持水电解质平衡;防止患儿因循环血容量少导致血压下降、心率增快,也要防止患儿因摄入过多导致心力衰竭。

(二)输液管理

儿童血容量小,心功能代偿能力低,术后需要进行持续心电监护及中心静脉压监测,及时了解患儿血容量及心脏功能的动态变化,根据中心静脉压的监测数据、尿量、生命体征、血氧饱和度等综合情况决定患儿的输液量及输液速度。

(三)应用抗凝药物护理

因儿童血管较细,为防止出现移植肾血管血栓出现,术后常常需要应用抗凝药物,常用的有肝素静脉推注、阿司匹林口服、低分子肝素皮下注射等。用药过程中注意观察推注泵是否运转正常,输液管是否通畅,推注速度及药物浓度是否符合要求;同时加强对患儿凝血功能的观察,伤口、静脉穿刺处、皮下有无新鲜渗血,尿液中有无出血,有无出现黑便等,发现异常及时汇报医师,调整抗凝药物的剂量。

(四)免疫抑制剂用药护理

患儿术后多采用他克莫司+吗替麦考酚酯维持免疫抑制治疗,儿童免疫防御功能比成人更强,术后早期可使用静脉用他克莫司持续静脉滴注以维持相应的药物浓度,护理人员应设定好输液速度,观察输液泵的运转状态及输入量。因儿童药物代谢与清除率较高,因此他克莫司用量要大于成人,然而儿童对免疫抑制剂的耐受性不强,因此护理人员在观察排斥反应先兆的同时要观察有无药物的毒性作用。

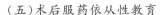

（五）术后服药依从性教育

儿童在体格发育及生理心理方面尚未成熟,肾移植患儿依从性较成人差,而规律服药是肾移植术后防止排斥反应的一个非常重要的要求,因此护理人员要重视对患儿及家长的依从性教育,不断强化健康宣教的效果。移植中心可以建立儿童移植随访档案,定期对患儿和家属进行电话随访,提供机会加强患儿家庭之间的交流,提高患儿的顺应性。

（石小玉）

第七节　移植术后随访与指导

一、随访的意义

（1）定期随访可动态观察肾移植受者康复情况、心理状态和用药依从性情况,并给予必要的指导和宣教。

（2）可及时发现和处理肾移植术后各种并发症,提高生活质量,延长受者生存期。

（3）随访是医学模式转变的需要,弥补了医疗资源的不足。是一种跟踪服务,也是一种主动服务,特别是肾移植术后继续治疗的需要。

（4）随访能使医患关系更加和谐,在医患矛盾尖锐的当今,是非常好的沟通方式。

（5）坚持定期随访能完整地收集受者信息,为临床和科研积累宝贵的经验。

二、随访工作的基本要求

（1）随访工作人员应该是相关专业的医务人员,具备丰富的专业知识,能耐心解答移植受者的问题。

（2）建立规范的随访制度和随访系统:肾移植术后的长期存活很大程度上依赖于定期随访,近年来很多移植中心致力于移植受者的随访工作,建立专门的随访工作室,保存移植受者资料,有些移植中心自行开发了一套适合实际工作的移植档案管理软件系统。建立维护肾移植受者电子档案,安排工作人员专门负责管理并接待受者出院后一般事务:健康教育,指导出院后计划随访(发放随访记录本),饮食起居,自我监测,获取相关的保健信息;安排固定的医师接待随访的移植受者。

（3）随访范围不应仅局限于本单位或本地区的患者,否则将造成异地随访困难,进而导致跨地域患者失访。因此,建立移植和随访单位的双向转诊机制有助于避免失访,降低受者和活体供者出现并发症的风险。

（4）准确的联系方式:随访工作人员定期核对、更新移植受者联系电话、通信地址,以避免受者更改号码或搬迁后造成失访。

三、随访内容

（一）一般检查项目

随访的一般检查项目应包括:血常规、尿常规、血生化(肝、肾功能)和药物浓度以及相应的影像学检查。

（二）特殊检查项目

对早期患者除要重视急性排斥反应的临床监测外，可进行不定期的免疫状态方面的了解，包括：T 淋巴细胞亚群（CD3、CD4、CD8）、B 细胞和 NK 细胞以及群体反应性抗体（PRA）、影像学等的监测。

（三）肿瘤相关监测

对长期随访受者要进行肿瘤相关方面的监测。需增加影像学如肺部 CT 或腹部 CT 平扫、腹部增强 CT；进行肿瘤标志物的检查，如癌胚抗原（CEA）、甲胎蛋白（AFP）、CA199、CA153、CA724 等；男性需要进行前列腺特异性抗原（PSA）检测；女性需要进行乳房和妇科方面的体检。

四、随访时间

随访是受者长期存活的有力保障。随访的频率视术后时间长短而定，原则上是早期密后期疏。一般情况下，手术后 2～4 周需要每周复查 2～3 次；2～3 个月内每周随访 1 次；4～6 个月时每月 2～3 周随访 1 次；7～12 个月时 3～4 周可就近进行化验后，与随访的医师联系以便得到及时的治疗指导；2 年以上受者可每月或两个月化验，每个季度来移植医院随访；对移植时间超过 5 年以上的受者，最低应每年随访 1～4 次。对病情不稳定受者的随访要视情况而定，适当的增加随访的密度。当病情发生变化或化验结果出现异常时，应及时与移植医师联系，报告病情并立即门诊就诊，获得治疗方面的指导。

五、随访方法

随访的方式一般包括以下几种：门诊随访、电话随访、短信随访，以及网络随访、信访、家访等。随访时间一般从受者出院后开始。

（一）门诊随访

门诊随访是最常见的随访方式，肾移植受者术后会接受随访工作人员的一系列指导，按照随访要求定期到门诊检查并接受门诊医师的诊治。如因节假日或其他原因导致门诊安排变动，应以适当的方式提前通知受者。

（二）电话随访

因移植受者分布的地域影响，肾功能稳定的受者常常与地区医疗部门建立联系，在地区医疗部门就诊，移植中心的随访人员通过电话联系了解受者的情况并记录到移植受者档案中，并给予必要的健康教育和指导。另外，对于依从性欠佳的受者，不能按时做检查或不能按医嘱服用抗排斥药物的，随访人员需特别注意定期电话提醒和监督。

（三）网络随访

近年来，很多移植中心都创办了移植网站，以提高随访工作效率，提升医疗服务质量，简化随访流程，降低肾移植受者的经济成本，使得医患沟通更为便捷。

（四）其他

信访：对于电话号码更改而不能联系的移植受者，可以通过信件联系；家访：对于某些特殊受者进行家访，如因并发症术后行动不便等；短信随访：某些移植中心开通了短信平台，主要用于提醒移植受者按时到医院复诊及提供各类康复信息、移植中心通知等。

六、术后随访指导

（一）早期随访指导

肾移植后早期随访是指移植后 3 个月内的随访。大多数移植后肾功能稳定的受者,住院2～3周左右即出院休养。由住院患者转门诊随访患者,在出院前应与患者充分沟通或交代服药等相关问题。患者应该熟知药物的名称、剂量、目的和它们的不良反应,特别是钙调磷酸酶抑制剂（如 CsA、Tac）。

长期规律的服用免疫抑制剂和定期门诊随访是肾移植受者有别于其他外科患者的两大特点。住院期间肾功能恢复良好仅仅是完成肾移植治疗的第一步,如果不能做到规律随访,势必会影响移植肾长期存活,甚至会危及患者生命。因此,按时定期门诊随访,与移植医师联系以取得及时的建议和指导,对肾移植患者来说至关重要。

1.健康教育

随访医师应不定期给予移植受者提供各种健康信息、医保信息等,通过门诊随访、书面、网络、短信等方式进行健康教育。

2.饮食指导

恢复期宜选择优质蛋白质、低脂肪、高维生素、易消化、新鲜清洁食物,避免使用辛辣刺激性、油炸及生冷食物。

3.服药指导

按时服用免疫抑制剂,勿漏服多服,按医嘱服用,不要擅自调整药物剂量。测免疫抑制剂浓度应在服药前。尽量避免会引起浓度波动的食物和药物,注意观察药物毒副作用并及时与随访医师取得联系。若有呕吐和腹泻的情况要在医师指导下调整免疫抑制剂方案。

4.运动和作息

肾移植术后应循序渐进地运动,从散步开始,根据身体情况和个人爱好可逐渐过渡到慢跑、太极拳等。适当的运动还对糖尿病患者控制血糖有积极的作用。

5.预防感染

术后早期应尽量减少到超市等人群集中且通风设施差的场所,避免接触呼吸道感染的患者。居室保持清洁卫生和良好通风,不宜养宠物,勤换衣物。

6.自我护理及检测

发放随访记录本,指导患者自我检测,记录服用的药物,检验检查结果。观察药物毒副作用及并发症等。

7.心理调适

肾移植术后大多数受者生活质量较术前有明显的改善,甚至除了需要定期随访和坚持服药,其他方面都和常人无异。但有的也可能失去工作的机会而需要依赖家庭,或者因为手术费用、后续治疗费用而导致经济紧张,也有的家庭破碎,育龄移植受者因为单身而烦恼,或者术后并发症不适,担心不能长期存活而导致一系列的心理问题。常见的有焦虑、抑郁、自闭等。随访人员应能够观察到受者的心理问题而及时地干预。

（二）中期随访指导

肾移植受者中期随访是指移植术后 3～6 个月。术后 6 个月内随访的主要目的是及时发现和处理急性排斥反应及各种感染。该阶段需要加强对免疫抑制剂血药浓度的监测,及时调整药物剂量,制订个体化用药方案。同时,在该阶段还应加强对免疫抑制剂不良反应的监测,重点关注高血压、高血糖和高血脂等事件。

对于受者而言,虽然移植肾功能恢复良好,此期易发生排斥和感染可能性较大,因此预防排斥和感染甚为关键。免疫抑制剂浓度仍处密集调整期,但机体的免疫功能仍然处于较低水平,极易遭受肺部感染的可能。为此随访医师要告知患者要加强肺部感染并发症的预防。故移植后3~6个月,必须每2周来门诊随访1次。

（三）后期随访指导

肾移植受者后期随访是指移植术后半年以后。肾移植受者半年后免疫抑制剂量调整处于维持期水平。患者机体抵御感染能力免疫水平逐渐恢复,患者便可恢复正常生活和工作。此期患者常会松懈下来,随访医务人员要求患者每月来门诊随访,仍然需要强调不要掉以轻心,严格执行服药医嘱,严禁自行减药或停药。与此同时,继续做好相关病情记录,早期发现问题及时就诊断处理。做到预防在先。

在长期受者的随访中,要注重心血管疾病(CVD)、感染和恶性肿瘤的并发症监测和预防。积极处理"三高":高血压、高血糖和高血脂,有效控制"三高症",才能延长肾移植受者人/肾存活率。

术前有部分患者吸烟,然而,当肾功能恢复正常后有少部分患者复吸。由于吸烟可导致心血管疾病,增加肾移植后发生肿瘤等风险,应设法劝说其戒烟。

（石小玉）

参 考 文 献

[1] 王锋莉.临床常见病护理进展[M].长春:吉林科学技术出版社,2019.

[2] 韩爱玲.外科常见病护理技能[M].天津:天津科学技术出版社,2018.

[3] 杨虹秀.呼吸内科常见病护理[M].长春:吉林科学技术出版社,2019.

[4] 栾燕.临床常见病护理实践[M].北京:科学技术文献出版社,2018.

[5] 王菊萍.常见病护理技术与操作规范[M].长春:吉林科学技术出版社,2019.

[6] 何晶.临床常见病护理[M].长春:吉林科学技术出版社,2019.

[7] 刘广芬.临床常见病护理[M].天津:天津科学技术出版社,2018.

[8] 杨莉莉.临床常见病护理[M].长春:吉林科学技术出版社,2019.

[9] 谢文娟.临床常见病护理技术[M].哈尔滨:黑龙江科学技术出版社,2019.

[10] 周文琴.中医人文护理实践[M].上海:上海科学技术出版社,

[11] 孙文欣.临床常见病护理要点[M].长春:吉林科学技术出版社,2019.

[12] 穆新主.中西医常用护理技术[M].北京:中国中医药出版社,2018.

[13] 迟增乔.消化内科常见病护理[M].长春:吉林科学技术出版社,2019.

[14] 周秀梅.临床常见病护理精要[M].西安:西安交通大学出版社,2018.

[15] 娄玉萍,郝英双,刘静.临床常见病护理指导[M].北京:人民卫生出版社,2018.

[16] 齐霞.现代常见病护理研究[M].长春:吉林科学技术出版社,2019.

[17] 周静,陈瑞,谭婕,等.静脉输液治疗护理临床实践[M].青岛:中国海洋大学出版社,2018.

[18] 梁继梅.临床各科室常见病护理[M].长春:吉林科学技术出版社,2019.

[19] 赵建国.外科护理[M].北京:人民卫生出版社,2018.

[20] 陈燕,谢春花,韩金花.现代各科常见病护理技术[M].长春:吉林科学技术出版社,2018.

[21] 单强,韩霞,李洪波,等.常见疾病诊治与护理实践[M].北京:科学技术文献出版社,2018

[22] 邹静,翟义,吕明欣.现代外科常见病护理新进展[M].汕头:汕头大学出版社,2019.

[23] 刘春英,王悦.手术室护理质量管理[M].北京:中国医药科技出版社,2018.

[24] 赵秀森.基础护理技术[M].北京:北京大学医学出版社,2019.

[25] 姜梅.妇产科护理指南[M].北京:人民卫生出版社,2018.

[26] 张志香.中医护理[M].北京:科学出版社,2019.

[27] 李勇,郑思琳.外科护理[M].北京:人民卫生出版社,2019.

[28] 韩凤红.实用妇产科护理[M].长春:吉林科学技术出版社,2019.

[29] 徐月秀.临床护理新思维[M].天津:天津科学技术出版社,2018.

[30] 蔡福满,郑舟军.护理管理学[M].杭州:浙江大学出版社,2019.

[31] 鲁昌盛.外科护理[M].长沙:中南大学出版社,2019.

[32] 郭丽红.内科护理[M].北京:北京大学医学出版社,2019.

[33] 马雯雯.现代外科护理新编[M].长春:吉林科学技术出版社,2019.

[34] 马文斌,黄正美.外科护理实训指导[M].西安:西安交通大学出版社,2018.

[35] 张纯英.现代临床护理及护理管理[M].长春:吉林科学技术出版社,2019.

[36] 汪玉晶.全程无缝隙护理模式在普外科护理中的应用及效果评价[J].中国医药指南,2019,17(15):278－279.

[37] 吴欣娟,蔡梦歆,曹晶,等.规范化护理方案在提升卧床患者护理质量中的应用研究[J].中华护理杂志,2018,53(6):645－649.

[38] 向军莲.一种创新弹力保护网套应用于静脉输液工具的临床质量管理评价[J].中国护理管理,2019,19(S1):113－114.

[39] 孙晓蕾,潘建.呼吸内科护理中重症患者的护理方法以及临床效果观察[J].中国药物与临床,2019,19(19):3443－3445.

[40] 徐驰,贾秀玲,范静,等.静脉用药调配中心静脉输液安全质量敏感指标构建[J].护理学杂志,2019,34(16):62－64.